"十四五"普通高等教育本科规划教材

供本科护理学类专业用

助 产 学

主　编　安力彬　陆　虹

副主编　江秀敏　柳韦华　吴　斌
　　　　罗太珍　朱　秀

编　委　（按姓名汉语拼音排序）

安力彬（大连大学护理学院）　　　　　唐惠艳（华北理工大学护理与康复学院）

陈爱香（长治医学院护理系）　　　　　唐中兰（遵义医科大学）

董胜雯（天津医科大学护理学院）　　　魏碧蓉（莆田学院护理学院）

江秀敏（福建省妇幼保健院）　　　　　吴　斌（湖南医药学院护理学院）

李金芝（蚌埠医学院护理学院）　　　　杨明晖（昆明医科大学第一附属医院）

李　青（承德医学院护理学院）　　　　翟巾帼（南方医科大学护理学院）

李仁兰（重庆医科大学附属第二医院）　张英艳（齐齐哈尔医学院护理学院）

柳韦华（山东第一医科大学护理学院）　周利华（安徽医科大学护理学院）

陆　虹（北京大学护理学院）　　　　　周晓华（大连大学护理学院）

罗太珍（广州医科大学第三临床学院）　朱　秀（北京大学护理学院）

秘　书　周晓华（大连大学护理学院）

北京大学医学出版社

ZHUCHANXUE

图书在版编目（CIP）数据

助产学 / 安力彬，陆虹主编．—北京：北京大学
医学出版社，2023.5
ISBN 978-7-5659-2949-6

Ⅰ．①助… Ⅱ．①安… ②陆… Ⅲ．①助产学 - 高等
学校 - 教材 Ⅳ．① R717

中国国家版本馆 CIP 数据核字（2023）第 129932 号

助产学

主 编：安力彬 陆 虹
出版发行：北京大学医学出版社
地 址：（100191）北京市海淀区学院路 38 号 北京大学医学部院内
电 话：发行部 010-82802230；图书邮购 010-82802495
网 址：http：//www.pumpress.com.cn
E-mail：booksale@bjmu.edu.cn
印 刷：北京瑞达方舟印务有限公司
经 销：新华书店
责任编辑：崔玲和 责任校对：靳新强 责任印制：李 啸
开 本：850 mm×1168 mm 1/16 印张：21.75 插页：1 字数：620 千字
版 次：2023 年 5 月第 1 版 2023 年 5 月第 1 次印刷
书 号：ISBN 978-7-5659-2949-6
定 价：65.00 元

第 3 轮修订说明

国务院办公厅印发的《关于加快医学教育创新发展的指导意见》提出以新理念谋划医学发展、以新定位推进医学教育发展、以新内涵强化医学生培养、以新医科统领医学教育创新；要求全力提升院校医学人才培养质量，培养仁心仁术的医学人才，加强护理专业人才培养，构建理论、实践教学与临床护理实际有效衔接的课程体系，提升学生的评判性思维和临床实践能力。《教育部关于深化本科教育教学改革全面提高人才培养质量的意见》要求严格教学管理，把思想政治教育贯穿人才培养全过程，全面提高课程建设质量，推动高水平教材编写使用。新时代本科护理学类人才培养及教材建设面临更高的要求和更大的挑战。

为更好地支持服务高等医学教育改革发展、本科护理学类人才培养，北京大学医学出版社有代表性地组织、邀请全国高等医学院校启动了本科护理学类专业规划教材第 3 轮建设。在各方面专家的指导下，结合各院校教学教材调研反馈，经过论证决定启动 27 种教材建设。其中修订 20 种教材，新增《基础护理学》《传染病护理学》《老年护理学》《助产学》《情景模拟护理综合实训》《护理临床思维能力》《护理信息学》7 种教材。

修订和编写特色如下：

1．调整参编院校

教材建设的院校队伍结合了研究型与教学型院校，并注重不同地区的院校代表性；由知名专家担纲主编，由教学经验丰富的学院教师及临床护理教师参编，为教材的实用性、权威性、院校普适性奠定了基础。

2．更新知识体系

对照教育部本科《护理学类专业教学质量国家标准》及相关考试大纲，结合各地院校教学实际修订教材知识体系，更新已有定论的理论及临床护理实践知识，力求使教材既符合多数院校教学现状，又适度引领教学改革。

3．创新编写特色

本着"以人为中心"的整体护理观，以深化岗位胜任力培养为导向，设置"导学目标"，使学生对学习的基本目标、发展目标、思政目标有清晰了解；设置"案例""思考题"，使教材贴近情境式学习、基于案例的学习、问题导向学习，促进学生的临床护理评判性思维能力培养；设置"整合小提示"，探索知识整合，体现学科交叉；设置"科研小提示"，启发创新思维，促进"新医科"人才培养。

4．融入课程思政

将思政潜移默化地融入教材中，体现人文关怀，提高职业认同度，着力培养学生"敬佑生命、救死扶伤、甘于奉献、大爱无疆"的医者精神，引导学生始终把人民群众生命安全和身体健康放在首位。

5．优化数字内容

在第2轮教材与二维码技术初步结合实现融媒体教材建设的基础上，第3轮教材改进二维码技术，简化激活方式、优化使用形式。按章（或节）设置一个数字资源二维码，融拓展知识、微课、视频等于一体。设置"随堂测"二维码，实现即时形成性评测及反馈，促进"以学生为中心"的自主学习。

为便于教师、学生下载使用，PPT课件统一做成压缩包，用微信"扫一扫"扫描封底激活码，即可激活教材正文二维码、导出PPT课件。

第2轮教材的部分教材主编因年事已高等原因，不再继续担任主编。她们在这套教材的建设历程中辛勤耕耘、贡献突出，为第3轮教材建设日臻完善、与时俱进奠定了坚实基础。各方面专家为教材的顶层设计、编写创新建言献策、集思广益，在此一并致以衷心感谢！

本套教材供本科护理学类专业用，也可供临床护理教师和护理工作者使用及参考。希望广大师生多提宝贵意见，反馈使用信息，以逐步完善教材内容，提高教材质量。

前　言

教材是教学的重要依据，承载知识并传播思想，发挥着培根铸魂、启智增慧的重要作用。2021年7月，北京大学医学出版社在呼和浩特市组织召开了"新时代护理学专业本科规划教材（第3轮）主编人会议"，旨在贯彻落实习近平总书记关于教育和出版工作的重要论述、全国教育大会及新时代全国高等学校本科教育工作会议精神，强调以《护理学类专业教学质量国家标准》为纲领，突出思想性和时代性，体现整体护理观，注重预防、康养理念的融入，注重专业特色，以培养临床护理评判性思维能力、整合思维能力为重点，体现学科交叉，启发创新思维，推进新时代护理本科类专业教材建设。《助产学》被列为新时代护理学类本科规划教材之一。在教材编写期间，喜迎党的二十大召开，教材编写团队认真学习并落实党的二十大报告提出的"加强教材建设和管理"这一重要任务，积极思考、扎实推进习近平新时代中国特色社会主义思想和党的二十大精神进教材。编写工作坚持立德树人，将思政内容有机、无形地融入教材；坚持以学生为中心、价值塑造、启智增慧、能力导向，注重"生命全周期、健康全过程"；坚持突出"三基"（基本理论、基本知识、基本技能）、"五性"（思想性、科学性、启发性、先进性、适用性），力求内容够用、难易适度、教学实用。注重教材数字化和教育教学资源数字化建设，为学生建立多元化学习渠道。

《助产学》共21章，围绕生命孕育及护理、围产期女性保健、计划生育及生殖健康促进、常用助产技术与诊疗配合而展开。生命孕育及护理部分包含了妊娠期、分娩期和产褥期的母儿（胎）变化与护理；围产期女性保健部分包含了妊娠前保健、妊娠期保健、分娩期支持和产后保健；计划生育及生殖健康促进包含了女性生殖系统解剖与生理、生育调控与辅助生殖技术、女性常见疾病与伤害的预防、性与性保健。为使学生既能掌握最基本的助产学知识，培养良好的职业素养，又能深入发掘自身发展潜力，综合运用所学知识，每章设有导学目标，分为基本目标、发展目标和思政目标；章内提供临床案例，便于师生开展以案例为基础的教与学，培养学生理论联系实际、评判性思维及解决问题的能力；为了拓展学生的知识面，提高教材的可读性，设置了知识链接、科研小提示；学生可扫描重要知识点旁的随堂测二维码对自我学习效果开展即时评价；每章后的本章小结和思考题可以满足学生自主学习的需要。本教材可供全国高等医药院校助产学专业本科学生、从事各层次助产学专业教学人员、助产士、护士、成人教育的学员们学习和使用。

本教材由来自国内18所高校及医院妇产科护理与助产领域的专家和学者编写，她们具有良好的政治素质、职业素养和师德师风，将对助产事业、助产士和学生们的爱倾注于教材的创作中，在精益求精、科学严谨上下功夫。在编写工作中，编者们得到了所在单位的大力支持，在此表示衷心感谢！

尽管全体编者牢固树立精品意识，在教材编写过程中反复研讨、多轮审校及修改，但本书仍难免有不当之处，诚挚欢迎广大读者提出宝贵意见，供再版时改进。

安力彬　陆　虹

目 录

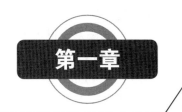

绪　论

导学目标

通过本章内容的学习，学生应能够：

◆ **基本目标**

1. 识记助产学的内容、实践特点及发展趋势。
2. 理解助产学的发展简史及其对人类社会发展所做出的贡献。
3. 运用发展的观点分析助产士所面临的挑战。

◆ **发展目标**

在实践中遵循护理伦理原则。

◆ **思政目标**

1. 增进政治认同和专业认同感。
2. 树立大卫生、大健康和生命全周期健康管理的理念。

助产学（midwifery）是研究以整个孕产周期女性及婴儿的保健与健康管理为重点，以维护和促进女性全生命周期生殖健康为目的的一门科学，也是助产学专业的一门核心必修课程，蕴含着助产士必须要掌握的专业知识和技能。

第一节　助产学的起源与发展及未来趋势

一、助产学的起源与发展简史

助产学伴随人类的繁衍和社会的进步而出现并不断发展。很早以前，人类就注意到女性分娩需要他人照顾，于是就有了助产工作。助产士的雏形就是那些照顾孕妇的生育过程并协助分娩的女性，通常由孕产妇的母亲或家族中其他女性成员或巫医（巫师）等拥有"超自然能力"的神职人员担任，这些专门照顾妇女分娩并参与接生的女性也被称为"产婆"或"接生婆"。协助分娩的形式多为陪伴，给予孕产妇安慰和生活便利，在分娩过程中提供一定的帮助，如给产妇补充食物和水、按摩其腹部、利用锋利的贝壳和石刀等锐器切割新生儿脐带。

考古学家曾在公元前 7500—前 5700 年的加泰土丘（Çatalhöyük）遗址中发现某些物品，约公元前 6000 年制作的加泰土丘女神手扶石狮坐像，被认为是古人对生育和母亲的崇拜或是表现当时妇女直立体位分娩状态。古人相信蹲姿或坐姿有利于孕妇顺利分娩，为分娩期妇女准备了专用的凳子或椅子。公元前19—前8世纪的赫梯（Hittie）文明中出现了专门给产妇用的"分娩凳"。文字的产生使人类结束了以口述或图像形式流传历史的方式，迄今发现世界上最早的医学记载资料是约公元前1825年成书的古埃及卡胡恩莎草纸文稿（Kahun Papyri），记录了有关健康与疾病、分娩与生育等以及接生人员在协助孕妇分娩时的角色。Soranus（98—138年）是继"医学之父"Hippocrates之后的又一位古希腊医学家，他提出了许多有利于"产婆"接生的措施，如用导管排空膀胱、对分娩妇女实施会阴保护，其专著《妇科疾病》中还包含新生儿护理。公元400年，Rubbonla主教在古君士坦丁堡建立了第一家妇人医院，主要由修女提供照护工作。产褥热在当时是产妇死亡的重要原因。公元500年，印度医师Susruta首次报道了产褥感染，强调接生人员手卫生的重要性，要求接生人员在操作前应修剪指甲并洗净双手。中世纪（5—15世纪）的欧洲有了专职助产士执业。15世纪中叶，欧洲助产士在处理难产时应用了刀、钩和针等辅助器具。1513年，世界上最早的印刷版助产士教材《孕妇和助产士的玫瑰园》印刷出版，该书由德国Eucharius Rosslin（1470—1526年）编著。1609年，法国助产士Louise Bourgeois（1563—1636年）首次描述了一对双胞胎出生时胎儿水肿的现象，撰写了《不育、流产、生殖、分娩及妇女病、新生儿病杂论》，是一本内容较完整的产科护理教材。1671年，英国助产士Jane Sharp编写了《助产士手册》，对男性和女性生殖、妊娠、分娩、产后照护等进行了描述。17世纪早期到18世纪早期，Chamberlen家族成员们发明并应用了带有弯头的蜗形产钳，但一直未公开产钳的构造。1848年，英国医师Simpson改进了产钳并首次报道了产钳的构造及使用方法，以Simpson命名的产钳也成为世界常用的助产器械。1703年，德国医师Michael Ettmüller破除当时"初乳有害"的偏见，倡导将新生儿尽快放在母亲胸前，让其尝试吮吸初乳，以获取营养物质。18世纪，法国医师Nicolas Puzos（1686—1753年）发明了双合诊检查法，强调了分娩时保护会阴的重要性。英国医师C. White（1728—1813年）首先提出产科手术和检查术中的清洁问题，要避免由此而导致的产褥感染。19世纪以前，助产士主导分娩过程，许多助产士没有接受过正规教育，而是通过学徒形式得到培训。19世纪，医师逐渐将临床实践扩展到产科领域，助产士的地位和形象也发生了改变。20世纪初，住院分娩得到了推广，产钳、产科麻醉技术的应用使无法使用这些技术的助产士们受到一定的排斥。助产士的教育和助产专业的规范问题越来越受到关注，少数发达国家开始制定助产学校的教育标准，成立了助产士专业协会或学会，规范专业标准。1922年，国际助产士联合会（International Midwife Union，IMU）在比利时成立，是国际助产联盟（International Confederation of Midwives，ICM）的前身。20世纪60年代，助产士的执业范围从孕产周期母亲和婴儿的管理扩大到了计划生育领域，在美国，护士和助产士被允许发放避孕药、放置宫内节育器等。20世纪80年代，助产士的临床实践拓展到保健领域。20世纪90年代，助产士开始为妇女提供初级保健服务，一部分助产士逐步掌握了先进的技能，包括修补重度会阴裂伤、臀位外倒转术及胎儿头皮采血等。进入21世纪，助产专业和助产士由于在维护和促进母婴健康方面的成就而得到了广泛认可，蕴藏着巨大的发展潜力。

我国许多医学专著都记载了有关女性生育和分娩及相关的经验、方法和中医理论。最早关于分娩疾病的记录是公元前1300—前1200年以甲骨文记载的王妃分娩时染疾。《左传》记载了公元前8世纪姜氏生郑庄公时难产以及"男女同姓，其生不蕃"。古人最初将难产和胎儿异常的发生归于鬼神的谴责。随着人类文明的进步，人们逐渐认识到若同一血脉族人结婚，将对后代造成不利影响。2000多年前中医巨著《黄帝内经·素问》记载了对女子成长、发育、月经疾患、妊娠的诊断及相关疾病治疗的认识和解释。汉代刘向所著的《列女传》中提出孕妇不得做剧烈运动，要有适宜的饮食、健康的娱乐以及胎教，方可生出容貌端庄、才气过人的子女，说明当时已关注妇女妊娠期的生活行为方式对子代健康的影响。隋代巢元方所著的《诸病源候论》是中医病因病理学巨著，对妇人妊娠病、产病、难产及产后病等病因和病理方面进行了阐述。唐代医药学家孙思邈（581—682 年）先著有《千金要方》，其中有三卷专论《妇人方》：上卷论妊娠和胎产，中卷论杂病，下卷论调经；后著《千金翼方》，对养胎、妊娠、临产、产后护理及崩漏诸症皆有较详尽的论述；书中还记有葱管导尿法，是当时护理技术的一大突破。公元 8 世纪中叶，唐代昝殷所著《经效产宝》是我国现存最早的一部中医妇产科专著。至宋代嘉祐五年（公元 1060 年），产科已确立为独立学科，为当时规定的九科之一，并在世界上最早开展专科教育。公元 1098 年，杨子建描述了胎儿通过产道的状态和难产情况、异常胎方位以及转正胎方位的助产方法并记载于其编著的《十产论》中。公元 1578 年，明代著名医药学家李时珍所著的《本草纲目》中对月经进行了精辟论述："月有盈亏，潮有朝夕，月事一月一行，与之相符，故谓之月水、月信、月经"。由薛铠编撰、成书于 1556 年的《保婴撮要》提到母乳对婴儿健康的影响："未病则调治母乳，既病则审治婴儿，亦必兼治其母为善"。在我国漫长的历史发展进程中，宫廷太医（或御医）、民间坐堂行医的"大夫"（或"郎中"）以及专行分娩接生的"产婆"（或"接生婆"）均在妇女妊娠与分娩过程中发挥了重要作用，特别是后者，更多地帮助普通百姓家中的分娩期妇女接生。绝大多数"产婆"没有接受过正规的医学教育，所掌握的接生技能主要靠师傅传授和日常的经验积累。18 世纪初，西方医学逐渐传入我国，但直到辛亥革命后，我国的西医才有了一定的基础，逐步兴起护理和助产教育。1906 年，英国医师 Poulter 在福州开展护理教学，于 1911 年建立了我国最早的产科病房。1929 年，杨崇瑞博士在北平开办了第一所国立助产学校。1930 年，她拟订了《助产士管理法》，呼吁助产士需登记注册。中华人民共和国成立后，党和国家高度重视医疗卫生工作，通过中等职业教育培养了一大批助产士，为促进母婴健康，特别是在维护广大孕产妇安全方面发挥了重要作用。20 世纪 70 年代末，我国实施计划生育（family planning）国策，推广围产期保健，倡导儿童优生，母亲安全，广大助产士积极参与并做出了重要的贡献。随着时代的发展以及人民对健康保健需求的不断提升，我国护士和助产士的数量出现严重短缺，尽管改革开放以后中等职业教育和高等教育逐步兴起，但依然不能满足人民群众对医疗保健人才的需求。20 世纪 90 年代末开始了高等助产职业教育。进入 21 世纪，我国更加重视助产士队伍建设，《医药卫生中长期人才发展规划（2011—2020 年）》《2011—2020 年中国妇女儿童发展纲要》和《中国妇女发展纲要（2021—2030 年）》中均强调要"探索加强助产士队伍建设的有效途径""加强复合型妇幼健康人才和产科、助产等岗位急需紧缺人才的培养使用"。助产士在维护母婴健康、促进自然分娩及母乳喂养等方面发挥了重要作用。

二、助产学的未来与展望

随着互联网、大数据、云计算、人工智能等与医学的交叉融合，妇女保健学、母胎医学与医学诊疗技术的发展以及疫情等公共卫生突发事件的发生，助产学的发展必将受到重要影响。助产士既要重视预防，注重生物学因素、环境因素及心理社会因素等对女性生殖健康和母婴安全的影响；也要重视护理，注重护理对象的生理、心理、社会、文化、精神等多方面的需求，提供从医院到社区及家庭的连续、整体护理服务。

1. 以家庭为中心的产科护理 助产士通过确定并针对个案、家庭、新生儿在生理、心理、社会等方面的需要及调适，进而提供具有安全性和高质量的护理，促进家庭成员间的凝聚力和维护母婴安全。以家庭为中心的产科护理有利于护理对象获得连续性健康照顾；有利于孕产妇建立亲密的家庭关系，产生积极的生育体验和满足感；有利于父母与新生儿之间建立相互依附的亲子关系。具体措施：鼓励家庭成员积极参与孕妇的生育过程；为孕妇营造新颖的分娩环境，建立类似家庭环境的待产、分娩单位，如单房间产科系统，以降低产妇与家庭成员的焦虑和恐惧；改变传统的分娩医疗护理模式（如待产时剔除外阴阴毛），根据个体实际情况，按需调整待产期间的活动限制、分娩时的固定体位等，支持其选择自由体位分娩；强调产时父母与新生儿早期接触和产后母婴同室（rooming-in）；提倡产妇早期出院，减少其与家庭成员可能出现的分离性焦虑。产妇出院前与其家庭应具备的条件：①父母及责任护士或助产士之间具有良好的相互信赖的关系；②产妇无异常情况；③父母对护理新生儿具有自信心；④家庭中具有良好的相互信赖的关系。

知识链接

我国助产士培训基地

2015 年 5 月，中国妇幼保健协会助产士分会成立，开始了助产士规范化培训及临床培训基地建设。截至 2019 年底，已设立了 10 个助产士规范化培训基地，开展助产士人才培养、继续教育、专科培训、科研与学术交流等活动。

安力彬，黄金鹤，周洁瑶，等.我国助产专业的发展助力孕产妇健康 [J].中国实用护理杂志，2020，36（31）：2401-2404.

---

2. 连续性的助产照护合作管理 在许多情况下，助产士需要与其他医疗卫生专业人员合作，为护理对象提供更好的照护。妊娠与分娩是动态的变化过程，为满足母胎（新生儿）复杂的医疗保健需求，团队合作管理将更有利于保障生命安全。连续性的助产照护合作管理体现在咨询、诊疗照护、转诊和循证研究等过程。在为孕产妇提供咨询的准备过程中，助产士可能向医师提供所了解的影响孕产妇健康的心理社会因素并寻求其建议，合作制定咨询方案；当正常分娩时，助产士可能是团队的领导者；在产科急危重症患者抢救工作中，助产士可能是跨学科团队的重要成员；当护理对象需要转诊或特定照护时，助产士既要负责照护，又要与转出方和转入方的医护人员协调、沟通；医师与助产士合作开展循证研究，可降低分娩过程中不必要的干预。未来我国还将探索家庭医师与助产士在产前、产时与产后的孕产妇连续性助产照护合作管理。通过合作，助产士及团队为护理对象提供更可及、经济与精准的高质量整体护理服务，减轻孕产妇及家庭负担；在应对突发重大疫情时，助产士将借助互联网＋护理及人工智能机器人等为护理对象带来更多的健康服务体验。

3. 以预防为主的女性全生命周期健康管理 助产士将重点围绕干预影响女性生殖系统健康的因素、维护全生命周期健康和防控重大疾病三个方面，开展一级预防。重视生命源头健康，通过指导女性妊娠前健康检查、妊娠期保健、产前筛查、产前诊断和畸形胎儿手术等，降低出生缺陷发生率和围产期母儿死亡率；开展健康生活方式教育，降低女性高血压及糖尿病等慢性疾病发病风险，进而减少育龄妇女妊娠期合并症和并发症，促进良好妊娠结局；与医师合作实施乳腺癌、宫颈癌等生殖系统恶性肿瘤筛查，做到早发现、早诊断、早治疗；随着我国人口生育政策的调整，高龄孕产妇及剖宫产术后再生育者将增多，加之女性人均期望寿命逐步增加，老年妇女群体，特别是患有盆底功能障碍性疾病及生殖器损伤疾病患者的比例将增加，要做好老年妇女的健康管理。此外，助产士要采取措施预防医疗保健相关性感染（health care-associated infection，HAI）。HAI 是指患者在直接接受医疗服务过程中所罹患的一切感染。采取的标准预防措施包括手卫生、使用个人防护用具、安全注射、呼吸道卫生（咳嗽礼仪）。

4. 助产学专业人才培养和行业管理趋于完善 世界卫生组织（WHO）建议助产教育应基于大学教育，一般通过 4 年的学习获得学士学位后再接受 18 个月的助产教育。目前，我国高等教育助产专业设置更趋完善，招生数量比 5 年前有较大幅度增加，中等职业教育的助产士培养数量缩减。尽管尚未设置助产学硕士和博士学位，但在一部分高校中已有助产方向的硕士专

随堂测 1-1

业学位培养。将逐步建立助产专业认证体系和认证制度，逐步规范在职助产士继续教育。未来我国助产士的数量、结构和质量将发生重要变化，以胜任医疗卫生保健工作的要求。随着我国助产专业的发展，专业理论和专业技能日趋成熟，将逐步建立执业注册、继续教育、职称晋升等相关制度与法律法规，完善助产士的行业管理。

第二节　助产士与助产专业

一、助产士与执业范围和场所

（一）助产士

2005 年，ICM 在澳大利亚布里斯班理事会议上明确了助产士的定义及其执业范围，2011年、2017 年分别召开理事会，对其进行了修订。助产士是指已成功完成所在国家认可、基于ICM 基本助产实践能力和全球助产教育标准框架的助产教育，且已获得从事助产士工作和使用助产士称号的注册和（或）合法许可，并在助产实践中证明（具有相应）能力的人。

我国对助产士尚无公认的定义，但从助产学教育归于护理学类、助产士从属护士管理范畴视角来看，依据 2008 年我国出台的《护士条例》及 2010 年原卫生部发布的《护士执业资格考试办法》，助产士是指具有完全民事行为能力、已成功完成教育部认可的护理专业和（或）助产专业教育计划并通过国家护士执业资格考试，且获得当地注册护士资格及从事助产士工作的合法许可，在助产实践中具有相应能力的专业人员。

（二）执业范围和场所

助产士的执业范围是一个复杂、动态的框架。法律限定的界限是明确的，但在法律规定的范围内执业又有一定的灵活性，不同地区、不同医疗机构对助产士执业的支持态度不同，其执业范围将不同。同时，助产士的自身能力也影响其执业作用的发挥，执业范围也将随之变化。助产士的执业场所与其执业范围密切相关。

ICM 认为助产士是负责任、可信赖的专业人员，与妇女合作，在妊娠、分娩和产后期间提供必要的支持、护理和建议，负责分娩接生，提供新生儿和婴儿护理。助产士提供的护理内容包括：实施预防措施、促进正常生育、监测母婴并发症、使其及时获得医疗护理或其他适合的帮助以及实施紧急措施。助产士在健康咨询和教育方面肩负重要职责，不仅针对妇女，而且针对家庭和社区，包括产前教育和为生儿育女做准备，并扩展到妇女健康、性健康或生殖健康和儿童护理。助产士可在任何场所（包括家庭、社区卫生服务中心、医院、诊所或其他卫生单位）执业。

我国虽然对助产士的执业范围没有单独的界定，但国家卫生健康委员会和地方卫生主管部门明确将助产士纳入护士管理系列，其执业范围限于护士的执业范围。助产士在促进女性生殖健康、保证母婴安全方面发挥着至关重要的作用，同时参与公共卫生和疾病预防控制，积极应对自然灾害、公共卫生事件等严重威胁母婴生命健康的突发事件。助产士的执业场所可为家庭、社区卫生服务中心、医院或妇幼保健机构，也可按规定通过互联网＋提供妇幼保健咨询及护理，目前，以医疗机构的产房和助产士门诊为主。

二、助产士基本能力要求

助产士的能力不仅决定了其作用发挥程度，更直接影响女性生殖健康和母婴安全。ICM在助产士实践的基本能力 2019 年版中提出 4 种内在关联的能力框架，适用于助产士实践所有方面需要的综合能力及妊娠前、产前、分娩和产后护理的特殊能力。①综合能力：是其他三种能力的基础，适用于助产士实践的任何方面，包括助产士作为卫生专业人员的自主权和责任、与妇女和其他医护人员的关系及所有与助产相关的护理活动。②妊娠前和产前护理能力：包括对妇女和胎儿的健康评估、健康促进、监测妊娠期并发症以及对非计划妊娠妇女的护理。③分娩期护理能力：包括评估和照料分娩期妇女、促进自然分娩和安全分娩、新生儿护理、母婴并发症的监测和管理。④对妇女和新生儿的延续性护理能力：包括母婴持续健康评估、健康教育、母乳喂养指导、监测并发症以及提供计划生育服务。

我国关于助产士应具备的基本能力或胜任力的研究还在探索阶段，一些学者的研究主要基于 ICM 所提出的助产士实践的基本能力或美国护士 - 助产士学会提出的助产士核心能力框架而开展。

知识链接

我国助产士胜任力及评价量表

北京大学护理学院助产与母婴健康研究组研制了中国助产士核心胜任力量表 2011 年版。量表框架结构与 ICM 助产实践核心胜任力 2002 年版标准一致，包括 6 个维度：妊娠前保健、妊娠期保健、分娩保健、产后保健、新生儿保健和公共卫生保健，共有 54 项条目。量表内部一致性克龙巴赫 α（Cronbach's α）系数为 0.978，总量表的内容效度为 0.95，结构效度 6 个因子的累计解释变量为 70.93%，信度、效度检验结果满意。研究组又以 ICM 助产实践核心胜任力 2013 年版框架为基础，按照妊娠前、妊娠期、产时、产后、新生儿的全生命周期过程，分为职业素养、妊娠期保健、分娩期保健、产后保健、新生儿保健、妇女保健、公共卫生保健与综合能力 7 个模块，每个模块的胜任力指标又分为初级、中级、高级 3 个层次，知识和技能 2 个类别。

侯睿，黄静，胡寅初，等. 国际助产士联合会助产核心胜任力标准的发展以及在我国的应用 [J]. 中国护理管理，2020，20（5）：650-654.

三、助产学专业的实践特点与伦理原则

（一）助产学专业

专业是人才培养的基础平台。助产学专业是为了满足人类社会进步需求、促进助产事业发展、界定和维持助产士作为从业人员角色而设立的，具有独特的业务规范。在教育领域，助产专业是为了培养助产人才而设置的教育基本单位，有明确的专业代码、专业名称、基本修业年限、职业面向、培养目标及教育计划等。2004 年，教育部在《普通高等学校高职高专教育指导性专业目录（试行）》中，将助产专业划归在护理类下。2016 年，教育部高等学校本科专业目录护理学类下增设助产学作为特设专业，专业代码为 101102T，学制 4 年，授予理学学士学位。2018 年，教育部出台了高等学校 92 大专业类《教学质量国家标准》，《护理学类教学质量国家标准》（简称《国标》）也在其中，明确提出助产学专业参照执行。在临床实践领域，助产士没有独立的执业资格考试，依然需要参加护士执业资格考试。护士经过当地母婴技术培训考核后取得合格资质，可成为助产士。助产士尚无独立的注册制度，助产士须按照护士系列进行职称晋升。

美国的助产专业包括注册护士助产专业、注册助产士专业和注册专业助产士专业，助产士也分为注册护士助产士（certified nurse-midwife，CNM）、注册助产士（certified midwife，CM）及注册专业助产士（certified professional midwife，CPM）。

（二）助产学专业的实践特点

助产学专业的实践特点与国家经济社会发展、医学科技进步及助产士密不可分。2012 年，美国护士 - 助产士学会提出助产学专业的实践特征体现在：视月经初潮、妊娠、分娩和更年期为正常的生理和发育过程，在没有并发症的情况下，倡导不对正常过程进行干预；将科学证据纳入临床实践；促进以妇女和家庭为中心的照护；赋予妇女作为保健服务合作伙伴的权利；促进健康家庭和人际关系；促进连续性照护；健康促进、疾病预防和健康教育；提倡公共卫生服务的观点；关心弱势群体；宣传知情选择、参与决策和自主决定的权力；融合文化包容性和反应性；在教育和实践中纳入基于证据的补充和替代疗法；熟练的沟通、指导和咨询技巧；人类存在治疗的价值；与其他跨专业医疗保健团队成员合作。

2016 年，中共中央 国务院印发《"健康中国 2030"规划纲要》，提出要全方位、全周期维护和保障人民健康，坚持预防为主、防治结合、中西医并重。中国助产士在专业实践中要践行这一理念，同时积极宣传我国生育政策，参与公共卫生和疾病预防控制，应对自然灾害、公共卫生事件等严重威胁母婴生命健康的突发事件。

（三）助产学专业的伦理原则

助产学专业实践应遵循基本的伦理原则，以指导助产士职业道德建设、规范职业行为并做出正确的决策，维护助产士与护理对象的良好关系，避免对母婴造成伤害。

1. 尊重原则 主要包含尊重护理对象的自主权、知情决策权、隐私权和保密权。

（1）尊重自主权：助产士应将护理对象视为有行为能力的人，妇女对于生育、避孕方法的选择等有自主决定的权利。由于我国社会文化特点，孕产妇与其家庭成员关系密切，助产士要鼓励护理对象和家属积极参与医疗决策过程，自主做出决定。

（2）尊重知情决策权：知情决策权包含知情同意和知情拒绝。知情同意的伦理学基础是护理对象能够获取足够的医护人员提供的信息，包括病情诊断和评估、治疗目的、治疗潜在风险和可能收益、其他可行的治疗方案及其益处和风险、拒绝治疗的益处及可能发生的意外等，在知情充分的基础上选择同意或认可。知情拒绝的决策也反映了伦理道德的一部分。知情决策应基于护理对象的理解和知情、有能力、自愿三个方面。尽管护理对象有知情决策权，但医护人员也要考虑其在卫生知识、认知能力等方面存在个体差异，护理对象需要一定的时间来理解医护人员提供的信息，助产士应促进护理对象与医师进行良好沟通，共同决策。

（3）尊重隐私权和保密权：隐私权是护理对象的基本权利，是指其享有不公开自己病情、家族史、接触史、身体隐私部位和异常生理特点等个人生活秘密和自由的权利。助产士不得非法泄密，若与其他医务人员合作时，只能披露与护理直接相关的健康信息。

2. 无伤害原则 助产士应避免一切对护理对象造成不利影响的行为。医疗技术存在双重性，不伤害原则不是消除医疗伤害，而是不应因为采用医疗技术而减损护理对象现有利益。

3. 有利原则 是指维护和增进护理对象利益。助产士应将护理对象的生命健康放在第一位，其行为应使护理对象的利益最大化。

4. 公正原则 助产士应公平、平等地对待每一位护理对象。无论护理对象有无经济、教育等方面的差异，助产士都能一视同仁地对待。

此外，由于助产学的实践特点，助产士可能会遇到一些伦理困境，特别是涉及母儿同时需要照护时，这两个个体可能产生利益冲突。现代伦理学的共识是：助产士对胎儿的责任和对母亲的责任是不同的，且对两者的责任随妊娠期和母体条件变化而变化。

随堂测 1-2

第三节 助产学课程特点及学习方法

一、课程特点

助产学是一门实践性很强的专业课程，具有很强的科学性、逻辑性和完整性，一般由理论课、实验课与临床见习三部分组成。课程内容体现了全生命周期、预防为主、以孕产妇和家庭为中心、人文关怀的护理理念，围绕生命孕育及护理、围产期女性保健、计划生育及生殖健康促进、常用助产技术与诊疗配合而展开。既重视知识和能力的传授，又重视职业素养的培育和价值塑造的引领，将思政元素渗透到课程内容中，如通过案例，培养学生的临床思维，通过科研小提示，培养学生的科研精神。助产学课程与其他课程紧密衔接，前期的医学基础课程与专业基础课程奠定了基础，内科护理学、外科护理学等课程与本课程有着协同作用。同时，本课程也为后期临床实习打下坚实基础。

二、学习方法

在学习过程中不可忽视理论或实践，注重将所学理论和知识运用到护理实践中，在实验和见习中加深对理论知识的理解。同时，注重课程知识之间的内在联系、与其他课程之间的横向与纵向联系，培养评判性临床思维。养成主动的学习态度，保持积极的学习热情，通过线上和线下学习、案例分析、小组讨论、绘制思维导图等形式，提高学习效果。此外，在学习过程中，应注意树立以护理对象为中心的理念，培育良好的职业道德和大爱无疆的职业精神。在临床实践过程中，常有涉及母胎（或新生儿）生命的技术操作或面临突发、不可预见性的病情，需要助产士具有良好的心理和身体素质、高度的责任心、准确的判断力、果断的决策力、细心的病情观察能力、娴熟的实践技能、密切的团队合作与有效的沟通能力。只有不断学习、反复实践，才能做好充分准备，成为一名合格的助产士。

小 结

助产学的发展对人类繁衍和母婴健康做出了重要贡献。ICM提出的助产实践的基本能力包括综合能力、妊娠前和产前护理能力、分娩期护理能力、对妇女和新生儿的延续性护理能力。助产学专业实践应遵循尊重、不伤害、有利、公正的基本伦理原则。助产士在促进护理对象参与临床决策时，应注意知情决策，护理对象的理解和知情、有能力和自愿三个方面是基础。未来助产学将更加体现以家庭为中心的产科护理、连续性的助产照护合作管理、以预防为主的女性全生命周期健康管理、助产学专业人才培养和行业管理趋于完善。

助产学是一门实践性很强的专业，其专业实践特点与国家经济社会发展、医学科技进步及助产士密不可分。学习助产学课程不可忽视理论或实践，要理论联系实践，提升评判性思维能力，既要掌握知识和技能，又要培育职业素养和职业精神。一名合格的助产士需要有良好的心理和身体素质、高度的责任心、准确的判断力、果断的决策力、细心的病情观察能力、娴熟的实践技能、密切的团队合作与有效的沟通能力。

思考题

1．请简述医疗保健相关性感染。

2．请简述助产士基本实践能力中的综合能力所包含的内容。

3．某女士，35 岁，无业，G_2P_0，一年前无诱因流产 1 次，此次妊娠 16 周到医院进行产前检查，医师建议其做羊膜腔穿刺检查胎儿染色体。在交流过程中，医护人员发现该孕妇家境困难，不想做检测。

请回答：

（1）鉴于这种情况，医护人员是否应继续向该孕妇提供相关咨询？

（2）医护人员上述行为体现了什么原则？

（安力彬）

女性生殖系统解剖与生理概述

第二章

导学目标

通过本章内容的学习，学生应能够：

◆ **基本目标**

1. 识记女性内、外生殖器的构成及解剖特点；月经的临床表现；卵巢的功能及周期性变化；子宫内膜的周期性变化特点。
2. 理解女性生殖系统的邻近器官及其临床意义；骨盆及骨盆底的组成及功能；月经周期的调节。
3. 运用所学知识识别女性生殖系统解剖与生理异常；根据月经的临床表现提出月经期的健康问题。

◆ **发展目标**

增强女性生殖系统与机体其他各器官、系统密不可分的整体意识。

◆ **思政目标**

1. 树立生命全周期护理的观念。
2. 具有求真、理性的科学态度。

女性生殖系统由内、外生殖器及相关组织构成，外生殖器位于体表，内生殖器位于真骨盆内。骨盆的结构与形态和分娩密切相关。女性生殖系统既有自己独特的生理功能，又与其他系统的功能相互联系、相互影响。

第一节　女性生殖系统解剖

一、女性外生殖器

女性外生殖器（female external genitalia）即外阴（vulva），或称女阴（female pudendum），是女性生殖器官的外露部分，位于两股之间，前为耻骨联合，后为会阴，包括阴阜、大阴唇、小阴唇、阴蒂和阴道前庭（图 2-1）。

（一）阴阜

阴阜（mons pubis）为耻骨联合前面的皮肤隆起，由大量富含皮下脂肪的结缔组织组成。青春期该部皮肤开始生长阴毛，分布呈倒置的三角形。阴毛为女性第二性征之一，其疏密、粗

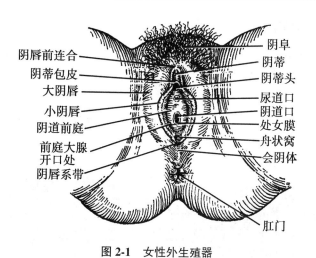

阴唇前连合　　　　　　　　　　　　　　阴阜
阴蒂包皮　　　　　　　　　　　　　　　阴蒂
大阴唇　　　　　　　　　　　　　　　阴蒂头
小阴唇　　　　　　　　　　　　　　　尿道口
阴道前庭　　　　　　　　　　　　　　阴道口
前庭大腺　　　　　　　　　　　　　　处女膜
开口处　　　　　　　　　　　　　　　舟状窝
阴唇系带　　　　　　　　　　　　　　会阴体

肛门

图 2-1　女性外生殖器

细、色泽存在种族和个体差异。

（二）大阴唇

大阴唇（labium majus）为两股内侧一对纵长隆起的皮肤皱襞，起自阴阜，止于会阴。两侧大阴唇前端和后端相互联合，形成阴唇前连合和阴唇后连合。大阴唇外侧面为皮肤，青春期后有色素沉着和阴毛生长，皮层内有皮脂腺和汗腺；内侧面湿润似黏膜。大阴唇皮下为疏松结缔组织和脂肪组织，含丰富的血管、淋巴管和神经，局部受伤时，易出血形成大阴唇血肿。

（三）小阴唇

小阴唇（labium minus）为位于大阴唇内侧的一对较薄的皮肤皱襞。表面湿润、无毛，呈褐色，富含神经末梢，故极敏感。两侧小阴唇前端融合，再分为两叶包绕阴蒂，前叶形成阴蒂包皮，后叶形成阴蒂系带；后端与大阴唇后端在正中线汇合，形成阴唇系带（frenulum labium pudendal）。

（四）阴蒂

阴蒂（clitoris）位于两侧小阴唇顶端下方，由海绵体构成，可勃起。阴蒂分为三部分：前为阴蒂头，显露于外阴，富含神经末梢，感觉敏锐；中为阴蒂体；后为两个阴蒂脚。

（五）阴道前庭

阴道前庭（vaginal vestibule）是位于两侧小阴唇之间的菱形区，前为阴蒂，后为阴唇系带。阴道口与阴唇系带之间的浅窝为舟状窝（fossa navicularis），又称阴道前庭窝，经产妇受分娩影响，此窝消失。在此区内有以下结构。

1. 前庭球（vestibular bulb）　又称球海绵体，位于前庭两侧，由具有勃起性的静脉丛组成，表面覆盖球海绵体肌。

2. 前庭大腺（greater vestibular gland）　又称巴氏腺（Bartholin's gland），位于大阴唇后部，左右各一，大小如黄豆。腺管细长（1～2 cm），向内开口于前庭后方小阴唇与处女膜之间的沟内。性兴奋时分泌黄白色黏液，起滑润作用。正常情况下不能触及此腺，若腺管口闭塞，可形成囊肿或脓肿。

3. 尿道外口（external orifice of urethra）　位于阴蒂头后下方，呈圆形，边缘折叠而合拢。其后壁有一对尿道旁腺，开口小，常有细菌潜伏。

4. 阴道口（vaginal orifice）及处女膜（hymen）　阴道口位于前庭后部，尿道外口后方。其周缘覆盖一层较薄的黏膜，称为处女膜。膜中央有一小孔，孔的大小、形状及膜的厚薄因人而异。处女膜可因性交或其他损伤破裂，受阴道分娩影响而进一步破损，仅留有处女膜痕。

二、女性内生殖器

女性内生殖器（female internal genitalia）包括阴道、子宫、输卵管及卵巢，后两者常被称为子宫附件（uterine adnexa）（图2-2）。

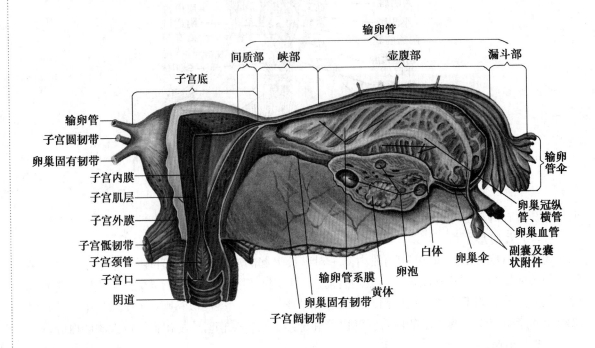

图2-2　女性内生殖器后面观

（一）阴道

阴道（vagina）是性交器官，也是月经血排出和胎儿娩出的通道。

1. 位置和形态　阴道位于真骨盆下部中央，为一上宽下窄的管道，分前、后壁及上、下两端。前壁长7～9 cm，邻近膀胱和尿道；后壁长10～12 cm，贴近直肠。上端包绕子宫颈，下端开口于阴道前庭后部。阴道环绕子宫颈周围的部分称为阴道穹窿（vaginal fornix），按其位置分为前、后、左、右四部分，其中后穹窿最深，顶端与盆腔最低的直肠子宫陷凹贴接，临床上可经此处进行穿刺或引流。

2. 组织结构　阴道壁由黏膜、肌层和纤维组织膜构成。阴道黏膜为复层鳞状上皮，无腺体，有许多横纹皱襞，伸展性较大，性成熟期受性激素影响有周期性变化。肌层由内环、外纵两层平滑肌构成，外覆纤维组织膜。阴道壁富有静脉丛，局部损伤后易出血或形成血肿。

（二）子宫

子宫（uterus）是孕育胚胎、胎儿和产生月经的器官。

1. 位置和形态　子宫位于骨盆腔中央，呈前后略扁的倒置梨形。成人的子宫重50～70 g，长7～8 cm，宽4～5 cm，厚2～3 cm，宫腔容量约5 ml。子宫上部较宽，称子宫体（corpus uteri），简称宫体，其顶部隆突部分，称子宫底（fundus of uterus）。子宫底两侧为子宫角（horn of uterus），与输卵管相通。子宫下部较窄，呈圆柱状，称子宫颈（cervix uteri），简称宫颈。子宫体与子宫颈的比例，青春期前为1∶2，生育期为2∶1，绝经后为1∶1。子宫体与子宫颈之间形成的最狭窄部分，称子宫峡部（isthmus uteri），在未孕时长约1 cm。子宫峡部的上端因解剖上较狭窄，称为解剖学内口；下端因黏膜组织在此处由子宫内膜转变为宫颈黏膜，称为组织学内口。妊娠期子宫峡部逐渐伸展变长，妊娠末期可达7～10 cm，形成子宫下段。宫颈下端伸入阴道内的部分称宫颈阴道部，约占宫颈长度的1/3；在阴道以上的部分称宫颈阴道上部，约占宫颈长度的 2/3（图 2-3）。

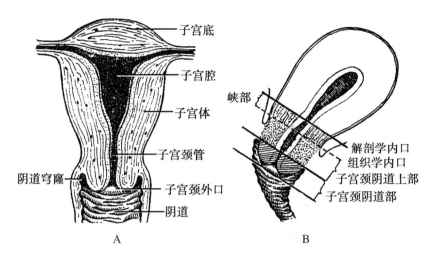

图 2-3　子宫各部结构
A. 子宫冠状断面；B. 子宫矢状断面

2.组织结构

（1）子宫体：由内向外依次为子宫内膜层、肌层和浆膜层。子宫内膜可分为致密层、海绵层和基底层。致密层和海绵层合称功能层，受卵巢激素影响发生周期性变化。基底层紧贴肌层，不受卵巢激素影响，无周期性变化。子宫肌层由大量平滑肌组织、少量弹性纤维与胶原纤维组成，较厚。肌层大致分为 3 层：外层多纵行，内层环行，中层多围绕血管交织排列如网状（图 2-4）。肌纤维收缩可压迫血管，有利于止血。浆膜层与肌层紧贴，为覆盖在子宫底及子宫前后面的盆腔腹膜。在子宫后面，浆膜层向下延伸，至宫颈后方及阴道后穹窿再折向直肠，形成直肠子宫陷凹（rectouterine pouch），也称道格拉斯陷窝（Douglas pouch），为盆腔最低点。

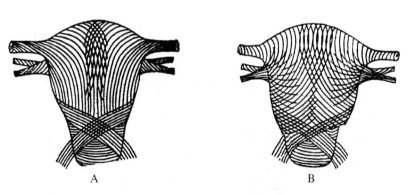

图 2-4　子宫肌层肌束排列
A. 浅层；B. 深层

（2）子宫颈：主要由结缔组织构成，也含有平滑肌纤维、血管及弹性纤维。其内腔呈梭形，称子宫颈管（cervical canal），下端称为子宫颈外口，开口于阴道。受阴道分娩的影响，子宫颈外口可由圆形变为大小不等的横裂口。子宫颈管黏膜为单层高柱状上皮，黏膜内腺体可分泌碱性黏液，形成黏液栓堵塞子宫颈管。黏液栓成分及性状在性激素影响下发生周期性变化。子宫颈阴道部为复层鳞状上皮覆盖。子宫颈外口柱状上皮与鳞状上皮交界处是子宫颈癌的好发部位。

3. 子宫韧带　共4对（图2-5），作用是维持子宫的正常位置。①子宫阔韧带（broad ligament of uterus）：为一对双层腹膜皱襞，呈翼状，从子宫两侧至骨盆壁，将骨盆分为前、后两部分，维持子宫在盆腔的正中位置。子宫动、静脉和输尿管均从阔韧带基底部穿过。②子宫圆韧带（round ligament of uterus）：呈圆索状，起自两侧子宫角的前面，穿行于阔韧带与腹股沟内，止于大阴唇前端，有维持子宫前倾位的作用。③子宫主韧带（cardinal ligament of uterus）：又称子宫颈横韧带，位于阔韧带下方，横行于子宫颈两侧和骨盆侧壁之间，与子宫颈紧密相连，可固定子宫颈正常位置，防止子宫脱垂。④子宫骶韧带（uterosacral ligament）：起自子宫体和子宫颈交界处后面的上侧方，向两侧绕过直肠到达第2、3骶椎前面的筋膜，向后上方牵引子宫颈，间接保持子宫于前倾位置。

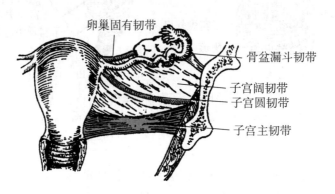

图 2-5　子宫各韧带

（三）输卵管

输卵管（fallopian tube or oviduct）是卵子与精子结合的场所，也是向宫腔运送受精卵的管道（图2-6）。

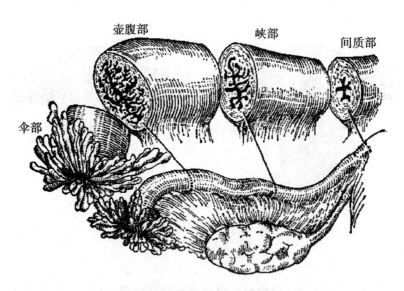

图 2-6　输卵管各部及其横断面

1. 位置和形态　输卵管为一对细长而弯曲的肌性管道，内侧与子宫角相连通，外端游离，与卵巢相近，全长8～14 cm。根据输卵管的形态由内向外可分为四部分。①输卵管间质部（interstitial portion of fallopian tube）：为潜行于子宫壁内的部分，长约1 cm；②输卵管峡部（isthmic portion of fallopian tube）：位于间质部外侧，长2～3 cm，管腔较窄；③输卵管壶腹部（ampulla portion of fallopian tube）：位于峡部外侧，长 5～8 cm，管腔较宽大，受精常发生于此；④输卵管伞部（fimbria portion of fallopian tube）：位于输卵管最外侧，长 1～1.5 cm，管口呈伞状，有拾卵作用。

2. 组织结构　输卵管管壁分 3 层：外层为浆膜层，是腹膜的一部分；中层为平滑肌层，可有节奏地收缩，起到协助拾卵、运送受精卵及一定程度阻止经血逆流和宫腔内感染向腹腔内扩散的作用；内层为黏膜层，由单层高柱状上皮覆盖。上皮细胞分为纤毛细胞、无纤毛细胞、楔状细胞及未分化细胞 4 种。其中，纤毛细胞的纤毛摆动有助于运送卵子。输卵管肌肉的收缩和黏膜上皮细胞的形态、分泌及纤毛摆动，在性激素的影响下均可发生周期性变化。

（四）卵巢

卵巢（ovary）可产生与排出卵子，并分泌甾体激素，是具有生殖和内分泌功能的性腺器官。

1. 位置和形态　卵巢呈扁椭圆形，位于子宫两侧、输卵管的后下方。其大小、形态、重量随年龄而有差异。青春期前卵巢表面光滑；青春期开始排卵后，卵巢表面逐渐变得凹凸不平；生育期女性卵巢大小约为 4 cm×3 cm×1 cm，重 5～6 g，呈灰白色；绝经后，卵巢萎缩，变小、变硬。

2. 组织结构　卵巢表面无腹膜，由单层立方上皮覆盖，其下有一层致密纤维组织，称卵巢白膜。卵巢白膜下为卵巢实质，又分为皮质与髓质两部分。皮质在外侧，是卵巢的主体，其中含数以万计的原始卵泡和发育程度不同的卵泡及间质组织；髓质位于卵巢的中心，内无卵泡，含有疏松的结缔组织及丰富的血管、神经、淋巴管及少量的平滑肌纤维（图 2-7）。

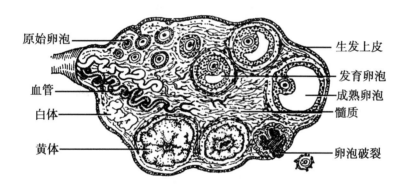

图 2-7　卵巢的结构（切面）

三、骨盆

女性骨盆（pelvis）是支持躯干和保护盆腔脏器的重要结构，也是胎儿经阴道娩出时的骨性通道，其大小、形状对分娩有直接影响。

（一）组成

骨盆由左右 2 块髋骨、1 块骶骨和 1 块尾骨组成。每块髋骨又由髂骨、坐骨和耻骨融合而成。坐骨后缘中点的突起称为坐骨棘（ischial spine），可经肛门或阴道检查触及，是分娩过程中衡量胎先露下降程度的重要标志。耻骨两降支前部相连构成耻骨弓（pubic arch），所形成的角度正常为 90°～100°。骶骨由 5～6 块骶椎融合而成，形似三角，第 1 骶椎上缘向前凸出，称为骶岬（promontory of sacrum），是产科骨盆内测量对角径的指示点。尾骨由 4～5 块尾椎组成（图 2-8）。

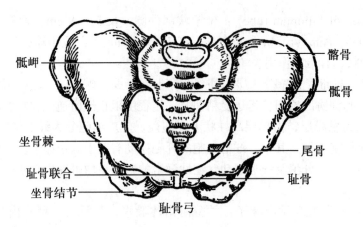

图 2-8　女性骨盆前面观

骨盆的关节包括耻骨联合（pubic symphysis）、骶髂关节（sacroiliac joint）及骶尾关节（sacrococcygeal joint）。连接骨盆各部之间的韧带中，以骶、尾骨与坐骨结节之间的骶结节韧带（sacrotuberous ligament）和骶、尾骨与坐骨棘之间的骶棘韧带（sacrospinous ligament）较为重要（图 2-9）。妊娠期受性激素的影响，韧带松弛，各关节的活动度略有增加，有利于胎儿的娩出。

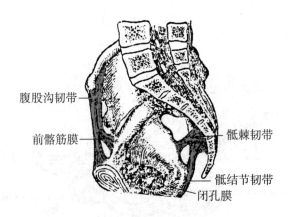

图 2-9　骨盆的韧带

（二）分界

以耻骨联合上缘、髂耻缘、骶岬上缘的连线为界，将骨盆分为上、下两部分。分界线以上部分为假骨盆，又称大骨盆，与产道无直接关系；分界线以下部分为真骨盆，又称小骨盆，是胎儿娩出的骨产道。真骨盆上口为骨盆入口（pelvic inlet），下口为骨盆出口（pelvic outlet），两口之间为骨盆腔（pelvic cavity）。骨盆腔前壁为耻骨联合和耻骨支，两侧壁为坐骨、坐骨棘与骶棘韧带，后壁为骶骨和尾骨。

（三）类型

通常按 Callwell 与 Moloy 分类法将骨盆分为 4 种类型（图 2-10）：①女型；②扁平型；③类人猿型；④男型。女型骨盆入口呈横椭圆形，入口横径较前后径稍长，耻骨弓较宽，坐骨棘间径 ≥ 10 cm，为最常见的女性正常骨盆，在我国女性中占 52.0% ~ 58.9%。

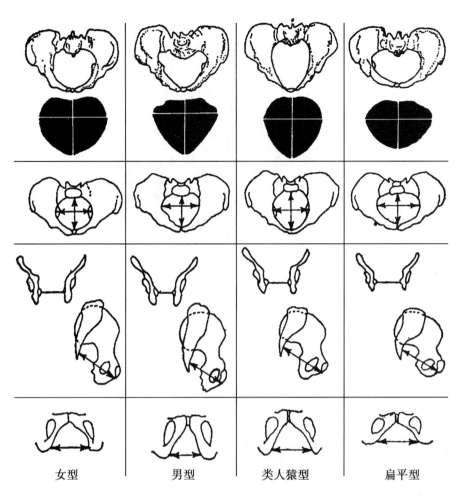

| 女型 | 男型 | 类人猿型 | 扁平型 |

图 2-10 骨盆的 4 种基本类型及其各部比较

四、骨盆底

骨盆底（pelvic floor）是封闭骨盆出口的软组织，由多层肌肉和筋膜组成，承托盆腔脏器，使之保持正常的位置。骨盆底的前方为耻骨联合和耻骨弓，后方为尾骨尖，两侧为耻骨降支、坐骨升支及坐骨结节。骨盆底有 3 层组织。

（一）外层

骨盆底外层组织为浅层筋膜与肌肉，位于外生殖器、会阴皮肤及皮下组织的下面，由 1 层会阴浅筋膜及其深部的 3 对肌肉（球海绵体肌、坐骨海绵体肌及会阴浅横肌）和肛门外括约肌组成。此层肌肉的肌腱汇合于阴道外口与肛门之间，形成中心腱（图 2-11）。

（二）中层

骨盆底中层组织即尿生殖膈（urogenital diaphragm），由上、下两层坚韧的筋膜及其间的 1 对会阴深横肌（自坐骨结节的内侧面伸展至中心腱处）和环绕尿道的尿道括约肌组成（图 2-12）。

（三）内层

骨盆底内层组织即盆膈（pelvic diaphragm），是骨盆底最坚韧的一层，由肛提肌及其筋膜组成，自前向后依次有尿道、阴道及直肠穿过。每侧肛提肌由耻尾肌、髂尾肌和坐尾肌三部分组成（图 2-13）。肛提肌的主要作用是加强盆底的托力，其中一部分纤维在阴道及直肠周围交织，有加强阴道括约肌与肛门的作用。

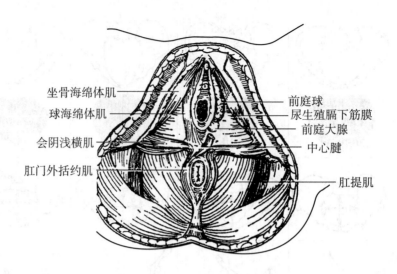

图 2-11　骨盆底浅层

坐骨海绵体肌　　　前庭球
球海绵体肌　　　尿生殖膈下筋膜
　　　　　　　前庭大腺
会阴浅横肌　　　中心腱
肛门外括约肌　　　肛提肌

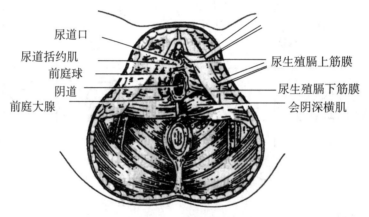

图 2-12　骨盆底中层

尿道口
尿道括约肌　　　尿生殖膈上筋膜
前庭球
阴道　　　尿生殖膈下筋膜
前庭大腺　　　会阴深横肌

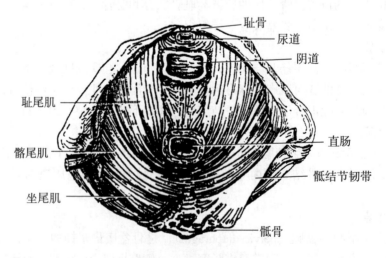

图 2-13　骨盆底内层

耻骨
尿道
阴道
耻尾肌
髂尾肌
直肠
骶结节韧带
坐尾肌
骶骨

会阴（perineum）也是骨盆底的一部分。广义的会阴指盆膈以下封闭骨盆出口的全部软组织，前起自耻骨联合下缘，后至尾骨尖，两侧为耻骨降支、坐骨升支、坐骨结节和骶结节韧带。狭义的会阴指阴道口与肛门之间的楔形软组织，又称会阴体（perineal body），未孕时厚3～4 cm，由外向内分别为皮肤、皮下脂肪、筋膜、部分肛提肌和会阴中心腱。会阴伸展性大，妊娠后期组织变软，有利于分娩。

五、血管、淋巴及神经

（一）血管

女性内生殖器和外生殖器的血液供应主要来自卵巢动脉、子宫动脉、阴道动脉及阴部内动脉。各部位的静脉均与同名动脉伴行，但在数量上较动脉多，并在相应器官及其周围形成静脉丛，且互相吻合，故盆腔感染易于扩散、蔓延。

（二）淋巴

女性生殖器官具有丰富的淋巴系统，主要包括外生殖器淋巴和盆腔淋巴两大组。外生殖器淋巴包括腹股沟浅淋巴结、腹股沟深淋巴结两部分；盆腔淋巴包括髂淋巴组（由闭孔淋巴结、髂内淋巴结、髂外淋巴结及髂总淋巴结组成）、骶前淋巴组、腰淋巴组3组（图2-14）。淋巴结通常沿相应的血管排列。当内、外生殖器发生感染或肿瘤时，往往沿各部回流的淋巴管扩散或转移。

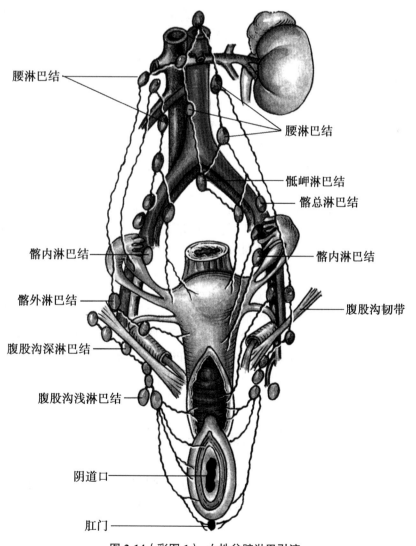

图 2-14（彩图 1）　女性盆腔淋巴引流

（三）神经

支配外生殖器的阴部神经由第Ⅱ～Ⅳ骶神经分支组成，含感觉和运动神经纤维，走行途径与阴部内动脉相同，在坐骨结节内侧下方分成会阴神经、阴蒂背神经、肛门神经3支，分布于会阴、阴唇和肛门周围。内生殖器主要由交感神经和副交感神经支配。交感神经纤维自腹主动脉前神经丛，下行入盆腔分为卵巢神经丛及骶前神经丛两部分，其分支分布于卵巢、输卵管、子宫、膀胱等。但子宫平滑肌有自律活动，完全切除其神经后仍能有节律地收缩，还能完成分娩活动。

六、邻近器官

女性生殖器官不仅与尿道、膀胱、输尿管、直肠、阑尾在解剖上相邻，而且其血管、淋巴及神经也密切联系。当生殖器官出现创伤、感染、肿瘤等病变时，易累及邻近器官；反之亦然。

（一）尿道

尿道（urethra）始于膀胱三角尖端，穿过尿生殖膈，止于阴道前庭部的尿道外口。女性尿道长4～5cm，短而直，与阴道邻近，易发生泌尿系统感染。

（二）膀胱

膀胱（urinary bladder）为一囊状肌性器官，排空时位于子宫与耻骨联合之间。膀胱壁由浆膜层、肌层及黏膜层构成，膀胱后壁与宫颈及阴道前壁相邻。充盈的膀胱在手术中易遭误伤，并可影响子宫的位置，妨碍盆腔检查，故妇科检查及手术前必须排空膀胱。

（三）输尿管

输尿管（ureter）为一对肌性圆索状长管，长约30cm，粗细不一，内径最细处3～4mm，最粗处7～8mm。输尿管在腹膜后起自肾盂，沿腰大肌前面偏中线下降，在骶髂关节处跨髂外动脉起点的前方进入骨盆腔继续下行，至阔韧带底部向前内方走行，在子宫颈外侧约2cm处，于子宫动脉下方穿过，经子宫颈阴道上部外侧1.5～2cm处斜向前内穿越输尿管隧道进入膀胱。在施行附件切除或结扎子宫动脉时，应避免损伤输尿管。

（四）直肠

直肠（rectum）上接乙状结肠，下接肛管，前为子宫及阴道，后为骶骨，全长10～14cm。直肠下段前方与阴道后壁相连，盆底肌肉与筋膜受损伤时，常与阴道后壁一并膨出。肛管长2～3cm，在其周围有肛门内、外括约肌及肛提肌。妇科手术及分娩处理时均应注意避免损伤肛管、直肠。

（五）阑尾

阑尾（vermiform appendix）根部开口于盲肠下端后内侧壁，常位于右髂窝内，一般长5～7cm。阑尾位置、长短、粗细变化较大，有的下端可达右侧输卵管及卵巢，因此女性患阑尾炎时可能累及右侧附件及子宫。妊娠时阑尾的位置可随妊娠月份增加而逐渐向上外方移位。

随堂测2-1

第二节　女性生殖系统生理

女性生殖系统生理功能在各时期有不同的特点，并与其他系统相互作用。下丘脑-垂体-卵巢轴（hypothalamic-pituitary-ovarian axis，HPOA）在女性一生中发挥重要的调节作用。

一、月经及其临床表现

月经（menstruation）是指伴随卵巢周期性变化而出现的子宫内膜周期性脱落及出血。规律月经的建立是女性生殖功能成熟的重要标志。月经第一次来潮，称为月经初潮（menarche）。月经初潮年龄受遗传、营养、气候、环境等因素影响，多在 13 ～ 14 岁，可早至 11 岁或迟至 16 岁。若 16 岁以后月经尚未来潮，应及时就医。

1. 月经血的特征　月经血多呈暗红色，除血液外，还含有子宫内膜碎片、宫颈黏液及脱落的阴道上皮细胞等。因剥脱的子宫内膜中含有前列腺素及来自子宫内膜的大量纤维蛋白溶酶，可溶解纤维蛋白，故月经血不凝。但当出血速度过快或出血量多时，也可出现凝血块。

2. 正常月经的临床表现　正常月经具有周期性。两次月经第 1 日的间隔时间，称月经周期（menstrual cycle），一般为 21 ～ 35 日，平均 28 日。月经周期的长短因人而异，但每位女性的月经周期有自己的规律。每次月经的持续时间，称经期，一般为 2 ～ 8 日，平均 4 ～ 6 日。每次月经的总失血量，称经量，正常为 20 ～ 60 ml，超过 80 ml 为月经过多。

> **科研小提示**
>
> 研究显示，绝经过渡期的月经周期长度变化可帮助临床医师预测女性心血管疾病风险。
> EI KHOUDARY S R，QI M，CHEN X，et al. Patterns of menstrual cycle length over the menopause transition are associated with subclinical atherosclerosis after menopause［J］. Menopause，2021，29（1）：8-15.

月经期女性一般无特殊不适，但由于盆腔充血及前列腺素的作用，部分女性可出现下腹及腰骶部下坠不适或子宫收缩痛，并可出现胃肠功能紊乱症状（恶心、呕吐、腹泻等）及轻度神经系统不稳定症状（头痛、失眠、精神忧郁、易于激动等）。

二、卵巢功能及其周期性变化

卵巢具有产生并排出卵子的生殖功能和产生甾体激素的内分泌功能。

（一）卵泡发育及排卵的周期性变化

从青春期开始到绝经前，卵巢在形态和功能上发生周期性变化，即卵巢周期（ovarian cycle）。新生儿出生时卵巢内约有 200 万个卵泡，绝大多数卵泡发育到一定程度即通过细胞凋亡机制自行退化，称为卵泡闭锁，至青春期只剩下约 30 万个卵泡。女性一生中仅有 400 ～ 500 个卵泡发育成熟并排卵。

进入青春期后，卵泡在促性腺激素的刺激下发育并成熟。生育期每一月经周期一般只有 1 个优势卵泡达到完全成熟，称为成熟卵泡或赫拉夫卵泡（Graafian follicle）。成熟卵泡直径可达 18 ～ 23 mm。随着卵泡的发育和成熟，其逐渐向卵巢表面移行并向外突出，当接近卵巢表面时，该处表面细胞变薄，最后破裂，出现排卵（ovulation）。排卵多发生在下次月经来潮之前 14 日左右。卵子可由两侧卵巢轮流排出，也可由一侧卵巢连续排出。

排卵后，卵泡液流出，卵泡腔内压力下降，卵泡壁塌陷形成许多皱襞，卵泡壁的卵泡颗粒细胞和卵泡内膜细胞向内侵入并发生黄素化，周围由卵泡外膜包围，共同形成黄体（corpus luteum）。黄体体积和功能在排卵后 7 ～ 8 日达到高峰。

若排出的卵子受精，则黄体在胚胎滋养细胞分泌的人绒毛膜促性腺激素（human chorionic gonadotropin，hCG）作用下继续发育成为妊娠黄体，至妊娠 3 个月末退化，由胎盘接替其内分泌功能。若卵子未受精，排卵后 9 ～ 10 日黄体开始萎缩、变小，功能逐渐衰退，周围的结缔组织及成纤维细胞侵入并取代黄体，形成外观色白的纤维化组织，称白体（corpus albicans）。

排卵日至月经来潮为黄体期，一般为14日，黄体功能衰退后月经来潮，此时卵巢中又有新的卵泡发育，开始新的周期。

女性卵巢中或许并不存在卵子干细胞

卵子干细胞是否存在影响着研究者开发不孕不育疗法的相关问题，也是科学界备受争议的问题。M.Wagner研究团队利用单细胞分析对收集自21名患者卵巢皮质样本中超过2.4万个细胞进行研究，同时他们还对来自卵巢髓质中的细胞也进行了分析，最终确定了6种主要类型的细胞，包括卵母细胞、颗粒细胞、免疫细胞、内皮细胞、血管周细胞和基质细胞。研究数据并不支持人类卵巢中存在种系干细胞。

WAGNER M，YOSHIHARA M，DOUAGI I，et al. Single-cell analysis of human ovarian cortex identifies distinct cell populations but no oogonial stem cells［J］. Nat Commun，2020，11（1）：1-15.

（二）卵巢分泌的性激素及其周期性变化

卵巢合成并分泌雌激素、孕激素及少量雄激素，均为甾体激素。

1. 雌激素（estrogen） 卵巢主要合成雌二醇（E_2）及雌酮（E_1）。体内还有雌三醇（E_3）和2-羟雌酮，是E_2的降解产物。E_2是女性体内生物活性最强的雌激素。

卵泡早期，雌激素分泌量少。随卵泡渐趋成熟，雌激素分泌量逐渐增高，排卵前形成一个高峰。排卵后卵泡液中雌激素释放至腹腔，使循环中雌激素暂时下降。排卵后1~2日，黄体开始分泌雌激素，于7~8日黄体成熟时，循环中雌激素形成又一高峰。此后，黄体萎缩，雌激素水平急剧下降，于月经来潮降至最低水平。

雌激素的主要生理功能有以下几种。①对生殖系统的作用：促进和维持子宫发育，增加子宫平滑肌对缩宫素的敏感性；促进子宫内膜增生和修复；使排卵期子宫颈口松弛，宫颈黏液分泌增加、性状变稀薄；促进输卵管上皮细胞的分泌活动，促进输卵管收缩和纤毛摆动；促进阴道上皮细胞增生、角化，使阴道分泌物呈酸性。②对第二性征的作用：促进乳腺管增生，乳头、乳晕着色；促进其他第二性征形成，如全身脂肪和毛发的分布、女性体态、音调增高。③代谢作用：促进体内水钠潴留，改善血脂成分，促进骨中钙、磷沉积。④调节作用：通过对下丘脑和垂体的正反馈及负反馈作用，调节促性腺激素的分泌。

2. 孕激素（progesterone） 孕酮是卵巢分泌的具有生物活性的主要孕激素。卵泡期卵泡不分泌孕酮；排卵前，成熟卵泡分泌少量孕酮；排卵后，卵巢黄体分泌孕酮，随着黄体的发育，其分泌量显著增加，排卵后7~8日黄体成熟时孕酮分泌量达高峰；以后逐渐下降，到月经来潮时达最低水平。

孕激素常在雌激素作用的基础上发挥作用。主要生理功能如下。①对生殖系统的作用：使增殖期子宫内膜转化为分泌期子宫内膜，有利于早期胚胎的发育和着床；降低子宫平滑肌兴奋性及其对缩宫素的敏感性，抑制子宫收缩，有利于受精卵与胎儿在子宫腔内生长发育；使子宫颈口闭合，黏液分泌减少且变黏稠，不利于精子及微生物进入；减小输卵管节律性收缩的振幅；促进阴道上皮细胞脱落。②对乳腺的作用：在雌激素作用基础上进一步促进乳腺小叶及腺泡发育，在妊娠后为泌乳做准备。③代谢作用：促进体内水与钠的排泄。④调节作用：参与下丘脑、垂体的正反馈及负反馈调节；兴奋体温调节中枢，正常女性在排卵后基础体温可升高0.3~0.5℃，临床上将基础体温的双相变化作为判断排卵的标志之一。

3. 雄激素（androgen）　女性雄激素主要来自肾上腺皮质，卵巢分泌少量雄激素，包括睾酮、雄烯二酮和脱氢表雄酮，对维持女性正常生殖功能具有重要作用。

雄激素的主要生理功能如下。①对生殖系统的作用：促使阴蒂、阴唇和阴阜的发育，促进阴毛、腋毛的生长，可维持女性性欲；雄激素过多会对雌激素产生拮抗作用，可减缓子宫及其内膜的生长和增殖，抑制阴道上皮的增生和角化；长期使用雄激素可出现男性化表现。②代谢作用：促进蛋白合成和肌肉生长，刺激骨髓中红细胞增生；在性成熟期，促使长骨骨基质生长和钙的沉积；性成熟后，可导致骨骺闭合，使生长停止；参与调节机体水和电解质的平衡，可促进肾远曲小管对水、钠的重吸收。

三、其他生殖器官的周期性变化

（一）子宫内膜的周期性变化

卵巢激素的周期性变化导致生殖器官发生相应的变化，尤以子宫内膜的变化最为显著（图2-15）。子宫内膜的周期性变化一般分为以下3个时期（以月经周期28日为例）。

1. 增殖期（proliferative phase）　月经周期的第5～14日，与卵巢周期中的卵泡期相对应。在雌激素的影响下，因月经损伤的子宫内膜开始修复，内膜上皮、腺体、间质及血管增殖，内膜逐渐生长，厚度由0.5 mm增至3～5 mm。

2. 分泌期（secretory phase）　月经周期的第15～28日，与卵巢周期中的黄体期对应。排卵后形成的黄体分泌雌激素与孕激素，使子宫内膜在增殖期的基础上继续增厚，血管更加增长、弯曲；间质疏松、水肿；腺体变得更为弯曲，出现分泌现象。此时内膜厚且松软，营养丰富，有利于受精卵着床。至月经周期第24～28日，子宫内膜可厚达10 mm，呈海绵状。

3. 月经期　月经周期的第1～4日。若卵子未受精，则黄体萎缩、退化，雌激素、孕激素水平骤然下降。子宫内膜螺旋小动脉痉挛性收缩，血管远端的管壁及所供应的组织缺血、变性、坏死。坏死的子宫内膜功能层从基底层崩解、剥落，与血液一起排出，表现为月经来潮。

（二）宫颈黏液的周期性变化

子宫颈内膜腺细胞的分泌活动在卵巢的影响下也发生周期性变化。随着雌激素水平的增高，宫颈黏液分泌量不断增多，并变得稀薄、透明，有利于精子通行。至排卵前，黏液拉丝可长达10 cm以上。取黏液涂片，干燥后在显微镜下观察，可见羊齿植物叶状结晶。这种结晶于月经周期的第6～7日即可出现，至排卵期最典型。排卵后，受孕激素影响，黏液分泌量减少，变浑浊、黏稠，拉丝易断，不利于精子通过，涂片检查时羊齿植物叶状结晶逐渐模糊，而代之以成行排列的椭圆体（图2-15）。

（三）输卵管的周期性变化

在雌激素、孕激素的影响下，输卵管形态和功能也发生周期性变化。雌激素使输卵管黏膜上皮纤毛细胞生长，非纤毛细胞分泌增加，输卵管肌层节律性收缩的振幅增强。孕激素则能抑制输卵管收缩的振幅，同时抑制输卵管黏膜上皮纤毛细胞的生长，减少分泌细胞黏液的分泌。在雌激素、孕激素的协同作用下，受精卵才能通过输卵管正常运行到达子宫腔。

（四）阴道黏膜的周期性变化

随着体内雌激素、孕激素的变化，阴道黏膜也发生周期性改变，其中阴道上段黏膜改变更为明显。排卵前，受雌激素影响，阴道上皮增厚，表层细胞角化，其程度在排卵期最明显。细胞内有丰富的糖原，糖原被阴道杆菌分解为乳酸，使阴道保持酸性环境，可以抑制致病菌繁殖。排卵后，受孕激素影响，阴道黏膜表层细胞脱落（图2-15）。临床上可根据阴道脱落细胞的变化间接了解卵巢的功能。

随堂测 2-2

23

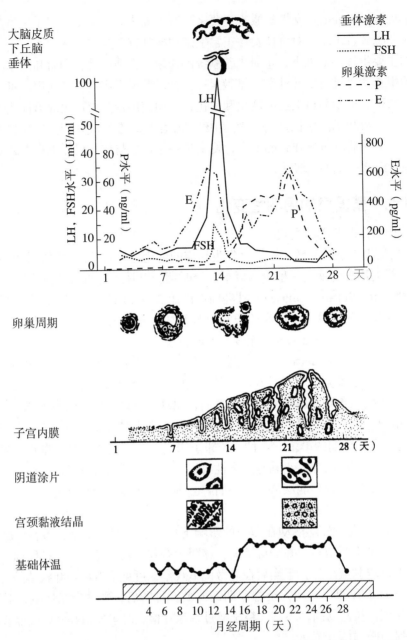

图 2-15 月经周期中激素、卵巢、子宫内膜、阴道涂片、宫颈黏液及基础体温的周期性变化

FSH. 卵泡刺激素；LH. 黄体生成素；P. 孕激素；E. 雌激素

四、月经周期的调节

（一）下丘脑、垂体和卵巢对月经周期的调节作用

月经是女性生殖系统周期性变化的重要标志。正常月经的建立和维持是下丘脑 - 垂体 - 卵巢轴（HPOA）神经内分泌协同作用的结果（图 2-16）。此外，抑制素 - 激活素 - 卵泡抑制素系统也参与对月经周期的调节。

1. 下丘脑分泌的调节激素及其功能 促性腺激素释放激素（gonadotropin releasing hormone, GnRH）为下丘脑调节月经的主要激素，呈脉冲式释放，可调节垂体促性腺激素的合成和分泌。

2. 垂体分泌的调节激素及其功能 垂体在下丘脑产生的 GnRH 作用下，分泌促性腺激素和催乳素，进而影响卵巢的功能活动，形成女性特有的周期性变化。

（1）促性腺激素：腺垂体的促性腺激素细胞分泌卵泡刺激素（follicle-stimulating hormone,

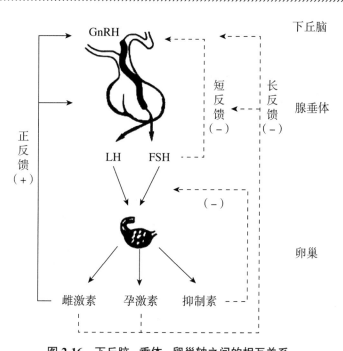

图 2-16　下丘脑 - 垂体 - 卵巢轴之间的相互关系

GnRH. 促性腺激素释放激素；LH. 黄体生成素；FSH. 卵泡刺激素

FSH）和黄体生成素（luteinizing hormone，LH），均为糖蛋白激素，共同促进卵泡发育及成熟，促进排卵并形成黄体。

（2）催乳素（prolactin，PRL）：是由腺垂体的催乳细胞分泌的多肽激素，能够促进乳汁合成。

3. 下丘脑 - 垂体 - 卵巢轴之间的相互调节　一次月经周期中黄体萎缩后，体内雌激素、孕激素和抑制素 A 分泌量下降，解除了对下丘脑和垂体的抑制，下丘脑又开始分泌 GnRH，并作用于腺垂体，使垂体 FSH 分泌增加，卵泡发育合成分泌雌激素增加，子宫内膜发生增殖期变化。当雌激素增加到一定程度时，对下丘脑产生负反馈调节，抑制下丘脑 GnRH 的分泌，加之抑制素 B 的作用，使垂体 FSH 分泌减少。在卵泡期晚期，随着卵泡的发育和成熟，当雌激素的分泌达到阈值（≥ 200 pg/ml）并持续 48 小时以上时，雌激素即可发挥正反馈作用，刺激 FSH 与 LH 分泌达高峰，促使成熟卵泡排卵。

排卵后，循环中 FSH 和 LH 水平急剧下降，黄体形成并逐渐发育、成熟。黄体主要分泌孕激素及少量雌二醇，使子宫内膜发生分泌期变化。排卵后第 7 ~ 8 日，循环中形成孕激素分泌峰及雌激素第二个高峰。增加的雌激素、孕激素及抑制素 A 协同对下丘脑产生负反馈调节作用，腺垂体 FSH 与 LH 分泌减少。若排卵后卵子未受精，黄体逐渐萎缩，雌激素、孕激素分泌减少，子宫内膜失去性激素支持，发生剥脱而月经来潮。雌激素、孕激素及抑制素 A 的减少解除了对下丘脑和垂体的负反馈抑制，FSH 和 LH 分泌又开始增加，于是进入下一个月经周期（图 2-15）。

（二）其他内分泌腺功能对月经周期的影响

甲状腺功能减退发生在青春期以前，可导致女性性发育障碍，青春期延迟；发生在生育期，则出现月经失调，表现为月经过少、稀发，甚至闭经。轻度甲状腺功能亢进时，子宫内膜过度增生，表现为月经过多、过频，甚至发生异常子宫出血；中、重度甲状腺功能亢进时，甲状腺素的分泌、释放及代谢等过程受到抑制，表现为月经稀发、月经减少，甚至闭经。肾上腺皮质雄激素分泌过多，可使卵巢功能受到抑制而出现闭经，甚至出现男性化表现。胰岛素依赖型糖尿病患者常伴有卵巢功能低下；胰岛素拮抗的高胰岛素血症患者，过多的胰岛素可诱发高雄激素血症，导致月经失调，甚至闭经。

小 结

　　女性外生殖器又称外阴，包括阴阜、大阴唇、小阴唇、阴蒂和阴道前庭。内生殖器包括阴道、子宫、输卵管和卵巢。骨盆由左右2块髋骨、1块骶骨和1块尾骨组成，其大小、形状对分娩有直接影响。女性生殖器官与尿道、膀胱、输尿管、直肠、阑尾相邻。

　　月经初潮的年龄不应晚于16岁。规律月经的建立是生殖功能成熟的重要标志。卵巢具有产生卵子并排卵的生殖功能和产生甾体激素的内分泌功能。从青春期开始到绝经前，卵巢在形态和功能上发生周期性变化。卵巢主要分泌雌激素和孕激素，卵巢周期中子宫内膜、宫颈黏液、输卵管及阴道黏膜等产生周期性变化。下丘脑-垂体-卵巢轴对女性月经周期的调节发挥着重要的作用。甲状腺、肾上腺及胰腺与月经调节也有关系。

思考题

1. 请简述子宫韧带及作用。
2. 请简述骨盆的组成及分界。
3. 请简述正常月经的临床表现。
4. 请简述雌激素的生理功能。
5. 请简述孕激素的生理功能。

（周晓华）

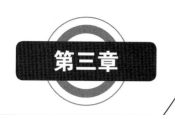

第三章　女性全生命周期的健康促进

导学目标

通过本章内容的学习，学生应能够：

◆ **基本目标**

1. 识记女性不同生理时期健康指导的主要内容；女性第二性征发育特点及女性常见疾病的筛查策略。

2. 理解女性性反应与性反应周期；产科合并症与并发症对女性全生命周期健康的影响以及女性常见的健康风险行为。

3. 运用所学知识对不同生理时期女性进行性健康教育。

◆ **发展目标**

综合运用所学知识对不同生理时期女性进行健康宣传教育，普及女性常见疾病的预防与筛查知识，提高女性全生命周期健康水平。

◆ **思政目标**

1. 树立生命全周期健康的护理理念。

2. 具有为人类健康服务的敬业精神。

全生命周期（full life cycle）是一个人从出生到死亡的全过程，严格意义上是指从受精卵到生命结束的完整过程，一般包括妊娠期、新生儿期、婴幼儿期、学龄前期、学龄期、青少年期、青春期、中年期、更年期、老年期与临终期。女性全生命周期健康管理与促进，以人的生命周期为主线，从健康影响因素的广泛性、社会性与整体性出发，实现从胎儿到生命终点的全程健康服务与保障。女性全生命周期的健康促进，贯彻以人为本的思想，推动健康服务工作重心的关口前移，由疾病治疗向健康危险因素的预防转变，由以临床为重心向以健康促进为重心的转移，以实现女性在生命各个阶段都能最大限度地发挥健康潜能，提高健康期望寿命，进而促进实现为全民提供覆盖全生命周期健康服务的健康中国战略目标。女性全生命周期的健康促进需要国家、社会、家庭与个人的共同努力和参与。

第一节　女性各个生理时期的健康指导

女性在生命中的不同年龄阶段可表现出不同的生理现象，尤其以生殖系统的变化最为显著。女性各个生理时期是一个不断发展的过程，没有截然的年龄界限，可因遗传、营养、环境和气候等因素的影响而有所差异。对女性不同生理时期进行相应的健康及保健指导，可有效地预防常见疾病的发生，促进女性身心健康。本节重点介绍女性儿童期、青春期、性成熟期、绝经过渡期和绝经后期的健康指导。

一、儿童期

儿童期是指从出生后 4 周至 12 岁左右。健康指导主要内容如下。

1. 合理喂养　世界卫生组织和联合国儿童基金会提倡婴儿出生后前 6 个月采用纯母乳喂养，并继续母乳喂养至 2 岁及以上。母乳是 6 月龄内婴儿最适宜的天然食物，可降低婴儿过敏现象、提高婴儿免疫力、促进母婴情感交流、促进母亲产后恢复、降低母亲乳腺癌发病率。同时应根据婴幼儿身体情况，采取科学、合理的方法添加辅食。

2. 免疫接种　婴儿出生后至 12 岁需进行疫苗接种。主要包括乙肝疫苗、卡介苗、脊髓灰质炎糖丸、百白破疫苗、流脑疫苗及麻疹疫苗等。按照疫苗接种时间表，进行计划内疫苗（一类疫苗）和计划外疫苗（二类疫苗）的接种。

3. 生长发育检测及定期健康管理服务　观察婴幼儿身高（身长）、体重及感知觉的发育是否达标，进行科学喂养（合理膳食）、生长发育、疾病预防、预防伤害、口腔保健等健康指导。1986 年，我国卫生部颁发《城乡儿童保健工作要求》，对 7 岁以下儿童根据年龄特点进行定期体检（1 岁内每 3 个月 1 次，1 ～ 3 岁每半年 1 次，3 岁以上每年 1 次）。2011 年，国家基本公共卫生服务项目出台了《0 ～ 6 岁儿童健康管理服务规范》，进一步指出新生儿出生后 28 ～ 30 日应进行满月健康管理，结合接种乙肝疫苗第二针，在乡镇卫生院、社区卫生服务中心进行随访；满月后的婴幼儿健康管理及随访服务时间分别在 3、6、8、12、18、24、30、36 月龄时，共 8 次；一般在婴幼儿 6 ～ 8、18、30 月龄时分别进行 1 次血常规（或血红蛋白浓度）检测；在 6、12、24、36 月龄时使用行为测听法分别进行 1 次听力筛查；为 4 ～ 6 岁儿童每年提供 1 次健康管理服务。

4. 指导合理膳食与作息　膳食是儿童营养的主要来源，合理的膳食能满足儿童的全部营养需要。合理膳食是指每餐膳食应由几种食物组成，由于每种食物提供不同的营养素和热量，适当搭配使营养素和热量供给之间达到平衡，也称为平衡膳食。

合理的生活作息不仅可以大量减少脑细胞的能量消耗，还可以促进神经系统的发育。根据儿童的年龄和生理特点分配其一日中学习、休息、进餐和睡眠的顺序，使儿童养成良好的作息习惯。鼓励儿童每日进行 1 ～ 2 小时户外运动或体育锻炼，有利于增强免疫力、促进钙吸收和预防近视。

5. 心理卫生指导　婴幼儿期及儿童期是儿童性格塑造和心理成长发展的关键时期。了解儿童的心理健康及其影响因素，以及这些影响因素与儿童心理发展之间的关系，辨别儿童的各类行为，对可能出现的心理问题进行早期干预，家校配合，以促进儿童身心健康成长。

二、青春期

女性青春期指从月经初潮至生殖器官逐渐发育成熟的时期。世界卫生组织规定青春期为 10 ～ 19 岁。健康指导主要内容如下。

1. 饮食和营养　青春期女性生长发育迅速，细胞繁殖速度明显较其他时期快，而细胞的构成离不开蛋白质的供应，仅通过日常饮食所获得的营养物质难以满足机体需求，尤其需要补充大量的蛋白质。饮食应以乳类、豆类、肉类及鱼类为主。同时，还应重视矿物质及微量元素的摄入，如钙、铁、锌。

2. 月经期卫生保健　规律月经的出现是女性生殖功能成熟的重要标志。月经初潮一般在 13 ～ 14 岁。正常月经具有周期性及自限性，月经周期一般为 21 ～ 35 日，平均 28 日。经期一般为 2 ~ 8 日，平均 4 ~ 6 日。经量正常为 20 ~ 60 ml，超过 80 ml 为月经过多。

（1）月经期要注意保持全身和局部的卫生：由于月经期子宫颈口较松，阴道内常有少量积血，细菌容易上行感染，故需保持外阴部清洁。选择消毒合格、柔软吸水的卫生纸和卫生巾，每日用温水清洗外阴。月经期可洗淋浴，不宜盆浴和坐浴。

（2）月经期间要加强营养：经期吃一些易消化的蔬菜、水果，多饮水，以保证排便通畅，避免发生便秘而增加下腹不适感。同时要适当忌食生冷、辛辣食物，避免烟酒，以免引起月经紊乱或痛经。

（3）月经期间要注意劳逸结合：既要有充足的睡眠和休息，又要进行适当的活动。轻体力活动和体育锻炼可以改善盆腔内的血液循环，促进经血排出，减轻下腹部、腰骶部、下肢胀痛感。但要避免剧烈运动或重体力劳动。同时要注意下腹部及下肢部位的保暖。

（4）月经期间要保持情绪稳定、心情舒畅：月经是一种正常的生理现象，是女性发育过程中的一个重要里程碑。应以平静的心态对待，避免过分紧张、焦虑和恼怒，以防月经紊乱。

3. 青春期乳房保健　进入青春期，女性乳房开始发育，乳头突出，乳晕周围组织明显隆起，胸部呈现圆锥形。

（1）注意保持正确的坐、立、行姿势：平时走路要抬头挺胸，收腹紧臀；坐立时也要挺胸端坐，不要含胸驼背；睡眠时要采取仰卧或侧卧，不要俯卧。

（2）避免外伤：在劳动和体育运动时，要注意保护乳房，避免撞击伤或挤压伤。在乳房发育过程中，有时可出现轻微胀痛或痒感，不要用手捏挤或搔抓。

（3）选择适宜的乳罩：戴上适宜的乳罩可使乳房得到支托，防止运动时乳房振荡不定，但应选择舒适的乳罩，保证血液循环畅通。

4. 青春痘的防治　青春痘并不影响健康，只是在生长发育过程出现的一种现象。

（1）饮食：宜选择卫生食品，多吃清淡、富含纤维素的食物，保持排便通畅，不吃蒜、葱、辣味等有刺激性的食物，不饮咖啡。

（2）保持面部皮肤清洁：用温水洗脸，不宜涂抹油脂性化妆品，以免阻塞毛孔。

5. 心理卫生指导　青春期女性生理功能逐渐发育成熟，其心理及精神状态也随着发生改变，容易受到周围多种环境因素的影响。家长、学校及社会应该给予青春期少女充分的关怀与照顾，进行正确的心理卫生指导，以树立其积极向上的人生观及价值观。青春期少女对异性产生爱慕之情，家长和学校应给予正确指导，面对情感方面的问题，需理智对待，避免因感情冲动导致不良事件的发生。

三、性成熟期

性成熟期一般自 18 岁左右开始，历时约 30 年，又称育龄期。此期女性性功能旺盛，卵巢功能成熟并分泌性激素，已建立规律的周期性排卵。育龄妇女应进行规律体检，了解性卫生及性健康相关知识（见本章第二节），促进生殖健康。对于已婚育龄妇女的健康指导主要内容如下。

1. 备孕期健康指导

（1）受孕时机：排卵多发生在两次月经中间，一般在下次月经来潮之前 14 日左右。受精常发生在排卵后 12 小时内。一般从月经周期第 10 日开始，备孕期女性可通过测量基础体温或使用排卵试纸了解是否排卵。也可通过观察阴道分泌物性状预测排卵，近排卵期分泌物增多、稀薄，呈透明拉丝状。在近排卵期规律性生活，可以增加受孕概率。

（2）助孕运动：运动可以避免超重和肥胖，保持健康体重；增强心肺功能，改善血液循环与呼吸及消化系统的功能。备孕妇女应坚持每日至少 30 分钟中等强度的运动，如做有氧操、练习瑜伽、打太极拳。

2．妊娠期健康指导

（1）饮食：妊娠期妇女膳食应根据胎儿生长速度及母体生理和代谢的变化进行适当调整。妊娠早期，孕妇膳食宜清淡、适口，有利于降低妊娠反应，并保证摄入足量的糖类。妊娠中、晚期，应适当增加富含优质蛋白的食物、含碘丰富的海产品以及含铁丰富的食物（如红肉或动物内脏），并从妊娠中期开始补充钙剂。中国营养学会发布的《孕期妇女膳食指南（2016）》建议妊娠期妇女膳食应在一般人群膳食的基础上补充以下 5 项内容。

1）补充叶酸，常吃含铁丰富的食物，选用碘盐。叶酸对预防神经管缺陷和高同型半胱氨酸血症、促进红细胞成熟和血红蛋白合成极为重要。妊娠期除应常吃含叶酸丰富的食物（如新鲜水果、深绿色蔬菜）外，还应补充叶酸 400 ~ 800 μg/d。为预防早产、流产，满足妊娠期血红蛋白合成增加和胎儿铁储备的需要，妊娠期应常吃含铁丰富的食物。铁缺乏严重者可在医师指导下适量补铁。妊娠期碘的推荐摄入量比未孕时增加了 110 μg/d，除选用碘盐外，每周还应摄入 1 ~ 2 次含碘丰富的海产品。

2）孕吐严重者，可少量多餐，保证摄入含必要量糖类的食物。孕吐较明显或食欲不佳的孕妇不必过分强调平衡膳食，但每日必须摄取至少 130 g 糖类，首选易消化的粮谷类食物，如 200 g 左右的全麦粉或者大米 50 g、小麦精粉 50 g、鲜玉米 100 g、薯类 150 g 的食物组合。

3）妊娠中、晚期适量增加奶、鱼、禽、蛋、瘦肉的摄入。妊娠中期开始，每日增加 200 g 奶；每日增加鱼、禽、蛋、瘦肉共计 50 g，妊娠晚期再增加 75 g 左右；深海鱼类含有较多不饱和脂肪酸，其中的二十二碳六烯酸（DHA）对胎儿脑功能和视网膜发育有益，每周最好食用 2 ~ 3 次。

4）维持妊娠期适宜增重。体重增长不足者，可适当增加能量高的食物摄入；体重增长过多者，应在保证营养素供应的同时注意控制总能量的摄入。

5）禁烟酒，避免被动吸烟和不良空气，适当进行户外活动和运动，愉快孕育新生命。

（2）运动与休息：一般孕妇可坚持日常工作至妊娠 28 周，之后宜适当减轻工作量，避免长时间站立或重体力劳动。运动可促进孕妇的血液循环，增进食欲和睡眠，也可以强化肌肉，为其分娩做准备。妊娠期妇女可适当做家务劳动、散步、步行上班、做孕妇体操、游泳、骑车、练习瑜伽等，但不适宜长途旅行或进行跳跃、球类、潜水、滑雪、骑马等具有一定风险的运动。坐时可抬高下肢，减轻下肢水肿。妊娠期孕妇每日宜保证 8 小时睡眠。

（3）心理调适：孕妇的情绪变化可以通过血液和内分泌调节的改变对胎儿产生影响，若孕妇经常心境不佳、焦虑、恐惧、紧张或悲伤等，会使胎儿脑血管收缩，减少脑部供血量，影响脑部发育。受情绪困扰的孕妇易发生妊娠期、分娩期并发症。妊娠期良好的心理适应还有助于产后亲子关系的建立及母亲角色的完善。

（4）个人卫生：妊娠期养成良好的刷牙习惯，进食后应使用软毛牙刷刷牙。若排汗量增多，要勤淋浴，勤换内衣。孕妇衣服应宽松、柔软、舒适、冷暖适宜。胸罩宜以舒适、合身、足以支托增大的乳房为标准。妊娠期宜穿轻便、舒适的鞋子，鞋跟宜低。

3．产后健康指导

（1）产后恢复：盆底肌肉锻炼可以降低急迫性尿失禁的风险，阴道无并发症的妇女可在产后立即开始。腹部强化练习，如腹部紧缩练习和牵引练习，可以降低腹直肌纵裂的发生率，缩短腹直肌之间的距离。产后运动指导内容详见第十七章。

（2）哺乳指导：产后 1 小时内即可开始母乳喂养，实行 24 小时母婴同室。母乳喂养应遵循按需哺乳的原则。一般而言，哺乳次数每日应不少于 8 次，6 个月后随着辅食的添加，哺乳次数可逐步减少。

（3）营养指导：适当增加奶类等含钙丰富的食品及鱼、禽、蛋、瘦肉等富含优质蛋白质的食物摄入，合理使用营养补充剂。正确认识膳食对产妇母乳分泌的作用，足量饮水，根据个人饮食习惯可多喝汤汁。注意粗粮、细粮搭配，重视新鲜蔬菜和水果的摄入。

（4）心理调适：对预防产后抑郁非常重要。应加强自我控制，与他人良好交流，激发内在动力，应对自身问题。可向他人宣泄、抒发自身的感受，同时让家人给予更多的关心和爱护，减少或避免不良的精神刺激和压力。

四、绝经过渡期及绝经后期

绝经过渡期是指女性绝经前后的一段时期，可始于 40 岁，历时短至 1 ~ 2 年，长至 10 ~ 20 年，包括从出现与绝经有关的内分泌、生物学和临床特征起至最后一次月经后 1 年。绝经后期指绝经后的生命时期。该期女性卵巢功能逐渐衰竭，雌激素水平下降，生殖器官进一步萎缩、老化，骨代谢失常，易引起骨质疏松或发生骨折。健康指导主要内容如下。

1．饮食与营养　绝经过渡期及绝经后期女性应适当减少糖类的摄入量，总热量的摄入应较年轻女性减少。饮食特点应为低热量、低脂肪、低盐、低糖。一般摄入谷类食物 250 ~ 400 g/d，蔬菜 300 ~ 500 g/d，水果 200 ~ 400 g/d，饮水 1200 ml/d，奶 300 ml/d。增加膳食纤维摄入量，20 ~ 30 g/d。应搭配食用粗粮和细粮。微量元素的摄入推荐量为：钙 1000 mg/d，铁 15 mg/d，钠少于 6 g/d [高血压和冠状动脉粥样硬化性心脏病（冠心病）患者以 5 g/d 以下为宜]。中华预防医学会妇女保健分会制定的《更年期妇女保健指南（2015 年）》中维生素的补充建议为：摄入维生素 A 3000 μg/d，维生素 B_1 1.2 mg/d，维生素 B_2 1.0 mg/d，维生素 B_6 1.5 mg/d，维生素 B_{12} 2.4 μg/d，维生素 C 100 mg/d，维生素 D 20 μg/d，维生素 E 14 mg/d。

2．运动与体重管理　在运动锻炼中，应尽量避免肌肉、关节、骨骼系统损伤，锻炼的最佳方式为每周至少 3 次，每次 30 分钟，强度中等。中等强度的运动心率一般在 100 ~ 140 次/分。此外，每周增加 2 次额外的肌肉力量锻炼，益处更大。绝经过渡期及绝经后期女性正常的 BMI 应保持在 18.5 ~ 23.9 kg/m²。BMI ≥ 24 kg/m² 为超重，BMI ≥ 28 kg/m² 为肥胖，女性腰围 ≥ 80 cm 为腹部脂肪蓄积。肥胖对身体健康造成显著的影响，在绝经后妇女中，肥胖已成为一个日益严重的问题，体重若减轻 5% ~ 10%，则能有效地改善与肥胖相关的多种异常状况。

3．重点疾病筛查　绝经过渡期及绝经后期女性应定期体检，对宫颈癌及癌前病变、乳腺疾病、妇科及泌尿系统炎症、慢性疾病以及焦虑和抑郁等疾病进行常规筛查。

随堂测 3-1

第二节　女性生殖健康与保健

一、女性性发育

1．生殖器官的形态发育　女性在进入青春期之前，生殖器官的发育基本处于幼稚状态。随着青春期的来临，从 8 ~ 10 岁开始，卵巢在下丘脑 - 垂体分泌的促性腺激素作用下，发育逐渐加快。女性出现月经初潮时，卵巢的重量可达成人的 30%。伴随卵巢的发育，子宫和阴道也迅速发育。在 10 ~ 18 岁，子宫的长度约增加 1 倍，宫体变宽，宫颈相对变短，子宫内膜随月经周期而呈周期性变化；阴道在变长、变宽的同时，分泌物由碱性变为酸性，有利于提高阴道的抗菌能力；外生殖器迅速发育，逐渐由幼稚型变为成人型，如阴阜隆起，阴毛发育，大阴唇变厚，小阴唇变大并有色素沉着等。

2．生殖器官的功能发育　随着女性生殖器官的形态发育趋于成熟，其生理功能也发生显著的变化。尤其是卵巢的排卵和内分泌功能的发育成熟，导致月经周期的形成。女孩的第一次月经，称为月经初潮，是青春期的主要标志。月经初潮年龄与遗传、营养、健康状态及社会经济发展状况等有关。月经初潮后 1 ~ 2 年内，由于卵巢功能尚未稳定，月经往往不规律，不必过于担忧。

3．女性第二性征的发育　乳房的发育是青春期女孩出现最早、最明显的第二性征。乳房发育往往是青春期发育的起点，在身高突增前一年，女孩的体形就已逐渐向女性化的方向发展。女性第二性征发育的一般顺序是：乳房增大→阴毛生长→腋毛生长→月经初潮等。

乳房开始发育后一两年，女孩阴阜处开始出现少而细的阴毛，以后逐渐向上及两侧大阴唇外侧蔓延。到性成熟期，越出耻骨联合，呈倒三角形分布，阴毛也变得又黑又粗。腋毛的出现时间比阴毛稍迟，在 13 ～ 14 岁。女性的双侧腋下开始长出细黄的腋毛，以后逐渐变黑、变粗。有些女性即使到了性成熟阶段或已经生育，阴毛和腋毛仍然稀少。这可能与其体内雄激素分泌过少有关，不能以此来衡量女性性发育是否正常。在内分泌激素的作用下，女性胸部丰满、臀部变圆、腰部相对较细，呈现女性特有的体态，同时，皮肤变得细腻、有光泽，声音变得清脆、响亮。

二、女性性反应与性反应周期

1．女性性反应　性反应是指人体在受到性刺激后，身体上出现的可以感觉到、观察到以及测量到的变化。女性性反应涉及各个性器官的生理变化，个体差异较大。

（1）阴蒂反应：阴蒂有着极为丰富的神经分布，对性刺激非常敏感。在女性性反应周期的兴奋期、持续期、高潮期和消退期，阴蒂的形态不断发生变化。兴奋期，阴蒂头肿胀，阴蒂干增粗；持续期，阴蒂长度变短，缩于阴蒂包皮下；进入高潮期，阴蒂仍处于阴蒂包皮之下；直至消退期，阴蒂才重新下降到下悬位置，大小也恢复正常。

（2）阴道反应：阴道是女性性交、感受性刺激并由此引发性高潮的重要器官。在女性性反应周期中，阴道反应是由兴奋期时湿润、扩张与阴道壁颜色由于充血而增深呈紫红色开始；进入持续期时，阴道外 1/3 明显充血，内 2/3 宽度与深度增加；达到性高潮时，阴道开始出现 0.8 秒间隙的收缩，反复 10 余次；直到消退期，阴道逐渐松弛，阴道壁颜色恢复正常。

（3）子宫反应：在女性性反应周期中，子宫的反应是从兴奋期开始，主要是子宫位置升高；到持续期时，子宫的位置升高最为显著。到高潮期时，随着阴道的节律性收缩，子宫也会发生一定程度的收缩。

2．女性性反应周期　是指从性欲被唤起到性高潮，再从性高潮恢复到初始生理状态的过程。女性生殖器官和身体其他方面经历一系列周期性变化。性反应周期一般经过兴奋期、持续期、高潮期和消退期 4 个阶段。

（1）兴奋期：指从女性性欲被唤起，身体开始呈现性紧张的阶段。出现心搏与呼吸略加快，血压略上升，全身肌肉普遍紧张等。女性与男性相比，性唤起较慢，兴奋需要的时间较长，一般为几分钟到几小时。该期的主要特征为：出现阴道渗液使阴道湿润、阴道壁变厚，大、小阴唇肿胀，子宫颈和子宫体提升，阴蒂增大，部分女性乳头勃起，乳晕扩大，甚至出现上腹部斑丘状红晕，可波及乳房。

（2）持续期（平台期）：是指性高潮到来之前，性唤起或性紧张达到一个较高而恒定的水平。呼吸与心搏加快，血压升高明显，全身肌肉紧张度加强。一般需要 30 秒至 3 分钟。该期的主要特征为：阴道外 1/3 收缩、血管充血、对阴茎呈"紧握"状态，阴道润滑，子宫颈和子宫体相应抬高，前庭大腺分泌黏液样物质，大阴唇发生"性皮肤"变色，阴蒂头和阴蒂体向耻骨联合退缩，乳头饱满、乳房增大、乳晕显著充血，性红晕继续发展，在本期末可波及全身。

（3）高潮期：性高潮（orgasm）是一种身心十分愉悦的综合感受，此期女性身心紧张的状态达到了顶峰。呼吸急促，心搏加快，血压升高更加明显。身体许多部位出现性红晕，尤其以面、颈、胸及上腹部为甚，全身的肌肉紧张收缩。性高潮伴有特殊的性快感。女性性高潮一般持续 3 ～ 15 秒。该期的主要特征为：子宫、阴道外 1/3 和肛门括约肌同时节律性收缩，即骨盆反应；开始时，收缩的间隔时间约为 0.8 秒，以后其强度、持续时间和节律性均有所减弱；处于性高潮期间女性的阴蒂并不勃起，性红晕的程度与性高潮的强度相一致。

性高潮的神经生理机制至今尚未完全阐明。Freud 认为女性性高潮的形式有两种：一种是阴道高潮，另一种是阴蒂高潮。Masters 与 Johnson 认为女性性高潮只有阴蒂高潮一种。以 Singer 为代表的学者提出女性性高潮的新分型：即子宫型高潮、女阴型高潮和混合型高潮。虽然不同学者存在不同的观点，但实际上，不管女性性高潮属于哪种形式，女性有多重性高潮现象是肯定的。女性在间隔很短的时间内，有时甚至仅有几秒钟的间隔，可连续经历 2 次或更多的性高潮。这一点与男性有着明显的区别。

（4）消退期：是指性紧张状态逐渐松弛和消散的阶段。在这一阶段，性器官和全身的变化开始恢复，直至完全恢复到正常无性唤起状态。消退期一般为 10 ～ 15 分钟，若无性高潮，则消退期延长。该期的主要特征为：子宫移回骨盆中的原来位置，阴道开始缩短、变窄，阴蒂也恢复到原来正常的解剖位置，乳晕充血和乳头勃起迅速消退，增大的乳房和充盈的皮下静脉恢复正常，性红晕以与出现时相反的顺序迅速消退，全身出汗，呼吸、心率与血压恢复正常。

三、女性性卫生与性健康教育

女性性卫生和性健康是生殖健康的组成部分。性卫生保健以实现性健康、提升生活质量为目的。开展性健康教育，在促进性与生殖健康、促进性别平等、提高生活质量、促进社会文明等方面具有积极意义。

1. 性卫生

（1）性生理卫生：了解自身和异性的性器官解剖和生理知识，知道男女结婚后应有健康的性生活，性生活可导致妊娠或生育，并了解避孕知识，选择避孕方法，防止非意愿妊娠。注意外阴卫生，内衣、内裤应经常清洗，要有专用的毛巾、浴巾和盆，被褥要勤洗、勤换。性交前，双方要排空膀胱，清洗颜面、双手和外生殖器。应当避免不洁性交，预防感染等。性传播疾病与性生活有密切关系，在急性期，应积极治疗，节制性生活，必要时使用避孕套，以防止配偶间互相传播。

（2）性心理卫生：性生活是人类生理的需要，是人体性功能的正常表现，也是家庭生活的重要组成部分。健康性心理是健康性生活的重要基础。夫妻双方不应因为对方有性的要求而厌烦、反感和恐惧，也不要为自身的欲望而内疚或羞愧。女性应消除在性生活中的被动态度。对男女性反应的差异要有充分的认识和思想准备。男性性反应模式较为固定。女性性反应模式则在个体之间、个体的不同时间、不同条件下变化不一。要给予女方更多的爱抚和温情，盲目追求女性性高潮可能导致双方性功能障碍。

2. 性健康教育　包括生理、心理、社会等层面。女性不同生理时期性健康教育的侧重点应有所不同。在幼儿期，帮助孩子认同自己的性别，对孩子展示裸体和生殖器，既要教之羞耻感，又要避免粗暴斥责。青少年性健康教育的主要内容有：男、女生殖器官的解剖学知识；发育期的身体变化；月经初潮、性欲和性冲动；生育的过程；性卫生；避孕及性传播疾病的预防等。成人期的性教育包括提高夫妻性生活质量的教育；女性妊娠期等特殊时期的性生活指导；避孕及性传播疾病的预防；性道德教育；子女性教育等。老年人性健康教育，可从心理上帮助老年人树立对晚年性生活的信心，调动老年人维持性生活的能力。

随堂测 3-2

加强性教育，提高未成年人自我保护意识

性侵害和性骚扰是未成年人保护领域面临的最复杂的问题之一。世界卫生组织2016年的数据显示，每5名女性和13名男性中的1人都被报告在童年时期遭受过性虐待。2017年，一项对全国31个省份的9151位家长的调查显示，68.63%的家长从没有对孩子进行过防性侵教育。多年以来，性教育一直是我国大多数孩子在成长过程中的知识盲区。2020年新修订的《未成年人保护法》第三章第四十条明确指出："学校、幼儿园应当对未成年人开展适合其年龄的性教育，提高未成年人防范性侵害、性骚扰的自我保护意识和能力。"这是我国首次将性教育写进《未成年人保护法》。

中华人民共和国未成年人保护法．http：//www.gov.cn/xinwen/2020-10/18/content_5552113.htm［2020-10-18］．https：//3g.163.com/news/article/GBDDUKOG00019 OH3.html［2021-06-01］．

第三节　女性常见疾病与伤害的预防

一、女性常见疾病的筛查

（一）乳腺癌

乳腺癌（breast cancer）是女性发病率最高的恶性肿瘤。国际癌症研究中心发布的统计报告显示，2020年全球新发乳腺癌大约230万例；我国新发病例数为416 371例，死亡病例数为117 174例，在全癌症死亡原因中居第七位。目前，乳腺癌的病因尚不明确，因此加强其二级预防具有重要意义。

1．筛查方法

（1）一般人群女性乳腺癌筛查建议：40岁之前不推荐筛查；40岁开始筛查，推荐每1～2年进行1次乳腺X线检查；对致密性乳腺（乳腺X线检查提示腺体为c型或d型）推荐联合B型超声检查；70岁以上身体健康、预期寿命10年以上者均建议维持筛查，每1～2年进行1次乳腺X线检查。

（2）高危人群女性乳腺癌筛查建议：乳腺癌高危人群女性包括有明显的乳腺癌遗传倾向者，既往有乳腺导管或小叶中、重度不典型增生或小叶原位癌者以及既往行胸部放射治疗者等。其筛查建议为：推荐40岁或更早开展乳腺癌筛查；每年1次乳腺X线检查；每6～12个月1次乳腺超声检查；每6～12个月1次乳腺体检；必要时每年1次乳腺增强磁共振（MRI）检查。

（3）乳房自我检查：定期的乳房自我检查（breast self-examination）有助于及早发现乳房的病变，因此20岁以上的女性，特别是高危人群，每个月应进行1次乳房自我检查。乳腺癌术后患者也应每个月自我检查1次，以便早期发现复发征象。检查时间最好选在月经周期的第7～10日，或月经结束后2～3日，已经绝经的女性应选择每个月固定的一日检查。40岁以上女性或乳腺癌术后患者每年还应行乳腺X射线摄影。乳房自我检查具体方法如下。

1）视诊：站在镜前取各种姿势（两臂放松垂于身体两侧、向前弯腰或双手上举置于头后），观察双侧乳房的大小和外形是否对称；有无局限性隆起、凹陷或皮肤橘皮样改变；有无乳头回缩或抬高，乳头有无分泌物等。

2）触诊：平卧或侧卧于床上，肩下垫软薄枕或将手臂置于头下进行触诊。右手检查左侧乳房，左手检查右侧乳房。示指、中指和环指并拢，以指腹在乳房上环形触摸，切忌重按或抓摸。从乳房外上象限开始检查，依次为外上、外下、内下、内上象限，然后检查乳头、乳晕，最后检查腋窝有无肿块，乳头有无溢液。注意勿遗漏检查部位。若发现肿块和乳头溢液，应及时到医院做进一步检查。乳腺癌术后女性主要检查患侧的切口、腋窝区、锁骨上淋巴结、锁骨下淋巴结有无异常。

2．预防　维持健康的生活方式，忌烟、酒，合理营养，保持健康体重，坚持锻炼。适时生育，母乳喂养。定期进行乳腺筛查和体检。乳腺癌术后 5 年内避孕，防止复发。

（二）子宫颈肿瘤

子宫颈肿瘤包括良性肿瘤与恶性肿瘤。子宫颈良性肿瘤以肌瘤为主。恶性肿瘤最常见的是宫颈癌，起源于宫颈上皮内瘤变（cervical intraepithelial neoplasia，CIN）。

1．筛查方法

（1）筛查建议：已婚或有性生活史 3 年及以上的女性均建议进行宫颈癌及其癌前病变的筛查。

1）21 ～ 29 岁：采用宫颈细胞学检查，连续筛查 3 年无异常后，每 3 年 1 次。

2）30 ～ 65 岁：采用宫颈细胞学检查，连续筛查 3 年无异常后，每 3 年 1 次；或者高危型人乳头瘤病毒（HPV）与宫颈细胞学联合筛查，连续筛查 3 年无异常后，每 5 年 1 次。

3）筛查结束时间：> 65 岁且既往多次检查均为阴性者，则结束筛查；若曾诊断为高级别鳞状上皮内病变（high grade squamous intraepithelial lesion，HSIL），再持续筛查 20 年，筛查频率视病情决定。

4）接受过子宫全切术的女性（无宫颈），且过去 20 年未曾有 CIN2、CIN3、原位癌或浸润癌的女性，不需要进行筛查。

5）接种过 HPV 疫苗的女性，遵循特定年龄的建议（与未接种疫苗的女性一样）。

6）有多个性伴侣、性生活过早、人类免疫缺陷病毒（HIV）感染、器官移植、免疫功能低下、有宫颈病变史的高危女性，筛查的起始年龄应提前，并可根据具体情况增加筛查次数。

（2）宫颈细胞学检查：为宫颈病变筛查的基本方法。相对 HPV DNA 检测，细胞学检查特异性高，但敏感性较低。可选用传统巴氏涂片或液基细胞学。宫颈细胞学检查的报告形式主要有巴氏分类法和 TBS 分类系统。近年来更推荐应用 TBS 分类系统。

（3）HPV DNA 检测：HPV 感染是导致 CIN 和宫颈癌最主要的因素，目前国内外已将高危型 HPV DNA 检测作为常规的宫颈癌筛查手段，可与细胞学检查联合应用于子宫颈癌筛查。相对于宫颈细胞学检查，HPV 检测敏感性较高，但特异性较低。

（4）醋酸染色肉眼观察法：异常宫颈组织被涂以 3% ～ 5% 醋酸后 1 ～ 2 分钟，会暂时变白，肉眼即可初步判断正常与否。建议在资源缺乏的地区使用。

2．预防　由于 HPV 的持续感染是导致宫颈癌发生的主要因素，目前全球范围内已在开展宫颈癌及其癌前病变的预防，包括一级预防和二级预防。一级预防的主要措施是对青少年女性接种预防性 HPV 疫苗，从源头控制宫颈癌的发生。二级预防即开展宫颈病变的筛查，目的是早期发现、及时治疗高级别病变，从而阻断子宫颈癌的发生。预防建议：接种 HPV 疫苗、不吸烟或戒烟、安全与健康性行为、及时治疗生殖道感染性疾病和增强体质。

（三）产后抑郁

产后抑郁（postpartum depression，PPD）是产褥期精神障碍的一种常见类型，不仅影响产妇的生活质量，还影响家庭功能和产妇的亲子行为，甚至影响婴儿认知能力和情感的发展（详见第十八章）。因此，有必要及早对产妇进行产后抑郁筛查，以帮助产妇进行情绪调节，尽早进入母亲角色，建立良好的亲子关系。

1. 筛查方法 产褥期抑郁症临床诊断困难，产后问卷调查对早期发现和诊断很有帮助。

（1）爱丁堡产后抑郁量表（Edinburgh postnatal depression scale，EPDS）：是目前常用的筛选工具，包括 10 项内容，4 级评分。最佳筛查时间在产后 2 ～ 6 周。当产妇总分 ≥ 13 分时，需要进一步确诊。

（2）产后抑郁筛查量表（postpartum depression screening scale，PDSS）：包括睡眠及饮食失调、焦虑及担心、情绪不稳定、精神错乱、丢失自我、内疚及羞耻、自杀想法 7 个因素，共 35 个条目，分 5 级评分。一般以总分 ≥ 60 分作为筛查产后抑郁的临界值。

2. 预防 产后抑郁的发生受社会因素、心理因素、遗传因素及妊娠因素的影响，应该加强对孕产妇的精神关怀，利用孕妇学校等多种途径宣传、普及有关妊娠和分娩的常识，减轻孕产妇对妊娠、分娩的紧张与恐惧心理，提高自我保健能力。重视家庭支持、信息支持及社会支持，对有效缓解产妇不良情绪具有重要意义。

（四）绝经综合征

绝经综合征（menopause syndrome）指妇女绝经前后出现性激素波动或减少所致的一系列躯体及精神心理症状。一般不对绝经综合征进行筛查，但是早期发现、积极缓解近期症状、改善生活习惯、预防骨质疏松和动脉硬化等疾病有利于提高女性生活质量。

1. 筛查方法

（1）绝经过渡期开始的判断：国内的专家共识主张绝经过渡期早期开始的标志为 40 岁以上女性，出现至少 2 次月经周期与原有周期比较时间相差 > 7 日。

（2）出现围绝经期症状，但不同的绝经阶段女性症状有所不同：绝经 5 年之内，可较早出现血管舒缩症状（如潮热、多汗）及神经精神症状（如失眠、烦躁、易怒、记忆力下降），随绝经年数增加，可能相继出现泌尿生殖器官萎缩的症状，皮肤及毛发改变。绝经 5 ～ 10 年及以后，发生骨质疏松症、动脉硬化性心血管疾病增多，也可出现阿尔茨海默病。

（3）激素水平测量：绝经过渡期血清 FSH 水平升高，呈波动型，LH 仍在正常范围，FSH/LH < 1。绝经后 E_2 水平降低，FSH 升高较 LH 更显著，FSH/LH > 1。FSH > 10 U/L，提示卵巢储备功能下降。闭经、FSH > 40 U/L 且 E_2 10 ～ 20 pg/ml 或更低，提示卵巢功能衰竭。

（4）量表评估：用于评估绝经症状严重程度的量化评分体系有多种，如 Kupermann 评分表、格林评价量表、Zung 抑郁评分量表、绝经后期女性生活质量评分表、冠脉系统风险评估表等。

2. 预防 规律的运动可以促进血液循环，维持肌肉良好的张力，延缓老化的速度，还可以刺激骨细胞活动，延缓骨质疏松症的发生。进食含钙丰富的食物，增加日晒时间，补充钙片，预防骨质疏松症。谷维素有助于调节自主神经功能，缓解潮热症状。正确对待性生活，保持乐观心态，增加社交活动等。

二、产科疾病对女性全生命周期健康的影响

产科并发症及合并症除造成女性即时的痛苦和对生命的威胁之外，还对女性远期生活质量以及全生命周期的健康存在一定的影响。

1. 妊娠期高血压疾病 是妊娠期特有的以妊娠和血压升高并存的一组疾病，是导致孕产妇和围产儿发病与死亡的主要原因。研究显示，有早发型子痫前期病史的女性分娩 9 ～ 16 年后，相对于妊娠期无高血压病史的女性，具有显著升高的收缩压和舒张压、体重指数、尿蛋白水平并且血脂多异常。当并发胎儿生长受限、胎死宫内，或合并其他内科疾病时，母体远期心血管疾病患病风险进一步增加。目前，妊娠期高血压病史已被广泛认为可作为远期母体心脑血管疾病预测的潜在因素之一，是远期母体外周动脉血管疾病的独立风险因素。甚至有学者认为子痫前期病史作为预测女性心血管疾病的风险比肥胖因素更强，对远期母体心血管疾病、肾

病、糖尿病都有风险预测价值。

科研小提示

妊娠期高血压疾病对女性全生命周期影响的确切机制尚未明确。

陈敦金，王海滨，黄琳．重视产科并发症及合并症对女性全生命周期的影响［J］．中国实用妇科与产科杂志，2021，37（2）：137-138.

2. 妊娠期糖尿病 妊娠期间的糖尿病大多数为妊娠期糖尿病，发病率占妊娠女性的 3% ～ 14%。大多数妊娠期糖尿病女性产后糖代谢异常可逐渐恢复正常，但 5 年内该人群 20% ～ 50% 将发展为 2 型糖尿病。妊娠期糖尿病与远期母体高血糖、高胰岛素原、高胰岛素、高三酰甘油水平存在相关性，妊娠期糖尿病、妊娠期高血压疾病是 10 年后心血管疾病发病风险的独立因素。因此，定期筛查、合理饮食与生活管理教育等，对产后女性早期预防、延缓远期糖尿病的发生和发展具有重要意义。

3. 产后抑郁 产后 6 周是女性产后抑郁的高发时期，一般数月可恢复正常。但约 30% 的产妇产后 1 年未能完全恢复，且再次妊娠的复发危险性极高（40% 的产妇在下次妊娠时再发或非产后期复发），且低、中收入国家的女性产后抑郁发病率较高收入国家更高。产后抑郁不被重视、治疗不当，以及术后心理建设、疏导不及时等，都可能发展为严重的产后抑郁型心理疾病。

三、女性常见的健康风险行为

1. 吸烟 国家卫生健康委员会发布的《中国吸烟危害健康报告 2020》数据显示，我国吸烟人数超过 3 亿，2018 年中国 15 岁以上人群吸烟率为 26.6%，其中女性吸烟率为 49.5%。女性吸烟不仅会增加不孕、流产、死胎、早产、婴儿低出生体重以及婴儿猝死综合征的发生风险，也可导致自身月经不调、皮肤干燥、皱纹增多、卵巢早衰、免疫力下降以及患盆腔疾病风险增加。

2. 饮酒 是全球健康危害的第三大风险因素，女性 1 日饮用的酒精量超过 15 g 即为过量饮酒。长期过量饮酒存在危害，既会对女性记忆力、注意力、判断力等情绪反应造成严重伤害，又会增加其心血管疾病的发生风险。

3. 失眠 围绝经期女性失眠较为多见，发生率为 37% ～ 75%。女性围绝经期是女性各阶段中失眠率最高的时期。失眠主要表现为入睡困难、睡中易醒、早醒、醒后无法再入睡、觉醒次数增加、多梦易惊等。女性在这一时期生理变化大，周围环境的变动（如退休、工作量减轻、子女成家、配偶丧亡等社会因素）又增加了其精神、心理负担，导致失眠。

4. 焦虑 是经期女性常见的一种情绪状态。月经周期内激素的大幅度波动会增加女性的负性情绪易感性，而这种易感性使得女性患焦虑、抑郁等情绪障碍的风险远高于男性。此外，妊娠与分娩也会不同程度地增加女性的心理压力，使其出现焦虑情绪。

5. 肥胖 发生年龄以 20 ～ 45 岁居多，女性多于男性。肥胖可能与长期饱食和不良的生活习惯有关。育龄期肥胖的女性经常会出现月经周期紊乱、排卵障碍、流产风险增加和妊娠时间延迟等生殖障碍性疾病。女性肥胖者其冠心病、高血压、糖尿病、子宫内膜癌等疾病的发病风险显著增加。

6. 意外伤害 随着社会经济的发展，女性司机的数量日益增多，车祸已成为导致女性常见意外伤害的严重威胁。受伤后往往导致女性头痛、头晕、肢体功能障碍、神志不清，严重时威胁生命。此外，遭受抢劫、强奸、身体暴力、性暴力及精神暴力等也可对女性造成身体和心

随堂测 3-3

理的意外伤害。

7. 其他不良生活方式 长期接触电子产品、经常熬夜、周围环境噪声污染、不合理用药、缺乏规律运动与锻炼等不良生活方式均可对女性的全生命周期健康产生消极影响。

小 结

　　女性全生命周期的健康促进，强调健康工作重心关口前移，由以疾病治疗为主转向健康危险因素的预防。对不同生理时期女性进行相应的健康指导，有助于女性常见疾病的预防。对育龄妇女进行生殖健康及性卫生知识普及，有助于提高女性性健康与生殖健康的水平。性健康教育应贯穿女性的一生，尤其强调对青少年女性的性教育。女性定期进行常见疾病的筛查、避免健康风险行为、积极治疗产科疾病并定期随访，对提高女性全生命周期的身心健康水平与生活质量有着重要意义。

思考题

1. 请简述月经期卫生保健的主要内容。
2. 请简述女性性反应周期的概念及不同阶段。
3. 某女士，46岁，因近1年出现月经不规律、失眠、记忆力下降、潮热及出汗（夜间明显）于门诊就诊。目前停经90日。性激素水平测定结果：FSH 28.5 U/L，LH 20.16 U/L。

请回答：

(1) 该女性属于生命周期中的哪个生理时期？

(2) 对该女性进行症状严重程度量化评估有哪些方法？

（李　青）

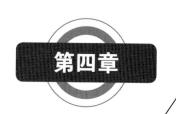

第四章 **妊娠前保健**

导学目标

通过本章内容的学习，学生应能够：

◆ **基本目标**

1. 识记妊娠前保健、遗传咨询的概念；遗传咨询的对象；遗传咨询护士的要求与职责；遗传咨询的注意事项。
2. 理解妊娠前检查；遗传咨询的对象、种类、原则及过程。
3. 运用所学知识为妇女提供妊娠前咨询。

◆ **发展目标**

1. 综合运用所学知识对妇女提供妊娠前保健指导。
2. 开展妊娠前保健的健康教育。

◆ **思政目标**

1. 培养良好的职业价值观。
2. 增强法治意识和法治思维。

妊娠前保健（prepregnancy health care）也称为孕前保健（pregestational care），是通过评估和改善计划妊娠夫妻的健康状况，减少或消除导致出生缺陷等不良妊娠结局的风险因素，预防出生缺陷发生，提高出生人口素质，是妊娠期保健的前移。妊娠前保健的目的是预防和减少出生缺陷的发生。

案例 4-1

某女士，32岁，公司高管。结婚1年，计划妊娠，就诊咨询关于妊娠前保健事宜。通过问诊了解到，该女士平素月经规律，无妊娠经历，既往身体健康。平时工作比较忙，经常加班，很少进行锻炼。饮食不太规律，常吃各种快餐。喜欢小动物，家中养有一只小猫。

请回答：
如何为该女士进行妊娠前保健指导？

第一节　生育计划咨询

生育计划咨询是通过健康状况评估、危险因素筛查、健康宣传教育及有效的干预，最大限度地减少不良妊娠结局的发生。随着围产医学及产前诊断技术的不断发展，孕产妇和婴儿死亡率逐步降低，出生缺陷成为突出的公共卫生问题和社会问题。《中国儿童发展纲要（2021—2030 年）》中强调加强出生缺陷综合防治，落实出生缺陷三级防治措施，加强知识普及和出生缺陷防控咨询，提出强化妊娠前保健，加强出生缺陷监测。出生缺陷的一级预防是妊娠前干预，通过妊娠前保健，防止出生缺陷胎儿的发生。二级预防是产前干预，通过产前筛查和产前诊断，识别严重的先天缺陷，减少严重缺陷儿的出生。三级预防是产后干预，缺陷儿出生后应及时诊断、及时治疗，防止严重致残。本节主要介绍一级预防。

一、遗传咨询

遗传咨询（genetic counseling）是由从事医学遗传的专业人员或咨询医师，就咨询对象所提出的家庭中遗传性疾病的发病原因、遗传方式、诊断、预后、复发风险、防治等问题予以解答，并对咨询对象提出的婚育问题提出医学建议。

（一）遗传咨询的目的

遗传性疾病是导致出生缺陷的重要原因之一，严重的遗传性疾病给患者、家庭乃至社会带来沉重的经济和精神负担。通过遗传咨询，尽早确定遗传性疾病的患者及携带者，并预测其生育患病后代的风险，使咨询对象对某些遗传性疾病有充分认识，以最终做出恰当的决定。遗传咨询是减少遗传病患儿发生、降低遗传性疾病发生率、减少出生缺陷、提高人口素质的重要手段。

（二）遗传咨询的对象

1. 常规咨询对象　准备结婚或准备生育的男女。

2. 重点咨询对象　①夫妻双方或一方家庭成员中有遗传病、出生缺陷、不明原因癫痫、智力低下、肿瘤及其他与遗传因素密切相关的患者，曾生育过明确遗传病或出生缺陷儿的夫妻；②夫妻双方或之一本身罹患智力低下或出生缺陷；③不明原因的反复流产或有死胎、死产等病史的夫妻；④妊娠期接触致畸物质及患有某些慢性病的夫妻；⑤常规检查或常见遗传病筛查发现异常者；⑥其他需要咨询者，如婚后多年不育的夫妻或 35 岁以上的高龄孕妇；近亲婚配者等。

（三）遗传咨询的种类

根据咨询对象和咨询内容不同，遗传咨询主要分为婚前咨询、妊娠前咨询、产前咨询、儿科相关遗传咨询、肿瘤遗传咨询及其他专科咨询（如神经遗传病咨询、血液病咨询）。

（四）遗传咨询的原则

在遗传咨询过程中，必须遵循以下伦理和道德原则。

1. 自主原则　确保任何决策的选择均不受任何压力的胁迫和暗示，尊重咨询对象的意愿和决定，尤其对于妊娠方式、妊娠结局的选择以及遗传学检测。尊重咨询对象的宗教信仰和社会背景而产生的不同态度及观点。

2. 知情同意原则　在遗传咨询过程中，应确保咨询对象对于所有涉及自身及家庭成员的健康状态及疾病风险、遗传学检测可能出现的临床意义不明的基因变异、不同诊疗计划的利弊均有充分的理解，并完全自主地进行医疗方案选择。某些遗传学检测结果，尤其是一些主要检测目标以外的"额外发现"，如晚发性遗传病、肿瘤易感性，受检者有知情权，也有选择不知情的权利。遗传咨询应在此类检测前，明确受检者的态度和承受能力，按照其意愿告知或者不告知相关结果。

3．无倾向性原则 在遗传咨询的选择中，没有绝对正确的方案，也没有绝对错误的方案。医务人员应帮助咨询对象了解不同方案的利弊，而不是替代咨询对象做出选择。非指令性原则一直是医学遗传咨询遵循的原则，同时也被世界卫生组织遗传咨询专家委员会认可。2019年国家卫生健康委员会修订的《产前诊断技术管理办法》中明确提出，医师可以提出医学建议，患者及家属有选择权。

4．保密和尊重隐私原则 保守秘密是遗传咨询的一种职业道德。在未经许可的情况下，将遗传检查结果告知除亲属外的第三者，包括雇主、保险公司和学校等，都是对这一原则的破坏。遗传学检测有可能发现某些家庭的隐私（如亲缘关系不符），遗传咨询中应依照咨询对象的意愿，保护其隐私。

5．公平原则 理想的状态是所有遗传学服务（包括咨询与检测）应该被平等地提供给所有需要的人。

（五）遗传咨询的过程

遗传咨询是一项提供信息的服务，应当包含下述5个方面的内容。

1．帮助患者及家庭成员了解疾病的表型 即疾病的临床症状，比如认知障碍、生理缺陷。

2．普及疾病的遗传机制 以通俗易懂的语言向患者及家庭成员普及疾病的遗传机制，即由何种遗传物质异常导致疾病发生的机制。

3．提供疾病治疗方案信息 即针对该疾病所能够采取的治疗手段及预后，使患者通过遗传诊断而受益。此外，还应提供疾病相关协助机构方面的信息。

4．提供再发生风险的咨询 即患者所患的遗传性疾病在家系亲属中再发生的风险率。在明确诊断的基础上判断其遗传方式，同时也应当考虑基因型和表型可能的差异，做出遗传风险的评估，说明子代再发风险。染色体病和多基因遗传病以其群体发病率为经验风险，而单基因遗传病根据遗传方式进行家系分析，进一步进行发病风险估计，并预测其子代患病风险。

5．提供家庭再生育计划咨询 即告知患者及家庭下一胎生育时应该采取的措施及生育方式的可能选择，如自然受孕直接进行产前诊断、植入前胚胎遗传学诊断、捐精、供卵等。

知识链接

健康中国行动（2019—2030年）妇幼健康促进行动目标

我国妇幼健康促进行动目标是到2022年和2030年，婴儿死亡率分别控制在7.5‰及以下和5‰及以下；5岁以下儿童死亡率分别控制在9.5‰及以下和6‰及以下；孕产妇死亡率分别下降到18/10万及以下和12/10万及以下；产前筛查率分别达到70%及以上和80%及以上；新生儿遗传代谢性疾病筛查率达98%及以上。提倡适龄人群主动学习、掌握出生缺陷防治和儿童早期发展知识，主动接受婚前医学检查和妊娠前优生健康检查。

健康中国行动推进委员会. 健康中国行动（2019—2030年）[EB/OL]. 2019-07-09 [2021-08-10]. http：//www.gov.cn/xinwen/2019-07/15/content_5409694.htm.

（六）遗传咨询护士的要求与职责

从事遗传咨询的护士应首先明确遗传咨询的目的和意义，并具备医学基本知识和医学遗传学相关知识，了解遗传病的各种诊断、防治技术和技能。同时，还需要具备医学心理学的知识、良好的沟通技巧及高度的责任心。在与咨询对象交谈的过程中，应将咨询对象的利益放在第一位，亲切热情、认真负责、耐心细致，不使用恶性刺激性语言；富有同情心，尊重并注意保护咨询对象的隐私。只有取得咨询对象的信任与合作，才能获得翔实、全面的资料，为疾病诊断和风险估计提供依据。

在遗传咨询过程中，护士应协助医师完成如下工作：①了解病史及家族史；②绘制家系谱；③获取各项检查结果和数据；④介绍遗传病基本知识，并进行遗传病防治的宣传教育；⑤了解咨询对象及家属的心理状态，并进行相应的心理疏导，缓解其精神压力和顾虑；⑥指导婚姻与生育。

（七）遗传咨询的注意事项

遗传咨询应遵循非指令性咨询的原则，咨询医师按照遗传病类型和遗传方式预测出的子代再发风险率，只表示发病概率，不代表一定发病或不发病。咨询医师可以提出医学建议，尽可能提供客观、依据充分的信息，不应该、也不能做出肯定或否定的结论，而最终的选择权属于患者及家属。此外，要为每位咨询对象建立独立档案，以形成连续、系统的资料，有利于保证咨询质量。

二、妊娠前检查

妊娠前检查是妊娠前保健的重要内容，2021年国家卫生健康委员会发布《关于统筹推进婚前孕前保健工作的通知》，提出促进妊娠前优生健康检查，对于促进生殖健康、预防出生缺陷、提高婚育质量和出生人口素质具有重要作用。因此，准备妊娠的夫妻妊娠前3～6个月应到医疗机构进行妊娠前检查，对身体健康状况及是否适宜妊娠做出初步评估。

1. 全身体格检查　①一般情况：生命体征、营养、发育、精神状况、体质量，计算体重指数（BMI）等；②各系统检查：皮肤、黏膜、毛发、五官、循环、呼吸、消化、泌尿、四肢及生殖系统等。

2. 必查项目　血常规、尿常规、血型（ABO和Rh血型）、肝功能、肾功能、空腹血糖水平、乙型肝炎表面抗原（HBsAg）筛查、梅毒血清抗体筛查、HIV筛查、地中海贫血筛查（广东、广西、海南、湖南、湖北、四川及重庆等地区）。

3. 备查项目　子宫颈细胞学检查（1年内未查者）、TORCH筛查、阴道分泌物检查（常规检查、淋病奈瑟球菌及沙眼衣原体检查）、甲状腺功能检测、75 g口服葡萄糖耐量试验（OGTT）（高危妇女）、血脂水平检查、妇科超声检查、心电图检查及胸部X线检查。

随堂测 4-1

第二节　妊娠前准备

受孕是新生命的开始，育龄妇女有计划地妊娠并对优孕进行必要的前期准备，是优孕与优生优育的重要前提。为保证成功妊娠、提高生育质量、预防不良妊娠结局，夫妻双方都应做好充分的妊娠前准备。

一、营养与用药指导

（一）合理膳食、均衡营养

备孕妇女的营养状况直接关系着孕育和哺育新生命的质量，并对妇女及其下一代的健康产生长期影响。《中国儿童发展纲要（2021—2030年）》中强调改善儿童营养状况，提出开展妊娠前、孕产期营养与膳食评价指导。

1. 蛋白质　妊娠前3～6个月开始，应多食用富含优质蛋白、维生素和必需微量元素的食品，补充适当的糖类和脂肪，做到均衡营养，合理饮食。

2．叶酸　叶酸缺乏与新生儿神经管缺陷（NTD）有关。妊娠前宜多食用绿叶蔬菜、水果及动物肝脏等富含叶酸的食物。从妊娠前 3 个月开始，补充叶酸 0.4 ～ 0.8 mg/d，或含叶酸的复合维生素。既往生育过神经管缺陷儿的孕妇，则需补充叶酸 4 mg/d。

3．铁　缺铁或贫血影响妊娠成功和母子健康。正常成年女性体内储存铁量为 0.3 ～ 1.0 g，但育龄妇女因生育和月经失血，体内铁贮存往往不足。妊娠前和妊娠早期缺铁或贫血，可影响妊娠结局和母子双方的健康，导致流产、胎儿生长受限以及低体重儿，还会使孕妇更易发生妊娠期缺铁性贫血。因此，妊娠前应多食用含铁丰富的食物。动物血、肝脏及红肉中铁含量及铁的吸收率均较高，一日三餐中应该有瘦畜肉 50 ～ 100 g，每周 1 次动物血或畜禽肝肾 25 ～ 50 g。在摄入富含铁的畜肉或动物血和肝脏时，同时摄入含维生素 C 较多的蔬菜和水果，可提高膳食铁的吸收率与利用率。

4．碘　碘营养状况与子代智力和体格发育有关。研究表明，妇女妊娠前和妊娠期碘摄入量低于 25 μg/d 时，新生儿可发生克汀病；妊娠前和妊娠期良好的碘营养状况可预防碘缺乏对胎儿神经系统和体格发育的不良影响。建议备孕妇女除规律食用碘盐外，每周再摄入 1 次富含碘的食物，如海带、紫菜、贻贝（淡菜），以增加一定量的碘储备。

（二）用药指导

准备妊娠的妇女应注意用药安全。需使用药物时，务必注意药物对胎儿的危害。若因疾病需要使用药物治疗，应遵医嘱，切忌自行滥用药物。妊娠前还需避免使用多种药物。

（三）调整妊娠前体重至适宜水平

妊娠前体重与新生儿出生体重过低或过高、婴儿死亡率以及妊娠期并发症等不良妊娠结局有密切关系。妊娠前超重和肥胖会使妊娠期高血压疾病和糖尿病、巨大胎儿、剖宫产术的风险增加，而且危险度随着肥胖程度增加而增加。妊娠前消瘦增加低体重儿或早产儿的发生风险，而胎儿生长受限又与成年期的心血管疾病、糖尿病等慢性病有关。低体重或肥胖的育龄妇女是发生不良妊娠结局的高危人群，备孕妇女宜通过平衡膳食和适量运动来调整体重，尽量使体重指数（body mass index，BMI）[BMI= 体重（kg）/ 身高 ^{2}（m^2）] 达到 18.5 ～ 23.9 kg/m^2 的正常范围。妊娠前适宜体重可降低发生不良妊娠结局的风险。

1．低体重（BMI ＜ 18.5 kg/m^2）者　可通过适当增加食物量和规律运动来增加体重，每日可有 1 ～ 2 次加餐，摄入牛奶 100 ～ 200 ml、坚果 10 ～ 20 g。

2．超重（24 kg/m^2 ≤ BMI ＜ 28 kg/m^2）或肥胖（BMI ≥ 28.0 kg/m^2）者　应改变不良的饮食习惯，减慢进食速度，避免过量进食，减少高能量、高脂肪、高糖食物摄入，多食用富含膳食纤维、蛋白质和微量营养素密度高的食物，在控制总能量的前提下，满足机体的营养需要，同时增加运动，每日主动进行 30 ～ 90 分钟中等强度及以上的运动。

科研小提示

文献显示，通过系统的妊娠前保健，能够帮助妇女将异常的 BMI 控制在正常范围，为获得良好的妊娠结局打下基础。

黄爱娟，张莹．系统化孕前保健方法对备孕妇女孕前 BMI 指数异常的影响［J］．中国妇幼保健，2019，34（16）：3686-3688.

二、环境与职业风险

夫妻在妊娠前均应避免接触危害生殖健康的环境因素。女性较男性更易受到环境污染的危害，故要注意自我保护，避免放射线、高温、缺氧、甲醛、苯、铅、汞、药物等理化因素及有害病毒、细菌等生物因素的影响。

计划妊娠的妇女禁忌在铅、苯、汞作业场所从事《有毒作业分级》标准中第Ⅰ、Ⅳ级作业。

妊娠前不宜行放射性核素和放射性药物检查与治疗。若已接受相关检查和治疗，应避孕一段时间。女性长期从事行走、站立等工作，可增加流产和早产的风险，体力劳动强度过大会增加妊娠期高血压疾病的风险。因此，准备妊娠时，应根据实际情况，适当调换工作。

三、慢性疾病的妊娠前干预

妇女在妊娠前患有某种疾病时，疾病及其治疗可能对胎儿具有潜在风险，同时，妊娠也可对原发病产生影响，继而危害孕妇健康，故此类妇女妊娠前应到医院进行咨询及治疗。

1. 循环系统疾病　患有慢性高血压的妇女妊娠前需进行内科检查，了解血压及心脏、肾等脏器功能，以确定是否适宜妊娠；了解所用药物是否会对胎儿产生影响，使用血管紧张素转换酶类药物控制血压的妇女在计划妊娠时，应在医师指导下改用对胎儿影响小的药物，如肼屈嗪、硝苯地平。此外，应劳逸结合，注意休息，避免紧张和过度劳累。患有心脏病的妇女，妊娠前也需由内科医师根据心脏疾病的类型、心脏功能及其并发症的状况，确定是否适宜妊娠，不宜妊娠者应做好避孕，以免对母婴造成不良后果。

2. 泌尿系统疾病　泌尿系统疾病妇女能否妊娠需首先评估疾病的类型和肾功能等，如肾功能正常，无高血压，病理改变为微小病变、早期膜性肾病或轻度系膜增生性肾炎，无明显血管病变和肾小管间质病变等，则适宜妊娠。其他类型肾病也有相应的适宜妊娠的标准，需由专科医师根据疾病情况确定。

3. 内分泌疾病　妊娠前患糖尿病不仅增加胎儿先天畸形的发生风险，还与子代成年后代谢综合征的发生相关。口服降血糖药对胎儿具有潜在风险，不适宜妊娠期使用，故糖尿病妇女在妊娠前应将血糖控制在合理范围，停用口服降血糖药，改用胰岛素控制血糖；评估心脏、肾及眼情况，以综合考虑，确定能否妊娠，并选择开始妊娠的时机。妊娠期甲状腺功能亢进会增加不良妊娠结局的发生，如流产、早产、胎儿生长受限、妊娠期高血压、胎盘早剥、感染。甲状腺功能亢进妇女应在病情稳定，甲状腺功能保持正常3个月及以上再考虑妊娠。进行放射性碘治疗者，应至少间隔4个月后再妊娠。

4. 其他　夫妻一方若处于病毒性肝炎、结核病的传染期，精神病等疾病的治疗期，不宜妊娠。盆腔良性肿瘤、妇科炎症、反复发作的慢性阑尾炎等宜妊娠前治疗。此外，母亲牙周炎是早产和低体重儿的独立危险因素，其发生机制可能与牙菌斑中的致病厌氧菌及其代谢产生的细胞因子侵入胎盘有关。准备妊娠的育龄妇女应坚持每日早晚有效刷牙和餐后漱口，及时清除牙菌斑，并应定期检查与治疗牙周病，以预防早产、低体重儿的发生。

四、建立健康的生活方式

1. 戒烟、酒　夫妻一方或双方经常饮酒、酗酒，会影响受孕和下一代的健康。酒精可导致内分泌紊乱，影响精子或卵子发育，造成精子或卵子畸形，受孕时形成异常受精卵；影响受精卵顺利着床和胚胎发育，受酒精损害的生殖细胞形成的胚胎往往发育不正常而导致流产；男性长期或大量饮酒，引起慢性或急性酒精中毒，精子数量减少、活力降低，畸形精子、死亡精子的比例升高，进而影响受孕和胚胎发育。烟草中的有害成分通过血液循环进入生殖系统，会直接或间接地产生毒性作用，妊娠前夫妻双方或一方经常吸烟可增加下一代发生畸形的风险。每日吸烟10支以上者，其子女发生先天性畸形的风险增加2.1%；男性每日吸烟30支以上者，畸形精子的比例超过20%，且吸烟时间越长，畸形精子越多，停止吸烟半年后，精子方可恢复正常。因此，夫妻双方在计划妊娠前6个月均应戒烟、禁酒，备孕的妇女还应远离吸烟环境。

2．运动、规律作息 运动可以避免超重和肥胖，保持健康体重；增强心肺功能，改善血液循环与呼吸及消化系统的功能，提高抗病能力，增强机体的适应能力；调节人体紧张情绪，改善生理和心理状态，有助于睡眠。备孕妇女应坚持每日至少30分钟中等强度的运动，改变少动久坐的不良习惯，为受孕和妊娠的成功奠定基础。保持规律作息，避免熬夜和过度劳累，早睡早起，保证充足睡眠，保持愉悦心情，准备孕育新生命。

3．适当节制性生活 在计划妊娠期间，应适当减少性生活次数，选择排卵前后性生活，不仅可以保证精子的数量和质量，还能提高受孕成功率。

4．远离宠物 妇女在计划受孕时，应避免接触宠物，以免感染弓形体而导致受孕后流产、胎儿畸形和胎儿生长受限。

此外，心理调适在妊娠前及妊娠期都具有重要的作用，夫妻双方良好的心理状态能促进健康妊娠。反之，则会影响受孕和妊娠质量。因此，夫妻应该在准备妊娠时调适和改善自己的不良情绪，努力达到良好的心理状态。准备妊娠的夫妻需要从思想上重视妊娠前心理状况，有准备、有计划地备孕，以减少影响妊娠的不利因素，降低不良妊娠结局的风险，做到优生优育。

随堂测 4-2

小 结

妊娠前保健是通过评估和改善计划妊娠夫妻的健康状况，减少或消除导致出生缺陷等不良妊娠结局的风险因素，预防出生缺陷发生，提高出生人口素质，是妊娠期保健的前移。健康的身体状况、良好的心理状态、健康的生活方式、合理膳食、均衡营养是孕育新生命的基础，计划妊娠的妇女应接受健康体检及膳食和生活方式指导，做好妊娠前检查和准备，使健康与营养状况尽可能达到最佳状态。

思考题

1．请简述妊娠前保健的概念及目的。
2．请简述妊娠前检查必查项目。
3．请简述妊娠前如何建立健康的生活方式。
4．请简述妊娠前补充叶酸的方法。

（张英艳）

妊娠生理与妊娠期母体变化

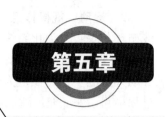

导学目标

通过本章内容的学习，学生应能够：

◆ **基本目标**

1．识记妊娠的定义。

2．理解受精卵着床、发育过程和胎儿附属物的形成过程及功能。

3．运用所学知识为妇女解释其妊娠期间出现的身体变化。

◆ **发展目标**

1．综合运用所学知识分析妊娠期生理过程和病理改变之间的关系。

2．结合所学知识为正常妊娠期妇女提供相应的健康教育。

◆ **思政目标**

具备敬佑生命、医者仁心的职业素养。

妊娠（pregnancy）是胚胎（embryo）和胎儿（fetus）在母体内生长发育的过程。成熟卵子受精是妊娠的开始，胎儿及其附属物从母体排出是妊娠的终止，全过程平均约38周（266日）。临床上通常从末次月经第一日开始计算妊娠时间，全程约40周（280日）。

妊娠期间母体会发生重大的解剖学和生理学变化。除生殖系统外，母体的全身各系统在妊娠期间也都会发生相应的变化，以支持胎儿的生长发育过程。

案例 5-1

某女士，23岁，已婚，现停经8周，妊娠试验（+），B型超声诊断为宫内早孕。自述有恶心、呕吐、食欲缺乏，偶有尿频。护士在与其交谈中注意到她有些焦虑：一方面还没有做好要孩子的准备；另一方面担心呕吐引起营养不良，从而影响胎儿的生长发育。

请回答：

1．应该向该孕妇提供哪些早孕反应的知识？

2．该孕妇目前的反应属于妊娠期心理反应的哪种情况？接下来还会出现什么心理反应？

第一节 妊娠生理

一、受精与受精卵着床和发育

（一）受精

成熟的生殖细胞（精子和卵子）结合的过程称为受精（fertilization）。受精通常发生在输卵管壶腹部、排卵后12小时内，一般不超过24小时。当精子射入阴道内，经宫颈管进入子宫腔及输卵管，精子顶体表面的糖蛋白被生殖道分泌物中的淀粉酶降解，同时顶体膜结构中胆固醇与卵磷脂比率和膜电位发生变化，降低顶体膜稳定性，使精子具有受精能力，此过程为精子获能的过程。获能的精子在输卵管壶腹部与卵细胞相遇后，顶体开始产生一系列改变，启动了顶体反应。精子头部的顶体外膜与卵细胞膜结合、破裂，形成许多小孔，释放出包含多种蛋白水解酶的顶体酶，使卵子外围的放射冠及透明带溶解，精子便依靠其尾部的摆动穿过透明带到达卵子表面。精子一旦和卵母细胞膜上的受体结合，其细胞核部分就会进入卵母细胞的细胞质。同时，卵母细胞膜去极化，破坏其他精子细胞，防止出现其他精子和卵母细胞结合而导致多个精子进入卵母细胞的情况，此过程称为透明带反应。受精的卵母细胞称为受精卵。受精卵是含有46条染色体的单个细胞，含有来自精子的23条染色体和来自卵子的23条染色体。在此阶段，个体的遗传密码形成，第23对染色体决定了胎儿的性别。

（二）受精卵的输送和发育

1. 卵裂 受精后30小时，受精卵开始进行有丝分裂，细胞数目增加，称为卵裂。形成多个子细胞，即卵裂球。受透明带（一种细胞外糖蛋白基质）限制，子细胞虽增多，但并不增大，适合在狭窄的输卵管腔内移动。

2. 桑葚胚 受精后50小时为8个细胞阶段，受精卵开始有丝分裂的同时，借助输卵管蠕动和纤毛推动向子宫方向移动，至受精后的第3日（72小时）分裂为16个细胞的实心团，称为桑葚胚，也称为早期囊胚。大约在受精后的第4日，早期囊胚进入宫腔，细胞内液增加，中央腔形成，此时的受精卵称为囊胚或囊泡。囊胚由四部分组成：透明带、内细胞团、外层细胞（又称为滋养层）和由体液填充的胚泡腔。受精后第5～6日早期囊胚的透明带消失，总体积迅速增大，并继续分裂发育成晚期囊胚。

（三）着床

囊胚与子宫内膜接触并选择合适的部位（通常为子宫底）着床。受精后的第6～7日，晚期囊胚透明带消失，逐渐埋入而且被子宫内膜覆盖的过程，称为受精卵着床（nidation，implantation），也称为受精卵植入（imbed）。受精卵着床必须经过定位（透明带消失，受精卵以及其内的细胞团端接触子宫内膜）、黏附（晚期囊胚黏附在子宫内膜上皮）和侵入（完全埋入子宫内膜中被内膜覆盖）3个阶段。着床必须具备的条件：①透明带消失；②囊胚细胞滋养细胞分化出合体滋养细胞；③囊胚和子宫内膜同步发育并相互配合；④妇女体内具有足够的雌激素和孕酮。子宫有一个极短的敏感期（窗口期），允许受精卵着床，一般在月经周期的第20～24日。着床过程可能伴随着轻微的阴道出血或点滴出血，一般被称为"植入期出血"，常被误当作少量月经。

（四）蜕膜的形成

子宫内膜为利于着床发生的一系列变化，称为蜕膜反应。受精卵着床后的子宫内膜称为蜕膜（decidua）。使用蜕膜一词是因为这个过程就像落叶植物的叶子一样，转化形成的组织在分娩后又脱落了。蜕膜具有多重作用，包括引导滋养层侵入、为早期胚胎提供营养物质等。根据蜕膜与囊胚的位置关系，蜕膜可分为以下三部分（图5-1）。

1. 底蜕膜（basal decidua） 位于囊胚着床的部位，与囊胚及滋养层接触，以后发育成胎盘的母体部分。

2. 包蜕膜（capsular decidua） 是包裹在囊胚表面的蜕膜，随囊胚发育逐渐凸向宫腔，这部分蜕膜高度伸展，缺乏营养而逐渐退化，在妊娠14～16周因羊膜腔明显增大，包蜕膜和真蜕膜逐渐融合，子宫腔消失，于分娩时这两层已无法分开。

3. 真蜕膜（true decidua） 指底蜕膜及包蜕膜以外的子宫蜕膜，因其覆盖在子宫腔表面，故又称壁蜕膜。

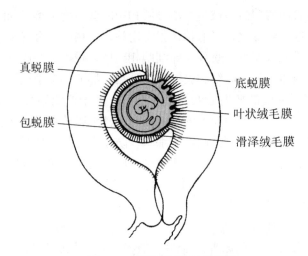

图 5-1　早期妊娠的子宫蜕膜

二、胚胎、胎儿发育及胎儿生理特点

受精后8周内的人胚，称为胚胎。胚胎期是器官结构分化和形成的阶段。胎儿期以生长和组织分化为标志，开始于受精后的第9周，直至胎儿娩出。胚胎学和基础科学著作中的孕周一般指的是胚胎龄，即卵子受精后的周数。临床上通常将孕周定义为孕妇末次月经后的周数，因此可能会出现2周左右的差异。

（一）胚胎、胎儿发育特征

通常以4周（一个妊娠月）为一个孕龄（gestational age）单位描述胎儿发育的特征。胎儿的发育特点如下。

妊娠4周末：可以辨认胚盘与体蒂。

妊娠8周末：胚胎初具人形，头大，占整个胎体近一半。能分辨出眼、耳、鼻、口，四肢已具雏形。B型超声可见早期心脏形成并有搏动。

妊娠12周末：胎儿身长约9 cm，体重约14 g。外生殖器已发育，部分可辨认性别。指（趾）可分辨，指（趾）甲形成。采用多普勒胎心仪可听到胎心音。B型超声测量顶臀长为6～7 cm，通过妊娠早期超声测量胎儿顶臀长可核实孕周。

妊娠16周末：胎儿身长约16 cm，体重约110 g。从外生殖器可确定胎儿性别。皮肤色红，光滑透明，有少量毳毛，头皮已长出毛发，无皮下脂肪，已开始有呼吸运动。部分孕妇能自觉胎动。

妊娠20周末：胎儿身长约25 cm，体重约320 g。全身有毳毛和胎脂。开始出现吞咽、排尿功能。自妊娠20周起胎儿体重呈线性增长。妊娠20～28周出生的胎儿，称为有生机儿。检查时可用普通听诊器通过孕妇腹壁听到胎心音。

妊娠 24 周末：胎儿身长约 30 cm，体重约 630 g。各脏器已发育，皮下脂肪开始沉积，因量不多，皮肤仍呈皱缩状，出现眉毛和睫毛，细支气管和肺泡已发育。出生后可有呼吸，但生存力极差。

妊娠 28 周末：胎儿身长约 35 cm，体重约 1000 g。皮下脂肪不多，皮肤呈粉红色，有时可有胎脂，眼睛半张开，四肢活动好，有呼吸运动。出生后可存活，但Ⅱ型肺泡细胞产生的表面活性物质含量较少，出生后易发生特发性呼吸窘迫综合征，需要加强护理才可存活。

妊娠 32 周末：胎儿身长约 40 cm，体重约 1700 g。皮肤呈深红色，面部毳毛已脱落，生存力尚可，出生后注意护理可存活。

妊娠 36 周末：胎儿身长约 45 cm，体重约 2500 g。皮下脂肪较多，面部皱褶消失，指（趾）甲已达到指（趾）端，出生后能啼哭及吸吮，生存力良好。

妊娠 40 周末：胎儿身长约 50 cm，体重约 3400 g。胎儿发育已成熟，皮肤呈粉红色，皮下脂肪多，体型丰满，足底皮肤有纹理，指（趾）甲达到或超过指（趾）端，四肢运动活泼。男性睾丸已降入阴囊，女性大、小阴唇发育良好，出生后哭声响亮，吸吮力强，能很好地生存。

（二）胎儿生理特点

1. 循环系统　胎儿的营养供给和代谢产物排出均通过脐血管经胎盘传输由母体来完成。由于胎儿期胎盘脐带循环存在及肺循环阻力高，故胎儿期的血液循环系统不同于新生儿期的血液循环系统。

（1）解剖学特点：①脐静脉 1 条，其内血液含氧量较高，将营养较丰富的血液输送入胎儿体内，分娩后胎盘循环停止。②脐动脉 2 条，其内含有来自胎儿含氧量较低的混合血，通过胎盘与母血进行物质交换。③动脉导管，位于肺动脉及主动脉弓之间，出生后肺循环建立，肺动脉血液不再流入动脉导管，动脉导管闭锁为动脉韧带。④卵圆孔，位于左、右心房之间，右心房的血液可经卵圆孔直接进入左心房。出生后新生儿自主呼吸，肺循环建立，胎盘循环停止，左心房压力增高，右心房压力降低，卵圆孔出生后数分钟开始闭合，多数在出生后 6 个月完全闭合。

（2）血液循环特点：胎儿和新生儿血液循环包括体外循环和体内循环。①体外循环：2 条脐动脉带着胎儿氧含量较低的静脉血通过脐带到达胎盘，与绒毛间隙中的母体血液进行物质交换，形成新鲜的动脉血后汇入脐静脉，再经脐静脉回流到胎儿体内。②体内循环：来自胎盘的血液进入胎儿体内分为 3 支：一支直接入肝，一支与门静脉汇合入肝，这两支血液经肝静脉进入下腔静脉；还有一支经静脉导管连接脐静脉，进入下腔静脉。进入右心房的下腔静脉血为混合血，有来自脐静脉含氧量较高、营养较丰富的血液，也有来自胎儿盆腹腔及下肢含氧量较低的血液，但以前者为主。胎儿体内无纯动脉血，而是动静脉混合血，各部位血氧含量只有高低差异。注入肝、心脏、头部及上肢的血液氧含量较高且营养较丰富，注入肺和胎儿盆腹腔及下肢的血液氧含量较低，营养较少。

2. 血液系统

（1）红细胞生成：早期红细胞生成主要来自卵黄囊，妊娠 10 周时主要来自肝，之后主要来自骨髓、脾，足月妊娠时 90% 的红细胞产生于骨髓。妊娠 32 周红细胞生成素大量产生，故妊娠 32 周以后无论是早产儿还是足月儿的红细胞总数均较高，约为 6.0×10^{12}/L。在胎儿期，红细胞体积较大，生命周期短，约 90 日，仅为成人（120 日）的 2/3，故胎儿需要不断生成新的红细胞。

（2）血红蛋白生成：胎儿血红蛋白分为原始血红蛋白、胎儿血红蛋白及成人血红蛋白 3 种。妊娠前半期均为胎儿血红蛋白，妊娠晚期成人血红蛋白增多，至临产时胎儿血红蛋白仅占 25%。含胎儿血红蛋白的红细胞对氧有较高的亲和力，这与红细胞膜的通透性增加有关。

（3）白细胞生成：妊娠 8 周后，胎儿血液循环出现粒细胞，形成防止细菌感染的第一道防线。妊娠 12 周，胸腺、脾产生淋巴细胞，成为体内抗体的主要来源，构成对抗外来抗原的第二道防线。

3. 呼吸系统　出生之前，胎儿从母体经胎盘和脐静脉的血液循环获得氧气。在不同妊娠期，肺都在不断地发育。妊娠 11 周时 B 型超声检查见胎儿胸壁运动，妊娠 16 周时出现能使羊水出入呼吸道的呼吸运动。

4. 消化系统　妊娠 11 周时胎儿小肠有蠕动，妊娠 16 周时胃肠功能基本建立，吸收水分，胎儿通过吞咽羊水、排出尿液控制羊水量。胎儿胃肠道吸收脂肪功能差。因胎儿肝功能不健全，缺乏许多酶，不能结合因红细胞破坏产生的大量游离胆红素，大部分胆红素通过胎盘由母体排出，小部分在胎儿的肝内结合，经胆道入小肠后被氧化为胆绿素，其降解产物导致胎粪呈黑绿色。

5. 泌尿系统　妊娠 11 ～ 14 周胎儿肾已有排泄功能，妊娠 14 周胎儿膀胱内已有尿液，妊娠后期，胎儿通过吞咽羊水及排尿参与羊水循环。

6. 生殖系统　妊娠 6 周时形成原始性腺。男性原始性腺分化为睾丸，胎儿睾丸于妊娠第 9 周开始分化、发育，至妊娠 14 ～ 18 周形成细精管。女性原始性腺分化为卵巢，胎儿卵巢于妊娠 11 ～ 12 周开始分化、发育，副中肾管发育形成阴道、子宫、输卵管，外生殖器向女性分化、发育。

7. 神经系统　妊娠 3 周时神经板形成神经褶，之后形成神经管。神经管头部以后形成胎儿大脑，其余部分发育为脊髓。妊娠 2 个月后大脑发育迅速。妊娠 5 个月时大脑表面平滑。妊娠 6 个月时中央脑沟形成。妊娠晚期形成脑沟，足月时形成副脑沟。

8. 内分泌系统　妊娠 6 周胎儿甲状腺开始发育。妊娠 12 周已合成甲状腺激素，甲状腺激素对胎儿大脑等组织器官的正常发育均有作用。妊娠 4 周肾上腺开始发育，妊娠 7 周可合成肾上腺素。妊娠 20 周时肾上腺皮质增宽，可产生大量甾体激素，与胎儿肝、胎盘、母体共同完成雌三醇的合成与排泄。临床上常通过测孕妇血、尿雌三醇的含量来了解胎儿和胎盘功能。

9. 运动系统　妊娠 11 周左右胎儿开始出现上肢活动，相应的腿部活动大约在妊娠 16 周出现。胎儿手到面部的活动在妊娠 14 ～ 15 周开始变得明显，而四肢、头部和躯干活动则出现于妊娠 14 ～ 18 周。

三、胎儿附属物的形成与功能

胎儿附属物是胎儿以外的组织，包括胎盘、胎膜、脐带和羊水。

（一）胎盘

胎盘（placenta）是母体与胎儿之间进行物质交换的重要器官。

1. 胎盘的形成与结构　胎盘由羊膜、叶状绒毛膜和底蜕膜构成。

（1）羊膜：在胎盘最内层，为附着在绒毛膜板的半透明膜，光滑，无血管、神经和淋巴管，具有一定的弹性。正常羊膜厚 0.02 ～ 0.05 mm，自内向外由单层无纤毛立方上皮细胞层、基底膜、致密层、成纤维细胞层和海绵层 5 层组成。电镜下见上皮细胞表面有微绒毛，随妊娠进展而增多，以增强细胞的活动能力。

（2）叶状绒毛膜：构成胎盘的胎儿部分，为足月妊娠胎盘的主要部分。晚期囊胚着床后，滋养层迅速分裂、增生，内层为细胞滋养层，是分裂生长的细胞；外层为合体滋养细胞，是执行功能的细胞。由细胞滋养层分化而来，在滋养层内面，有一层细胞为胚外中胚层，与滋养层共同构成绒毛膜。胚胎发育至 13 ～ 21 时，绒毛膜发育分化最旺盛，此时胎盘的主要结构——绒毛逐渐形成。在绒毛发育的过程中，与底蜕膜相接触的绒毛因营养丰富，发育良好，称为叶状绒毛膜，并逐渐分支形成初级、次级和三级绒毛干。三级绒毛干之间的间隙为绒毛间隙。子宫螺旋动脉和子宫静脉在滋养层细胞侵蚀过程中破裂，直接开口于绒毛间隙，绒毛间隙充满母体血液，母体血液以每分钟 500 ml 的流速进入绒毛间隙，胎儿血也以每分钟 500 ml 的流速进入胎盘，母体血和胎儿血在绒毛间隙完成母儿物质交换，但母体血和胎儿血不直接相通。

（3）底蜕膜：构成胎盘的母体部分，占胎盘的很小部分。底蜕膜来自胎盘附着部位的子宫内膜，分娩时胎盘由此剥离。底蜕膜表面覆盖一层来自固定绒毛的滋养层细胞，与底蜕膜共同形成绒毛间隙的底，称蜕膜板。从此板向绒毛膜方向伸出一些蜕膜间隔，一般不超过胎盘全层厚度的 2/3，将胎盘母体面分成肉眼可见的约 20 个母体叶。

2．胎盘的形态　足月胎盘多为圆形或椭圆形，呈中央厚、边缘薄的盘状，重 450 ～ 650 g，直径 16 ～ 20 cm，厚 1 ～ 3 cm。胎盘分胎儿面和母体面。胎儿面被覆着光滑、呈灰白色的羊膜，中央或稍偏处有脐带附着。母体面粗糙，呈暗红色，由 18 ～ 20 个胎盘小叶组成。

3．胎盘的功能　胎盘是维持胎儿宫内发育、营养供给及代谢产物排出的重要器官。胎盘的功能极其复杂，主要包括以下几个方面：生成对维持妊娠至关重要的激素和其他生物活性物质；在母体和胎儿循环之间进行物质传送，包括发挥呼吸器官的气体交换功能；合成和代谢维持妊娠继续进行所必需的介质；为母体和胎儿提供免疫屏障。以上许多功能是交互存在的，涉及多种转运机制，包括简单扩散、易化扩散、主动转运、胞饮、内吞等。胎儿在母体内通过胎盘完成包括气体交换、营养物质供应和排出代谢产物等活动。胎盘还具有一定的防御、合成以及免疫功能等。

（1）气体交换：母体和胎儿之间的 O_2 及 CO_2 以简单扩散的方式进行交换，替代胎儿的呼吸系统功能。

（2）营养物质供应：替代胎儿的消化系统功能。

（3）排出胎儿代谢产物：替代胎儿的泌尿系统功能。

（4）防御功能：胎儿血和母体血之间由胎盘屏障相隔，对胎儿具有保护作用；母血中免疫抗体（IgG）能通过胎盘使胎儿在出生后短时间内获得被动免疫力，而 IgM、IgA 不能通过胎盘。胎盘的屏障作用有限，对胎儿有害的分子量小的药物及各种病毒（如风疹病毒、巨细胞病毒）可通过胎盘，致胚胎和胎儿畸形甚至死亡。细菌、弓形体、衣原体、螺旋体不经过胎盘屏障，则先侵犯胎盘，破坏绒毛结构，形成病灶后再进入胎体内感染胚胎和胎儿，故妊娠期应避免感染，慎重用药。

（5）合成功能：胎盘可合成多种激素、酶和细胞因子，对维持正常妊娠具有重要作用。激素有蛋白激素和甾体激素两大类。

1）人绒毛膜促性腺激素（human chorionic gonadotropin，hCG）：是一种由 α 和 β 两个亚基组成的糖蛋白。α 亚基在结构上与黄体生成素、促性腺激素和促甲状腺激素的基本结构相同。β 亚基（β-hCG）则根据产生的组织不同可以有多种形式，是现代定性妊娠试验的基础。

在着床前，hCG 由囊胚的合体滋养层细胞合成，之后则由胎盘分泌。hCG 的主要功能：①hCG 作用于月经黄体，与黄体细胞膜上的受体结合，激活腺苷环化酶，发生生化反应，延长黄体寿命，使黄体增大成为妊娠黄体，增加甾体激素的分泌，以维持妊娠；②hCG β 亚基具有促卵泡成熟活性、促甲状腺活性及促睾丸间质细胞活性；③hCG 与 LH 有相似的生物活性，与尿促性素（HMG）合用能诱发排卵；④hCG 能抑制淋巴细胞的免疫原性，能作为激素屏障保护滋养层不受母体的免疫攻击。

β-hCG 血浆浓度的连续定量测定是提供诊断妊娠和监测早期妊娠进展的临床指标。在妊娠早期，β-hCG 水平即开始升高，于排卵后 8 ～ 10 日或在第一次月经延期不久即可测出，这个时间正好与受精卵着床时间一致。通过放射免疫法自母体血清中测出 hCG β 亚基，成为早孕检测最敏感的方法。在大部分的正常妊娠中，β-hCG 水平每 24 ～ 72 小时即可翻倍，并保持这一增长速率，直至妊娠 8 ~ 10 周，达到峰值，持续约 10 日后逐渐下降，至妊娠中、晚期血清浓度仅为峰值的 10%，保持稳定至分娩。分娩后若无胎盘残留，于产后 2 周内消失。

2）人胎盘催乳素（human placental lactogen，hPL）：结构与生长激素相似，可通过改变母体葡萄糖代谢来为胎儿葡萄糖的摄取提供营养。

hPL 由胎盘合体滋养层细胞分泌，于妊娠 5 ~ 6 周可用放射免疫法在母体血浆中测出，其分泌随着妊娠进展及胎盘增大而持续增加，至妊娠晚期达到高峰并维持至分娩，于产后迅速下降，产后约 7 小时不能测出。

hPL 的主要功能：①促进乳腺腺泡发育，刺激乳腺上皮细胞合成乳白蛋白、乳酪蛋白、乳珠蛋白等，为产后泌乳做准备；②有促进胰岛素生成作用，使母血中的胰岛素值增高，增加蛋白合成；③通过脂解作用提高游离脂肪酸、甘油浓度，以游离脂肪酸作为能源，抑制葡萄糖的摄取，将多余葡萄糖运送给胎儿，成为胎儿的主要能源，也成为蛋白合成的能源。因此，hPL 是通过母体促进胎儿发育的重要的代谢调节因子。

3）孕激素：孕激素和雌激素均属于甾体激素，通过与胞内受体结合，发挥细胞内化学信使作用，能够影响 DNA 转录和细胞活动的许多方面。

对所有哺乳动物来说，孕激素对于维持妊娠过程都很重要。孕激素使子宫保持静息状态，并抑制母体对胎儿抗原的免疫应答，以避免胎儿组织受到排斥。在妊娠早期，孕激素由卵巢妊娠黄体产生，自妊娠第 8 ~ 10 周，孕激素的生成被胎盘取代，胎盘合成滋养细胞成为产生孕激素的主要来源。随妊娠进展，母血中孕酮值逐渐增高，其代谢产物为孕二醇。

4）雌激素：已经发现的天然雌激素有 3 种类型：雌酮、雌二醇和雌三醇（E_3）。E_3 是妊娠期的主要雌激素。妊娠期间雌激素的生成涉及母体、胎盘和胎儿三者间的相互作用。妊娠早期雌激素主要由黄体产生，约 10 周后，胎儿肾上腺成熟到能够产生必要的雌激素生成前体物质，此时胎盘接替卵巢产生更多量的雌激素。由于胎盘不能产生 E_3 合成所需要的底物——硫酸脱氢表雄酮（DHAS）和 16α- 羟基硫酸脱氢表雄酮（16α-OH-DHAS），因此胎盘的雌激素合成有赖于胎儿和母体肾上腺皮质合成的雌激素前体物质。可见，雌激素由胎儿、胎盘共同产生，故称胎儿 - 胎盘单位。妊娠末期，E_3 值为未孕妇的 1000 倍，雌二醇及雌酮值为未孕妇的 100 倍。

（6）免疫功能：胎儿被认为是一种半异体移植物，即胎儿由来自同种异体的生物抗原组织构成。在母体子宫内存活不被排斥的原因至今尚未完全明确，可能与胎盘的免疫功能有关。此外，胎盘所产生的细胞因子与生长因子，如表皮生长因子、神经生长因子、胰岛素样生长因子、肿瘤坏死因子 -α、白细胞介素 -1、白细胞介素 -2、白细胞介素 -6、白细胞介素 -8，对胚胎及胎儿营养及免疫保护起一定的作用。另外，胎盘所产生的甾体激素和蛋白类激素也可能起一定的免疫抑制作用。

知识链接

胎儿起源的成人疾病

20 世纪 90 年代，英国的 David Backer 教授提出一种广为流传的理论，即"健康与疾病的发育起源"（developmental origins of health and disease，DOHaD），中文音译为"多哈"理论，这是关于人类疾病起源的新的医学概念。

DOHaD 理论认为，除成人期的生活方式和基因遗传外，人类生命早期的环境因素（包括营养）也会影响成人某些疾病的发生风险。目前的研究显示，不仅是营养，多种类型的产前应激都可以对胎儿生理和婴儿发育造成永久性影响，特别是在血管、代谢和内分泌变化方面。

Backer 发现，当胎儿在子宫内经历了"饥饿"状态后，会导致其成长到成人期发生慢性疾病的风险增加。他的工作方法是将英国人的出生记录和后来的健康及死亡记录等数据联系起来进行分析和研究。

Backer 对助产士们保留的详细而完整的临床记录表示感谢。没有她们，就无法获得足够的数据来发现二者之间的关联。他的研究成果对助产士们也很重要，因为它强调了妊娠前和妊娠期保健的重要性和复杂性。

TEKOA L K，MARY C B，KATHRYN O，等. 瓦尔尼助产学 [M]．6 版. 陆虹，庞汝彦主译. 北京：人民卫生出版社，2020.

（二）胎膜

胎膜（fetal membrane）由绒毛膜和羊膜构成，分内、外两层。外层为平滑绒毛膜，由绒毛膜在发育过程中缺乏营养退化、萎缩而成。内膜为羊膜，是无血管、半透明的薄膜，与覆盖胎儿、胎盘、脐带的羊膜层相连。至妊娠晚期羊膜与绒毛膜轻轻黏附，但能分开。胎膜可维持羊水平衡，参与甾体激素代谢，故胎膜在分娩发动上有一定的作用。

（三）脐带

脐带（umbilical cord）是连接胎儿与胎盘的条索状结构，一端连于胎儿腹壁脐轮，另一端附着于胎盘胎儿面，是母体及胎儿气体交换、营养物质供应和代谢产物排出的重要通道。若脐带受压，使血流受阻、缺氧，可导致胎儿窘迫，甚至危及胎儿生命。

脐带内含有 1 条脐静脉和 2 条脐动脉，周围包绕着一种凝胶状胶原蛋白类物质，称为华通胶（Wharton's jelly）。脐带内的血管比脐带本身长，随着脐带延展，脐血管呈螺旋状环绕。这种环绕状态可在脐带受到牵拉或压迫时保持脐带内血流畅通。足月妊娠脐带长 30 ~ 100 cm，平均 55 cm。

（四）羊水

在妊娠期，充满在羊膜腔内的液体称羊水（amniotic fluid）。在妊娠期间，羊水发挥着多种作用，包括对胎儿的缓冲和保护作用、为胎儿活动和生长提供场所以及保持恒定的温度和压力等。临产宫缩时，尤在第一产程初期，羊水直接受宫缩压力作用，能使压力均匀分布，避免胎儿局部受压。羊水对母体也有一定的保护作用，包括：妊娠期减少因胎动所致的不适感；临产后前羊膜囊扩张子宫颈口及阴道；破膜后羊水冲洗阴道，减少感染机会。

妊娠不同时期的羊水来源、容量及组成均有明显变化。

（1）羊水的来源：妊娠早期，羊水主要为母体血清经胎膜进入羊膜腔的透析液。妊娠中期后，羊水的主要来源是胎儿尿液。妊娠晚期，胎儿肺参与羊水的生成，每日约 350 ml 液体从肺泡分泌至羊膜腔。羊膜、脐带华通胶及胎儿皮肤渗出液体也是羊水的来源之一，但量少。

（2）羊水的吸收：约 50% 由胎膜完成。胎膜对羊水的产生和吸收起重要作用，足月妊娠胎儿每日吞咽羊水约 500 ml。此外，脐带每小时可吸收羊水 40 ~ 50 ml。胎儿角化前皮肤也有吸收羊水的功能，但量很少。

（3）母体、胎儿、羊水三者间的液体平衡：羊水在羊膜腔内并非静止不动，而是不断地进行液体交换，以保持羊水量的相对恒定。母儿间的液体交换主要通过胎盘完成，每小时约 3600 ml。母体与羊水的交换主要通过胎膜完成，每小时约 400 ml。羊水与胎儿的交换主要通过胎儿消化管、呼吸道、泌尿道以及角化前皮肤等完成，交换量较少。

（4）羊水量、性状及成分

1）羊水量：妊娠 8 周，羊水量较少，为 5 ~ 10 ml。随着妊娠进展，羊水量逐渐增多，妊娠 10 周约 30 ml，妊娠 20 周约 400 ml，妊娠 38 周约 1000 ml，此后羊水量逐渐减少。足月妊娠羊水量约 800 ml。过期妊娠羊水量明显减少，可减少至 300 ml 以下。

2）羊水性状和成分：羊水中发现的物质有电解质、尿素、肌酐、胆红素、肾素、葡萄糖、激素、胎儿细胞、胎毛及胎脂等。羊水的渗透压和成分在妊娠不同时期会发生改变。妊娠早期羊水为无色澄清液体。足月妊娠时羊水略有浑浊，其性状与稀释的胎儿尿液相似。羊水比重为 1.007 ~ 1.025，呈中性或弱碱性，pH 约 7.20。

第二节　妊娠期母体变化

妊娠期间，母体会发生重大解剖学和生理学的改变。除生殖系统外，母亲的全身各系统在妊娠期也会发生相应的改变，以支持胎儿的生长发育过程，同时维持母体自身的平衡。其中许多变化都是妊娠的正常表现，有些则可能是某些异常情况的先兆。因此，全面理解和掌握妊娠期母体的正常变化，是助产实践的重要基础。

一、生理变化

（一）生殖系统的变化

1. 子宫　妊娠期子宫变化最为显著，主要表现为逐渐增大、变软。

（1）子宫体：在妊娠期按照稳定的、可预料的速度增长。在妊娠约 5 周时，能首次观察到子宫增大，妊娠 12 周后增大的子宫超出盆腔，在耻骨联合上方可触及。子宫增大最先体现在前后径上，同时子宫下段或子宫峡部会变得非常柔软。

妊娠早期，子宫从妊娠前的梨形变为球形，之后逐渐变为长圆柱体。妊娠晚期，因盆腔左侧有乙状结肠占据，增大的子宫有不同程度的右旋。在子宫快速生长期间，孕妇可能会在活动或者转动时感到腹股沟区域的牵拉感或剧痛，这是圆韧带受到过度扭转或拉伸所致。足月妊娠时子宫大小约为 35 cm×25 cm×22 cm，子宫重量约 1100 g，宫腔容量约 5000 ml，是未孕时重量的 20 倍，容量增加 1000 倍。子宫肌肉厚度未孕时约 1 cm，至妊娠中期时逐渐增厚，达 2 ~ 2.5 cm，至妊娠末期又渐薄，足月妊娠时厚度为 1.0 ~ 1.5 cm 或更薄。

子宫的增长可以归纳为两个过程：妊娠早期，在雌激素和孕激素的作用下，子宫肌层的平滑肌细胞增生；以后主要是子宫肌细胞肥大，肌细胞内肌动蛋白、肌球蛋白、肌浆网和线粒体数量增加，为临产后子宫阵缩提供物质基础。

妊娠期子宫的循环血量逐渐增加，足月妊娠时子宫血流量较未孕时增加 4 ~ 6 倍，其中 80% ~ 85% 供给胎盘，10% ~ 15% 供给子宫蜕膜层，5% 供给肌层。宫缩时，子宫血流量明显减少。自妊娠 12 ~ 14 周起，子宫出现不规则、无痛性收缩，强度及频率随妊娠进展而逐渐增加，在腹部检查时可触知，孕妇有时能自己感觉到。特点为稀发、不对称、无疼痛感觉，宫缩时宫腔压力通常为 5 ~ 25 mmHg，持续时间短，不足 30 秒，称 Braxton Hicks 收缩。

子宫峡部未孕时长约 1 cm。随着妊娠进展，子宫峡部逐渐伸展、拉长、变薄，成为子宫腔的一部分，临产后伸展至 7 ~ 10 cm，成为产道一部分，形成子宫下段，是产科手术学的重要解剖结构。

（2）子宫颈：在妊娠期间，宫颈主要由覆盖了一层薄薄的平滑肌的结缔组织构成，表面由柱状上皮细胞覆盖。在妊娠、临产、分娩和产后过程中，宫颈将会经历 4 个区别明显的时期：软化，也称为重塑；妊娠末期软化加速，称为成熟；扩张；修复。在妊娠期雌激素的作用下，宫颈在末次月经第一日后的约 4 周开始软化，这种现象称为古德尔征（Goodell 征）。随着子宫颈管内腺体增生，宫颈充血，宫颈逐渐变软，呈青紫色或蓝紫色，称为查德威克征

（Chadwick 征），通常在妊娠 6～8 周开始显现。

有一些因素会对妊娠期间宫颈的重塑产生不利影响，包括感染、遗传因素以及既往涉及宫颈的手术。通常妊娠期间宫颈长度保持在 30～40 mm，宫颈长度缩短到 20 mm 以下的孕妇，早产的风险增加。

2．卵巢　妊娠期停止排卵，卵巢略增大。一侧卵巢可见妊娠黄体。于妊娠 6～7 周前由妊娠黄体分泌雌激素和孕激素维持妊娠，妊娠 10 周后由胎盘取代黄体功能。黄体在妊娠 3～4 个月时开始萎缩。

3．输卵管　妊娠期输卵管伸长，但肌层并不增厚。输卵管黏膜基质中见蜕膜细胞，有时黏膜呈蜕膜样改变。

4．阴道　妊娠期阴道黏膜变软、水肿、充血，呈紫蓝色（Chadwick 征），皱襞增多，结缔组织松软，伸展性增加。阴道脱落细胞增加，致白色糊状分泌物增多。阴道上皮细胞含糖原增加，乳酸含量增多，使阴道分泌物 pH 降低，有利于防止感染。

5．外阴　妊娠期外阴充血，皮肤增厚，大、小阴唇色素沉着，大阴唇内结缔组织变松软，伸展性增加，有利于分娩时胎儿通过。小阴唇皮脂腺分泌量多。妊娠时由于增大的子宫压迫，盆腔及下肢静脉血回流不畅或障碍，部分孕妇可有外阴或下肢静脉曲张，产后多自行消失。

（二）乳房变化

妊娠期间，在不同的激素作用下，乳房发生两种明显的发育变化，为泌乳做好准备。乳腺在妊娠期的发育和泌乳阶段，都伴随着增生和肥大两种变化。增生指细胞数量的增加或细胞增殖；肥大指细胞体积增大。妊娠期间，胎盘分泌大量雌激素，刺激乳腺腺管发育；分泌大量孕激素，刺激乳腺腺泡发育。乳腺发育完善还需垂体催乳素、胰岛素、皮质醇等参与。

乳房于妊娠早期开始增大。乳房通过细胞增生变大，乳腺小叶在体积上也变大。乳头增大、变黑，更易勃起。乳晕相应增大，颜色加深、变黑，乳晕外围的皮脂腺肥大，形成散在的小隆起，称蒙氏结节（Montgomery's tubercles）。在此期间，孕妇可能自觉乳房发胀，有压痛，甚至感到疼痛。

到妊娠中期，腺泡上皮细胞分化为分泌性上皮细胞，这是泌乳的第一个阶段。到妊娠末期，尤其在接近分娩期挤压乳房时，可有数滴稀薄黄色液体溢出，称初乳（colostrum）。妊娠期间乳腺充分发育，为泌乳做好准备，但并无大量乳汁分泌，可能与大量雌激素、孕激素抑制乳汁生成有关。产后胎盘娩出，雌激素、孕激素水平迅速下降，此时正式泌乳开始，新生儿吸吮乳头产生乳汁。

（三）循环系统的变化

1．心脏　在解剖学上，随着子宫增大，特别是在妊娠后期，因膈肌升高，心脏上移并向左旋转，更贴近胸壁，心浊音界稍扩大。心脏移位使大血管轻度扭曲，加之血流量增加及血流速度加快，在多数孕妇的心尖区可听到 I～II 级柔和的吹风样收缩期杂音。这些杂音在临床上属于正常情况，产后逐渐消失。很多孕妇还可能出现第三心音。

心脏容量从妊娠早期至妊娠末期约增加 10%，心率于妊娠晚期每分钟增加 10～15 次。因心脏左移，心电图出现轴左偏，心音图多有第一心音分裂或第三心音。仔细监测心血管变化，有助于尽早发现异常情况。对于已经患有心脏疾病的孕妇来说，心血管变化也会使其发生不良结局的风险增大。

2．循环血容量及心排血量　在整个妊娠过程中，循环血容量将增加 40%～45%，在妊娠 32～34 周达峰值。其中血浆增加 1000 ml，红细胞平均增加 500 ml，使血液稀释。心排血量约在妊娠 10 周开始增加，至妊娠 32～34 周达高峰，持续至分娩。临产后，特别是在第二产程期间，心排血量显著增加。若孕妇合并有心脏病，在妊娠 32～34 周、分娩期、产褥期最初 3 日内，最易发生心力衰竭，需密切观察病情。

3．血压 妊娠早期及中期血压偏低，妊娠晚期血压轻度升高。一般收缩压无变化，舒张压因外周血管扩张、血液稀释及胎盘形成动静脉短路而轻度降低，使脉压稍增大。孕妇体位影响血压，坐位稍高于仰卧位。

4．静脉压 妊娠对上肢静脉压无影响，但全身阻力减小和子宫对腔静脉的压迫是很多孕妇妊娠晚期发生坠积性水肿的原因，也是导致孕妇发生静脉曲张、痔、外阴静脉曲张和血栓风险增加的原因。

5．血液 在妊娠期间，血液系统有两个方面的变化，具有重要的临床意义。第一，妊娠期血液处于高凝状态，这有助于预防分娩时出血，但也会增加妊娠期和产后血管内血栓形成的风险。第二，与铁代谢和缺铁性贫血有关。一方面，妊娠期间血浆增加多于红细胞的增加，从而导致生理性的血液稀释；另一方面，由于铁不容易被吸收，胎儿对铁的摄取会耗尽母体的铁储备，所以缺铁性贫血在妊娠期很常见。

（1）红细胞：妊娠期骨髓不断产生红细胞，网织红细胞轻度增多，由于血液稀释，红细胞计数约为 3.6×10^{12}/L（未孕妇约为 4.2×10^{12}/L），血红蛋白浓度约为 110 g/L（未孕妇约为 130 g/L），红细胞比容降至 0.31 ~ 0.34（未孕妇为 0.38 ~ 0.47）。为适应红细胞增加、胎儿生长及孕妇各器官生理变化的需要，应在妊娠中、晚期开始补铁，以预防缺铁性贫血。

（2）白细胞：妊娠 7 ~ 8 周开始轻度增加，妊娠 30 周达高峰，为（5 ~ 12）$\times 10^9$/L，有时可达到 15×10^9/L，主要为中性粒细胞增多，淋巴细胞增加不多，而单核细胞和嗜酸性粒细胞几乎无改变。

（3）凝血因子：妊娠期凝血因子 II、V、VII、VIII、IX、X 增加，仅凝血因子 XI、XIII 降低，而 S 蛋白和活化 C 蛋白水平下降，血液呈高凝状态。血小板无明显改变，血浆纤维蛋白原含量比未孕妇增加 40% ~ 50%，妊娠末期可达 4 ~ 5 g/L。妊娠期纤溶酶原显著增加，球蛋白溶解时间延长，表明妊娠期间纤溶活性降低。

（4）血浆蛋白：由于妊娠期血液稀释，血浆蛋白在妊娠早期即开始降低，特别是白蛋白。低白蛋白浓度导致较低的胶体渗透压，使血管阻力降低，坠积性水肿加重。

（四）泌尿系统的变化

1．肾 妊娠期由于动脉血管扩张和心排血量增加，导致肾血流量明显增加。妊娠早期和妊娠中期，肾血流量较妊娠前增加 60% ~ 80%；妊娠晚期，肾血流量较妊娠前增加大约 35%，肾小球滤过率（GFR）比妊娠前约增加 50%，并在妊娠 12 周达到峰值。这些变化导致的生理结果是妊娠早期和妊娠晚期的尿频和夜尿增多。

妊娠早期的尿频是由于激素变化影响了肾功能、进行性的血容量增加以及子宫增大对盆腔内的膀胱压迫所致。当子宫在妊娠中期进入腹腔，对膀胱的压迫就会减少，尿频现象缓解。到了妊娠晚期，由于胎头下降入盆，再次对膀胱造成压迫，导致尿频，这在初产妇中最常见。

夜尿增多可能由于夜间尿液生成增加所引起。孕妇在夜间采取侧卧位睡眠，有利于下肢静脉回流，解除子宫对盆腔血管和下腔静脉的压迫，这些均导致夜间尿量生成增加。此外，孕妇在夜间的钠排出量增加，使得液体排出增加，这也可能是夜尿增加的原因。

血流量增加还可能引起肾小管对葡萄糖和蛋白质的重吸收不足，因此可能会出现一过性的糖尿或蛋白尿，应与相关疾病相鉴别。

2．输尿管 受孕激素影响，孕妇的输尿管、尿道和膀胱都会发生扩张，从而导致泌尿道感染的概率增加，并可能出现上行性感染，包括肾盂肾炎。由于右侧输尿管受右旋的妊娠子宫压迫，加之输尿管尿液逆流现象，以右侧肾盂肾炎多见。

（五）呼吸系统的变化

孕妇经常会发生呼吸困难，即使在静息状态下也是如此，具体原因尚未明确。妊娠期孕妇胸廓直径增加，同时膈肌上升，孕妇的肺容量发生改变。妊娠中期有过度通气现象，使血中

PCO_2 降至 32 mmHg，促使 CO_2 从胎儿向母体循环转移。

妊娠晚期，孕妇以胸式呼吸为主，呼吸频率不超过 20 次 / 分，呼吸较深，肺活量无明显改变，肺泡换气量和通气量增加。

在妊娠期雌激素的作用下，孕妇的血容量增加，鼻腔充血和水肿，经常会出现鼻塞和（或）鼻炎症状，有时会与上呼吸道感染或过敏情况混淆。另外，由于上呼吸道抵抗力降低，也容易发生上呼吸道感染。

（六）消化系统的变化

妊娠期受雌激素影响，孕妇容易出现牙龈出血，特别是在刷牙之后出现。雌激素水平升高为细菌生长创造了有利条件，可能会出现牙龈感染或牙龈炎。

妊娠早期，约半数妇女可出现不同程度的恶心，或伴呕吐，尤以晨起时更为明显，食欲及饮食习惯也有改变，出现食欲缺乏、厌油腻食物、甚至偏食等，称为早孕反应（morning sickness），一般于妊娠 12 周左右自行消失。妊娠期孕激素使胃贲门括约肌松弛、胃肠蠕动减慢、食管功能和蠕动改变、胃食管交接角度改变、胃因子宫增大而移位，还可能会导致孕妇发生胃灼热（"烧心"感）。

妊娠期便秘也很常见，主要原因包括：孕激素增加使大肠平滑肌松弛，导致肠蠕动减少，同时液体重吸收增加，从而增加了便秘的风险；子宫体积增大，引起肠道移位和压迫，特别是胃的位置上移，肠道向两侧移动，也可能导致胃肠动力下降，从而发生便秘；另外，继发于孕激素使平滑肌松弛的作用，使胃排空时间延长、胃动力减弱，也可能导致便秘。

（七）内分泌系统的变化

妊娠期出现的重要内分泌和代谢改变主要发生在下丘脑、垂体和肾上腺，它们之间往往相互关联。

妊娠期腺垂体体积增大 1 ～ 2 倍（增生、肥大明显），嗜酸性粒细胞肥大、增多，称妊娠细胞，于产后 10 日恢复正常。妊娠细胞分泌催乳素（PRL），妊娠 7 周开始增多，随妊娠进展逐渐增加，足月妊娠分娩前达高峰，约为 150 μg/L，为未孕妇的 10 倍，与其他激素协同作用，促进乳腺发育，为产后泌乳做准备。若产后发生失血性休克，可使增生、肥大的垂体缺血、坏死，导致希恩综合征（Sheehan syndrome）。

胎儿主要依靠母体的甲状腺激素来维持重要的代谢功能，因此母体甲状腺功能减退和亢进都会对胎儿生长发育造成不利影响。在妊娠早期，孕妇的甲状腺体积会轻微增大，在产前检查时可触及一个表面光滑且形状规则的甲状腺包块。妊娠期孕妇的基础代谢率会上升 20% ～ 25%。

葡萄糖通过协助扩散在胎盘运转，向胎儿的运输依赖于母体和胎儿循环之间的浓度梯度。妊娠期胰岛功能旺盛，分泌胰岛素增多，使血液循环中的胰岛素增加，故孕妇空腹血糖值稍低于正常水平，做糖耐量试验时，血糖增高幅度大且恢复延迟。但由于胰岛素抵抗，餐后血糖可能会较高。空腹血糖低会加重妊娠早期的恶心、呕吐，但同时也能增强孕妇的食欲，促使孕妇更频繁地进食。随着胎盘的增大和功能增强，母体胰岛素水平也相应升高，如果孕妇不能充分提高其胰岛素分泌，则可能在妊娠后半期发生妊娠期糖尿病。

妊娠期因肠道吸收脂肪能力增强，可使血脂增高，同时能量消耗较大，使糖原储存减少。当能量消耗过多时，脂肪分解加速，易发生酮症酸中毒，多见于妊娠剧吐或产程过长的孕妇。

（八）其他变化

1. 体重 妊娠 12 周前体重无明显变化。妊娠 13 周起体重平均每周增加 350 g，直至足月妊娠时体重平均增加 12.5 kg。

2. 矿物质代谢 妊娠期母儿需要大量钙、磷、铁，胎儿骨骼及胎盘形成需要较多的钙，故应补充维生素 D 及钙，以提高血钙值。胎儿造血及合成酶需要较多的铁，孕妇体内的存铁量不足，应补充铁剂。

3．皮肤　妊娠期垂体分泌促黑细胞激素增加，加之雌激素、孕激素大量增加，使黑色素增加，导致孕妇乳头、乳晕、腹白线、外阴等处出现色素沉着。面颊部出现蝶形褐色斑，称妊娠黄褐斑。皮肤下结缔组织中的弹性纤维变薄，孕妇容易出现妊娠纹（牵拉纹）。随着妊娠进展，子宫逐渐增大，孕妇腹部皮肤过度扩张，表皮和真皮间的弹性纤维受到牵拉，发生损伤或断裂，腹壁皮肤出现多量紫色或淡红色不规则平行的裂纹，称妊娠纹，多见于初产妇。产后妊娠纹呈银白色，持久不退。

4．骨骼及肌肉　妊娠期肌肉及骨骼变化主要与体重增加、子宫增大、孕激素对关节软骨的软化作用、雌激素和松弛素引起的韧带松弛有关。骨盆结构变化较大：骶髂关节变宽，活动度增加，耻骨联合也变宽，骶髂关节及耻骨联合松弛，有轻度伸展性，骨盆呈前倾位，严重时可发生耻骨联合分离。骶尾关节松弛，有一定活动度，有利于分娩。

二、心理变化

虽然妊娠是一种自然的生理现象，但对妇女仍然是一个独特的事件、是一种挑战、是家庭生活的转折点，会伴随不同的压力和焦虑。妊娠期不仅孕妇身体各个器官发生变化，孕妇的心理也会随着妊娠的进展而有不同的变化。

（一）孕妇常见的心理反应

1．惊讶和震惊　当妇女知道自己妊娠时，无论是否计划中妊娠，多数的孕妇都会产生惊讶和震惊的反应。

2．矛盾心理　在整个妊娠期，孕妇可能会出现各种各样的矛盾心理，计划妊娠的孕妇既高兴，又担心，担心早孕反应、自己的形体改变、胎儿性别不符合家人的期待等；未计划妊娠的孕妇，既惊喜，又觉得妊娠不是时候，想做妈妈，又担心影响生活和工作。高龄孕妇既庆幸能妊娠，又担心胎儿健康，担心能否平安分娩。

3．接受　孕妇对胎儿的接受从妊娠早期B型超声检查听到胎心音到感受到胎动，尤其是看到胎儿，慢慢地接受妊娠的事实，真正感受到"孩子"的存在，开始接受"孩子"。

4．内省　妊娠期孕妇表现出以自我为中心，专注自己的体重、饮食、穿着，关心自己的休息，喜欢独处。这种专注使孕妇能计划、调节、适应，以迎接新生儿的到来。

5．情绪波动　妊娠期由于体内激素的作用，孕妇的情绪波动起伏较大。容易激动、生气、哭泣，家人应理解孕妇情绪的改变，给予支持和帮助。孕妇可以通过与家人、朋友、医务人员多沟通，听音乐，参加孕妇学校的学习，保持心情愉悦。

随堂测 5-2

> **科研小提示**
>
> 妇女在生育期比一生中的任何其他时期都容易罹患心理疾病，尤其是妊娠期和产后，是妇女罹患心理疾病的高危时期。未经治疗的焦虑或抑郁会影响妊娠期妇女健康及妊娠结局。而对妊娠期焦虑、抑郁的筛查和干预，还有待于进一步的研究。
>
> WOODY C A, FERRARI A J, SIKIND D J, et al. A systematic review and meta-regression of the prevalence and incidence of perinatal depression [J]. J Affect Dis, 2017, 219: 86-92.

（二）孕妇的心理调适

随着新生命的来临，家庭中的角色发生重新定位和认同，原有的生活形态和互动情形也发生改变。因此，准父母的心理及社会方面需要重新适应和调整。美国妇产科护理专家 Rubin（1984 年）提出妊娠期妇女为接受新生命的诞生，维持个人及家庭的功能完整，必须完成 4 项妊娠期母性心理发展任务。

1. 确保安全　为了确保自己和胎儿的安全，孕妇的注意力集中于胎儿和自己的健康，寻求信任的医院、信任的医师，学习妊娠的有关知识、新生儿护理方面的知识，如阅读有关书籍、参加孕妇学校的学习，使整个妊娠过程保持最佳的健康状况；孕妇会自觉听从医师、护士的建议，定期做产前检查，补充维生素和矿物质，均衡饮食，保证足够的休息和睡眠等。

2. 接受孩子　孩子的出生会对整个家庭产生影响。孕妇接受妊娠这个事实需要一个过程，随着妊娠的进展，听到胎心音，尤其是感觉到胎动后，孕妇逐渐接受了妊娠、胎儿，并开始寻求家庭重要成员对孩子的接受和认可，配偶的支持和接受，帮助孕妇完成妊娠期心理发展任务和形成母亲角色。

3. 学会奉献　从妊娠10个月到分娩、到养育孩子，妇女不断地改变自己，奉献自己，不断地适应身体的改变、心理的改变、生活的改变。在妊娠过程中，孕妇必须调整自己，以适应胎儿的成长。学会喂养孩子、照顾孩子的方法，担负起产后照顾孩子的重任。

4. 融为一体　随着妊娠的进展，孕妇的注意力逐渐转移到胎儿身上，每次听到胎心音时心情激动、高兴，常常抚摸着腹部，与胎儿讲话，给胎儿念书，特别关注胎动。孕妇和胎儿逐渐地建立起亲密的感情，这种情绪及行为的表现为新生儿出生后母子情感建立奠定了良好基础。

小　结

妊娠是胚胎和胎儿在母体内发育成长的过程，从卵子受精开始，至胎儿及其附属物娩出母体结束。胎儿附属物包括胎盘、胎膜、羊水和脐带，均具有非常重要的功能。妊娠期间，母体各个系统均会发生许多重要的生理变化，其中生殖系统变化最显著，最主要的表现为子宫增大，也会相应地产生一些心理上的变化。掌握和理解这些变化有助于助产士精确地解读妇女在妊娠期间出现的各种相关症状和体征，从而更好地管理妊娠期常见不适并及时识别病理情况，以提供全方位、高质量的孕产妇保健服务。

思考题

1. 简述妊娠40周胎儿的发育特点。
2. 简述妊娠不同时期羊水的来源。
3. 简述妊娠期母体循环血量和心排血量的变化情况。
4. 简述妊娠期妇女常见的心理变化。
5. 某女士，26岁，已婚，平素月经规律，月经周期为28日。现妊娠32周，B型超声推算胎儿体重约1800 g。孕妇本人既往身体健康，妊娠后不爱活动，饮食结构也发生了改变，现在经常发生便秘，很担心自己的身体状况会影响到孩子的生长发育。

请回答：

（1）胎儿的体重增长是否正常？请向该女士解释妊娠32周末胎儿的特点。

（2）该孕妇发生便秘的可能原因及应对措施是什么？

（朱　秀）

第六章

妊娠诊断、产前检查与筛查

导学目标

通过本章内容的学习，学生应能够：

◆ **基本目标**

1. 识记胎产式、胎先露、胎方位的定义。

2. 理解产前检查的目的、方法和内容；产前检查和产前筛查的区别与联系。

3. 运用四步触诊法进行妊娠中、晚期胎方位检查；为孕妇正确推算并核对预产期。

◆ **发展目标**

综合运用所学知识，帮助孕妇及其家庭做好分娩前准备，改善妊娠结局，促进母婴健康。

◆ **思政目标**

1. 树立生命全周期、健康全过程的大卫生、大健康观念。

2. 具有法治意识。

妊娠期从末次月经的第 1 日开始计算，全过程约 280 日（40 周左右）。根据妊娠不同时期的特点，临床上将妊娠分为 3 个时期：妊娠 13 周末以前称为早期妊娠（first trimester of pregnancy）；第 14 ~ 27 周末称为中期妊娠（second trimester of pregnancy）；第 28 周及以后称为晚期妊娠（third trimester of pregnancy）。

案例 6-1

某女士，26 岁，新婚 2 个月余，主诉平素月经不规律，月经周期 28 ~ 90 日，经期 3 ~ 5 日，记不清末次月经日期。近 5 日食欲缺乏，伴恶心、呕吐，晨起后加重，自觉乳房胀痛，想确认是否妊娠。

请回答：

1. 确诊是否妊娠，需要做哪些检查？

2. 若已确诊宫内早孕，应进行哪些常规产前检查？

3. 针对该女士的现状，此次健康教育的内容有哪些？

第一节 妊娠诊断

一、早期妊娠诊断

早期妊娠即早孕。妊娠早期是胚胎形成、胎儿器官分化的重要时期，因此早期妊娠的诊断主要是确定是否妊娠、胚胎数目、孕龄以及排除异位妊娠等病理情况。

（一）临床表现

1. 停经（cessation of menstruation） 生育期、有性生活史的健康女性，平素月经周期规则，一旦月经过期，应考虑到妊娠。停经10日以上，应高度怀疑妊娠。停经是妊娠最早出现的症状，但不是妊娠的特有症状，需与疾病、精神、环境等引起的闭经相鉴别。

2. 早孕反应（morning sickness） 停经6周左右出现恶心、晨起呕吐、食欲缺乏、喜食酸物、厌恶油腻、畏寒、头晕、流涎、乏力、嗜睡等症状，称为早孕反应，部分孕妇情绪波动较大。早孕反应多在停经12周左右自行消失。

3. 尿频 由前倾增大的子宫在盆腔内压迫膀胱所致。约妊娠12周，当子宫增大超出盆腔后，尿频症状自然消失。

4. 乳房变化 自觉乳房胀痛，轻重不一。检查乳房体积逐渐增大，有明显的静脉显露，乳头增大，乳头、乳晕着色加深。乳晕周围皮脂腺增生，出现深褐色结节，称为蒙氏结节（Montgomery's tubercles）。哺乳期妇女妊娠后乳汁明显减少。

5. 妇科检查 阴道检查可见阴道黏膜和宫颈阴道部充血，呈紫蓝色。妊娠6～8周时，双合诊检查子宫峡部极软，感觉子宫体与子宫颈似不相连，称为黑加征（Hegar sign）。子宫逐渐增大、变软，呈球形。妊娠8周时，子宫约为未孕时的2倍；妊娠12周时，子宫约为未孕时的3倍，宫底超出盆腔，可在耻骨联合上方触及。

6. 其他 部分孕妇出现雌激素增多的表现，如蜘蛛痣、肝掌、皮肤色素沉着（面颊、腹白线、外阴部位）。部分孕妇出现子宫不规律、无痛性收缩或腹部不适感。

（二）辅助检查

1. 妊娠试验（pregnancy test） 受精卵着床后不久，即可用放射免疫法测出受检者血液中hCG水平升高。临床上多用早孕试纸法检测受检者尿液，该方法简单、快速。若结果为阳性，结合临床表现可协助诊断早期妊娠。但要确定是否宫内妊娠，需超声检查。

2. 超声检查主要目的

（1）确定宫内妊娠：见到胚芽的原始心管搏动，可以确诊早期妊娠，胚胎存活。同时需要排除异位妊娠、滋养细胞疾病、盆腔肿块或子宫异常等。

（2）确定胚胎数目：若为多胎，可通过胚囊数目和形态判断绒毛膜性。

（3）估计孕龄：停经35日时，宫腔内可见到圆形或椭圆形妊娠囊（gestational sac, GS）；妊娠6周时，可见到胚芽和原始心管搏动。妊娠11～13^{+6}周测量胎儿顶臀长（crown-rump length, CRL），能较准确地估计孕周，计算预产期，同时检测颈项透明层（nuchal translucency, NT）和胎儿鼻骨（nasal bone）等，可作为妊娠早期染色体疾病筛查的指标。妊娠9～13^{+6}周超声检查可以筛查严重的胎儿畸形，如无脑儿。

3. 其他 还可通过宫颈黏液检查、基础体温（basal body temperature, BBT）测定及黄体酮试验等方法进行检查，但临床上已经不常用。

（三）诊断

有性生活史的生育期妇女出现停经，应考虑妊娠的可能。血或尿hCG阳性提示妊娠。超声发现宫内妊娠囊或胚芽可以确诊为宫内妊娠。见原始心管搏动提示胚胎存活。若临床高度怀疑妊娠，血或尿 hCG 阳性，而超声检查未发现妊娠囊或胚芽，不能完全排除妊娠。可能是超声检查时间过早或异位妊娠，需要定期复查，避免误诊或漏诊。

根据超声估计孕龄：根据末次月经推算的预产期有 50% 不准确，需要妊娠早期超声确认或校正。特别是妊娠 11 ~ 13^{+6} 周测量胎儿 CRL 来估计孕龄是最为准确的方法，妊娠 ≥ 14 周则采用双顶径、头围、腹围和股骨长度综合判断孕龄。如果妊娠 22 周前没有进行超声检查确定或校正孕龄，单纯根据末次月经推算的预产期称为日期不准确妊娠（suboptimally dated pregnancy）。

二、中、晚期妊娠诊断

妊娠中、晚期是胎儿生长和各器官发育成熟的重要时期，因此这个时期的诊断主要是判断胎儿生长发育情况、宫内状况和发现有无胎儿畸形等。

（一）临床表现

有早期妊娠的经过，感到腹部逐渐增大、自觉胎动。可于腹部扪及胎体，听到胎心音。

1. 子宫增大 腹部检查可见增大的子宫，手测子宫底高度或尺测耻上子宫长度可估计胎儿大小及孕周（表 6-1，图 6-1）。子宫底高度因孕妇的脐耻间距离、胎儿发育情况、羊水量、胎儿数等有差异。不同孕周的子宫底增长速度不同，妊娠 20 ~ 24 周时增长速度较快，平均每周增长 1.6 cm，至妊娠 36 ~ 39^{+6} 周增长速度减慢，每周平均增长 0.25 cm。增长过速或过缓均可能为异常。在正常情况下，子宫高度在妊娠 36 周时最高，至足月妊娠时因胎先露入盆，略有下降。

表6-1 不同孕周手测子宫底高度及尺测子宫长度

孕周	手测子宫底高度	尺测子宫长度（cm）
满 12 周	耻骨联合上 2 ~ 3 横指	
满 16 周	脐耻之间	
满 20 周	脐下 1 横指	18（15.3 ~ 21.4）
满 24 周	脐上 1 横指	24（22.0 ~ 25.1）
满 28 周	脐上 3 横指	26（22.4 ~ 29.0）
满 32 周	脐与剑突之间	29（25.3 ~ 32.0）
满 36 周	剑突下 2 横指	32（29.8 ~ 34.5）
满 40 周	脐与剑突之间或略高	33（30.0 ~ 35.3）

2. 胎动（fetal movement，FM） 指胎儿的躯体活动。妊娠 20 周左右孕妇常能自觉胎动，夜间和下午较为活跃，常在胎儿睡眠周期消失，持续 20 ~ 40 分钟。胎动随妊娠进展逐渐增强，至妊娠 32 ~ 34 周达高峰，妊娠 38 周后逐渐减少。妊娠 28 周以后，正常胎动次数 ≥ 10 次 /2 小时。

3. 胎体 妊娠 20 周及以后，经腹壁可触到子宫内的胎体。妊娠 24 周及以后，触诊能区分胎头、胎臀、胎背和胎儿肢体。胎头圆而硬，有浮球感，用手经阴道轻触胎头并轻推，得到胎儿浮动又回弹的感觉，称为浮球感，也称浮沉胎动感。胎臀宽而软，形状不规则。胎背宽而平坦。胎儿肢体小且有不规则活动。随着妊娠的进展，通过四步触诊法能够查清胎儿在子宫内的位置。

4. 胎心音 听到胎心音能够确诊妊娠且为活胎。妊娠 12 周，用多普勒胎心听诊仪能够探

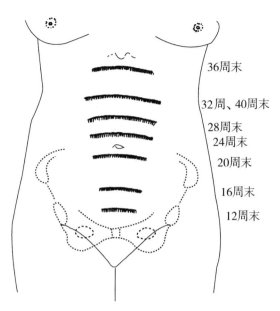

图 6-1 孕周与子宫底高度

测到胎心音；妊娠 18～20 周，用一般听诊器即可在孕妇腹壁听到胎心音。胎心音呈双音，第一音与第二音相接近，似钟表"滴答"声，速度较快，每分钟 110～160 次。胎心音应与子宫杂音、腹主动脉音、脐带杂音相鉴别。

（二）辅助检查

1. 超声检查 可以显示胎儿数目、胎产式、胎方位、胎先露、胎心搏动、胎盘位置、羊水量，同时测量胎儿双顶径、头围、腹围、股骨长度等，从而了解胎儿生长发育情况。妊娠 20～24 周采用超声进行胎儿系统检查，还能筛查胎儿结构畸形。

2. 彩色多普勒超声 用于检测子宫动脉、脐动脉和胎儿动脉的血流速度和波形。

三、胎姿势、胎产式、胎先露及胎方位

妊娠 28 周前，由于胎体较小，羊水相对较多，胎儿在子宫内活动范围较大，故胎儿位置不固定。妊娠 32 周及以后，由于胎儿生长迅速，羊水相对减少，胎儿与子宫壁贴近，因此，胎儿在子宫内的位置和姿势相对恒定，但也有极少数胎儿的姿势和位置在妊娠晚期发生改变，胎方位甚至在分娩期仍可改变。胎儿位置的诊断可以根据腹部四步触诊法、阴道或肛门检查、超声检查等综合判断。

1. 胎姿势（fetal attitude） 是指胎儿在子宫内的姿势。正常胎姿势：胎头俯屈，颏部贴近胸壁，脊柱略前弯，四肢屈曲，分别交叉于胸腹前，使其整个体积及体表面积均明显缩小，胎体成为头端小、臀端大的椭圆形。

2. 胎产式（fetal lie） 是指胎体纵轴与母体纵轴的关系（图 6-2）。胎体纵轴与母体纵轴平行者为纵产式（longitudinal lie），占足月妊娠分娩总数的 99.75%。胎体纵轴与母体纵轴垂直者为横产式（transverse lie），仅占足月妊娠分娩总数的 0.25%。胎体纵轴与母体纵轴交叉者为斜产式，是暂时的，在分娩过程中多转为纵产式，偶尔转成横产式。

3. 胎先露（fetal presentation） 是指最先进入骨盆入口的胎儿部分。纵产式包括头先露、臀先露，横产式为肩先露。头先露根据胎头屈伸程度不同分为枕先露、前囟先露、额先露及面先露（图 6-3）。臀先露分为单臀先露、完全臀先露、不完全臀先露；不完全臀先露可以分为单足先露、双足先露（图 6-4）。横产式时最先进入骨盆的是胎儿肩部，为肩先露。偶见胎儿头先露或臀先露与胎手或胎足同时入盆者，称为复合先露（compound presentation）。

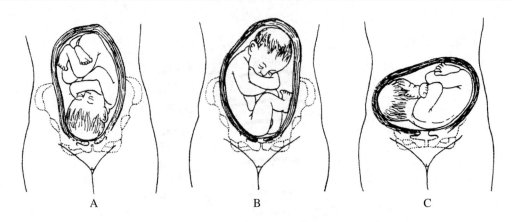

图 6-2 胎产式及胎先露

A．纵产式 - 头先露；B．纵产式 - 臀先露；C．横产式 - 肩先露

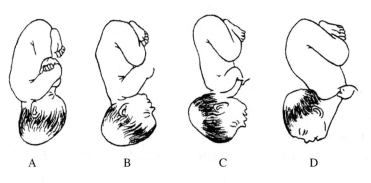

图 6-3 头先露的种类

A．枕先露；B．前囟先露；C．额先露；D．面先露

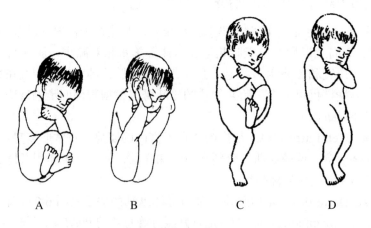

图 6-4 臀先露的种类

A．完全臀先露；B．单臀先露；C．单足先露；D．双足先露

随堂测 6-2

4．胎方位（fetal position） 是指胎儿先露部的指示点与母体骨盆的关系，简称胎位。枕先露以枕骨、面先露以颏骨、臀先露以骶骨、肩先露以肩胛骨为指示点。每个指示点与母体骨盆入口左、右、前、后、横的关系构成不同的胎方位（表 6-2）。

表6-2 胎产式、胎先露和胎方位的关系及种类

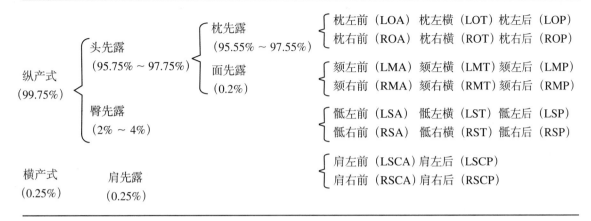

第二节 产前检查

规范和系统的产前检查能够及早防治妊娠并发症或合并症，及时发现胎儿异常，评估孕妇及胎儿的安危，确定分娩时机和分娩方式，是确保母儿健康与安全的关键环节。

一、产前检查的时间与次数

合理的产前检查时间及次数不仅能保证妊娠质量，还能节省医疗卫生资源。针对发展中国家无合并症的孕妇，WHO（2016 年）建议产前检查次数至少8次。我国《孕前和孕期保健指南（2018 年）》推荐的产前检查孕周及次数分别是：妊娠 $6 \sim 13^{+6}$ 周、$14 \sim 19^{+6}$ 周、$20 \sim 24$ 周、$25 \sim 28$ 周、$29 \sim 32$ 周、$33 \sim 36$ 周各 1 次，$37 \sim 41$ 周每周 1 次。有高危因素者，可酌情增加次数。

二、产前检查的内容

产前检查的内容包括详细询问孕妇病史、全面的体格检查、产科检查、必要的辅助检查和健康教育及指导，列于表 6-3。

表6-3 产前检查的次数与方案

检查次数	常规保健内容	必查项目	健康教育及指导
首次检查（妊娠 $6 \sim 13^{+6}$ 周）	1. 建立妊娠期保健手册 2. 确定孕周、推算预产期 3. 评估妊娠期高危因素 4. 测血压、体重与 BMI 5. 妇科检查 6. 测胎心率（妊娠 12 周左右）	1. 血常规 2. 尿常规 3. 血型（ABO 和 Rh） 4. 空腹血糖 5. 肝功能、肾功能 6. 乙型肝炎表面抗原 7. 梅毒血清抗体和 HIV 筛查 8. 重点地区地中海贫血筛查（广东、广西、海南、湖南、湖北、四川及重庆等地） 9. 超声检查	1. 流产的认识和预防 2. 营养和用药指导 3. 改变不良生活方式，避免接触有毒、有害的物质和宠物，避免高强度的工作、高噪声环境 4. 心理健康与家庭支持 5. 补充叶酸 $0.4 \sim 0.8$ mg/d 至妊娠 3 个月 6. 妊娠期常见症状的护理指导

续表

检查次数	常规保健内容	必查项目	健康教育及指导
第2次检查 （妊娠14～ 19⁺⁶周）	1．分析首次产前检查的 　结果 2．测血压、体重 3．测子宫底高度 4．测胎心率	无	1．胎儿非整倍体筛查的意义 2．补充铁剂 3．常规补充钙剂0.6～1.5 g/d 4．妊娠期常见症状的护理指导
第3次检查 （妊娠20～ 24周）	1．测血压、体重 2．测子宫底高度 3．测胎心率	1．血常规 2．尿常规 3．胎儿系统超声筛查	1．早产的认识和预防 2．营养和生活方式指导 3．胎儿系统超声筛查的意义 4．心理健康与家庭支持
第4次检查 （妊娠25～ 28周）	1．测血压、体重 2．测子宫底高度 3．测胎心率	1．血常规 2．尿常规 3．75 g OGTT	1．早产的认识和预防 2．营养和生活方式指导 3．妊娠期糖尿病筛查的意义 4．孕妇体重监测指导 5．心理健康与家庭支持
第5次检查 （妊娠29～ 32周）	1．测血压、体重 2．测子宫底高度 3．测胎心率 4．明确胎方位	1．血常规 2．尿常规 3．产科超声检查	1．分娩方式指导 2．母乳喂养指导 3．新生儿护理指导 4．孕妇体重与胎动监测 5．心理健康与家庭支持
第6次检查 （妊娠33～ 36周）	1．测血压、体重 2．测子宫底高度 3．测胎心率 4．明确胎方位	尿常规	1．分娩相关知识及准备 2．新生儿护理指导 3．孕妇体重与胎动监测 4．分娩前恐惧与产后抑郁的 　预防
第7～11次 检查（妊娠 37～41周）	1．测血压、体重 2．测子宫底高度 3．测胎心率 4．明确胎方位	1．产科超声检查 2．NST检查（每周1次）	1．分娩相关知识及准备 2．产褥期护理指导 3．母乳喂养知识 4．NST检查的意义 5．新生儿免疫接种

（一）病史

1．年龄　＜18岁或≥35岁妊娠为高危因素，年龄过小生殖系统尚未发育成熟，容易发生难产；≥35岁妊娠者为高龄孕妇，容易发生妊娠合并症、产力异常等。

2．职业　从事接触有毒物质或放射线等工作的孕妇，其母儿不良结局的风险增加，建议计划妊娠前及妊娠期更换工作。

3．本次妊娠经过　了解妊娠早期有无早孕反应、反应出现的时间及程度、病毒感染及用药史；胎动开始时间、胎动变化；饮食、睡眠、运动情况；有无阴道出血、头痛、视物模糊、心悸、气短及下肢水肿等症状。

4．推算及核对预产期（expected date of confinement，EDC）　推算方法是按末次月经（last menstrual period，LMP）第1日算起，月份减3或加9，日数加7。若孕妇只知道农历日期，按农历日期计算，月份仍减3或加9，但日期加15，或先换算成公历再推算预产期。若孕妇记不清末次月经日期，或者月经周期不规律，可根据早孕反应出现的时间、胎动开始时间、子宫底高度等估计，根据妊娠早期超声检查报告来核对预产期。若根据末次月经推算的孕周与妊娠早期超声检查推算的孕周时间相差超过 5 日，应根据妊娠早期超声结果校正预产期。妊娠早期超声检测胎儿顶臀长（CRL）是估计孕周最准确的指标。

5．月经史及孕产史　月经周期的长短影响预产期的推算和胎儿生长发育的监测，因此应询问月经初潮年龄、月经周期。初产妇应了解孕次、流产史；经产妇应了解有无难产史、死胎死产史、分娩过程、新生儿情况以及有无产后出血史，了解末次分娩或流产的时间及转归。

6．既往史及手术史　了解有无高血压、心脏病、结核病、糖尿病、血液病、肝病、肾病及传染病等，注意其发病时间及治疗情况，有无手术史及手术情况。

7．家族史　询问家族中有无妊娠合并症、双胎妊娠及其他与遗传相关的疾病。

8．配偶情况　了解配偶健康情况，有无烟酒嗜好、遗传性疾病及传染性疾病等。

（二）体格检查

观察发育、营养及精神状态；注意步态及身高，身材矮小（< 145 cm）者常伴有骨盆狭窄；测量血压、体重和身高，计算体重指数（body mass index，BMI），BMI= 体重（kg）/ [身高（m）]^2，注意有无水肿。进行系统的全身体格检查，特别要注意检查乳房发育情况、乳头大小及有无乳头凹陷；检查脊柱及下肢有无畸形；常规妇科检查了解生殖道情况。

（三）产科检查

产科检查内容包括腹部检查、骨盆测量、阴道检查等，重点了解胎儿和产道情况。检查前先告知孕妇检查的目的、步骤，检查时动作应尽可能轻柔。注意保护孕妇的隐私。男性医护人员为孕妇检查应有女性医护人员陪同。

1．腹部检查　孕妇排尿后仰卧于检查床上，头部稍垫高，露出腹部，双腿略屈曲稍分开，放松腹肌。检查者站在孕妇右侧。

（1）视诊：注意腹部外形及大小，腹部有无妊娠纹、手术瘢痕及水肿等。应注意腹部过大或过小者，要进一步核实孕周。腹部过大者应排除双胎妊娠、羊水过多、巨大胎儿的可能。腹部过小、宫底过低者应考虑胎儿生长受限、羊水过少等。腹部向下悬垂（悬垂腹）者应考虑可能伴有骨盆狭窄。

（2）触诊：妊娠中、晚期应使用软尺测量子宫高度及腹围。子宫高度是从耻骨联合上缘到子宫底的弧形距离，腹围是平脐绕腹一周的长度。子宫高度异常者，需做进一步的检查，如重新核对预产期、做超声检查。同时应采用四步触诊法（four maneuvers of Leopold）检查子宫大小、胎产式、胎先露、胎方位以及胎先露部是否衔接（图 6-5）。在做前三步手法时，检查者面向孕妇头部，做第四步手法时，检查者则应面向孕妇足端。

第一步：检查者两手置于子宫底部，了解子宫外形并测得子宫底高度，估计胎儿大小与妊娠月份是否相符。然后以两手指腹相对轻推子宫底部，判断在子宫底部的胎儿部分，胎头硬而圆且有浮球感，胎臀软而宽且形状不规则。

第二步：检查者两手分别置于腹部左右侧，一手固定，另一手轻轻深按腹壁，两手交替检查。触及平坦饱满部分为胎背，可变形的高低不平部分是胎儿肢体，有时能感到胎儿肢体活动。

第三步：检查者右手置于耻骨联合上方，拇指与其余四指分开，握住胎先露部，进一步查清是胎头或胎臀，并左右推动，以确定是否衔接。若胎先露部仍浮动，表示尚未衔接入盆。若已衔接，则胎先露部不能推动。

第四步：检查者左、右手分别置于胎先露部的两侧，沿着骨盆入口方向向下深按，再次判断胎先露部的诊断是否正确，并确定胎先露部入盆的程度。

（3）听诊：胎心音在靠近胎背上方的孕妇腹壁上听得最清楚。枕先露时，胎心音在脐右（左）下方；臀先露时，胎心音在脐右（左）上方；肩先露时，胎心音在靠近脐部下方听得最清楚（图 6-6）。听诊部位取决于胎方位及胎先露下降程度。

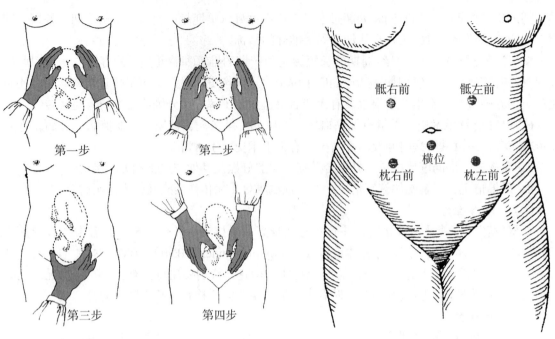

第一步　　　　　　　第二步

第三步　　　　　　　第四步

图 6-5　胎方位检查的四步触诊法

骶右前　　　骶左前

横位

枕右前　　　枕左前

图 6-6　不同胎方位胎心音听诊位置

2. 骨盆测量　女性骨盆的大小和形态对分娩有直接影响，常作为判断孕妇能否正常分娩的依据之一，故产前检查时可以作骨盆测量，以判断胎儿能否顺利经阴道分娩。测量骨盆有内测量和外测量两种。

（1）骨盆内测量（internal pelvimetry）：对于产程异常或疑有骨盆异常者，需行骨盆内测量。常在阴道分娩前或产时进行。过早测量阴道较紧，近预产期测量容易引起感染。测量时，孕妇取仰卧截石位。主要的径线如下。

1）对角径（diagonal conjugate，DC）：为耻骨联合下缘至骶岬前缘中点的距离。正常值为 12.5 ~ 13 cm，此值减去 1.5 ~ 2.0 cm 为骨盆入口前后径长度，又称真结合径（conjugate vera）。检查者将一手的示、中指伸入阴道，用中指尖触到骶岬上缘中点，示指上缘紧贴耻骨联合下缘，标记此接触点，测量中指尖到此接触点距离，即为对角径（图 6-7）。若中指指尖触不到骶岬上缘，多提示此径线 > 12.5 cm。但骨盆入口最短前后径并不是对角径和真结合径，而是产科结合径（obstetric conjugate），此值无法直接测出，可通过对角径的值减去 2.5 cm 左右，间接得出正常值为 10 cm。该数值取决于耻骨联合高度和倾斜度（图 6-8）。

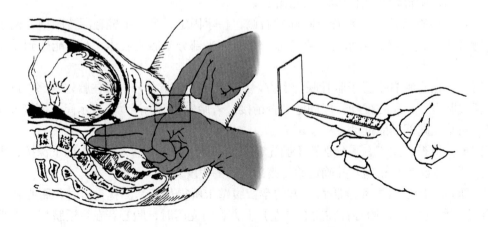

图 6-7　测量对角径

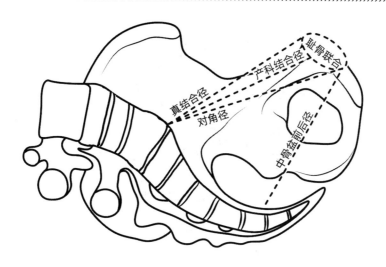

图 6-8　测量骨盆入口 3 条前后径

2）坐骨棘间径（interspinous diameter）：测量两坐骨棘间的距离，正常值约为 10 cm。检查者一手的示、中指伸入阴道内，分别触及两侧坐骨棘，估计其间的距离（图 6-9）。也可用中骨盆测量器，所测得数值较精确。坐骨棘间径是中骨盆最短的径线，若此径线过小，会影响分娩过程中胎先露下降。

3）坐骨切迹（incisura ischiadica）宽度：代表中骨盆后矢状径，为坐骨棘与骶骨下部间的距离，即骶棘韧带的宽度。检查者将伸入阴道内的示指置于韧带上移动，若能容纳 3 横指（5.5 ～ 6 cm）为正常，否则考虑中骨盆狭窄（图 6-10）。

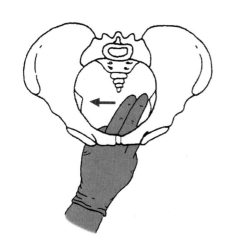

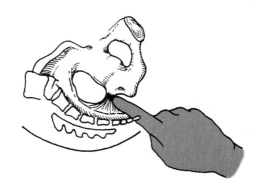

图 6-9　测量坐骨棘间径　　　　　　　　图 6-10　测量坐骨切迹宽度

4）出口后矢状径（posterior sagittal diameter of outlet）：为坐骨结节间径中点至骶骨尖端的长度。检查者将右手示指伸入肛门向骶骨方向，拇指置于体外骶尾部，两指共同找到骶骨尖端，将骨盆出口测量器一端放在此处，另一端放在坐骨结节间径的中点，测量器标出的数字即为出口后矢状径值，正常值为 8 ～ 9 cm（图 6-11）。

（2）骨盆外测量：是间接判断骨盆大小及形态的传统方法，操作简便。已有证据表明，测量髂棘间径、髂嵴间径、骶耻外径并不能预测分娩时头盆不称，无须常规测量。怀疑骨盆出口狭窄时，可测量坐骨结节间径和耻骨弓角度。但作为一项基本的产科技能，助产士仍应了解各径线的测量方法和临床意义。

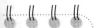

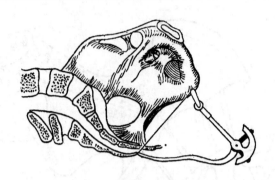

图 6-11　测量出口后矢状径

1）髂棘间径（interspinal diameter，IS）：孕妇取伸腿仰卧位，测量两侧髂前上棘外缘间的距离（图 6-12）。正常值为 23～26 cm。

2）髂嵴间径（intercrestal diameter，IC）：孕妇取伸腿仰卧位，测量两侧髂嵴外缘最宽的距离（图 6-13）。正常值为 25～28 cm。

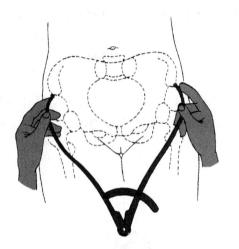

图 6-12　测量髂棘间径

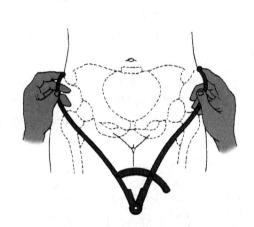

图 6-13　测量髂嵴间径

以上两径线可用于间接推测骨盆入口横径的长度。

3）骶耻外径（external conjugate，EC）：孕妇取左侧卧位，右腿伸直，左腿屈曲。测量第 5 腰椎棘突下至耻骨联合上缘中点的距离（图 6-14），正常值为 18～20 cm。第 5 腰椎棘突下相当于腰骶部米氏菱形窝（Michaelis rhomboid）上角或相当于髂嵴后连线中点下 1.5 cm 的位

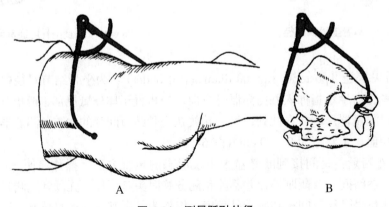

A   B

图 6-14　测量骶耻外径

A．体表标志；B．骨骼标志

置。此径线可间接推测骨盆入口前后径长度，是骨盆外测量中重要的径线。骶耻外径值与骨质厚薄有关，用骶耻外径值减去 1/2 的尺桡周径（围绕右侧尺骨茎突和桡骨茎突测得的前臂下缘的周径）值，即相当于骨盆入口前后径值。

4）坐骨结节间径（intertuberous diameter）：又称出口横径（transverse outlet，TO）。孕妇取仰卧位，两腿弯曲，双手紧抱双膝，测量两坐骨结节内侧缘的距离，正常值为 8.5 ~ 9.5 cm（图 6-15）。此径线直接反映骨盆出口横径长度，若 < 8 cm，应测量出口后矢状径，出口后矢状径与坐骨结节间径值之和 > 15 cm 时，表明骨盆出口狭窄不明显。

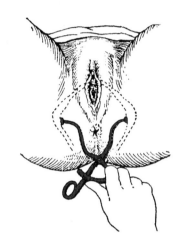

图 6-15　测量坐骨结节间径

5）耻骨弓角度（angle of subpubic arch）：检查者用左、右手拇指指尖斜着对拢，放置在耻骨联合下缘，左、右两拇指平放在耻骨降支上，测量两拇指间角度，为耻骨弓角度（图 6-16），正常值为 90°，< 80° 为异常。此角度反映骨盆出口横径的宽度。

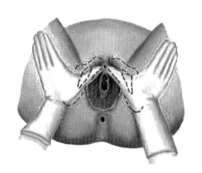 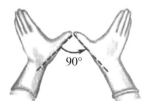 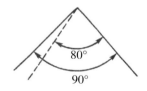

图 6-16　测量耻骨弓角度

3. 阴道检查　妊娠期可行阴道检查，特别是有阴道出血和阴道分泌物异常时。分娩前阴道检查可协助确定骨盆大小、宫颈容受和宫颈口开大程度，进行 Bishop 评分。目前在临床中阴道检查已逐渐取代肛门指诊检查。

4. 辅助检查及健康教育　内容包括：常规保健内容、辅助检查（必查项目、备查项目）、健康教育及指导，其中常规保健内容、健康教育及指导和辅助检查中的必查项目适用于所有的孕妇，有条件的医院或有指征时可开展辅助检查中的备查项目。

随堂测 6-3

知识链接

妊娠期不推荐常规检查的内容

妊娠期不推荐常规检查的内容包括：骨盆外测量；弓形体、巨细胞病毒和单纯疱疹病毒血清学筛查；妊娠期细菌性阴道病（BV）筛查；子宫颈分泌物检测胎儿纤维连接蛋白（fFN）及超声检查评估子宫颈；尿蛋白和血常规检查；甲状腺功能筛查；结核病筛查。

专家达成共识：妊娠期不需要常规进行骨盆外测量。对于阴道分娩的孕妇，妊娠晚期可测量骨盆出口径线。但对于助产技术相对不发达及试产过程中没有急诊剖宫产术手术条件的医疗机构，临床骨盆测量仍然是一种非常重要的评估方法。

中华医学会妇产科学分会产科学组.孕前和孕期保健指南（2018）[J].中华围产医学杂志，2018，21（3）：145-153.

科研小提示

女性骨盆测量经历了从临床骨盆测量向影像学测量、离体向活体、二维向三维的发展过程，为研究女性骨盆及相关临床问题提供了思路。

申平，陈春林，刘萍.女性骨盆研究方法进展[J].实用妇产科杂志，2021，37（6）：424-427.

第三节 产前筛查

遗传筛查（genetic screening）包括对成人、胎儿及新生儿遗传性疾病筛查三部分。对胎儿的筛查又称产前筛查（prenatal screening），是出生缺陷二级预防的重要步骤。产前筛查是采用简便、安全、可行的检查方法，在孕妇群体中发现子代具有遗传性疾病高风险的可疑孕妇，对其进行产前诊断，以提高产前诊断的阳性率，减少不必要的侵入性产前诊断和医疗资源的浪费，达到事半功倍的效果。

产前筛查试验不是确诊试验，筛查阳性结果意味着胎儿患病的风险升高，并非对疾病做出诊断；同样，阴性结果提示胎儿发生疾病的风险低，并非绝对正常。因此，筛查结果阳性的孕妇需要进一步行确诊试验，例如染色体异常相关疾病高风险的孕妇需要行胎儿染色体核型分析，单基因病高风险者需要行基因测序等方法来明确诊断，切不可根据筛查结果决定终止妊娠。同时，产前筛查和诊断要遵循知情同意原则。目前广泛应用的产前筛查的疾病有非整倍体染色体异常、神经管缺陷和胎儿结构畸形。

一、非整倍体染色体异常

大约有 8% 的受精卵是非整倍体染色体异常的胎儿，其中 50% 在妊娠早期流产，存活下来但伴有缺陷的染色体异常占新生儿的 0.64%。以唐氏综合征（Down syndrome，DS）为代表的非整倍体染色体异常是产前筛查的重点，建议孕妇在妊娠期均应进行这项筛查。根据检查方法，可分为孕妇血清学检查和超声检查。根据筛查时间，可分为妊娠早期和妊娠中期筛查。

1. 妊娠早期联合筛查 筛查的方法包括超声测定胎儿颈项透明层（nuchal translucency，NT）和孕妇血清学检查两类。血清学检测指标包括妊娠相关血浆蛋白 -A（pregnancy associated plasma protein-A，PAPP-A）和游离 β- 人绒毛膜促性腺激素（beta human chorionic gonadotropin，β-hCG）。联合应用血清学和 NT 检测，对 DS 具有极好的预测价值，DS 的检出率为 85%，假阳性率为 5%。有条件的医疗机构可采用妊娠早期筛查。如果筛查结果提示 DS 高风险，孕妇有相对更长的时间进一步确诊和处理。

2. 妊娠中期筛查　妊娠中期血清学唐氏筛查是目前最普遍和最常用的产前筛查方法。筛查策略为血清学标志物联合筛查，包括甲胎蛋白（alpha-fetoprotein，AFP）、人绒毛膜促性腺激素（human chorionic gonadotropin，hCG）或游离 β-hCG、游离雌三醇（unconjugated estriol，uE_3）三联筛查，或增加抑制素 A（inhibin A）形成四联筛查，结合孕妇的年龄、孕周、体重等综合计算发病风险。检查孕龄通常为妊娠 15 ~ 20 周，唐氏综合征的检出率为 60% ~ 75%，假阳性率为 5%。该方法还可作为 18- 三体综合征和神经管缺陷的筛查方式。

3. 妊娠早、中期整合筛查　整合妊娠早期和中期的筛查指标，目的是提供最高的敏感性和特异性，提高检出率和降低假阳性率。但整合筛查持续时间较长，也将增加产前筛查的成本。整合方式有 3 种。

（1）整合产前筛查（integrated prenatal screening，IPS）：首先在妊娠 10 ~ 13^{+6} 周检测血清 PAPP-A、β-hCG，在妊娠 11 ~ 13^{+6} 周进行超声 NT 测量；然后在妊娠 15 ~ 20 周行血清学四联试验。通过联合检测结果，获得唐氏综合征的风险值。与妊娠早期筛查相比，在检出率相同的情况下，可以降低假阳性率。

（2）血清序贯筛查（sequential integrated test）：为在整合产前筛查中去除 NT 检查。对于孕龄超过 NT 测量周数或由于技术原因不能提供者，可以选择血清学检测的联合筛查策略：妊娠早期血清学筛查联合妊娠中期血清学四联检测。该方法可达到与妊娠早期联合筛查相同的效果。

（3）酌情筛查（contingent screening）：首先进行妊娠早期筛查，筛查结果为胎儿风险极高者（唐氏综合征风险率 ≥ 1/50），建议绒毛活检术（chorionic villus sampling，CVS）。其他孕妇继续妊娠至中期进行四联试验，获得综合的风险评估报告。

因孕妇上述标志物的血浓度随孕龄而改变，故风险计算一定要参考准确孕龄，常用妊娠早期胎儿顶臀长计算孕周作为参照。值得强调的是，DS 筛查的目的不是诊断唐氏综合征，而是筛选出患此病可能性较大的胎儿，以确定是否需要进一步检查。

4. 超声遗传学标志物筛查　通过超声检查发现的遗传学标志物又称为软指标（soft markers），包括妊娠早期的 NT 增厚、鼻骨缺失，妊娠中期的颈部皮肤皱褶增厚、肠管回声增强、肾盂扩张、长骨（肱骨、股骨）短缩、心室内强光点、脉络膜囊肿等。需要说明的是，核型异常的胎儿往往存在解剖学改变和畸形，所以可通过超声检查发现异常，但染色体异常相关的超声指标异常仅提示染色体非整倍体异常的风险增高，可以是正常胎儿的变异，也可以是一过性的，至妊娠晚期或出生后可缓解或消失，不一定发生后遗症。另外，超声发现结构性畸形的胎儿也可提示染色体异常的风险增高，但为何种风险，取决于具体的畸形和发现的时机，如淋巴水囊瘤在妊娠早期发现与三倍体有关，在妊娠中期发现与 X 染色体单体有关。因此，超声软指标异常应注意是否存在其他结构畸形，并根据特定软指标的风险度，决定是否需要进一步产前诊断。

5. 无创产前筛查（noninvasive prenatal testing，NIPT）　是根据孕妇血浆中胎儿来源的游离 DNA（cell-free fetal DNA，cffDNA）信息筛查常见的非整倍体染色体异常的方法。20 世纪末在孕妇血浆中证实存在 cffDNA，几乎全部是来源于胎盘合体滋养层细胞在凋亡过程中释放的游离 DNA，随胎盘循环进入母体血液。cffDNA 是小片段 DNA，包含胎儿全基因组的序列，妊娠 4 周即可检出，妊娠 8 周后随着孕周增大含量逐渐上升，其在母体外周血浆中性质稳定，占母体血浆中全部游离 DNA 的 5% ~ 30%；半衰期很短，在正常分娩 2 小时后母体外周血中已

随堂测 6-4

检测不到。目前绝大部分采用二代测序和信息生物学技术，筛查的准确性高，对 21- 三体综合征、18- 三体综合征和 13- 三体综合征筛查的检出率分别为 99%、97% 和 91%，假阳性率在 1% 以下。但在可能存在胎儿其他染色体或基因疾病风险的孕妇、胎儿结构畸形、孕妇本身存在染色体异常、胎盘嵌合体等特殊情况下，不宜采用 NIPT。NIPT 目前仅用于高危人群的次级筛查，是否可用于低危人群的一级筛查，还需要卫生经济学的进一步评价。

> **知识链接**
>
> **产前筛查质量评价指标专家共识**
>
> 国家卫生健康委员会临床检验中心全国产前筛查与诊断实验室室间质量评价专家组参照国家卫生和健康委员会临床检验中心室间质量评价的管理要求与同类专家共识，制定了 18 个产前筛查质量指标，目的是督促各产前筛查实验室改善管理、提供同质化的产前筛查服务。其中 7 个指标包括产前筛查健康教育知晓率、筛查率、产前筛查检测项目室内质控开展率、产前筛查检出率、产前筛查假阳性率、阳性预测值、假阴性率，用于评价产前筛查方法的效能及筛查工作的效果；5 个指标包括室内质控项目变异系数不合格率、MOM 值中位数合格率、产前筛查高风险通知率、高风险产前诊断率、产前筛查高风险及低风险孕妇随访率，用于评价实验检测的质量、召回诊断以及后续随访工作的完成情况；6 个指标包括标本不合格率、筛查申请单信息遗漏率、检验前周转时间中位数与及时率、实验室内周转时间中位数和及时率、检测失败率、产前筛查报告不正确率，用于评价标本质量及报告发放的及时性。在实际工作中，各产前筛查实验室还可以设立更多的质量指标，以实现全过程质量管理。
>
> 国家卫生健康委员会临床检验中心产前筛查与诊断实验室室间质量评价专家组. 产前筛查质量评价指标专家共识 [J]. 中华医学遗传学杂志，2019，36（5）：413-418.

二、神经管缺陷

1. 血清学筛查 约有 95% 的神经管缺陷（neural tube defect，NTD）患儿无家族史，但约 90% 的孕妇血清和羊水中 AFP 水平升高。筛查应在妊娠 15 ～ 20 周进行，以中位数的倍数（multiple of the median，MOM）为单位。以 2.0 MOM 为 AFP 正常值的上限，筛查的阳性率为 3% ～ 5%，敏感性＞ 90%，阳性预测值为 2% ～ 6%。但孕妇血清 AFP 水平受多种因素影响，如孕龄、孕妇体重、种族、糖尿病、死胎、多胎、胎儿畸形及胎盘异常。

2. 超声筛查 99% 的 NTD 可通过妊娠中期超声检查获得诊断，而且 3% ～ 5% 的 NTD 患儿为非开放性畸形，羊水 AFP 水平在正常范围。因此孕妇血清 AFP 升高但超声检查正常者，可不必抽取羊水检测 AFP。

三、胎儿结构畸形

在妊娠 20 ～ 24 周，利用超声对胎儿各器官进行系统筛查，可以发现严重的、致死性胎儿结构畸形，包括无脑儿、严重脑膨出、严重开放性脊柱裂、严重胸腹壁缺损并内脏外翻、单腔心、致死性软骨发育不良等。因此，建议所有孕妇在此时期均进行一次系统的胎儿超声检查。胎儿畸形的产前超声检出率为 50% ～ 70%。漏诊的主要原因如下。

（1）超声检查受孕周、羊水、胎方位、母体腹壁厚薄等多种因素影响，有些器官可能无法显示或显示不清。

（2）部分胎儿畸形的产前超声检出率极低，如房间隔缺损、室间隔缺损、耳畸形、指（趾）异常、肛门闭锁、食管闭锁、外生殖器畸形及闭合性脊柱裂。

（3）部分胎儿畸形目前还不能为超声所发现，如甲状腺缺如、先天性巨结肠。

科研小提示

为增加 NIPT 技术的灵敏度和特异度，需要不断优化生物信息学分析方法，值得探讨。

潘飞燕，杨志，许惠惠，等．生物信息学分析在无创产前 DNA 检测中的应用及研究进展［J］．中国妇幼保健，2021，36（5）：1215-1218.

小 结

早期妊娠主要症状为停经和早孕反应，超声检查是确定宫内妊娠的"金标准"。中、晚期妊娠主要表现为子宫增大和胎动，通过多普勒胎心听诊仪监测胎心率、定期超声监测胎儿生长发育情况。胎产式包括纵产式和横产式，纵产式有头先露和臀先露，横产式为肩先露。胎儿先露部指示点与母体骨盆入口的不同位置构成不同的胎方位。

首次产前检查的时间应从确诊妊娠开始，检查目的包括确定孕妇和胎儿的健康状况；估计和核对孕期或胎龄；制订产前检查计划。产前检查内容包括详细询问病史、全面体格检查、产科检查及必要的辅助检查。

在妊娠早期和中期采用由超声、血清学检查和无创产前筛查组成的各种筛查策略，可以发现非整倍体染色体异常的高风险胎儿，以唐氏综合征为代表的非整倍体染色体异常是产前筛查的重点。在妊娠 20～24 周，通过超声对胎儿的各器官进行系统筛查，可发现严重的、致死性胎儿结构畸形。

思考题

1. 简述 B 型超声检查早孕的意义。

2. 简述胎方位检查四步触诊法的目的和方法。

3. 产前筛查的主要内容和方法是什么？

4. 某女士，25 岁，已婚，G_1P_0，平素月经规律，$11\dfrac{5～7}{28}$，LMP：2021 年 3 月 10 日（阳历），于 2021 年 10 月 13 日就诊。体格检查：T 36.6 ℃，P 82 次／分，R20 次／分，BP 128/80 mmHg。宫底在脐上 2 横指，胎方位 LOA，胎心率 130 次／分。该孕妇既往身体健康。

请回答：

（1）请为该孕妇推算预产期。

（2）结合检查结果，分析胎儿发育是否与胎龄相符？

（3）该孕妇还需要做哪些必要的检查？

（陈爱香）

妊娠期保健

导学目标

通过本章内容的学习，学生应能够：

◆ **基本目标**

1．识记妊娠期保健的主要任务、妊娠期体重增长标准、妊娠期用药的基本原则。

2．理解妊娠期保健的实施途径、妊娠期常见不适症状的原因。

3．运用所学知识对孕妇进行相应指导，帮助孕妇应对妊娠期常见的不适症状。

◆ **发展目标**

综合运用所学知识对妊娠不同时期孕妇进行系统管理和健康教育，为孕妇提供持续的保健服务。

◆ **思政目标**

1．具有高度的责任心、同理心及人文关怀精神。

2．发展沟通表达能力，具有良好的团队精神。

3．形成维护和促进以孕妇健康为己任的专业价值观。

妊娠期是女性特殊的生理时期。对孕妇进行系统管理和健康教育，指导其采取正确的生活方式，保证合理营养，识别和监测高危因素并在必要时进行医学支持，对维护和促进母婴安全具有至关重要的意义。

案例 7-1

某女士，27 岁，G_1P_0，单胎，妊娠 16 周来医院进行产前检查。该孕妇平素身体健康，妊娠期顺利，产科查体无异常，身高 160 cm，体重 63 kg。经询问，孕妇妊娠前体重 60 kg。

请回答：

1．该孕妇妊娠期体重增长是否正常？

2．如何对该孕妇进行体重管理和膳食指导？

3．如何指导该孕妇进行适宜的运动？

第一节　孕妇管理和保健任务

一、孕妇的系统管理

孕妇的系统管理是从确定早孕开始至产后 42 日结束，实行市、区、街道和妇幼保健机构三级管理的模式。建立妊娠期系统使用保健手册的制度，加强对孕产妇的全面管理，降低孕产妇的死亡率、围产儿的死亡率及先天畸形儿的出生率。通过系统的产前检查，筛查出具有高危因素的孕妇，并对高危孕妇进行监护和管理。常见的高危因素有孕妇本人的年龄、身高、体质、不孕史、不良孕产史、内科及外科合并症、产科并发症、胎儿异常等，同时还需考虑经济、文化、医疗卫生设施等有关社会因素。

二、妊娠期保健的主要任务

妊娠期保健的主要任务包括：健康教育和健康促进；为分娩和其父母角色转变做准备；对高危妊娠进行筛查、监护及管理。

在妊娠期保健的过程中，医务人员应以孕妇及其家庭为主体，以孕妇及其家庭的需求为导向，整合多种资源，提高孕产妇及其家庭的自我管理、自我照护能力，从生理、心理、社会、文化等多方面，促进妊娠、分娩和产褥期的顺利进行。通过系统的产前检查筛查出高危孕妇和胎儿，给予及时的诊断和治疗，保障母婴安全。

（一）妊娠早期保健任务

妊娠早期是胚胎、胎儿分化发育阶段，易受外界因素的影响，导致胎儿畸形或发生流产，应注意预防。尽早确定妊娠，评估妊娠前保健情况，指导妊娠早期营养和膳食，如叶酸的补充；妊娠期生活方式的调整，如保证充足的睡眠、规律生活、适当活动、戒烟酒，避免高强度工作和精神刺激，保持心理健康。避免接触有害化学制剂和放射线，避免病毒感染，避免密切接触宠物。遵医嘱服药，确定基础血压和体重，进行高危妊娠初筛并及时治疗各种内科合并症。指导孕妇掌握妊娠早期生理不适的应对方法。

（二）妊娠中期保健任务

妊娠中期是胎儿生长发育速度较快的阶段。评估首次产前检查结果，给予信息支持，进行妊娠中期营养、生活方式、妊娠生理知识的宣传教育，帮助孕妇应对妊娠中期的生理不适。定期监测胎儿生长发育的各项指标，适当补充铁剂和钙剂，预防和及早发现胎儿发育异常，做好高危妊娠筛查，积极预防和治疗妊娠并发症。

（三）妊娠晚期保健任务

妊娠晚期胎儿生长发育速度最快，孕妇体重增加最明显。此期应指导孕妇注意补充营养，定期产前检查，防治妊娠并发症。重点指导孕妇掌握自我监护胎儿宫内情况的方法，如自数胎动方法。做好分娩前心理和物质的准备。了解孕妇对分娩服务的需求，和孕妇家庭共同制订分娩计划，帮助孕妇掌握分娩知识及应对分娩疼痛的技巧。提前指导产褥期照护技能、新生儿照护技能、母乳喂养和产后心理调适技能，为产后适应做前期准备。

三、妊娠期保健的具体实施

（一）妊娠期保健服务团队

妊娠期保健服务由包括产科医师和助产士在内的多学科团队共同完成。助产士主要负责正常孕妇的管理，工作的重点在于给予信息支持、健康促进及促进自然分娩等。同时助产士需具备识别高危孕妇的专业能力，及时识别和转诊高危孕妇。产科医师主要负责高危孕妇的管理和诊疗。

（二）妊娠期保健的实施途径

1. 产前检查 一旦确认妊娠，就应开始产前检查，确定受孕的准确时间，了解孕妇既往孕产史和目前的健康情况，制订保健计划并及早进行妊娠期综合管理。通过系统的产前检查，对高危因素进行筛查，对存在高危因素的孕妇进行重点监护和重点管理。

2. 健康教育 通过与孕妇家庭建立良好的互动关系，给予信息支持和健康教育，使孕妇及其家庭掌握必需的知识和技能，提高其自我管理能力，自主地进行自我监测，积极参与医疗行为管理，实现妊娠期健康促进。

为了提高健康教育和健康促进的效果，妊娠期保健服务采取多种形式的健康教育，现行较为普遍和成熟的模式包括助产士门诊一对一健康教育、孕妇学校群体性健康教育、小组制同伴支持健康教育等。随着信息技术和互联网的飞速发展，多媒体技术逐渐应用于健康教育，使健康教育的形式更加多样化，其效果也有了显著提高。

（1）助产士门诊一对一健康教育：借助门诊平台，发挥助产士专业特长，提供以孕妇及其家庭为中心的个体化的保健服务，从中获取所需信息、知识和技能。妊娠对于孕妇及其家庭而言都需要经过生理和心理的长期调整和适应，助产士须协助孕妇更好地理解妊娠期自身的变化、胎儿的发育，做好心理、生活方式、社会支持等方面的调适。

（2）孕妇学校群体性健康教育：许多地区妇幼保健服务机构开设了孕妇学校，多以专业医护人员宣讲的形式为主，为孕妇及其家庭提供所需的知识和技能。内容主要包括妊娠期营养和膳食、妊娠期自我监护、分娩相关知识和技能、新生儿照护、母乳喂养等。孕妇学校受众面广，但难以提供个性化服务，如果与助产士门诊一对一个性化服务共同实施，可以产生更好的效果。

（3）小组制同伴支持健康教育：一般针对二胎、多胎妊娠及瘢痕子宫妊娠等特殊人群。采用小组制，可以在普适性健康教育的基础上增加有针对性的内容，同时可以促进境况相同的孕妇家庭进行交流，分享各自的体验。小组制同伴支持健康教育有利于健康教育内容的掌握和落实，增加准父母的自信心，但小组成员不宜过多，以免影响效果。

第二节　妊娠期生活方式指导

一、妊娠期营养和体重管理

孕妇的营养状况直接或间接地影响自身和胎儿健康。妊娠期间，孕妇需增加营养的摄入以满足自身及胎儿的双重需要，但营养摄入过多或过少均会影响胎儿发育，并导致妊娠期并发症的发生。超重和肥胖以及妊娠期体重增长过多已成为当前备受关注的公共和个人健康问题，两者均可给孕妇及其子代带来近期和远期不良影响。若营养摄入过多，易导致胎儿过大而难产，或者致产后妇女体重过高；若营养摄入过少，会导致胎儿体重较轻或孕妇营养不良，胎儿发育差，早产和死产的发生风险增加。因此，保证妊娠期合理营养对母体健康和下一代的正常身心发育具有重要意义。

（一）妊娠期营养需求

妊娠期应保证多样化的平衡膳食，同时关注一些特殊营养素的摄入，最大限度地满足妊娠期营养需求。

1. 热量 妊娠期间每日最少应增加 100 ~ 300 kcal 热量。妊娠早期热量需求与未孕妇差异不明显。妊娠中、晚期热量需求明显增加，应考虑糖类、蛋白质、脂肪三大营养素所占比例，一般推荐糖类摄入量占 60%～65%，脂肪占 25%～30%，蛋白质占 15%。

2．蛋白质　妊娠期蛋白质摄入不足会造成胎儿脑细胞分化缓慢，细胞突触较少，影响智力水平。建议孕妇妊娠 4～6 个月每日增加蛋白质 15 g 左右，妊娠 7～9 个月每日增加蛋白质 25 g 左右，优选优质蛋白，如鸡蛋、动物肉类、鱼、虾、奶制品。

3．糖类　是供给机体主要热量的食物。孕妇主食中的淀粉类食物，每日进主食 500 g 可以满足孕妇及胎儿的需要。

4．脂肪　妊娠期膳食脂肪的供能百分比为 25%～30%，其中饱和脂肪酸、单不饱和脂肪酸及多不饱和脂肪酸应分别维持在 < 10%、10% 和 10%。膳食脂肪中必需脂肪酸在人体内不能合成，必须由食物供给。妊娠期足量的二十二碳六烯酸（docosahexaenoic acid，DHA）摄入对于胎儿大脑和视网膜的发育至关重要。

5．微量元素

（1）钙和磷：妊娠后期母体必须吸收和保留一定数量的钙和磷，才能保证胎儿生长发育的需要。许多因素可以影响钙的吸收，如蔬菜中的草酸、谷类食物中的植酸盐，可与钙结合而减少钙的吸收和利用。牛奶、肉类、豆类、海产品中含钙和磷含量较多。补充钙剂应同时注意补充维生素 D。中华医学会妇产科学分会产科学组制定的《孕前和孕期保健指南（2018 年)》中建议妊娠 14～19 周开始常规补充钙剂 0.6～1.5 g/d。

（2）铁：孕妇食物中铁的含量不足容易发生缺铁性贫血。动物肝、血、瘦肉、蛋黄、豆类、贝类及各种绿叶菜均是含铁较多的食物。植物性食物铁的吸收率较低，动物性食物铁的吸收率高。孕妇在补充铁剂时，同时服用维生素 C 可促进铁剂吸收。

（3）碘：妊娠期母体和胎儿的新陈代谢率较高，甲状腺功能旺盛，碘的需要量增加。如果孕妇严重缺碘，可发生胎儿甲状腺功能减退和神经系统发育不良。提倡整个妊娠期食用含碘食盐。

6．维生素　妊娠期间孕妇对维生素的需要量增加，应注意增加维生素的摄入。维生素分为脂溶性维生素（维生素 A、D、E、K）、水溶性维生素（B 族维生素、维生素 C）。

（1）脂溶性维生素：维生素 A 与胡萝卜素有助于胎儿正常的生长发育，预防孕妇阴道上皮角化、皮肤过分干燥和乳头皲裂。妊娠期间应适当增加维生素 A 的供给量，但不能过量，以免影响胎儿骨骼的发育。动物内脏、蛋黄、牛奶等食物均为维生素 A 丰富的食品。维生素 D 能促进钙和磷吸收，对胎儿骨骼、牙齿的形成极为重要。除多晒太阳外，应补充一些富含维生素 D 的食品或制剂，如蛋黄、肝、鱼。

（2）水溶性维生素：B 族维生素包括维生素 B_1、B_2、B_6、B_{12}、烟酸、叶酸等，是细胞呼吸、葡萄糖氧化及能量代谢等作用的辅酶，广泛存在于谷类、动物肝、干果、绿叶菜、牛奶、肉、鱼、家禽、黄豆中。维生素 C 是胎儿生长发育所必需的，存在于新鲜蔬菜和水果中，对胎儿骨骼及牙齿的正常发育、造血系统的健全和机体抵抗力等都有促进作用。

（二）妊娠期膳食指导

1．妊娠早期膳食指导

（1）膳食宜清淡、烹调多样化：为减轻恶心和呕吐的程度，可食用一些易消化的食物，如馒头、烤面包干、烧饼、饼干。对于呕吐严重伴有脱水的孕妇，应多食蔬菜、水果，以补充水分、B 族维生素、维生素 C、钙、钾等无机盐，防止酸中毒，减轻妊娠不适感觉。

（2）宜少食多餐：进餐的餐次、数量、种类及时间应根据孕妇的食欲及妊娠反应轻重及时调整，采用少食多餐的办法保证进食量。应每日尽量摄入 40～50 g 或以上的蛋白质，以维持正氮平衡。

（3）多摄入富含叶酸的食物并补充叶酸：孕妇应保证每日摄入多种蔬菜 400 g，其中一半以上应为新鲜绿叶蔬菜。天然食物中存在的叶酸生物利用率低，而合成的叶酸生物利用率高，因此，除摄入富含叶酸的食物外，还应补充叶酸 0.4 ~ 0.8 mg/d，以满足机体需要。

（4）孕妇妊娠反应严重时的膳食：不过分强调膳食平衡，但孕妇每日至少摄入 130 g 糖类，首选富含糖类的粮谷类易消化食物。完全不能进食的孕妇应及时就医，以免因脂肪分解产生酮体对胎儿神经系统造成不良影响。

2. 妊娠中、晚期膳食指导

（1）增加热量，适当增加鱼、禽、蛋、瘦肉、海产品的摄入量：妊娠中期增加动物性食品 50 g/d，妊娠晚期增加 125 g/d。建议每周 2 ~ 3 次鱼类膳食，以提供胎儿脑发育的 DHA。

（2）补充钙剂，适当增加奶类摄入：奶或奶制品富含优质蛋白质，是钙的良好来源。建议每日至少饮用牛奶 250 ml 或者食用相当量的奶制品，以满足钙的需要。

（3）常吃蔬菜、水果及含铁丰富的食物：孕妇是缺铁性贫血的高危人群。建议摄入含铁丰富的食物，如动物血、肝脏、瘦肉。多摄入富含维生素 C 的蔬菜和水果。必要时在医师指导下补充小剂量铁剂。

（三）妊娠期体重管理

体重已成为反映人体营养和健康状况的一个标志，也是评定营养状况最简单、最直接、可靠的指标。目前，判断体重超重和肥胖的常用方法是世界卫生组织推荐的体重指数。2009 年，美国医学研究所（Institute of Medicine，IOM）修订了妊娠期孕妇体重增加的推荐指南（表7-1），提出了根据不同妊娠前体重指数分类的理想妊娠期增重范围，妊娠早期平均体重增加 0.5 ~ 2 kg，妊娠中、晚期体重增长率则根据妊娠前 BMI 的不同而不同。但值得注意的是，因种族不同，妊娠前体重指数不同，饮食结构、饮食习惯、生活方式和体力活动不同，国外的推荐标准不一定适合中国的孕妇。

随堂测 7-1

表7-1　根据妊娠前BMI分类推荐的妊娠期体重增长（IOM，2009）

妊娠前 BMI（kg/m²）分类	单胎孕妇		双胎孕妇
	妊娠期总增重（kg）	妊娠中、晚期每周增长（kg）	妊娠期总增重（kg）
体重不足（< 18.5）	12.5 ~ 18	0.51（0.44 ~ 0.58）	暂无
正常体重（18.5 ~ 24.9）	11.5 ~ 16	0.42（0.35 ~ 0.50）	17 ~ 25
超重（25 ~ 29.9）	7 ~ 11.5	0.28（0.23 ~ 0.33）	14 ~ 23
肥胖（≥ 30）	5 ~ 9	0.22（0.17 ~ 0.27）	11 ~ 19

科研小提示

文献显示，以助产士主导的家庭群组式妊娠期保健服务模式能有效地管理孕妇妊娠期体重，改善分娩结局，但有待于进一步研究。

陈丹丹，李益民，周临. 助产士主导的家庭群组式孕期保健服务的实践［J］. 护理学，2018，33（22）：7-10.

二、妊娠期用药

妊娠期是一个特殊的生理期，药物在孕妇体内发生的药动学和药效学变化也会与非妊娠期有明显的差异。另外，某些药物还可以通过胎盘屏障和乳汁分泌，对胚胎、胎儿甚至出生的新生儿产生不良影响。

（一）基本原则

明确诊断，合理用药。应根据孕妇病情需要选用有效、安全的药物；尽量避免联合用药；严格掌握用药剂量和使用时间，及时停药；若孕妇已用了某种可能致畸的药物，应根据药物用量、用药时妊娠月份等因素综合考虑处理方案，包括是否需要终止妊娠；妊娠早期如用过明显致畸药物，应考虑终止妊娠；有急、慢性病史的患者应注意在妊娠前进行治疗，待治愈后或在医师的监督指导下妊娠。

（二）药物使用的知情告知

美国食品药品监督管理局（FDA）于2008年提出妊娠期用药应有详细的知情告知，包括以下内容。

第一部分为胎儿风险总结：详细描述药物对胎儿的影响，如果存在风险，需说明这些关于风险的信息是来自动物实验还是人类。

第二部分为临床考虑：包括药物的作用，特别是在不知道自己妊娠的妇女当中使用此种药物的信息，还包括剂量、并发症等信息。

第三部分为数据：更详细地描述相关的动物实验或人类试验方面的数据，即第一部分的证据。

（三）用药时的胎龄

许多药物可通过胎盘进入胚胎内影响胚胎发育，用药时胎龄与损害性质有密切关系。受精后2周内，受精卵着床前后，药物对胚胎的影响为"全"或"无"。"全"表现为胚胎早期死亡导致流产，"无"则为胚胎继续发育，不出现异常；受精后3～8周是胚胎器官分化发育阶段，称为致畸高度敏感期；受精后9周至足月是胎儿生长、器官发育、功能完善的阶段，在此期间受到药物作用后，可表现为胎儿生长受限、低体重儿和功能行为异常。通常暴露剂量越大、暴露时间越长，对胚胎和胎儿的危害越大。因此，用药咨询需要考虑用药的时间长度和暴露剂量，综合分析。

随堂测 7-2

三、其他生活指导

（一）妊娠期工作安排

大部分孕妇在妊娠期继续工作是安全的。对于没有并发症的孕妇，如果其工作环境没有影响母婴安全的潜在危险，原则上可继续工作直至产程发动。但高强度体力劳动或精神压力大的工作有增加胎儿生长受限、妊娠期高血压疾病、胎膜早破、早产的可能性，应避免。我国2012年通过的《女职工劳动保护特别规定》中规定：女职工在妊娠期不能适应原劳动的，用人单位应当根据医疗机构的证明，予以减轻劳动量或者安排其他能够适应的劳动。对妊娠7个月以上的女职工，用人单位不得延长劳动时间或者安排夜班劳动，并应当在劳动时间内安排一定的休息时间。对于有高危因素的孕妇，应根据具体情况决定是否工作以及工作强度。

（二）妊娠期运动

妊娠期规律的身体活动有利于维持妊娠期体重的适宜增长，降低妊娠期糖尿病的发病风险，促进自然分娩，缓解腰部疼痛，保持妊娠期健康的精神状态。户外活动还有助于改善维生素D的营养状态，以促进胎儿骨骼的发育和母体自身的骨骼健康。妊娠期运动的目的是保持或适当提高自身健康水平，运动的强度取决于孕妇妊娠前的身体情况和运动规律。助产士或产科医师在对每个孕妇进行全面评估后，可给出运动指导和建议。对于没有禁忌证的孕妇，建议每周≥4天，每天30分钟中等强度的有氧运动。适宜的运动形式包括散步、快走、游泳、孕妇瑜伽等。

对于妊娠前不锻炼的孕妇，可先从每周3天、每天15分钟的低强度运动开始，逐渐增加运动强度和运动频率，至每周 4～7 天、每天 20～30 分钟，避免运动强度突然增大。

对于妊娠前有高强度有氧运动习惯的孕妇，可在妊娠期继续保持，孕妇可与医师或助产士商讨，随着妊娠期进展，这些运动方式是否需要适当调整以及如何调整。

肥胖孕妇应培养健康的生活方式，包括调整饮食和适当的身体运动，从低强度、短周期锻炼开始，逐渐提高运动强度，增加运动时间。

尽管运动锻炼对于妊娠期妇女具有诸多好处，但孕妇需要监测自己的运动强度并听从专业人员的建议，确保没有过度运动。运动应确保环境适宜，必要时可在空调环境下活动，并注意适当补充水分和能量，避免饱食后立即锻炼。同时，应注意并不是所有情况均适合进行妊娠期运动锻炼，如严重的心血管、呼吸、泌尿系统疾病，严重的甲状腺疾病，急性感染性疾病，有流产或早产的风险，宫颈功能不全或宫颈环扎术后，重度贫血，胎膜破裂。

知识链接

妊娠期运动专家共识（草案）

【推荐 1】妊娠期运动风险低，且对母儿有益（推荐等级 A）。

【推荐 2】所有无妊娠期运动禁忌证的孕妇均建议妊娠期进行规律运动（推荐等级 A）。

【推荐 3】无运动禁忌证的孕妇，妊娠期应每周进行 5 天、每天持续 30 分钟的中等强度运动（推荐等级 B）。

【推荐 4】妊娠期的运动形式包括有氧运动及抗阻力运动。应避免有身体接触、有摔倒及受伤风险的运动以及在高海拔地区的运动（推荐等级 C）。

【推荐 5】妊娠期运动以中等强度为宜，即运动时心率达到心率储备（heart rate reserve，HRR）的 60%～80%，或感知运动强度评分应为 13～14 分。妊娠前无运动习惯的孕妇，妊娠期运动应从低强度开始，循序渐进（推荐等级 C）。

【推荐 6】在运动过程中应保持充足的水分供给，穿宽松的衣服，避免在高温和高湿度环境中运动（推荐等级 C）。

【推荐 7】对于妊娠期运动强度明显超过指南推荐的孕妇，应在专业人员的指导和监护下运动；妊娠期糖尿病（GDM）孕妇若使用胰岛素治疗，需警惕运动引起的低血糖，尤其是妊娠早期；妊娠前肥胖孕妇应尽早开始运动，并应从低强度、短持续时间开始，循序渐进（推荐等级 C）。

【推荐 8】产后应尽早恢复运动锻炼并保持规律的运动习惯（推荐等级 B）。

中国妇幼保健协会妊娠合并糖尿病专业委员会，中华医学会妇产科学分会产科学组. 妊娠期运动专家共识（草案）[J]. 中华围产医学杂志，2021，24（9）：641-645.

（三）妊娠期性行为

理论上，性交可能诱发流产或临产，这与性交对子宫下段的物理刺激、性高潮时释放内源性催产素、精液中前列腺素的直接作用或感染物质暴露增加等有关。因此，通常建议孕妇妊娠前三个月和妊娠末三个月避免性生活，特别是在前置胎盘、阴道出血、胎膜破裂等情况下，应禁忌性生活。但目前没有足够证据表明正常妊娠妇女妊娠期不能进行性交。

第三节　妊娠期常见症状及处理

妊娠期孕妇面临各种身体不适，以消化系统症状多见，家庭及医务人员照顾及护理能帮助孕妇减轻症状，使其顺利度过妊娠过程。

一、消化系统症状

妊娠期间因孕激素使平滑肌张力降低，胃贲门括约肌松弛，胃内酸性内容物逆流至食管下部产生胃烧灼感。胃排空时间延长，易出现上腹部饱胀感。妊娠早期多数孕妇会出现胃灼热、恶心、晨起呕吐、食欲缺乏等早孕反应症状，妊娠6周左右出现，妊娠12周左右消失。孕妇应避免空腹，清晨起床前吃几块饼干或面包，起床动作应缓慢；少食多餐，忌油腻饮食；给予精神鼓励和支持，以减少心理困扰和忧虑。

二、泌尿系统症状

妊娠早期和晚期，由于子宫压迫膀胱，孕妇有尿急、尿频的症状。首先应排除尿道感染，然后向孕妇解释症状发生的原因，不必做任何处理，产后症状可消失。

三、贫血

在妊娠的后半期，孕妇对铁的需要量增多，应指导孕妇增加含铁食物的摄入，如动物肝、瘦肉、蛋黄、豆类。必要时补充铁剂，将血红蛋白浓度纠正到110 g/L以上，补充铁剂时饮用温水或水果汁可促进铁的吸收。铁剂宜在餐后服用，以减轻对胃肠道的刺激。

四、仰卧位低血压综合征

妊娠晚期，若孕妇较长时间取仰卧位，增大的子宫压迫下腔静脉，使回心血量和每搏输出量减少，会出现低血压的现象。孕妇改为左侧卧位后症状可自然消失。

五、腰背痛

妊娠期间由于关节韧带松弛，增大的子宫向前突，使躯体重心后移，腰椎向前突，使背伸肌持续紧张，孕妇出现轻微腰背痛。应指导孕妇穿低跟鞋，在拾取或抬举物品时，保持上身直立，弯曲膝部，用两下肢的力量抬起。疼痛严重者需卧床休息，局部热敷可缓解症状。

六、下肢及外阴静脉曲张

孕妇应避免两腿交叉或长时间站立、行走，并注意时常抬高下肢；指导孕妇穿弹力裤或弹力袜，避免穿妨碍血液回流的紧身衣裤，以促进血液回流；会阴部有静脉曲张者，可于臀下垫枕，抬高髋部休息。

七、下肢肌肉痉挛

妊娠晚期，孕妇由于缺钙，夜间常发生小腿腓肠肌痉挛的症状，应指导孕妇及时补充钙剂，饮食中增加钙的摄入。孕妇应避免腿部疲劳、受凉。发生下肢肌肉痉挛时，指导孕妇背屈肢体或站直前倾，以伸展痉挛的腓肠肌，局部热敷、按摩，直至痉挛消失。

八、下肢水肿

妊娠晚期，增大的子宫压迫下腔静脉，孕妇易发生下肢水肿，经休息后水肿可消退，属于正常现象。若下肢明显凹陷性水肿或经休息后不消退，应及时诊治，应考虑妊娠期高血压疾病及妊娠合并肾病、低蛋白血症。指导孕妇左侧卧位，解除右旋增大的子宫对下腔静脉的压迫，休息时下肢稍垫高，避免长时间站立。适当限制孕妇对盐的摄入，不必限制水分的摄入量。

九、痔

痔在妊娠晚期多见或明显加重，因增大的妊娠子宫压迫和腹压增高，使痔静脉回流受阻和压力增高导致痔静脉曲张，应多吃蔬菜，少吃辛辣食物，必要时服轻泻药软化大便，纠正便秘。

十、便秘

妊娠期因肠蠕动减弱，肠排空时间延长，增大的子宫压迫肠道下段，孕妇常见便秘的症状。孕妇应养成定时排便的习惯，多吃水果、蔬菜等富含纤维素的食物，同时增加每日饮水量，注意适当活动。必要时可用开塞露、甘油栓剂促进肠蠕动帮助排便。禁用轻泻药及灌肠，以免引起流产或早产。

十一、妊娠期心理问题

女性对妊娠的反应不一，可伴随短暂的焦虑和恐惧，这些均为正常现象，助产士应告知并鼓励孕妇说出真实感受。一般来说，妊娠早期心理问题的发生率较高，而妊娠中、晚期心理问题的发生率偏低。但若妊娠晚期发生心理疾病，产后抑郁的发生风险会增加。

助产士在孕产妇心理保健方面可发挥重要作用。助产士可以通过系统的助产士门诊与孕妇及其家庭建立相互信任的支持陪伴关系，从而易于发现那些可能损害心理健康的潜在问题。英国国家卫生与临床优化研究所推荐了一种简单、易于操作的问询方法来觉察可能的抑郁问题，包括两个问题："在过去的 1 个月，你经常有情绪低落、沮丧或绝望的感觉吗？""在过去的 1 个月，你经常觉得做事提不起兴趣或者没有愉悦感吗？"若孕妇对这两个问题均回答"是"，那么就需要提出第三个问题："有什么事情是你觉得需要或想要得到帮助的？"作为后续评估，可以使用筛查工具，如爱丁堡产后抑郁量表、焦虑抑郁量表，但最好由受过相关训练的助产士或专业人士进行。

> **知识链接**
>
> ### 围产期抑郁症筛查与诊治专家共识
>
> 【推荐 1】围产期抑郁症是妊娠期及产褥期常见的并发症之一，不同的文献对其定义有所不同（推荐等级 C）。
>
> 【推荐 2】围产期抑郁症可能会对孕产妇及胎儿或新生儿造成不良影响，应予以足够重视（推荐等级 C）。
>
> 【推荐 3】围产期抑郁症最大的危险因素是既往抑郁症病史（推荐等级 B）。
>
> 【推荐 4】围产期抑郁症抑郁发作的诊断标准参照 ICD-10（推荐等级 C）。
>
> 【推荐 5】建议对孕产妇进行至少 1 次筛查（推荐等级 B）。
>
> 【推荐 6】对围产期抑郁症的合理筛查时机是早期妊娠（推荐等级 A）。

【推荐7】推荐使用爱丁堡产后抑郁量表（Edinburgh postnatal depression scale，EPDS）或9个条目的患者健康问卷（patient health questionnaire-9，PHQ-9）进行抑郁症筛查（推荐等级 C）。

【推荐8】目前主张以综合、全程、分级、多学科协作诊疗，保障孕产妇安全及胎儿安全为治疗原则。治疗方法有药物治疗、心理治疗、物理治疗和其他治疗（包括运动疗法、光疗等）（推荐等级 C）。

【推荐9】轻度和中度围产期抑郁症，推荐将结构化心理治疗作为一线治疗方法。重度围产期抑郁症，建议转诊至精神专科就诊，推荐初始治疗采用抗抑郁药（推荐等级 B）。

【推荐10】重度围产期抑郁症的一线药物是选择性5-羟色胺再摄取抑制药（selective serotonin reuptake inhibitor，SSRI），包括舍曲林、西酞普兰和艾司西酞普兰（推荐等级 B）。

中华医学会妇产科学分会产科学组．围产期抑郁症筛查与诊治专家共识 [J]．中华妇产科杂志，2021，56（8）：521-527．

小　结

　　孕妇的系统管理是从确定早孕开始至产后42日结束，实行市、区、街道和妇幼保健机构三级管理的模式。由产科医师和助产士在内的多学科专业人员组成的妊娠期保健服务团队，通过多种形式的健康教育，给予孕妇信息支持，指导其正确的生活方式、合理营养、适当运动，实现孕妇的健康促进、为分娩和其母亲角色转变做准备。通过系统的产前检查对高危妊娠进行筛查、监护及管理。帮助孕妇应对妊娠期身体各种不适，如消化系统和泌尿系统症状、贫血、仰卧位低血压综合征、腰背痛、下肢及外阴静脉曲张、下肢肌肉痉挛、下肢水肿、痔、便秘及妊娠期心理问题，促进孕妇顺利度过妊娠期。

思考题

1．请简述妊娠期保健的主要任务。

2．请简述妊娠期用药基本原则。

3．某女士，25岁，G₁P₀，单胎，妊娠28周来医院进行产前检查。孕妇妊娠期过程顺利，此次产前检查未发现异常。孕妇主诉近几日夜间睡眠时常发生小腿腓肠肌痉挛的症状。

请回答：

（1）该孕妇发生小腿腓肠肌痉挛的原因是什么？

（2）助产士应如何指导该孕妇减轻下肢肌肉痉挛时的不适？

（3）助产士应如何对该孕妇进行膳食指导？

（唐惠艳）

高危妊娠的管理

第八章

导学目标

通过本章内容的学习，学生应能够：

◆ **基本目标**

1. 识记高危妊娠的概念。

2. 理解高危因素范畴及高危妊娠常用评估方法；分析常见异常电子胎心监护结果及临床意义。

3. 运用所学知识识别高危妊娠及高危因素，为高危妊娠妇女提供整体护理。

◆ **发展目标**

具有整体护理理念，为高危妊娠妇女提供持续、高质量的健康照护。

◆ **思政目标**

具有高度的责任心、良好的沟通能力和团队协作精神。

高危妊娠（high risk pregnancy）是指本次妊娠具有某种或某些高危因素，从而对母儿有较高危险性，可能导致难产和（或）危及母婴安全的妊娠。具有高危因素的孕妇称为高危孕妇（high risk gravida）。识别和系统管理高危妊娠、降低孕产妇死亡率和围产儿死亡率是衡量围产医学质量的指标之一。

案例 8-1

某女士，35 岁，G₂P₀，妊娠 32 周，主诉"下肢水肿 5 日，伴轻微头晕、头痛 2 日"，收入院。检查结果：胎方位 LOA，胎心率 138 次 / 分，宫高 29 cm，腹围 90 cm，双下肢水肿（+），胎膜未破，无宫缩。T 36.8 ℃，P 80 次 / 分，BP 148/98 mmHg，体重 66 kg。

请回答：

1. 该孕妇是不是高危孕妇？依据是什么？

2. 为进一步了解病情，还应收集哪些资料？

3. 如何评估胎儿成熟度？

第一节　高危妊娠的评估

一、概述

高危妊娠包括高危孕妇和高危胎儿两个方面，两者之间互相影响，特别是孕妇的高危因素将影响母儿在围产期的发病率、致残率和死亡率。

（一）高危因素

高危因素从发生时间上可分为基础性因素和动态性因素。

1. 基础性因素　是指高危因素在妊娠前或妊娠早期已经存在。①孕妇的基本情况，如年龄［青少年妊娠和高龄孕妇（≥ 35 岁）］、身高（< 145 cm）、体重指数（BMI < 18.5 kg/m²，或 ≥ 25 kg/m²）、不良嗜好（如吸烟、酗酒及吸毒）、家族史（如高血压、子痫前期 - 子痫、精神疾病史）、营养不良或营养过剩。②既往病史：如心脏病、糖尿病、高血压、肝病、肾病、内分泌疾病、免疫性疾病等内科合并症；生殖系统手术史，如子宫肌瘤切除术、宫颈手术史。③既往不良妊娠及分娩史：如自然流产、早产、难产、死胎和死产、胎儿畸形、低体重儿、巨大胎儿及产后出血。④妊娠早期毒物接触史：如服用有害药物、接触有害化学物质及放射性物质，感染乙型肝炎病毒、风疹病毒、巨细胞病毒、弓形体及各种性病。⑤其他：如宫颈功能不全及宫颈瘢痕、外阴瘢痕、妊娠合并子宫及卵巢肿瘤。

2. 动态性因素　是指妊娠期间发生的各种并发症，如贫血、妊娠期高血压疾病、妊娠期糖尿病、前置胎盘、胎盘早剥、胎方位异常、多胎及过期妊娠，其危险程度可随着诊治效果而有变化。

（二）处理原则

1. 病因治疗　针对不同病因积极处理。及时进行遗传学咨询、产前筛查与产前诊断，若发现异常，及时处理。积极治疗内科合并症如心脏病，不宜妊娠者应及早终止妊娠；可继续妊娠者应采取分级管理，严密监护；妊娠期应进行动态评估、及时诊治及转诊。对既往不良孕产史者，要明确病因，做好预防和治疗工作。

2. 一般处理　①指导孕妇卧床休息：以左侧卧位为宜，避免子宫对腹部椎前血管的压迫，从而改善子宫胎盘血流量，纠正缺氧。②间断吸氧：每日 2 次，每次 30 分钟。③合理增加营养：保证三大营养素以及多种维生素、铁、钙及微量元素的摄入。对伴有胎盘功能减退及胎儿生长受限者，应给予高蛋白、高能量饮食，可静脉滴注葡萄糖和氨基酸；对严重贫血或营养不良孕妇，应积极纠正贫血，给予足够的营养。④应用缩宫素：若发现胎儿缺氧，应立即停药并给予吸氧、宫内复苏等处理。

3. 适时终止妊娠　终止妊娠的时机取决于母体合并症或并发症的病情程度、胎儿成熟度以及胎儿 - 胎盘功能，在保证母体安全的前提下尽量延长孕周，以提高围产儿存活率。一般而言，高危妊娠宜在妊娠 40 周前终止妊娠，必要时可根据孕周使用糖皮质激素促胎肺成熟（妊娠 28 ~ 33⁺⁶ 周）、硫酸镁（妊娠 32 周之前）保护胎儿神经系统，提高围产儿存活力。分娩方式应根据病情、孕妇的产科情况、宫颈成熟度和胎盘功能，综合分析，做出选择。

4. 高危新生儿产时管理　高危产妇所分娩的新生儿为高危儿。产前应做好新生儿复苏准备，包括必要的设备、药物。分娩时必须有经验丰富的医务人员在场，包括新生儿科和麻醉科医师。

科研小提示

文献表明，基于互联网＋平台、智能科技等医疗信息化管理手段在高危妊娠管理中应用价值显著。信息化医疗是一个庞大的生态系统，可强力助力高危妊娠管理，极大地提高医务人员的工作效率，改善不良妊娠结局，保障母儿安全。

徐蓓，朱元方．信息化技术在高危妊娠管理中的研究及应用［J］．中国实用妇科与产科杂志，2021，37（5）：546-549.

二、评估内容与方法

（一）胎儿先天畸形及遗传病的宫内诊断

可通过影像学（如 B 型超声）、生物化学、细胞遗传学及分子生物学等技术对高危孕妇进行产前筛查和产前诊断，全面评估胎儿宫内发育状况，对先天性和遗传性疾病做出诊断。

（二）胎儿成熟度

胎儿成熟度的测定方法有多种，主要为胎肺成熟度测定，常用方法如下。

1．孕周 核实末次月经，推算孕周。一般而言，妊娠 ≥ 37 周时胎儿肺部发育已经成熟，发生新生儿呼吸窘迫综合征（neonatal respiratory distress syndrome）［也称为新生儿肺透明膜病（hyaline membrane disease of newborn）］ 的可能性极小。

2．超声检查

（1）胎盘成熟度检查：胎盘成熟度分为 3 级。Ⅰ级为成熟的早期表现；Ⅱ级为可疑成熟；Ⅲ级为成熟胎盘。在正常情况下，妊娠周数、胎儿生长发育和胎盘成熟度三者以平行的速度进展，在某些病理妊娠，如妊娠期高血压疾病、胎儿生长受限、妊娠期或妊娠合并糖尿病时，三者不相平行，胎盘Ⅲ级可提前或延缓出现。过期妊娠者也并非全部为Ⅲ级胎盘，Ⅲ级约占一半。

（2）胎儿生长指标检查：妊娠 ≥ 37 周，胎头双顶径（BPD）≥ 8.5 cm，胎儿体重在 2500 g 左右，作为胎儿成熟的指标。

（3）胎儿血流监测：监测胎儿血流动力学变化，可对胎儿状况做出客观判断，为选择适宜的终止妊娠时机提供重要参考。常用指标有脐动脉和大脑中动脉 S/D 比值、RI 值（阻力指数）、PI 值（搏动指数）等。如妊娠晚期脐动脉收缩末期流速峰值（S）与舒张末期流速峰值（D）的比值，可反映胎盘血流动力学改变。正常 S/D 值 < 3，S/D 值 ≥ 3 则预示胎儿缺氧严重，需及时处理。

3．羊水成熟度分析法 羊水分析也是判断胎儿成熟度的方法。通过观察羊水外观、性状，判断胎儿成熟度简便易行。羊水清亮为未成熟；羊水呈乳白色、内有絮状物或胎脂则为成熟。

（1）卵磷脂与鞘磷脂比值（lecithin/sphingomyelin，L/S）：随着孕周而上升，妊娠 35 周前 < 2，妊娠 35 周以后 ≥ 2。本法准确率较高，具有较高的临床价值，广泛用于高危妊娠计划分娩前判断胎肺成熟度。

（2）磷脂酰甘油（phosphatidyl glycerol，PG）：代表羊水中总磷脂的 1/10，妊娠 35 周后出现于羊水中。PG 检测阳性即表示胎肺成熟。

（3）泡沫试验（foam stability test）：将羊水、生理盐水和 95% 乙醇放于试管中，用力振荡 15 秒后静置 15 分钟，若试管中的液面上布满泡沫则为阳性，说明胎儿肺成熟。

（三）胎儿生长发育监测

1．临床测量法 测量孕妇的宫高和腹围可间接地了解胎儿发育情况。将每次测得的宫高和腹围记录在孕期保健手册上，绘制宫高和腹围曲线，观察其动态变化，由此判断胎儿大小与孕周是否相符。

2．超声测量法　是目前临床应用广泛、正确性较高的方法。

（1）孕龄估计：妊娠早期根据妊娠囊（GS）大小、胎芽或胎心搏动出现的时间、胚胎顶臀长（CRL）来估计胎龄，是判断胎儿宫内发育的重要参考依据。月经周期规律者通常可按末次月经推算孕龄。妊娠中、晚期测量胎儿双顶径（BPD）、股骨长度（FL）、头围及腹围等参数来综合估计胎龄。

（2）胎儿体重估计：先进的超声仪器本身附带计算机软件，将各项所得数据输入后，即可估算出胎儿孕周及体重。此法目前广泛应用于临床。

（四）胎儿宫内储备力测定

1．胎动计数　胎动是孕妇自我监护、评价胎儿宫内情况的简单、经济、有效的方法。胎动正常，意味着胎儿情况良好。当缺氧时，胎动减少，以减少氧的消耗，因而是代偿功能的一种表现。胎动个体差异较大，一般在夜间和下午较为活跃，孕妇应掌握自身胎动的规律、特性和频率，一旦出现异常，应及时就诊。

2．胎心监护　电子胎心监护已经成为产科不可或缺的辅助检查手段，通过使用胎儿监护仪，连续观察并记录胎心率（fetal heart rate，FHR）动态变化以及 FHR 与胎动、宫缩的关系，可估计胎儿的安危。

（1）监测胎心率

1）胎心率基线：是在无宫缩或无胎动持续 10 分钟内胎心率平均值，至少观察 2 分钟。正常胎儿的 FHR 呈小而快的有节律的周期性变化。胎心率基线 110～160 次/分为正常；＞160 次/分为胎心过速；＜110 次/分为胎心过缓。母儿的诸多因素均可影响胎心率，排除感染、药物及胎儿先天性心脏病，胎心率异常应考虑胎儿缺氧的可能。

2）胎心率基线变异：又称基线摆动，是指每分钟胎心率自波峰到波谷的振幅改变，6～25 次/分为正常，≤5 次/分为微小变异，超过 25 次/分为显著变异。基线摆动频率是指 1 分钟内波动的次数，≥6 次视为正常。有胎心率基线变异存在说明胎儿有一定的储备能力。若胎心率基线呈平坦型，即基线摆动消失，提示胎儿储备能力差。

3）胎心率加速：是指胎心率基线突然显著增加，开始到波峰时间＜30 秒。判断标准：①妊娠＜32 周，胎心率加速≥10 次/分，持续时间＞10 秒，但不超过 2 分钟；妊娠≥32 周，胎心率加速≥15 次/分，持续时间＞15 秒，但不超过 2 分钟。②延长加速是指胎心率持续加速 2～10 分钟。胎心率在胎动或子宫收缩后 FHR 增加＞15 次/分，持续＞15 秒提示胎儿状态良好，也可能是宫缩时胎儿躯干或脐带暂时受压所致。胎心率加速持续时间≥10 分钟则考虑胎心率基线变异。

4）胎心率减速：是指随宫缩时出现的暂时性胎心率减慢，可分为 3 种。①早期减速：指伴随宫缩出现的减速，表现为对称性地、缓慢地下降至最低点再恢复到基线，从减速开始至最低点的时间≥30 秒，减速幅度＜50 次/分，减速的最低点常与宫缩的峰值同时出现，从宫缩消失到胎心率恢复到基线的时间＜15 秒。一般而言，减速开始、最低点和恢复至基线水平与子宫收缩的开始、高峰和恢复基本一致（图 8-1），这与宫缩时胎头受压，脑血流量一过性减少有关。②晚期减速：其特点为胎心率减速始于子宫收缩高峰后，下降缓慢，减速的开始到胎心率最低点的时间≥30 秒，下降幅度＜50 次/分，减速的最低点通常晚于宫缩峰值，持续时间长，恢复缓慢。一般而言，减速的开始、最低点及恢复分别延后于宫缩的起始、峰值及结束（图 8-2），这可能是子宫胎盘功能不良、胎儿缺氧的表现。③变异减速：是指突发的胎心率突然下降。从减速开始至最低点的时间＜30 秒，胎心率下降≥15 次/分，持续时间≥15 秒，但＜2 分钟。有宫缩时，胎心率减速的起始、深度与持续时间与宫缩无固定关系（图 8-3）。变异减速与子宫收缩时脐带受压兴奋迷走神经有关。

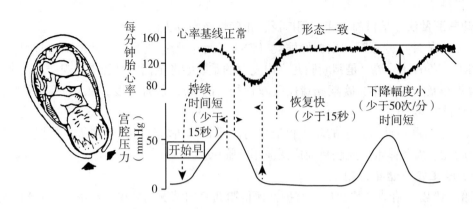

图 8-1 早期减速

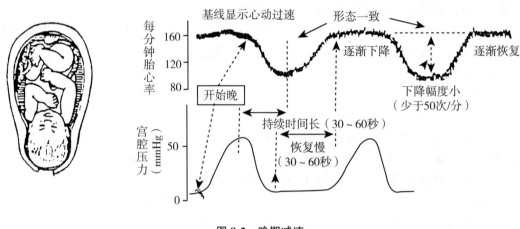

图 8-2 晚期减速

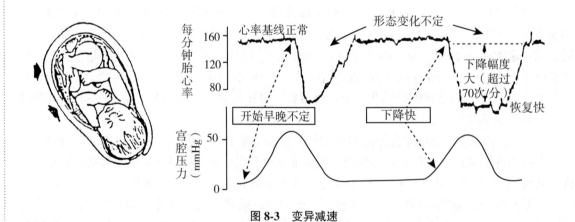

图 8-3 变异减速

（2）预测胎儿储备能力

1）无应激试验（non-stress test，NST）：是指无宫缩、无外界负荷刺激时，对胎儿进行胎心率的观察和记录，观察 FHR 变化和胎动后的反应，以了解胎儿储备能力。NST 是以胎动时伴有一过性 FHR 加速为基础，又称胎儿加速试验。方法：孕妇取半卧位或侧卧位，一般监护20 分钟，由于胎儿有睡眠周期，监护时间可能需要 40 分钟或更长。根据胎心率基线、胎动时心率变化可分为：①正常 NST（反应型），具有正常基线和变异的胎心率，20 分钟内至少有

2次伴有或不伴有胎动的 FHR 增加≥15次/分，持续时间≥15秒，提示胎儿储备能力良好，可以1周后复查；②异常 NST（无反应型），心动过缓或心动过速，变异＜5次/分，或＞25次/分，或出现正弦型波动，出现变异减速＞60秒或晚期减速，20分钟＜1次加速，提示胎儿储备能力差，需要复查、延长监护时间，必要时全面评估胎儿状况；③不典型 NST（可疑型）：基线偏低（100～110次/分）或基线上升（＞160次/分）＜30分钟，无变异或仅最小变异，变异减速持续30～60秒，20分钟内小于2次加速超过15次/分，持续15秒。

2）缩宫素激惹试验（oxytocin challenge test，OCT）：又称宫缩应激试验（contraction stress test，CST），是通过诱发子宫收缩，并用胎心监护仪记录胎心率变化，了解胎盘一过性缺氧时的负荷变化，测定胎儿储备能力的试验。监测时间为20分钟，连续观察至少3次宫缩以判断结果。OCT 图形的判断主要是基于是否出现晚期减速和变异减速。①阴性：没有晚期减速或重度变异减速；②阳性：≥50%的宫缩伴有晚期减速；③可疑（有下述任一指征）：间断出现晚期减速或者重度变异减速，宫缩＞5次/10分钟，宫缩伴胎心率减速且时间＞90秒，或出现无法解释的监护图形。在分娩过程中，为了避免不必要的剖宫产术，目前推荐采用产时胎心监护图形的三级判读系统，即Ⅰ类、Ⅱ类和Ⅲ类，具体列于表8-1。

表8-1 三级电子监护判读标准及处理

分类	临床表现	临床意义及处理
Ⅰ类	胎心率基线110～160次/分；基线变异为中度变异；无晚期减速及变异减速；存在或者没有早期减速、加速	提示胎儿酸碱平衡正常，可常规监护，无须特殊措施
Ⅱ类	除了第Ⅰ类和第Ⅲ类胎心监护的其他情况，均划为第Ⅱ类	尚不能说明存在胎儿酸碱平衡紊乱。应该综合考虑临床情况、持续胎心监护、采取其他评估方法来判断胎儿有无缺氧，可能需要宫内复苏来改善胎儿状况
Ⅲ类	（1）胎心率基线无变异且存在下述情况之一：①复发性晚期减速；②复发性变异减速；③胎心过缓（2）正弦波型	提示胎儿存在缺氧，应立即采取相应措施纠正胎儿缺氧，包括改变孕妇体位、吸氧、停止使用缩宫素、抑制宫缩、纠正孕妇低血压等。若均无效，应立即终止妊娠

知识链接

电子胎心监护应用专家共识

电子胎心监护（electronic fetal monitoring，EFM）作为一种评估胎儿宫内状态的手段，其目的在于及时发现胎儿宫内缺氧，以便及时采取进一步的措施。正确解读胎心监护图形对减少新生儿惊厥、脑性瘫痪的发生，降低分娩期围产儿死亡率，预测新生儿酸中毒以及减少不必要的阴道助产和剖宫产术等产科干预措施非常重要。对 EFM 图形的完整描述应包括5个方面，即基线、基线变异、加速、减速及宫缩。EFM 的优势在于它对预测胎儿正常酸碱平衡有极高的灵敏度，而其缺陷在于对胎儿酸中毒和神经系统损伤的预测缺乏特异性，由于 EFM 图形反映的是胎儿在监护时间内酸碱平衡状态，故常需要对其进行动态观察，以动态了解胎儿宫内情况。在临床工作中，EFM 图形的处理还应结合患者个体情况、产妇和胎儿是否存在高危因素及产程进展等因素综合分析。

中华医学会围产医学分会. 电子胎心监护应用专家共识[J]. 中华围产医学杂志，2015，18（7）：486-490.

3）胎儿生物物理评分（biophysical profile，BPP）：是结合超声检查和电子胎心监护（NST）观察胎儿生物物理指标变化，以判断胎儿有无急、慢性缺氧的一种产前监护方法。常用的是 Manning 评分法，其评分指标、意义和处理原则列于表8-2、表8-3。

表8-2 Manning评分法

指标	2分（正常）	0分（异常）
NST（20 分钟）	≥2 次胎动伴 FHR 加速，振幅≥15 次 / 分，持续时间≥15 秒	＜2 次胎动，FHR 加速，振幅＜15 次 / 分，持续时间＜15 秒
FBM（30 分钟）	≥1 次，持续时间≥30 秒的节律性呼吸	无 FBM 或持续时间＜30 秒
FM（30 分钟）	≥3 次躯干或肢体运动	≤2 次躯干或肢体运动
FT	≥1 次躯干伸展后恢复到屈曲或手张开和合拢	无活动，呈伸展状态，不能或部分恢复到屈曲
AFV	最大羊水池垂直直径≥2 cm	无或最大羊水池垂直直径＜2 cm

NST. 电子胎儿监护；FBM. 胎儿呼吸样运动；FM. 胎动；FT. 胎儿肌张力；AFV. 羊水容量；FHR. 胎心率。

表8-3 Manning评分的意义及处理原则

物理评分	处理原则
10	正常，无缺氧，胎儿无干预指征，除了糖尿病及过期妊娠（2次 / 周）外，每周复查 1 次
8（羊水正常）	正常，无缺氧，胎儿无干预指征，按规定复查
8（羊水过少）	怀疑慢性胎儿缺氧，终止妊娠
6	可能胎儿缺氧，终止妊娠指征：羊水量异常；妊娠＞36 周，羊水量正常，但宫颈已成熟；复查≤6 分
	按规定观察及复查：24 小时内复查＞6 分
4	很可能胎儿缺氧，当日复查，若评分仍≤6 分或羊水过少，则终止妊娠
2	基本肯定胎儿缺氧，终止妊娠

标准 BPP 至少需 30 分钟完成，临床更多应用改良的 BPP 监测胎儿：①选择性施行 NST，超声指标中有 1～2 个异常时进行 NST；②NST 结合羊水定量；③BPP 结合胎盘分级。

（五）胎盘功能检查

通过胎盘激素和酶测定，可以了解胎盘功能，从而间接了解胎儿宫内情况。

1. 孕妇血 / 尿雌三醇（E_3） 妊娠期间雌三醇主要由孕妇体内的胆固醇经胎儿肾上腺、肝以及胎盘共同合成，又称其为胎儿 - 胎盘单位。足月妊娠时血 E_3＞15 μg/L，若＜10 μg/L 为异常，＜5 μg/L 则提示预后不良。尿 E_3 一般测 24 小时尿 E_3 含量：＞15 mg 为正常，10～15 mg 为警戒值，＜10 mg 为危险值。若妊娠晚期连续测得危险值，提示胎盘功能低下。

2. 人胎盘催乳素（hPL） 正常值为 4～11 mg/L，足月妊娠＜4 mg/L 或突然下降50%以上提示胎盘功能低下。

随堂测 8-1

第二节　高危妊娠妇女的监护

一、护理评估

（一）健康史

详细询问健康史，包括：①孕妇的一般情况，如年龄、社会经济状况、职业以及是否有吸烟、酗酒和吸毒等不良嗜好；②月经史，以便核对孕周；③婚育史（包括病理产科病史）；④既往史（合并内科、外科和妇科疾病史）及家族史（高血压、子痫前期 - 子痫及糖尿病史，精神疾病及先天缺陷病史）；⑤了解早期妊娠时是否用过对胎儿有害的药物或接受过放射线检查，是否有过病毒感染等。

（二）身心状况

1. 一般状况　了解身高、体重、营养及步态等。如孕妇身高 < 140 cm，容易孕育低体重儿及发生头盆不称；孕妇体重 > 85 kg，糖尿病和妊娠期高血压疾病发生率增加，而体重过轻者可孕育低体重儿；步态异常者应注意有无骨盆不对称。

2. 全身检查　血压 > 140/90 mmHg 或较基础血压升高 30/15 mmHg 为异常；注意心率、心律是否正常，有无杂音，了解心脏功能；检查肺部、肝和肾有无异常。妊娠晚期，妊娠期并发症易发生和发展，如妊娠期高血压疾病，应注意异常症状和体征。

3. 专科检查　定时测量子宫底高度以判断子宫大小是否与停经周数相符，采用妊娠图监测宫高和腹围曲线有无异常，了解胎儿发育状况，尽早发现胎儿畸形。妊娠晚期，尤其是妊娠 37 周以后，通过四步触诊法了解胎产式、胎方位、胎先露及其是否衔接，特别注意有无胎方位异常和头盆不称；监测胎心率（110 ~ 160 次 / 分为正常）及胎动（妊娠 28 周后，胎动计数 < 10 次 /2 小时或减少 50% 者提示胎儿缺氧可能）。必要时可进行阴道检查以了解生殖器官有无异常，如外阴有无静脉曲张、宫颈松弛或瘢痕及子宫肌瘤，同时可确定骨盆有无狭窄及其程度等。

随堂测 8-2

4. 心理社会状况　高危孕妇常表现出紧张、焦虑、无助和恐惧等心理，其原因为担心自身和胎儿健康。如妊娠早期担心流产、胎儿畸形，妊娠中、晚期则担心并发症或合并症加重导致早产、死胎或死产，并对分娩过程中阵痛有恐惧心理。助产士应全面了解高危妊娠孕妇的心理状况、应对机制及社会支持（尤其是家庭支持）是否充足等。

（三）辅助检查

1. 实验室检查　定期进行常规检查，如血常规、尿常规，可早期发现贫血和尿蛋白等。特殊检查包括肝功能和肾功能、糖耐量试验及检测空腹血糖、唐氏综合征筛查等。必要时应检查甲状腺功能、TORCH 系列及其他病原体等。

2. 超声检查　通常于妊娠 18 周起定期行超声检查。可核实胎龄，监测双顶径、股骨长度等，了解胎儿发育情况、有无畸形，确定羊水量、胎盘位置及成熟度、胎方位等，还可及时了解脐带有无打结、绕颈等。

3. 心电图检查　了解有无心律失常或心肌劳损，必要时行心脏彩超检查以排除心脏疾患。

4. 高危妊娠的特殊检测方法　包括胎儿畸形及遗传性疾病的宫内诊断、胎儿生长状况、胎儿成熟度以及有无宫内缺氧的监测。

二、护理措施

（一）一般护理

1. 休息与活动 卧床休息可以改善子宫胎盘血液循环，减少水肿，减轻由于妊娠而产生的心血管系统负担，有利于胎儿发育，减少胎儿窘迫和发育迟缓的发生率。一般取左侧卧位。鼓励适当活动，根据孕妇的身体情况制订不同的活动计划。规律活动能释放压力、促进睡眠，有助于预防各类并发症，减少高危因素。

2. 合理增加营养 对于胎盘功能减退及胎儿发育迟缓的孕妇，给予高蛋白、高能量饮食，并补充维生素、微量元素和氨基酸；对妊娠合并糖尿病者则要控制饮食；妊娠期高血压疾病患者要减少食盐摄入（食盐＜4～6 g/d），适当增加钙的摄入。胎儿生长发育过快者应适当控制饮食。

（二）观察病情

严密监测孕妇的生命体征，注意有无阴道出血、腹痛、心悸、胸闷、视物模糊、胎动减少等症状，及时向医师报告并记录处理经过。按时进行产前检查，做好各项指标记录。产时严密观察产程进展，注意宫缩、胎心率及羊水情况，做好母儿监护及监护配合。

（三）做好配合治疗

严格执行医嘱，及时、正确给予药物治疗，并做好用药护理，保证用药安全；做好各种手术前的准备工作和术中的配合工作；妊娠期和分娩期，做好各项抢救准备及抢救配合工作；为早产儿或极低体重儿准备好暖箱，并做好高危儿的护理。正确留置检查标本，协助孕妇及家属做好各种检查前的准备。

（四）心理护理

鼓励孕妇倾诉内心感受，充分了解孕妇的心理状态，告知孕妇紧张、恐惧等负面心理对母儿的不良影响，引导孕妇及家庭积极采取有效的应对措施以缓解心理压力。指导孕妇严格遵循医嘱、密切配合治疗和护理，可极大地改善妊娠分娩结局。鼓励和指导家属参与围产保健，陪伴、支持和鼓励孕妇，提高其心理安全感。各种检查和操作之前做好充分的解释工作，并及时告知检查结果和注意事项，提高孕妇对妊娠、分娩的认知程度，减少不必要的过度紧张和焦虑。

（五）健康教育

强调按时产前检查的重要性，通过多种方式进行高危妊娠有关知识的宣传教育，提高孕妇自我保健意识和自我管理能力。教会孕妇胎动自我监测方法，若出现腹痛、胎动异常、阴道出血及流液、头晕、视物模糊、心悸等症状，应及时就诊。

小 结

高危妊娠对母儿的健康危害较大，早期识别高危孕妇并进行系统、分级管理是保障母婴健康的重要措施。临床常用的监护方法包括孕妇自我监测、宫高及腹围测量、B型超声检查、电子胎心监护、实验室检查等，以全面评估母儿情况，针对病因积极处理，并综合分析，选择适宜的终止妊娠时机。护士和助产士要加强健康指导，提高孕妇自我管理能力，并做好病情观察，协助医师开展各种治疗和检查，加强心理支持，采取有效措施积极应对，减少高危因素对母儿的不良影响。

思考题

1. 简述评估胎儿成熟度的常用方法。

2. 某女士，28 岁，G_3P_0，妊娠 37^{+2} 周，妊娠合并心脏病，主诉"下腹部阵发性疼痛 1 小时"，收入院。产科检查：宫高 34 cm，腹围 95 cm，胎方位 LOA，胎心率 128 次/分，胎先露未入盆，宫缩规律：30～35 秒/3 分钟，强度中等；胎膜未破。医嘱给予电子胎心监护，显示宫缩时胎心率减慢，约持续 25 秒，胎心率最低为 106 次/分，与宫缩峰值同步，随着宫缩的减弱，胎心率逐渐恢复至 130 次/分。

请回答：

（1）胎心率发生了什么变化？有何临床意义？

（2）目前的处理原则是什么？

（李金芝）

妊娠并发症

导学目标

通过本章内容的学习，学生应能够：

◆ **基本目标**

1. 识记常见妊娠并发症的定义及主要病因、病理。
2. 理解常见妊娠并发症的临床表现及处理原则。
3. 运用所学知识为妊娠并发症妇女提供照护。

◆ **发展目标**

1. 辨析妊娠并发症的发病机制和临床诊断。
2. 综合运用所学知识为妊娠并发症妇女提供以孕产妇为中心的助产服务。

◆ **思政目标**

1. 树立预防为主的理念。
2. 具有求真、理性和质疑的科学态度。

案例 9-1

某女士，28 岁，G_2P_0，停经 70 日，因少许阴道出血、下腹部轻微疼痛入院。妇科检查：阴道少量血性分泌物，子宫大小与停经周数相符，宫口闭，胎膜未破，妊娠产物未排出。实验室检查：hCG（+）。

请回答：

1. 该孕妇最可能的临床诊断是什么？
2. 应为该孕妇提供哪些处理措施？
3. 应为该孕妇提供哪些护理措施？

第一节　自然流产

凡妊娠不足 28 周、胎儿体重不足 1000 g 而终止者，称为流产（abortion）。流产发生在妊娠 12 周以前者称早期流产，发生在妊娠 12 周至不足 28 周者称晚期流产。流产又分为自然流

随堂测 9-1

产（spontaneous abortion）和人工流产（artificial abortion）。胚胎着床后 31% 发生自然流产，其中 80% 为早期流产。在早期流产中，约 2/3 为隐性流产（clinically silent miscarriages），即发生在月经期前的流产，也称为生化妊娠（biochemical pregnancy）。本节内容仅阐述自然流产。

【病因】

引起流产的原因主要包括胚胎因素、母体因素、父亲因素和环境因素。

1. 胚胎因素 染色体异常是自然流产最常见的原因。在早期自然流产中，有 50% ~ 60% 的妊娠产物存在染色体异常。染色体异常多为数目异常，以三体居多，而染色体结构异常引起的流产并不常见。除了遗传因素以外，感染、药物等因素也可引起胚胎染色体异常。虽然导致胚胎染色体异常的原因尚不明晰，但是孕妇年龄越大，胚胎染色体发生异常的风险越高。此外，巨细胞病毒、风疹病毒以及弓形体感染等也是导致胚胎流产的原因。

2. 母体因素

（1）全身性疾病：妊娠期高热可引起子宫收缩而发生流产；细菌毒素或病毒通过胎盘进入胎儿血液循环，导致胎儿死亡而发生流产。孕妇患严重贫血或心力衰竭可致胎儿缺氧，也可能引起流产。此外，血栓性疾病、慢性消耗性疾病、慢性肝病及肾病或高血压等也可导致流产。

（2）生殖器官异常：子宫发育不良、子宫畸形、子宫肌瘤、宫腔粘连等可影响胎儿的生长发育而导致流产。子宫颈重度裂伤，宫颈内口松弛易因胎膜早破而引起晚期流产。

（3）内分泌异常：女性内分泌功能异常，如甲状腺功能减退、糖尿病血糖控制不良、高泌乳素血症、多囊卵巢综合征及黄体功能不全等均可导致流产。

（4）免疫功能异常：母体妊娠后母儿双方免疫不适应，导致母体排斥胎儿发生流产；母体内有抗精子抗体也常导致早期流产。

（5）强烈应激与不良习惯：妊娠期严重的躯体不良刺激，如手术、直接撞击腹部、频繁性交，均可导致流产。此外，孕妇过量吸烟、酗酒、吸毒等不良习惯均可刺激子宫收缩而引起流产。

3. 父亲因素 有研究证实，精子的染色体异常可导致自然流产，但临床上精子畸形率异常增加是否与自然流产相关尚无明确证据。

4. 环境因素 过多接触有害的化学物质［如镉、铅、有机汞、滴滴涕（DDT）］和物理因素（如放射性物质、噪声及高温）可直接或间接对胚胎或胎儿造成损害，引起流产。

科研小提示

文献显示，随着同型半胱氨酸水平的升高，自然流产的发生率呈逐渐升高趋势。

袁宁，李智，柴三葆，等. 妊娠早期不同水平同型半胱氨酸与自然流产的相关性研究［J］. 实用妇产科杂志，2020，36（9）：700-704.

【病理】

妊娠 8 周前早期流产时胚胎多数先死亡，随后发生底蜕膜出血，造成胚胎的绒毛与蜕膜层分离，已分离的胚胎组织如同异物，引起子宫收缩而被排出。在妊娠早期，胎盘绒毛发育尚不成熟，与子宫蜕膜联系尚不牢固，因此在妊娠 8 周以内发生的流产，妊娠产物多数可以完整地从子宫壁分离而排出，出血不多。

妊娠 8 ~ 12 周时，胎盘绒毛发育茂盛，与底蜕膜联系较牢固。此时若发生流产，妊娠产物往往不易完整分离排出，常有部分组织残留宫腔内影响子宫收缩，致使出血较多，且经久不止。

妊娠12周以后的晚期流产，胎盘已完全形成，流产时往往先有腹痛，然后排出胎儿、胎盘。有时由于底蜕膜反复出血，凝固的血块包绕胎块，形成血样胎块稽留于宫内，也可吸收血红蛋白形成肉样胎块。偶有胎儿被挤压，形成纸样胎儿，或钙化后形成石胎。

【临床表现】

流产主要的临床表现为停经后阴道出血和腹痛。在流产发展的各个阶段，其症状发生的时间、程度也不同。

一般流产的发展过程如下。

1. 先兆流产（threatened abortion） 表现为停经后先出现少量阴道出血，量比月经量少，有时伴有轻微下腹痛、腰痛、腰坠。妇科检查：子宫大小与停经周数相符，宫颈口未开，胎膜未破，妊娠产物未排出。经休息及治疗后，若流血停止或腹痛消失，妊娠可继续进行；若流血增多或腹痛加剧，则可能发展为难免流产。

2. 难免流产（inevitable abortion） 由先兆流产发展而来，流产已不可避免。临床表现为阴道出血量增多，阵发性腹痛加重。妇科检查：子宫大小与停经周数相符或略小，宫颈口已扩张，但组织尚未排出；晚期难免流产还可有羊水流出或见胚胎组织或胎囊堵于宫颈口。

3. 不全流产（incomplete abortion） 难免流产可继续发展为不全流产，即部分妊娠产物已排出宫腔，尚有部分残留于宫腔内或嵌顿于宫颈口处，或胎儿排出后胎盘滞留宫腔或嵌顿于宫颈口，从而影响子宫收缩，致使阴道出血持续不止，严重时可引起出血性休克，下腹痛减轻。妇科检查：一般子宫小于停经周数，宫颈口已扩张，不断有血液自宫颈口内流出，有时尚可见胎盘组织堵塞于宫颈口或部分妊娠产物已排出于阴道内，而部分仍留在宫腔内，有时宫颈口已关闭。

4. 完全流产（complete abortion） 表现为妊娠产物已完全排出，阴道出血逐渐停止，腹痛随之消失。妇科检查：子宫接近正常大小或略大，宫颈口已关闭。

5. 稽留流产（missed abortion） 又称过期流产，是指胚胎或胎儿已死亡，滞留在宫腔内尚未自然排出者。胚胎或胎儿死亡后，子宫不再增大反而缩小，早孕反应消失，若已至妊娠中期，孕妇不感腹部增大，胎动消失。妇科检查：子宫较停经周数小，质地不软，宫颈口关闭。听诊不能闻及胎心音。

6. 复发性流产（recurrent abortion，RA） 指同一性伴侣连续发生3次及以上的自然流产。复发性流产大多数为早期流产，少数为晚期流产。虽然复发性流产的定义为连续3次或3次以上，但目前认为连续发生2次流产即应重视并给予评估，因其再次流产的风险与3次者相近。早期复发性流产常见原因为胚胎染色体异常、免疫功能异常、黄体功能不全、甲状腺功能低下等。晚期复发性流产常见原因为子宫解剖异常、自身免疫异常、血栓前状态等。

7. 流产感染（septic abortion） 指在流产过程中，若阴道出血时间过长、有组织残留于宫腔内或非法堕胎等，有可能引起宫腔内感染。严重时，感染可扩展到盆腔、腹腔乃至全身，并发盆腔炎、腹膜炎、败血症及感染性休克。

【诊断要点】

自然流产一般根据病史及临床表现多能确诊，仅少数需进行辅助检查。确诊自然流产后，还需确定其临床类型。

1. 病史 应询问患者有无停经史和反复流产史，有无早孕反应、阴道出血，应询问阴道出血量及持续时间，有无阴道排液及妊娠物排出。询问有无腹痛，腹痛部位、性质、程度。了解有无发热、阴道分泌物性状及有无臭味，可协助诊断流产感染。

2. 体格检查 检查并监测生命体征，检查有无贫血及感染征象。消毒外阴后行妇科检查，了解宫颈口是否扩张，有无妊娠物堵塞或羊膜囊膨出；子宫大小与停经周数是否相符，有无压痛；双侧附件有无压痛、增厚或包块。疑为先兆流产者，操作应轻柔。

3．辅助检查

（1）妊娠试验：连续测定血 β-hCG、人胎盘催乳素（human placental lactogen，hPL）、孕激素等的动态变化，有助于妊娠诊断和预后判断。

（2）B 型超声显像：超声显像可显示有无胎囊、胎动、胎心等，从而可诊断并鉴别流产及其类型，指导正确处理。

（3）孕激素测定：测定血孕酮水平能协助判断先兆流产的预后。

【处理原则】

不同类型的流产，其相应的处理原则不同。

1．先兆流产 卧床休息，禁止性生活；减少刺激；必要时给予对胎儿危害小的镇静药；对于黄体功能不足的孕妇，按医嘱每日肌内注射一次黄体酮 20 mg 或口服孕激素制剂，以利于保胎。注意及时进行超声检查，了解胚胎发育情况，避免盲目保胎。

2．难免流产 一旦确诊，应尽早使胚胎及胎盘组织完全排出，以防止出血和感染。

3．不全流产 一经确认，应尽快行负压吸引术或钳刮术以清除宫腔内残留组织。

4．完全流产 若无感染征象，一般无须特殊处理。

5．稽留流产 及时促使胎儿和胎盘排出，以防死亡胎儿及胎盘组织在宫腔内稽留日久发生严重的凝血功能障碍及弥散性血管内凝血（DIC）。处理前应做凝血功能检查。

6．复发性流产 在明确病因学诊断后有针对性地给予个性化治疗，并重视对保胎治疗成功的患者进行胎儿宫内发育监测，以及对所生的婴儿进行出生缺陷筛查。

7．流产感染 在控制感染的同时尽快清除宫内残留物。

【助产要点】

对于不同类型的流产孕妇，处理原则不同，其护理措施也有差异。

1．先兆流产孕妇的护理 先兆流产孕妇需卧床休息，禁止性生活、禁灌肠等，以减少各种刺激。护士除为其提供生活护理外，通常遵医嘱给予孕妇适量镇静药、孕激素等；随时评估孕妇的病情变化，如是否腹痛加重、阴道出血量增多等。此外，由于孕妇的情绪状态也会影响其保胎效果，因此护士还应注意观察孕妇的情绪反应，加强心理护理，从而稳定孕妇情绪，增强保胎信心。向孕妇及家属讲明以上保胎措施的必要性，以取得孕妇及家属的理解和配合。

2．妊娠不能再继续者的护理 护士应积极采取措施，及时做好终止妊娠的准备；协助医师完成手术过程，使妊娠产物完全排出，同时开放静脉通道，做好输液、输血准备。严密监测孕妇的体温、血压及脉搏，观察其面色、腹痛、阴道出血及与休克有关征象等。有凝血功能障碍者应予以纠正，然后再行引产或手术。

3．预防感染 护士应监测患者的体温、血象，阴道出血及分泌物的性状、颜色、气味等，并严格执行无菌操作规程，加强会阴部护理。指导孕妇使用消毒会阴垫，保持会阴部清洁，养成良好的卫生习惯。当护士发现感染征象后，应及时报告医师，并按医嘱进行抗感染处理。此外，护士还应嘱患者流产后 1 个月返院复查，确定无禁忌证后，方可开始性生活。

4．健康教育 应与孕妇及家属共同讨论此次流产的原因，并向他们讲解流产的相关知识，帮助他们为再次妊娠做好准备。病因明确者，应积极接受对因治疗，若为黄体功能不足，按医嘱正确使用黄体酮治疗以预防流产；若为子宫发育异常，需在妊娠前先行矫治手术，例如宫颈功能不全者应在未妊娠前做宫颈内口松弛修补术；若已妊娠，则可在妊娠 12 ～ 14 周行宫颈环扎术。有复发性流产史者在下一次妊娠确诊后应卧床休息，加强营养，禁止性生活，补充维生素 C、B、E 等，治疗期必须超过以往发生流产的妊娠月份。

第二节　异位妊娠

　　正常妊娠时，受精卵着床于子宫体腔内膜。受精卵在子宫体腔外着床发育时，称为异位妊娠（ectopic pregnancy），习称宫外孕（extrauterine pregnancy）。异位妊娠是妇产科常见的急腹症，发病率约为2%，是孕产妇死亡原因之一。近年来，由于对异位妊娠的更早诊断和处理，孕产妇的存活率和妇女生育保留能力显著提升。

　　异位妊娠依据受精卵在子宫体腔外种植部位不同分为输卵管妊娠、卵巢妊娠、腹腔妊娠、阔韧带妊娠、宫颈妊娠等。其中，输卵管妊娠最为常见，占异位妊娠的95%左右。本节主要阐述输卵管妊娠。输卵管妊娠因其发生部位不同，又可分为间质部、峡部、壶腹部和伞部妊娠（图9-1）。以壶腹部妊娠多见，约占78%；其次为峡部妊娠；伞部、间质部妊娠少见。

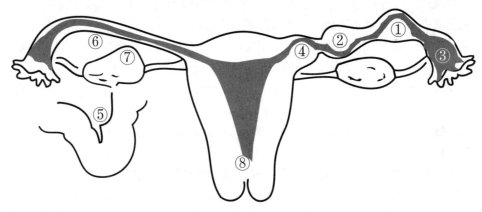

图 9-1　输卵管妊娠的发生部位

①输卵管壶腹部妊娠；②输卵管峡部妊娠；③输卵管伞部妊娠；④输卵管间质部妊娠；⑤腹腔妊娠；⑥阔韧带妊娠；⑦卵巢妊娠；⑧宫颈妊娠

【病因】

　　1．输卵管炎症　是输卵管妊娠的主要原因，包括输卵管黏膜炎和输卵管周围炎。慢性炎症可以使输卵管管腔黏膜粘连，管腔变窄；或纤毛缺损；或输卵管与周围粘连，输卵管扭曲，管腔狭窄，输卵管管壁平滑肌蠕动减弱等，这些因素均妨碍了受精卵的顺利通过和运行。

　　2．输卵管妊娠史或手术史　曾有输卵管妊娠史，再次妊娠复发的概率达10%。有输卵管绝育史及手术史者，输卵管妊娠的发生率为10% ～ 20%，常见于不孕症患者接受卵巢管粘连分离术或输卵管形成术后。

　　3．输卵管发育不良或功能异常　输卵管过长、肌层发育差、黏膜纤毛缺乏等发育不良，均可为输卵管妊娠的原因。输卵管蠕动、纤毛活动以及上皮细胞的分泌功能异常，也可影响受精卵的正常运行。此外，精神因素也可引起输卵管痉挛和蠕动异常，干扰受精卵的正常运送。

　　4．辅助生殖技术　近年来，由于辅助生殖技术的应用，使输卵管妊娠发生率增加，既往少见的异位妊娠，如卵巢妊娠、宫颈妊娠、腹腔妊娠的发生率增加。

　　5．其他　内分泌失调、神经精神功能紊乱、输卵管手术以及子宫内膜异位症等都可增加受精卵着床于输卵管的可能性。此外，放置宫内节育器与异位妊娠发生的关系已引起国内外学者的重视。随着宫内节育器的广泛应用，异位妊娠发生率增高，其原因可能与使用宫内节育器后的输卵管炎有关。最近相关调查研究表明，宫内节育器本身并不增加异位妊娠的发生率，但若宫内节育器避孕失败而受孕时，则发生异位妊娠的机会较大。

【病理】

输卵管管腔狭小，管壁薄且缺乏黏膜下组织，其肌层远不如子宫肌壁厚，韧性不足，蜕膜形成差，不利于胚胎的生长发育，因此输卵管妊娠发展常发生以下结局。

1．输卵管流产（tubal abortion）　多见于输卵管壶腹部妊娠，发病多在妊娠 8 ～ 12 周（图 9-2）。由于输卵管妊娠时管壁形成的蜕膜不完整，发育中的囊胚常向管腔内突出生长，最终突破包膜而出血，导致囊胚与管壁分离，若整个囊胚剥离落入管腔并经输卵管逆蠕动排入腹腔，即形成输卵管完全流产，出血量一般不多。若囊胚剥离不完整，有一部分组织仍残留于管腔，则为输卵管不完全流产。此时，管壁肌层收缩力差，血管开放，持续反复出血，量较多，血液凝聚在直肠子宫陷凹，形成盆腔积血和血肿，甚至流入腹腔。

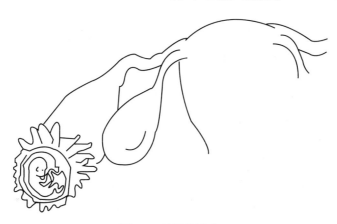

图 9-2　输卵管流产

2．输卵管妊娠破裂（rupture of tubal pregnancy）　多见于输卵管峡部妊娠，发病多在妊娠 6 周左右。当囊胚生长时，绒毛侵蚀管壁的肌层及浆膜，以致穿破浆膜，形成输卵管妊娠破裂（图 9-3）。由于输卵管肌层血管丰富，输卵管妊娠破裂所致的出血远较输卵管流产严重，短期内即可发生大量腹腔内出血使孕妇发生休克，也可反复出血，形成盆腔及腹腔血肿。

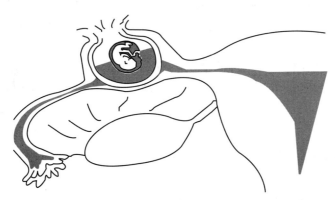

图 9-3　输卵管妊娠破裂

3．陈旧性异位妊娠　输卵管流产或破裂后未及时治疗，或内出血已逐渐停止，病情稳定，时间过久，胚胎死亡或被吸收。但长期反复内出血形成的盆腔血肿可机化变硬，并与周围组织粘连，临床上称为陈旧性异位妊娠。机化性包块可存在多年，甚至钙化形成石胎。

4．继发性腹腔妊娠　发生输卵管流产或输卵管妊娠破裂后，胚胎被排入腹腔，大部分死亡，不会再生长发育。但偶尔也有存活者，若存活胚胎的绒毛组织仍附着于原位或排至腹腔后重新种植而获得营养，可继续生长发育形成继发性腹腔妊娠，若破裂口在阔韧带内，可发展为阔韧带妊娠。

5．持续性异位妊娠 近年来，对输卵管妊娠行保守性手术机会增多，若术中未完全清除妊娠物，或残留有存活滋养细胞而继续生长，致术后 β-hCG 不下降或反而上升，称为持续性异位妊娠（persistent ectopic pregnancy）。

输卵管妊娠和正常妊娠一样，滋养细胞产生的 hCG 维持黄体生长，使甾体激素分泌增加，因此月经停止来潮。子宫肌纤维增生、肥大，子宫增大、变软，但子宫增大与停经月份不相符。子宫内膜出现蜕膜反应。蜕膜的存在与受精卵的生存密切相关，若胚胎死亡，滋养细胞活力消失，蜕膜自宫壁剥离而发生阴道出血。有时蜕膜可完整剥离，随阴道出血排出三角形蜕膜管型（decidual cast）；有时则呈碎片排出，排出的组织见不到绒毛，组织学检查无滋养细胞。

【临床表现】

输卵管妊娠的临床表现与受精卵着床部位、有无流产或破裂以及出血量多少与时间长短等有关。在输卵管妊娠早期，若尚未发生流产或破裂，常无特殊的临床表现，其过程与早孕或先兆流产相似。

1．停经 多数患者停经 6～8 周以后出现不规则阴道出血，但有 20%～30% 患者无停经史，将异位妊娠时出现的不规则阴道出血误认为月经，或由于月经过期仅数日而不认为是停经，可能无停经史主诉。

2．腹痛 是输卵管妊娠患者就诊的主要症状，占 95%。输卵管妊娠未发生流产或破裂前，常表现为一侧下腹隐痛或酸胀感。输卵管流产或输卵管妊娠破裂时，突感一侧下腹部撕裂样疼痛，常伴有恶心、呕吐。若血液局限于病变区，主要表现为下腹部疼痛，当血液积聚于直肠子宫陷凹处，可出现肛门坠胀感。随着血液由下腹部流向全腹，疼痛也遍及全腹，血液刺激膈肌，可引起肩胛部放射性疼痛及胸部疼痛。

3．阴道出血 胚胎死亡后导致血 hCG 下降，卵巢黄体分泌的激素不能维持蜕膜生长而发生剥离出血，常有不规则阴道出血，呈暗红色或深褐色，量少，呈点滴状，一般不超过月经量。少数患者阴道出血量较多，类似月经。阴道出血可伴有蜕膜管型或蜕膜碎片排出，系子宫蜕膜剥离所致。阴道出血常在病灶去除后方能停止。

4．晕厥与休克 由于腹腔内急性出血及剧烈腹痛，轻者出现晕厥，严重者出现失血性休克。休克的程度取决于内出血速度及出血量。出血量越多，速度越快，症状出现也越严重，但与阴道出血量不成正比。

5．腹部包块 如输卵管流产或输卵管妊娠破裂后所形成的血肿时间过久，可因血液凝固，逐渐机化、变硬并与周围器官（子宫、输卵管、卵巢、肠管等）发生粘连而形成包块。包块较大或位置高者，腹部可扪及。

【诊断要点】

1．病史 询问患者年龄、生育情况及月经史，以准确推断停经时间。

2．腹部检查 输卵管流产或输卵管妊娠破裂者，下腹部有明显压痛和反跳痛，尤以患侧为甚，轻度腹肌紧张；出血较多时，叩诊有移动性浊音。有些患者下腹可触及包块，若反复出血并积聚，包块可不断增大、变硬。

3．盆腔检查 输卵管妊娠未发生流产或破裂者，除子宫略大、较软外，仔细检查可能触及胀大的输卵管并有轻度压痛。输卵管流产或输卵管妊娠破裂者，阴道后穹隆饱满，有触痛。将宫颈轻轻上抬或左右摇动时引起剧烈疼痛，称为宫颈抬举痛或摇摆痛，是输卵管妊娠的主要体征之一。子宫稍大而软，腹腔内出血多时检查子宫呈漂浮感。

4．辅助检查

（1）妊娠试验：放射免疫法测血中 hCG，尤其是动态观察血 β-hCG 的变化对诊断异位妊娠极为重要。虽然此方法灵敏度高，测出异位妊娠的阳性率一般可达 80%～90%，但 β-hCG

阴性者仍不能完全排除异位妊娠。

（2）超声检查：B 型超声显像有助于诊断异位妊娠。阴道 B 型超声检查较腹部 B 型超声检查准确性高。将血 hCG 测定与超声检查相配合，对异位妊娠的诊断帮助很大。

（3）经阴道后穹窿穿刺术：是一种简单、可靠的诊断方法，适用于疑有腹腔内出血的患者。由于腹腔内血液易积聚于直肠子宫陷凹，即使血量不多，也能经阴道后穹窿穿刺术抽出。用长针头自阴道后穹窿刺入直肠子宫陷凹，抽出暗红色不凝血为阳性；如抽出血液较红，放置 10 分钟内凝固，表明误入血管。无内出血、内出血量少、血肿位置较高或直肠子宫陷凹有粘连时，可能抽不出血液，因而穿刺阴性不能排除输卵管妊娠存在。

（4）腹腔镜检查：有助于提高异位妊娠诊断的准确性。早期异位妊娠患者，腹腔镜可见一侧输卵管肿大，表面呈紫蓝色，腹腔内无出血或有少量出血。实施腹腔镜检查有利于在确诊的同时行镜下手术治疗。

【处理原则】

1．药物治疗　主要适用于早期异位妊娠，要求保留生育能力的年轻患者。全身用药常用甲氨蝶呤。治疗机制是抑制滋养细胞增生、破坏绒毛，使胚胎组织坏死、脱落、吸收。

2．手术治疗　适用于：①生命体征不稳定或有腹腔内出血征象者；②异位妊娠有进展者（如血 hCG > 3000 U/L 或持续升高、有胎心搏动、附件区大包块）；③随诊不可靠者；④有药物治疗禁忌证或药物治疗无效者；⑤持续性异位妊娠者。应根据患者情况选择根治性手术（连同胚胎一起切除患侧输卵管）或保守性手术（去除胚胎组织，但保留患侧输卵管）。

科研小提示

对于病情稳定的非破裂型异位妊娠患者，腹腔镜手术或肌内注射甲氨蝶呤治疗均是安全、有效的治疗方法（A 级证据）。

陆琦，王玉东 . 2018 年美国妇产科医师学会《输卵管妊娠》指南解读［J］. 中国实用妇科与产科杂志，2018，34（3）：270-274.

【助产要点】

1．接受药物治疗患者的护理

（1）病情观察：密切观察患者的一般情况、生命体征，并重视患者的主诉，尤其应注意阴道出血量与腹腔内出血量不成比例。

（2）用药护理：在用药期间，应用 B 型超声和 β-hCG 进行严密监护，并注意患者的病情变化及药物的毒性反应及副作用。常用药物有甲氨蝶呤，其不良反应较小，常表现为消化道反应，骨髓抑制以白细胞下降为主，有时可出现轻微肝功能异常、药物性皮疹、脱发等，大部分反应是可逆的。

（3）休息与饮食：患者应卧床休息，避免腹部压力增大，从而减少异位妊娠破裂的机会。指导患者摄取足够的营养物质，尤其是富含铁蛋白的食物，如动物肝脏、鱼肉、豆类、绿叶蔬菜以及黑木耳，以促进血红蛋白浓度的增加，增强患者的抵抗力。

2．接受手术治疗患者的护理

（1）术前准备：腹腔镜是近年治疗异位妊娠的主要方法，多数输卵管妊娠可在腹腔镜直视下穿刺输卵管的妊娠囊，吸出部分囊液或切开输卵管吸出胚胎，并注入药物；也可以行输卵管切除术。在严密监测患者生命体征的同时，开放静脉通道，交叉配血，做好输血、输液准备，以便配合医师积极纠正休克、补充血容量，并按急诊手术要求迅速做好术前准备。

（2）心理支持：术前简洁明了地向患者及家属讲明手术的必要性，并以亲切的态度和切实的行动赢得患者及家属的信任，保持周围环境安静、有序，减少和消除患者的紧张、恐惧心理，协助患者接受手术治疗方案。术后，护士应帮助患者以正常的心态接受此次妊娠失败的现实，向她们讲述异位妊娠的有关知识，一方面，可以减少患者因恐惧再次发生异位妊娠而抵触妊娠的不良情绪；另一方面，也可以增加和提高患者的自我保健意识。

3. 健康教育 输卵管妊娠良好的预后在于防止输卵管的损伤和感染，应做好妇女的健康指导工作，防止发生盆腔感染。教育患者保持良好的卫生习惯，勤洗浴、勤换衣，性伴侣稳定。发生盆腔炎后，须立即、彻底治疗，以免延误病情。另外，由于输卵管妊娠患者中约有10%的再发生率和50%～60%的不孕率。因此，需告诫患者，下次妊娠时要及时就医，并且不宜轻易终止妊娠。

第三节 妊娠期高血压疾病

妊娠期高血压疾病（hypertensive disorders of pregnancy）是妊娠与血压升高并存的一组疾病，包括妊娠期高血压、子痫前期、子痫、慢性高血压并发子痫前期以及妊娠合并慢性高血压。发病率为5%～12%。该组疾病严重影响母婴健康，是导致孕产妇及围产儿病死率升高的主要原因之一。

【病因】

本病发病原因至今尚未明确，其易发因素及主要病因学说如下。

1. 易发因素 流行病学调查发现，妊娠期高血压疾病可能与以下因素有关。①初产妇；②年轻孕产妇（年龄≤18岁）或高龄孕产妇（年龄≥35岁）；③精神过度紧张或受刺激致使中枢神经系统功能紊乱；④寒冷季节或气温变化过大；⑤有慢性高血压、慢性肾炎、糖尿病等病史的孕妇；⑥营养不良，如贫血、低蛋白血症；⑦初次产前检查时体重指数（BMI）≥28 kg/m²；⑧子宫张力过高（如羊水过多、双胎妊娠、巨大胎儿）；⑨家族中有高血压史，尤其是孕妇之母有重度妊娠期高血压史。

2. 病因学说

（1）免疫学说：妊娠被认为是成功的自然同种异体移植。从免疫学观点出发，认为妊娠期高血压疾病病因是胎盘某些抗原物质免疫反应的变态反应，与移植免疫的观点很相似。但与免疫的复杂关系有待进一步证实。

（2）子宫螺旋小动脉重铸不足：临床发现妊娠期高血压疾病易发生于初产妇、多胎妊娠、羊水过多者，因此本学说认为该病的发生是由于子宫张力增高，影响子宫血液供应，造成子宫 - 胎盘缺血、缺氧所致。此外，如孕妇有严重贫血、慢性高血压、糖尿病，全身血液循环不能适应子宫 - 胎盘需要时，也易伴发本病。

（3）血管内皮功能障碍：研究发现，妊娠期高血压疾病患者细胞毒性物质和炎性介质（如氧自由基、过氧化脂质、血栓素 A_2）含量增高，而前列环素、维生素 E、血管内皮素等减少，诱发血小板凝聚，并对血管紧张因子敏感，血管收缩致使血压升高，并且导致一系列病理变化。此外，气候寒冷、精神紧张也是本病的主要诱因。

（4）营养缺乏及其他因素：流行病学调查显示，妊娠期高血压疾病的发生可能与钙缺乏有关。妊娠易引起母体缺钙，而妊娠期补钙可使妊娠期高血压疾病的发生率下降，但其发生机制尚未明确。另外，以白蛋白缺乏为主的低蛋白血症、锌和硒等缺乏与子痫前期的发生和发展有关。此外，其他因素（如胰岛素抵抗、遗传）与妊娠期高血压疾病发生的关系也有报道。

【病理生理】

妊娠期高血压疾病的基本病理生理变化是全身小动脉痉挛，内皮损伤及局部缺血。全身各

随堂测 9-3

系统、各脏器灌流减少，对母儿造成危害，甚至导致母儿死亡。由于小动脉痉挛，造成管腔狭窄，周围阻力增大，内皮细胞损伤，通透性增加，体液和蛋白质渗漏，表现为血压上升、蛋白尿、水肿和血液浓缩等。全身各组织和器官因缺血、缺氧而受到不同程度的损害，严重时脑、心脏、肝、肾及胎盘等发生病理生理变化，可导致抽搐、昏迷、脑水肿、脑出血、心脏及肾衰竭、肺水肿、肝细胞坏死及被膜下出血，胎盘绒毛退行性变、出血和梗死，胎盘早剥以及凝血功能障碍而导致 DIC 等。

【分类及临床表现】

妊娠期高血压疾病的分类及临床表现列于表 9-1。

表9-1　妊娠期高血压疾病的分类及临床表现

分类	临床表现
妊娠期高血压	妊娠 20 周后首次高血压，收缩压 ≥ 140 mmHg 和（或）舒张压 ≥ 90 mmHg，并于产后 12 周内恢复正常；尿蛋白（−）；患者可伴有上腹部不适或血小板减少；产后方可确诊
子痫前期	轻度：妊娠 20 周后出现 BP ≥ 140/90 mmHg；尿蛋白 ≥ 0.3 g/24 h 或尿蛋白 / 肌酐比值 ≥ 0.3，或随机尿蛋白 ≥（+）；可伴有上腹部不适、头痛、视物模糊等症状 重度：BP ≥ 160/110 mmHg；尿蛋白 ≥ 2.0 g/24 h 或随机尿蛋白 ≥（+++）；血清肌酐 > 106 μmol/L，血小板 < $100×10^9$/L；出现微血管溶血 [乳酸脱氢酶（LDH）升高]；血清谷丙转氨酶或谷草转氨酶升高；持续性头痛或其他脑神经或视觉障碍；持续性上腹不适等
子痫	在子痫前期的基础上出现抽搐发作，或伴昏迷，称为子痫。子痫多发生于妊娠晚期或临产前，称产前子痫；少数发生于分娩过程中，称产时子痫；个别发生在产后 24 小时内，称产后子痫
慢性高血压并发子痫前期	高血压孕妇于妊娠 20 周以前无蛋白尿，若妊娠 20 周后出现尿蛋白 ≥ 0.3 g/24 h 或随机尿蛋白 ≥（+）；或妊娠 20 周后突然出现尿蛋白增加、血压进一步升高，或血小板减少（< $100×10^9$/L）
妊娠合并慢性高血压	妊娠前或妊娠 20 周前血压 ≥ 140/90 mmHg，但妊娠期无明显加重；或妊娠 20 周后首次诊断高血压并持续到产后 12 周以后

▌▌知识链接

妊娠期高血压疾病诊治的新观点

2020 年 5 月 6 日，国际高血压学会（International Society Hypertension，ISH）正式发布了《ISH 国际高血压实践指南》（ISH 指南）。该指南注重学术性和实用性，针对不同经济发展水平，提出了不同层级的推荐。在妊娠期高血压疾病的分类方面，ISH 指南在妊娠期高血压疾病 4 分类框架的基础上，将 HELLP 综合征（hemolysis, elevated liver function and low platelet count syndrome）单独列为一类，其临床表现为溶血、肝酶升高和血小板减少综合征，需紧急处理和终止妊娠。在妊娠期血压测量方面，ISH 提出了针对医疗资源相对匮乏地区的"基本标准"和针对经济发达地区的"最佳标准"，台式水银柱血压计是金标准。在妊娠期高血压疾病的相关检查方面，ISH 也提出了针对不同经济发展水平的"基本标准"与"最佳标准"。ISH 推荐子痫前期高危或中危孕妇，于妊娠 12 ～ 36 周每日服用 75 ～ 162 mg 阿司匹林，以预防子痫前期的发生。对于何时启动降压治疗，ISH 指南推荐当孕妇血压 > 150/95 mmHg 时应进行药物治疗，由于缺乏循证医学证据，ISH 指南在药物治疗方面无突破。对于产后持续高血压，ISH 指南推荐使用除甲基多巴以外的任何药物，哺乳期则推荐使用长效钙通道阻滞药。

杨宁，李玉明.《国际高血压学会 2020 国际高血压实践指南》解读：妊娠期高血压疾病 [J]. 中华高血压杂志，2020，28（9）：812-814.

【诊断要点】

根据病史、临床表现、体征及辅助检查即可做出诊断，应注意有无并发症及凝血机制障碍。辅助检查包括以下内容。

（1）尿常规检查：根据蛋白定量确定病情严重程度；根据镜检出现管型判断肾功能受损情况。

（2）血液检查：包括测定血红蛋白浓度、血细胞比容、血浆黏度、全血黏度以了解血液浓缩程度；重症患者应测定血小板计数、凝血时间，必要时测定凝血酶原时间、纤维蛋白原和硫酸鱼精蛋白副凝试验（3P试验）等，以了解有无凝血功能异常。测定血电解质及二氧化碳结合力，以及时了解有无电解质代谢紊乱及酸中毒。

（3）肝、肾功能测定：如进行谷丙转氨酶、血尿素氮、肌酐及尿酸等测定。

（4）眼底检查：眼底视网膜小动脉变化是反映妊娠期高血压疾病严重程度的一项重要参考指标。眼底检查可见眼底小动脉痉挛，动静脉管径比例可由正常的2：3变为1：2，甚至1：4，或出现视网膜水肿、渗出、出血，甚至视网膜脱离，出现一时性失明。

（5）其他检查：如心电图、超声心动图、胎盘功能、胎儿成熟度检查，可视病情而定。

【处理原则】

妊娠期高血压疾病治疗的目的是控制病情、延长孕周、确保母儿安全。基本处理原则是休息、镇静、解痉，有指征地降压、利尿，密切监测母胎情况，适时终止妊娠，以达到预防子痫发生，降低孕产妇及围产儿患病率、病死率及减少严重后遗症的目的。

根据病情轻重分类，进行个体化治疗。妊娠期高血压患者应休息、镇静、监测母胎情况，酌情降压治疗；子痫前期应镇静、解痉，有指征地降压、利尿，密切监测母胎情况，适时终止妊娠；子痫控制抽搐，纠正缺氧和酸中毒，在控制血压、抽搐的基础上终止妊娠。

【助产要点】

1．一般护理

（1）保证休息：轻度妊娠期高血压疾病孕妇可在家休息，但需注意适当减少工作，创造安静的环境，建议子痫前期患者住院治疗。保证充分的睡眠，每日休息时间不少于10小时。在休息和睡眠时，以左侧卧位为宜。

（2）调整饮食：轻度妊娠期高血压孕妇需摄入足够的蛋白质（每日100 g以上）、蔬菜，补充维生素、铁和钙剂。食盐不必严格限制，因为长期低盐饮食可引起低钠血症，易发生产后血液循环衰竭，而且低盐饮食也会影响食欲，减少蛋白质的摄入，对母儿均不利。但全身水肿的孕妇应限制食盐摄入量。

（3）密切监测：应询问孕妇是否出现头痛、视力改变、上腹不适等症状。监测孕妇体重、血压、尿蛋白等情况，以及胎儿胎心、胎动、发育状况和胎盘功能。

（4）间断吸氧：可增加血氧含量，改善全身主要脏器和胎盘的氧供。

2．用药护理　硫酸镁为目前治疗子痫前期和子痫的首选解痉药物，护士应明确硫酸镁的用药方法、毒性反应以及注意事项。

（1）用药方法：硫酸镁可采用肌内注射或静脉用药。①肌内注射：25% 硫酸镁溶液20 ml + 2% 利多卡因2 ml 深部肌内注射。通常于用药2小时后血药浓度达高峰，且体内浓度下降缓慢，作用时间长，但局部刺激性强。注射时应使用长针头行深部肌内注射，加利多卡因于硫酸镁溶液中，以缓解疼痛刺激，注射后用无菌棉球或创可贴覆盖针孔，防止注射部位感染，必要时可行局部按揉或热敷，促进肌肉组织对药物的吸收。②静脉给药：静脉用药负荷剂量为4～6 g，溶于25% 葡萄糖溶液20 ml 静脉注射（15～20分钟）；或溶于5% 葡萄糖溶液100 ml 快速静脉滴注（15～20分钟），继而硫酸镁以1～2 g/h 静脉滴注维持。静脉用药后可使血中浓度迅速达到有效水平，用药后约1小时血药浓度可达高峰，停药后血药浓度下降较快，但可避免肌内注射引起的不适。基于不同用药途径的特点，临床多采用两种方式互补长短，以维持体内有效浓度。

（2）毒性反应：硫酸镁的治疗浓度和中毒浓度相近，因此在进行硫酸镁治疗时，应严密观察其毒性反应，并认真控制硫酸镁的入量。通常主张硫酸镁的滴注速度以 1 g/h 为宜，不超过 2 g/h。每日用量 25 ~ 30 g。硫酸镁过量会使呼吸及心肌收缩功能受到抑制，甚至危及生命。中毒现象首先表现为膝反射减弱或消失，随着血镁浓度增加，可出现全身肌张力减退及呼吸抑制，严重者心搏可突然停止。

（3）注意事项：在用药前及用药过程中，除监测孕妇血压外，还应检测以下指标。①膝腱反射必须存在；②呼吸不少于 16 次／分；③尿量不少于 400 ml/24 h，或不少于 17 ml/h。尿少提示排泄功能受抑制，镁离子易积蓄而发生中毒。由于钙离子可与镁离子争夺神经细胞上的同一受体，阻止镁离子的继续结合，因此应随时备好 10% 葡萄糖酸钙注射液，以便出现毒性反应时及时予以解毒。10% 葡萄糖酸钙 10 ml 在静脉注射时宜在 3 分钟以上推完，必要时可每小时重复 1 次，直至呼吸、排尿和神经抑制恢复正常，但 24 小时内不超过 8 次。

3．子痫患者的护理

（1）协助医师控制抽搐：患者一旦发生抽搐，应尽快控制。硫酸镁为首选药物，必要时可加用强有力的镇静药。

（2）专人护理，防止受伤：子痫发生后，首先应保持呼吸道通畅，并立即给氧，用开口器或于上、下磨牙间放置一缠好纱布的压舌板，用舌钳固定舌，以防咬伤唇舌或致舌后坠发生。患者取头低侧卧位，以防黏液吸入呼吸道或舌阻塞呼吸道，也可避免发生低血压综合征。必要时，用吸引器吸出喉部黏液或呕吐物，以免窒息。在患者昏迷或未完全清醒时，禁止饮食和给予口服药，以防误入呼吸道而致吸入性肺炎。

（3）减少刺激，以免诱发抽搐：患者应安置于单人暗室，保持绝对安静，以避免声、光刺激。一切治疗活动和护理操作尽量轻柔且相对集中，避免干扰患者。

（4）严密监护：密切注意血压、脉搏、呼吸、体温及尿量，记录液体出入量。及时进行必要的血、尿化验和特殊检查，及早发现脑出血、肺水肿、急性肾衰竭等并发症。

（5）为终止妊娠做好准备：子痫发作后多自然临产，应严密观察，及时发现产兆，并做好母儿抢救准备。如经治疗病情得以控制仍未临产者，应在孕妇清醒后 24 ~ 48 小时内引产，或子痫患者经药物控制后 6 ~ 12 小时，考虑终止妊娠。应做好终止妊娠的准备。

4．妊娠期高血压孕妇的产时及产后护理　妊娠期高血压孕妇的分娩方式应根据母儿的情形而定。若决定经阴道分娩，需加强各产程护理。当在第一产程中，应密切监测患者的血压、脉搏、尿量、胎心率及子宫收缩情况以及有无自觉症状。当血压升高时，应及时与医师联系。在第二产程中，应尽量缩短产程，避免产妇用力，初产妇可行会阴切开术并用产钳或胎吸助产。在第三产程中，必须预防产后出血，在胎儿娩出前肩后立即静脉注射缩宫素，禁用麦角新碱，及时娩出胎盘并按摩宫底，观察血压变化，重视患者的主诉。

妊娠期高血压疾病孕妇在产褥期仍需继续监测血压，产后 48 小时内应至少每 4 小时观察 1 次血压。重症患者产后应继续使用硫酸镁治疗 1 ~ 2 日，产后 24 小时至 5 日内仍有发生子痫的可能，故不可放松治疗及护理措施。此外，产前未发生抽搐的患者，产后 48 小时也有发生的可能，故产后 48 小时内仍应继续使用硫酸镁治疗和护理。使用大剂量硫酸镁的孕妇，产后易发生子宫收缩乏力，恶露较多，因此应严密观察子宫复旧情况，积极防治产后出血。

5．健康教育　轻度妊娠期高血压疾病患者，应加强产前检查，定期接受产前保护措施，进行饮食指导并注意休息，以左侧卧位为主，加强胎儿监护，自数胎动。对重度妊娠期高血压疾病患者，应指导她们识别不适症状及用药后的常见不适反应。产后应指导患者掌握自我护理的方法，加强母乳喂养指导。同时，关注家属的健康教育，使孕妇得到心理和生理的支持。

第四节　妊娠期肝内胆汁淤积症

妊娠期肝内胆汁淤积症（intrahepatic cholestasis of pregnancy，ICP）是一种在妊娠期出现的以皮肤瘙痒及黄疸为特点的重要的妊娠期并发症，主要危害胎儿，使围产儿发病率、死亡率以及早产率增高。其发病率为 0.8% ～ 12.0%，有明显的地域和种族差异。

【病因及发病机制】

妊娠期肝内胆汁淤积症的发病原因及发病机制尚未明确，可能与雌激素升高以及遗传、环境因素有关。

1. 雌激素影响　在临床上，有很多表现提示雌激素水平过高可能是诱发妊娠期肝内胆汁淤积症的病因，如 ICP 多发生在妊娠晚期，正值雌激素分泌的高峰期；ICP 在双胎中发生率较单胎高 6 倍；应用含雌激素及孕激素的避孕药的妇女发生胆汁淤积症的表现与 ICP 的症状十分相似；应用避孕药的妇女妊娠时发生 ICP 者，再次妊娠时复发率一般较高。

基于相关的实验室研究，有学者认为雌激素可能通过如下途径导致胆汁淤积。①雌激素可使钠、钾 - 三磷酸苷酶活性下降：胆盐在经肝细胞转运过程中，首先是经肝窦间隙靠钠以非离子依赖性载体传递入肝小管，当钠、钾 - 三磷酸苷酶活性下降时，胆盐转运受到阻碍；②雌激素代谢产物的影响：妊娠期产生大量雌激素，其代谢产物必然增加，其中某些代谢产物，如 D 环葡萄糖醛酸雌激素与胆酸的结构相似，而成为胆酸载体的竞争性抑制物，从而导致胆汁淤积。但是关于这些学说仍有争议，需进一步研究。

2. 遗传与环境因素　一些文献报道 ICP 在世界各地的发病率明显不同，智利、瑞典发病率最高，且智利的印第安混血种人的发病率最高，提示该病的发生与种族遗传有关。而且，相关研究发现在母亲或姐妹中有 ICP 病史的妇女 ICP 发病率明显增高，具有完全外显及母婴垂直传播的特性，符合孟德尔优势遗传规律。另外，ICP 发病率还与季节有关，在冬季的发病率高于夏季。

【临床表现】

1. 皮肤瘙痒　是首先出现的症状，常发生于妊娠 28 ～ 30 周，也有极少数患者在妊娠 12 周左右出现瘙痒症状。瘙痒常呈持续性，白昼轻，夜间加剧，一般先从手掌和足掌开始，然后逐渐向肢体近端延伸，甚至可发展到面部，但极少侵及黏膜。瘙痒程度不一，可为轻度瘙痒至重度瘙痒，个别因重度瘙痒引起失眠、疲劳、恶心、呕吐、食欲减退及脂肪痢。另外，大多数患者在分娩后数小时或数日内瘙痒迅速消失，少数在 1 周或以上消失。

2. 黄疸　可出现轻、中度黄疸。部分患者在瘙痒发生后的数日至数周内出现轻度黄疸，有时仅巩膜有轻度黄染。黄疸一般在分娩后数日内消退。同时，伴尿色加深等高胆红素血症表现。

3. 皮肤抓痕　患者四肢皮肤可见因瘙痒所致条状抓痕。

【诊断要点】

根据典型临床症状和辅助检查进行诊断。辅助检查包括以下内容。

（1）血清胆汁酸测定：血清胆汁酸升高是 ICP 最主要的特异性实验室证据。无诱因的皮肤瘙痒及血清总胆汁酸（TBA）> 10 mol/L，可考虑 ICP 的诊断，血清 TBA > 40 mol/L 提示病情较重。

（2）肝功能测定：大多数 ICP 患者谷草转氨酶（AST）、谷丙转氨酶（ALT）轻至中度升高。ALT 较 AST 更敏感。部分患者血清胆红素轻至中度升高。

（3）病理检查：毛细胆管胆汁淤积及胆栓形成。电镜切片发现毛细胆管扩张合并微绒毛水肿或消失。

随堂测 9-4

【对母儿的影响】

1. 对孕妇的影响　ICP患者伴有明显的脂肪痢时，对脂溶性维生素K的吸收减少，可致凝血功能异常，引起产后出血。

2. 对胎婴儿的影响　由于胆汁酸的毒性作用，使围产儿发病率和死亡率明显升高，可发生胎儿窘迫、早产、羊水胎粪污染。此外，还可发生尚不能预测的胎儿突然死亡、新生儿颅内出血等。

【处理原则】

缓解瘙痒症状，改善肝功能，降低血胆汁酸水平，加强胎儿宫内状况监护，延长孕周，改善妊娠结局。

【助产要点】

1. 一般护理　嘱患者适当卧床休息，取左侧卧位，以增加胎盘血流量。给予吸氧、高渗葡萄糖、维生素及能量，既可保肝，又可提高胎儿对缺氧的耐受性。

2. 产科监护　ICP主要危害胎儿，因此应加强胎儿监护管理，及时发现问题，并及时报告医师。适时终止妊娠是降低围产儿发病率的重要措施。因此，当孕妇出现黄疸，胎龄已达36周者，无黄疸、妊娠已足月或胎肺成熟者，有胎儿窘迫者，均应及时做剖宫产术术前准备，及时终止妊娠。同时，积极预防产后出血。

3. 皮肤护理　应注意，因瘙痒，患者可能搔抓皮肤致皮肤受损。对重度瘙痒患者，采取预防性皮肤保护，如建议患者勿留长且尖的指甲，戴柔软的棉质手套等。

4. 健康教育　向患者及家属讲解有关妊娠期肝内胆汁淤积症的知识，尤其是其对胎儿的影响，以引起患者及家属足够的重视，从而积极配合治疗。

科研小提示

　　将群组妊娠期保健管理模式应用于妊娠期肝内胆汁淤积症孕妇的管理中，可以有效地提升患者对疾病相关知识的掌握度，提高自身健康行为能力，改善患者对管理的依从性，进而改善母婴结局。

　　周姝．群组孕期保健管理模式在妊娠期肝内胆汁淤积症孕妇中的应用［J］．中国妇幼保健，2020，35（4）：592-595.

第五节　早　产

　　早产（premature delivery）是指妊娠满28周至不满37足周之间分娩者。此时娩出的新生儿称早产儿（premature infant），出生体重多在1000～2499 g，各器官发育尚不够健全。出生孕周越小，体重越轻，其预后越差。据统计，早产儿中约有15%于新生儿期死亡，且围产儿死亡中与早产有关者占75%，防止早产是降低围产儿死亡率的重要环节之一。

随堂测 9-5

【病因】

1. 孕妇因素　孕妇如合并有感染性疾病（尤其是性传播疾病）、子宫畸形、子宫肌瘤、急性疾病、慢性疾病及妊娠并发症时易诱发早产。若孕妇有吸烟、酗酒不良行为或精神受到刺激以及承受巨大压力，也可发生早产。

2. 胎儿、胎盘因素　胎膜早破、绒毛膜羊膜炎最常见，30%～40%早产与此有关。此外，下生殖道及泌尿道感染、妊娠合并症与并发症、子宫过度膨胀及胎盘因素（如前置胎盘、胎盘早剥）、羊水过多、多胎等，均可致早产。

【临床表现及诊断】

早产的主要临床表现是子宫收缩，最初为不规律宫缩，常伴有少许阴道出血或血性分泌物，之后可发展为规律宫缩，其过程与足月临产相似。胎膜早破较足月临产多。宫颈管先逐渐消退，之后扩张。临床上，早产分为如下阶段。

1. 先兆临产（threatened labor） 妊娠满28周且不足37周，出现规律宫缩，伴有宫颈管进行性缩短（经阴道超声测量宫颈长度不足20 mm），但宫颈口尚未扩张。

2. 早产临产（preterm labor） 凡妊娠满28周且不足37周，有规律性子宫收缩（20分钟≥4次或60分钟≥8次），伴有子宫颈进行性改变，宫颈缩短≥80%，宫颈进行性扩张1 cm以上者，情况与足月妊娠临产相仿。

【处理原则】

若胎儿存活，无胎儿窘迫、胎膜未破，通过休息和药物治疗控制宫缩，尽量维持妊娠至足月；若胎膜已破，早产已不可避免，则应尽可能地预防新生儿合并症，以提高早产儿的存活率。

【助产要点】

1. 预防早产 早产发生的高危人群有：既往有晚期流产和（或）早产史，孕妇年龄低于17岁或高于35岁，过度消瘦，有不良嗜好者等。因此，应在第一次产前检查时详细了解孕妇有无早产的高危因素，以便进行有针对性的预防。定期产前检查，提倡均衡饮食，指导孕妇加强营养，避免吸烟、饮酒，保持平静的心情。避免诱发宫缩的活动，如抬举重物、性生活。宫颈内口松弛者应于妊娠12～14周行宫颈环扎术，防止早产发生。

科研小提示

"精准预测、合理防治"是降低早产发生率的关键。早产预测模型应由单一指标转型到综合预测，以期早发现、早诊断、早治疗。

罗欣，漆洪波. 早产的诊治现状和面临的问题［J］. 中国实用妇科与产科杂志，2020，36（2）：111-114.

---

2. 药物治疗的护理 先兆临产的主要治疗方法为抑制宫缩，与此同时，还要积极控制感染、治疗合并症和并发症。应明确具体药物的作用和使用方法，并识别药物的副作用，避免毒性反应的发生。

常用抑制宫缩的药物有以下几类。

（1）β- 肾上腺素受体激动药：其作用为激动子宫平滑肌β受体，从而抑制宫缩。此类药物的副作用为心搏加快、血压下降、血糖增高、血钾降低、恶心、出汗及头痛等。常用药物有利托君、沙丁胺醇等。

（2）硫酸镁：镁离子直接作用于肌细胞，使平滑肌松弛，抑制子宫收缩。用法：硫酸镁4～5 g静脉注射或快速静脉滴注，随后以1～2 g/L的速度缓慢静脉滴注12小时，一般用药不超过48小时。使用硫酸镁时，应密切观察患者有无中毒迹象。

（3）钙通道阻滞药：阻滞钙离子进入肌细胞而抑制宫缩。常口服硝苯地平，起始剂量为20 mg，然后每次10～20 mg，每日3～4次，根据宫缩情况调整。用药时，必须密切注意孕妇心率及血压的变化，已用硫酸镁者应慎用，以防血压急剧下降。

（4）前列腺素合成酶抑制药：前列腺素有刺激子宫收缩和软化宫颈的作用，其抑制药则有减少前列腺素合成的作用，从而抑制宫缩。常用药物有吲哚美辛及阿司匹林等。但此类药物可通过胎盘抑制胎儿前列腺素的合成与释放，使胎儿体内前列腺素减少，而前列腺素有维持胎儿动脉导管开放的作用，缺乏时导管可能过早关闭而导致胎儿血液循环障碍，因此，临床已较少应用。必要时仅在妊娠 32 周前短期选用，妊娠 32 周之后禁用。

3. 预防新生儿并发症的发生 在保胎过程中，应每日行电子胎心监护，教会患者自数胎动的方法，有异常时及时采取应对措施。对妊娠 34 周前的早产者，在分娩前按医嘱给予糖皮质激素（如地塞米松、倍他米松），可促胎肺成熟，明显降低新生儿肺透明膜病的发病率。

4. 为分娩做准备 若早产已不可避免，应尽早决定合理分娩的方式，如臀位、横位，估计胎儿成熟度低，而产程又需较长时间者，可选择剖宫产术结束分娩；经阴道分娩者，应考虑使用产钳和会阴切开术以缩短产程，从而减少分娩过程中对胎头的压迫。同时，应充分做好早产儿保暖和复苏的准备，临产后慎用镇静药，避免发生新生儿呼吸抑制的情况；产程中应给孕妇吸氧；早产儿出生后适当延长 30 ～ 120 秒或脐带停止波动后断脐带，可减少新生儿输血的需要及 50% 的新生儿脑室内出血。

5. 提供心理支持 由于早产是出乎意料的，孕妇多没有精神和物质准备，产程中孤独感、无助感尤为明显，丈夫、家人和护士在身旁提供支持能帮助孕妇重建自尊，以良好的心态承担早产儿母亲的角色。

6. 健康教育 指导孕妇保持心情舒畅，避免紧张、焦虑和抑郁等不良情绪，告知孕妇早产的征象，如发现有宫缩、阴道出血、流液等异常情况，应及时就诊。

第六节 过期妊娠

平时月经周期规则，妊娠达到或超过 42 周（≥ 294 日）尚未分娩者，称为过期妊娠（postterm pregnancy）。过期妊娠的胎儿围产期风险增加，胎儿窘迫、胎粪吸入综合征、胎儿过熟综合征、新生儿窒息、围产儿死亡、巨大胎儿以及难产等不良结局发生率增高，并随着妊娠期的延长而增加。

【病因及发病机制】
过期妊娠的病因及发病机制尚未明确，可能与胎儿下丘脑 - 垂体 - 肾上腺轴功能失调、雌孕激素比值失调、遗传因素有关，也可能与胎儿头盆不称或胎方位异常导致胎先露对宫颈内口及子宫下段的刺激不强有关。

【病理】
1. 胎盘 过期妊娠的胎盘病理有两种类型：一种是胎盘功能正常，除重量略有增加外，胎盘外观和镜检均与足月妊娠胎盘相似；另一种是胎盘功能减退。

2. 羊水 正常妊娠 38 周后，羊水量随妊娠推延逐渐减少，妊娠 42 周后羊水量迅速减少，约 30% 减少至 300 ml 以下；羊水粪染率明显增高，达到足月妊娠的 2 ～ 3 倍，若同时伴有羊水过少，羊水粪染率达 71%。

3. 胎儿 过期妊娠胎儿生长模式与胎盘功能有关，可以分为以下 3 类。

（1）正常生长及巨大胎儿：胎盘功能正常者，能维持胎儿继续生长，约 25% 成为巨大胎儿，其中 5.4% 的胎儿出生体重＞ 4500 g。

（2）胎儿过熟综合征（postmaturity syndrome）：过熟儿表现出过熟综合征的特征性外貌，与胎盘功能减退、胎盘血流灌注不足、胎儿缺氧及营养缺乏等有关。典型的表现为皮肤干燥、松弛、起皱、脱皮，脱皮尤以手心和足心明显；身体瘦长、胎脂消失、皮下脂肪减少，表现为消耗状；头发浓密，指（趾）甲长；新生儿睁眼、异常警觉和焦虑，呈"小老人"容貌。因为羊水减少和胎粪排出，胎儿皮肤黄染，羊膜和脐带呈黄绿色。

（3）胎儿生长受限：小样儿可与过期儿并存，后者更增加胎儿的危险性，约 1/3 的过期妊

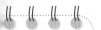

娠死产儿为生长受限小样儿。

【对母儿的影响】

1．对母体的影响 产程延长和难产率增高，使手术产率及母体产伤明显增加。

2．对胎儿的影响 过期妊娠可使胎儿过熟综合征、胎儿窘迫、胎粪吸入综合征、新生儿窒息及巨大胎儿等围产儿发病率及死亡率明显增高。过期儿的围产期风险增加主要原因为脐带压迫和羊水过少，初期表现为胎心率增快或变异减速，最终可引起分娩期胎儿窘迫。

【诊断要点】

1．核实孕周 准确核实孕周，关键是确定胎盘功能是否正常。

2．判断胎儿安危状况

（1）胎动情况：通过胎动自我监测，如胎动明显减少，提示胎儿缺氧。

（2）电子胎心监护：如无应激试验为无反应型，需进一步做缩宫素激惹试验；若多次反复出现胎心率减速，提示胎盘功能减退，胎儿明显缺氧。

（3）B 型超声检查：观察胎动、胎儿肌张力、胎儿呼吸运动及羊水量；使用脐血流仪检查胎儿脐动脉血流 S/D 比值，有助于判断胎儿安危状况。

（4）羊膜镜检查：观察羊水颜色。若已破膜，可直接观察流出的羊水有无粪染。

【处理原则】

妊娠 40 周以后胎盘功能逐渐下降，妊娠 42 周以后胎盘功能明显下降，因此在妊娠 41 周以后，即应考虑终止妊娠，尽量避免过期妊娠。应根据胎儿安危情况（胎动、胎心率、羊水量等）、胎儿大小、宫颈成熟度等综合分析，选择恰当的分娩方式。

【助产要点】

1．加强自我监测 分娩前嘱孕妇每日坚持自数胎动，必要时行电子胎心监护。临产后连续监测胎心率、胎动及宫缩，注意羊水性状，及早发现胎儿窘迫，并协助医师及时处理。

2．引产前促宫颈成熟 若引产指征明确，但宫颈条件不成熟（Bishop 评分＜ 6 分），可遵医嘱选择促宫颈成熟的方法。目前常用的促宫颈成熟的方法如下。

（1）地诺前列酮［前列腺素 E_2（PGE_2）］阴道制剂：适用于宫颈 Bishop 评分＜ 6 分，通过胶原束溶解和黏膜下含水量增加，促宫颈成熟，诱发分娩启动。常用可控释地诺前列酮栓。应注意阴道内使用 PGE_2 后 1 小时内 5% 的产妇可出现强直宫缩，取出栓剂可减轻该反应。青光眼、严重肝肾功能不全或哮喘孕妇应谨慎使用。

（2）机械方法：适用于无阴道感染及胎膜完整的产妇，通过机械刺激宫颈管，促进宫颈局部内源性前列腺素合成与释放，从而促进宫颈软化、成熟。方法包括宫颈扩张球囊、低位水囊、福莱（Foley）导管、海藻棒等。使用该方法时存在潜在的风险，如感染、胎膜早破。

3．引产术处理和配合 宫颈已经成熟即可行引产术。常用静脉滴注缩宫素，诱发宫缩直至临产。胎头已衔接者，通常先行人工破膜术，1 小时后开始静脉滴注缩宫素引产。人工破膜术既可诱发内源性前列腺素的释放，增加引产效果，又可观察羊水性状。

4．产程处理 进入产程后，应鼓励产妇取侧卧位、吸氧。产程中最好连续电子胎心监护，注意羊水性状，必要时取胎儿头皮血测 pH，及早发现胎儿窘迫，并及时处理。过期妊娠时，常伴有胎儿窘迫、羊水粪染，分娩时应做相应的准备。根据胎儿情况，经阴道分娩可考虑会阴切开术，以缩短第二产程，减少分娩过程中对胎儿的压迫，减少产伤。若羊水胎粪污染严重且黏稠，胎儿娩出后立即在直接喉镜指引下行气管插管吸出气管内容物，以减少胎粪吸入综合征的发生。

5．健康教育

（1）定期产前检查：妊娠 37 周以后，每周至少做一次产前检查。如果预产期超过 1 周仍无分娩征兆，应积极到医院检查，由医师根据胎儿大小、羊水量、胎盘功能、胎儿成熟度，结合 B 型超声等再次核实孕周。

（2）自测胎动：如果 12 小时内胎动少于 10 次，说明胎儿有可能发生胎儿窘迫，应立即就医。

（3）就医指导：妊娠 41 周，胎动明显减少，阴道出血或流液，有头痛等不适症状，应及时就医。

小　结

流产指妊娠不足 28 周、胎儿体重不足 1000 g 而终止者，主要临床症状是停经、腹痛及阴道出血。异位妊娠是指受精卵在子宫体腔外着床发育，最常见的是输卵管妊娠；输卵管妊娠的临床表现与受精卵着床部位、有无流产或破裂以及出血量与时间等有关；治疗包括药物治疗和手术治疗。妊娠期高血压疾病的基本处理原则是休息、镇静、解痉，有指征地降压、利尿，密切监测母胎情况，适时终止妊娠；硫酸镁为目前治疗子痫前期和子痫的首选解痉药物。妊娠期肝内胆汁淤积症是一种在妊娠期出现以皮肤瘙痒及黄疸为特点的妊娠期并发症，主要危害胎儿。防止早产是降低围产儿死亡率的重要环节之一。准确核实孕周、确定胎盘功能是否正常是过期妊娠诊断的关键。

 思考题

1．请简述流产的分类及其临床表现。

2．请简述轻度子痫前期的临床表现。

3．请简述硫酸镁在用药前和用药过程中应检测的指标。

4．请简述妊娠期肝内胆汁淤积症患者皮肤瘙痒的特征。

5．请简述先兆临产和早产临产的临床表现。

6．某孕妇，35 岁，G_1P_0，宫内妊娠 33^{+4} 周。3 日前产前检查发现血压 140/90 mmHg，尿蛋白（++）。今日复测血压 170/110 mmHg，主诉稍感疲乏、头痛，无视物模糊等不适。体格检查：双下肢凹陷性水肿；尿常规：尿蛋白（+++）；产科检查：宫高 32 cm，腹围 97 cm，头先露，胎方位 LOA，先露浮，胎心率 140 次 / 分，无宫缩。

请回答：

（1）该孕妇最有可能的疾病诊断是什么？

（2）为了明确诊断，还需要做哪些辅助检查？

（3）对该孕妇，应采取哪些护理措施？

（陆　虹）

妊娠合并症

第十章

导学目标

通过本章内容的学习，学生应能够：

◆ **基本目标**

1. 识记妊娠常见合并症的临床表现及处理原则。

2. 理解合并症与妊娠之间的相互影响及对母儿的影响。

3. 运用所学知识为妊娠合并症妇女开展保健与健康管理。

◆ **发展目标**

综合运用所学知识对妊娠合并症孕产妇进行相关疾病的筛查与健康指导，提供整体护理计划和服务。

◆ **思政目标**

1. 具有初步的临床评判性思维能力。

2. 尊重患者，提升同理心及良好的沟通技巧。

孕妇在妊娠期间可能发生心脏病、糖尿病、传染性疾病等，若妊娠前已有该疾病，则妊娠期间可能加重。若处理不当，会对母儿造成严重危害。

第一节　心脏病

案例 10-1

某女士，26 岁，G₁P₀，妊娠 34 周，因"心悸、乏力、下腹部疼痛 3 小时"于门诊就诊。妊娠期规律进行产前检查，无特殊不适，自诉幼年上体育课出现心悸、乏力等症状，诊断为房间隔缺损，并行手术治疗。门诊拟"妊娠合并房间隔缺损修补术后，先兆临产"收入院。入院测 T 36.5 ℃，P 77 次/分，R 20 次/分，BP 118/70 mmHg。有不规律宫缩。

请回答：

1. 该孕妇心功能是几级？

2. 助产士需评估该孕妇的哪些内容？

妊娠合并心脏疾病（包括妊娠前已有的心脏病、妊娠后新发生的心脏病）是产科严重的合并症，各国报道发病率为 1% ~ 4%，我国约为 1%。妊娠和分娩加重了心脏负担而易致心力衰竭，严重威胁母婴生命安全。在我国，妊娠合并心脏疾病在孕产妇死因顺位中排第 2 位，为最常见的非直接产科死因。

【妊娠、分娩对心脏病的影响】

1．妊娠期 血容量增加始于妊娠第 6 周，妊娠 32 ~ 34 周达最高峰，较妊娠前增加 30% ~ 45%，之后维持较高的水平直至分娩。妊娠早期，由于每搏输出量增加导致心排血量增加，而妊娠晚期主要是心率增加（平均增加 10 次 / 分）。随着妊娠周数增加，子宫增大、膈肌上抬，使心脏向左上移位，尤其是多胎妊娠时，可致心脏、大血管扭曲。这些变化均使心脏负荷进一步加重。

2．分娩期 为心脏负担最重的时期。每次宫缩有 250 ~ 500 ml 的血液进入体循环，增加了全身血容量；第二产程产妇屏气用力，使外周循环阻力和肺循环阻力增加，若孕妇患有先天性心脏病，可能由之前左向右分流转为右向左分流，出现发绀；第三产程胎儿、胎盘娩出，短时间内血流动力学发生急剧变化（胎儿娩出后腹压骤减，血液流向内脏，回心血量减少；而胎盘娩出后，胎盘循环停止，回心血量骤增），也加重了心脏的负担。

3．产褥期 产后 3 日内子宫复原收缩，同样使大量血液进入体循环；且由于回心阻力消失，组织液回流入体循环，造成血容量增加；另外，产妇分娩疲劳、伤口疼痛、新生儿哺乳等，均加重了心脏负担。

综上所述，妊娠 32 ~ 34 周、分娩期及产褥期 3 日内，是患有心脏病孕产妇最容易发生心力衰竭的时期。

【分类及临床表现】

（一）分类

妊娠合并心脏疾病主要分为三类。一是结构异常性心脏病，如先天性心脏病、风湿性心脏病和心肌炎。二是功能异常性心脏病，包括各种无心血管结构异常的心律失常。三是妊娠期特有的心脏病，如妊娠期高血压性心脏病、围产期心脏病。

（二）临床表现

1．常见表现 疲劳、心悸、呼吸困难、咳嗽、胸部疼痛、发绀及水肿等症状。

2．早期心力衰竭 常表现为：①轻微活动后即有胸闷、心悸、气促；②休息时心率＞110 次 / 分，呼吸＞ 20 次 / 分；③夜间常因胸闷而需坐起呼吸，或需要到窗口呼吸新鲜空气；④肺底部出现少量持续性湿啰音，咳嗽后不消失。

3．心力衰竭

（1）左心衰竭：表现为夜间阵发性呼吸困难、端坐呼吸、急性肺水肿、咳嗽、咳痰、咯血、乏力、心悸及少尿等症状。体征表现为心率加快、肺部湿啰音、发绀、心肌肥厚、心腔扩大、肺动脉瓣第二音亢进及舒张期奔马律等。

（2）右心衰竭：表现为劳力性呼吸困难、厌食、上腹部胀痛、恶心、少尿等症状。体征表现为肝颈静脉回流征阳性、肝大、下肢水肿、唇及指端发绀。心脏体征主要为原有心脏病表现。

（3）全心衰竭：可同时兼有左心衰竭、右心衰竭的临床表现。

【诊断要点】

1．病史 了解产科病史和既往病史，如有无不良孕产史，与心脏病相关的疾病史及诊疗经过、相关检查、有无心力衰竭病史等。

2．临床表现 评估孕妇有无常见的临床不适症状及特殊面容，如发绀、杵状指；心脏听诊有无舒张期杂音、心包摩擦音、舒张期奔马律等；叩诊有无心界扩大。

3．辅助检查

（1）心电图：常规 12 导联心电图，可提示各种心律失常或心肌损害等。

（2）超声心动图（UCG）：可发现心瓣膜、心房和心室病变等，确定心脏病类型，评估心脏功能。左室射血分数（LVEF）正常值 ≥ 50%，< 30% 时提示风险大。

（3）X 线：可发现心脏显著扩大，尤其个别心房或心室明显扩大。

（4）实验室检查：心房钠尿肽、脑钠肽和心肌酶。前两者可以反映疾病的严重程度、预测心力衰竭恶化程度。

（5）胎儿评估：腹部超声、电子胎心监护等，评估有无胎儿窘迫及胎儿生长受限等。

4．心功能评级　纽约心脏病协会按心脏病孕妇生活能力状况，将心功能分为 4 级。

Ⅰ级：一般体力活动不受限制，活动时不引起疲乏、心悸、呼吸困难或心绞痛等症状。

Ⅱ级：一般体力活动稍受限制，休息时无自觉症状，活动时出现上述症状。

Ⅲ级：一般体力活动明显受限制，休息时无自觉症状，低于平时一般活动量可引起上述症状。

Ⅳ级：一般体力活动严重受限，休息时有心悸、呼吸困难等心力衰竭表现，不能进行任何体力活动。

【对母儿的影响】

1．对母体的影响　心脏病变较重、心功能Ⅲ～Ⅳ级、既往有心力衰竭史等不宜继续妊娠，可能导致提前终止妊娠，提高剖宫产率等。在妊娠晚期、分娩过程中和产褥期均可能发生心力衰竭而导致孕产妇死亡。

2．对胎儿的影响　宫内长期缺氧会造成胎儿生长受限、胎儿窘迫、新生儿窒息等不良结局，围产儿死亡率是正常妊娠的 2～3 倍。多数先天性心脏病为多基因遗传，其后代发生先天性心脏病的概率会增高，如室间隔缺损、肥厚型心肌病。

【处理原则】

1．妊娠期

（1）加强妊娠期保健：不适宜继续妊娠者，应在妊娠早期尽快终止妊娠；心功能Ⅰ～Ⅱ级的孕妇应增加产前检查次数；若发现异常、有心力衰竭现象，立即住院治疗；心功能Ⅲ～Ⅳ级者应提前住院治疗，直至分娩。

（2）心力衰竭的治疗：坚持强心、利尿、扩血管、镇静、减少回心血量、抗心律失常的原则。根据孕周、母儿情况和疾病的严重程度，综合考虑，适时终止妊娠。

2．分娩期　心功能Ⅰ～Ⅱ级、无产科禁忌证者，可在严密监护下阴道分娩，尽量缩短第二产程，减轻疼痛与疲劳；心功能Ⅲ～Ⅳ级或有产科并发症或有心力衰竭史者，选择剖宫产术终止妊娠。

3．产褥期　分娩后 3 日内仍需密切监测生命体征，继续使用抗生素防止感染。不宜哺乳者，及时给予回乳。不宜再妊娠者，选择合适的方法避孕。

【助产要点】

1．妊娠期

（1）活动与休息：休息时采取左侧卧位或半卧位，避免劳累与情绪激动。

（2）营养指导：摄入高蛋白、富含维生素、低盐、低脂饮食。少量多餐，合理营养，控制体重的增长速度，每周体重增加不超过 0.5 kg，整个妊娠期体重增加不超过 12 kg。

（3）预防和治疗诱发心力衰竭的因素：卧床休息时进行床上主动或被动运动，预防深静脉血栓形成，预防感染，注意保暖，避免着凉。必要时持续心电监护，严格控制液体出入量。

（4）理解与关爱：对于已妊娠又不适合继续妊娠患者的悲伤心情，要予以理解，做好解释和健康教育工作。

2．分娩期

（1）第一产程：嘱产妇取半坐卧位，高浓度面罩吸氧；持续心电监护，密切注意血压、脉搏、呼吸、心率，安慰及鼓励产妇；加强胎心监护，评估孕妇的疼痛程度，使用非药物镇痛方法及适当应用地西泮或哌替啶等药物镇静，有条件者可考虑使用药物镇痛；临产后给予抗生素预防感染。

（2）第二产程：持续心电监测；避免屏气用力，以免增加腹压；应行会阴切开术，必要时使用胎头吸引术或低位产钳助产，尽量缩短第二产程，减轻心脏负荷。

（3）第三产程：胎儿娩出后，立即给予缩宫素 10 ～ 20 U 静脉滴注或肌内注射，预防产后出血过多而加重心肌缺血。于产妇腹部立即放置沙袋加压，以防腹压骤降而诱发心力衰竭。产后 2 小时内是产后出血的高发阶段，应严密观察。

3．产褥期

（1）活动与休息：产后卧床休息 24 ～ 72 小时，鼓励早期下床活动。病情严重的心脏病产妇取半卧位，以减少回心血量，持续低流量吸氧。卧床期间需活动下肢，预防静脉血栓形成。

（2）预防产后出血与感染：除注意体温、血压、脉搏及呼吸的变化外，还需评估子宫修复、阴道或伤口流血情况、膀胱充盈情况。指导产妇正确按摩子宫。对于会阴有伤口的产妇，应给予每日 2 次会阴消毒，注意保持床单位清洁，并告知产妇勤换产褥期卫生巾。遵医嘱及时使用抗生素及复查血常规。

（3）母乳喂养：心功能 Ⅰ ～ Ⅱ 级、生命体征平稳的产妇可母乳喂养，但要保证充足的睡眠和休息，避免过劳。心功能 Ⅲ ～ Ⅳ 级，或有心力衰竭史者，不建议母乳喂养。

产妇由于自身原因不能进行母乳喂养，内心往往会产生愧疚心理，医务人员应允许其表达情感，给予理解和安慰，与其一起制订康复计划，帮助产妇尽快参与到照顾婴儿的活动中，增加母子互动，减少自责和烦躁。

4．健康教育　指导产妇选择高蛋白、富含铁及纤维的饮食，预防和治疗贫血。指导产妇合理控制液体出入量和食盐摄入量。保持充足的睡眠与平和的心态。室内需要定期开窗通风，不宜到人群聚集的地方，预防上呼吸道感染。指导产妇采取适宜的避孕措施，不宜再次妊娠者应严格避孕。

随堂测 10-1

第二节　糖尿病

案例 10-2

　　某女士，35 岁，G₁P₀，因"停经 33 周，自觉疲乏无力、烦渴 3 日，嗜睡 1 小时"于门诊就诊。妊娠 28 周时行 75 g OGTT 试验，血糖为 5.8 mmol/L、11.2 mmol/L、8.9 mmol/L，对指导的饮食及运动方案执行依从性差，且拒绝使用胰岛素治疗。妊娠前 BMI 为 27.2 kg/m²，自诉有多囊卵巢综合征病史，其母亲在 52 岁被诊断为 2 型糖尿病。

　　请回答：

　　1．该孕妇最可能的诊断是什么？需补充哪些评估内容？

　　2．针对该孕妇的情况，应采取哪些护理措施？

妊娠合并糖尿病是指妊娠期发现的不同程度的糖代谢异常。妊娠合并糖尿病包括妊娠前糖尿病（pregestational diabetes，PGDM）和妊娠期糖尿病（gestational diabetes mellitus，GDM）。妊娠前糖尿病也称糖尿病合并妊娠，是指在妊娠前已确诊或妊娠期间首次发现的糖代谢异常。妊娠合并糖尿病中 90% 以上为 GDM，虽大多于产后恢复正常，但将来患 2 型糖尿病的机会增加，对母儿危害较大。

【妊娠、分娩对糖尿病的影响】

1. 妊娠期 妊娠早期孕妇食欲差，加之胎儿从母体摄取葡萄糖，故空腹血糖较低，甚至呈现低血糖状态。随着孕周增加，血容量增加，拮抗胰岛素物质增加，使得胰岛素相对不足，呈现高血糖状态。

2. 分娩期 子宫收缩消耗糖原，加之产妇进食量少，易致低血糖。而孕妇紧张及疼痛又可能引起高血糖。故分娩期血糖可能发生较大波动。

3. 产褥期 胎盘分泌的抗胰岛素物质迅速消失，内分泌系统功能逐渐恢复。

综上所述，孕产妇体内糖代谢复杂多变，妊娠前患有糖尿病者妊娠后可使原有糖尿病加重，使隐性糖尿病显性化，既往无糖尿病的孕妇也可以发生糖尿病。

【分类及临床表现】

1. 分类 妊娠合并糖尿病孕妇病变程度采用 White 分类法，根据孕妇的发病年龄、病程长短以及是否存在并发症进行分级。这种分类方法有助于判断病情的严重程度及预后。

A 级：妊娠期糖尿病。

A1 级：经控制饮食，空腹血糖（fasting plasma glucose，FPG）< 5.3 mmol/L，餐后 2 小时血糖 < 6.7 mmol/L。

A2 级：经控制饮食，FPG ≥ 5.3 mmol/L，餐后 2 小时血糖 ≥ 6.7 mmol/L。

B 级：20 岁以后发病，病程 < 10 年。

C 级：10 ~ 19 岁发病，或病程长达 10 ~ 19 年。

D 级：10 岁以前发病，或病程 ≥ 20 年，或合并眼底单纯性视网膜病变。

F 级：糖尿病肾病。

R 级：眼底有增殖性视网膜病变或玻璃体积血。

H 级：冠状动脉粥样硬化性心脏病。

T 级：有肾移植史。

2. 临床表现 妊娠期有多饮、多食、多尿症状，重症者明显；部分有皮肤瘙痒，尤以外阴瘙痒为主。但大多数 GDM 孕妇无明显的临床表现。

【诊断要点】

1. 妊娠前糖尿病 除了妊娠前已确诊为糖尿病的孕妇，按照 WHO 标准，在妊娠期任意时间的常规检查中出现一项或多项下述结果，即可诊断为 PGDM。

（1）糖化血红蛋白（HbA1c）≥ 6.5%。

（2）FPG ≥ 7.0 mmol/L（126 mg/dl）。

（3）伴有典型高血糖或高血糖危象症状，同时任意血糖 ≥ 11.1 mmol/L（200 mg/dl）。

（4）75 g 口服葡萄糖耐量试验（oral glucose tolerance test，OGTT）2 小时血糖 ≥ 11.1 mmol/L。

2. 妊娠期糖尿病

（1）75 g OGTT 诊断标准：服糖前及服糖后 1 小时、2 小时，3 项血糖值应分别低于 5.1 mmol/L、10.0 mmol/L、8.5 mmol/L。达到或超过任何一项血糖值标准则诊断为 GDM。

75 g OGTT 方法：OGTT 前禁食至少 8 小时，试验前连续 3 日正常饮食，即每日进食糖类不少于 150 g。检查时，5 分钟饮用含 75 g 葡萄糖的液体 300 ml，分别抽取孕妇服糖前及服糖后 1 小时、2 小时的静脉血（从开始饮用葡萄糖水计算时间），测定血糖水平。

（2）孕妇具有 GDM 高危因素或者医疗资源缺乏地区，建议妊娠 24 ~ 28 周首先检查空腹血糖。4.4 mmol/L ≤ FPG ≤ 5.1 mmol/L，应尽早行 OGTT。

（3）当孕妇存在以下高危因素，如 BMI > 30 kg/m^2、年龄 ≥ 35 岁，多囊卵巢综合征、糖尿病家族史、GDM 病史或巨大胎儿分娩史等，建议在妊娠早期监测血糖。若筛查结果正常，则在妊娠 24 ～ 28 周时重复检测。未存在以上危险因素的孕妇建议仅在妊娠 24 ～ 28 周行 OGTT 即可。

（4）2 小时 75 g OGTT 筛查试验是未合并高危因素孕妇的首选检查，但对于以下特殊情况，OGTT 作用有限，如 2 型糖尿病高风险人群、不能耐受 OGTT 试验（妊娠剧吐）的孕妇、减肥术后且患有倾倒综合征的孕妇、多囊卵巢综合征且口服二甲双胍的孕妇。对于以上类型，推荐采用妊娠早期 FPG 筛查。

未定期检查者，如果首次就诊时间在妊娠 28 周以后，建议首次就诊时或就诊后尽早行 OGTT。

【对母儿的影响】

1. 对母体的影响

（1）妊娠期：早期易致自然流产，高血糖可使胚胎发育异常甚至死亡，流产发生率达 15% ～ 30%；妊娠期高血压、先兆子痫的发生率高达 50%；由于抵抗力低，易发生感染，加重糖代谢紊乱，诱发糖尿病酮症酸中毒的可能性增加；胎儿过度生长（巨大胎儿、大于胎龄儿）及羊水过多的发生率增加。

（2）分娩期：早产、难产、产伤、器械助产、剖宫产术、产后感染、产后出血、血栓栓塞甚至死亡的发生率增加。

（3）产褥期：无法开始或坚持母乳喂养。

（4）远期影响：产后体重持续不降；再次妊娠出现 GDM 达 33% ～ 69%；未来可发生显性糖尿病、心血管疾病等。

2. 对胎儿的影响 妊娠早期高血糖可抑制胚胎发育，使其发育落后；而母体长期高血糖所致的高胰岛素血症又促进胎儿躯体过度发育。易出现巨大胎儿或胎儿生长受限、流产或早产、胎儿窘迫或胎死宫内、非染色体遗传的先天畸形、臂丛神经损伤可能（难产产伤所致）等。

3. 对新生儿的影响 新生儿肺透明膜病（hyaline membrane disease of newborn）、新生儿低血糖发生率增高，也可能致新生儿红细胞增多症、新生儿高胆红素血症、新生儿低钙血症。

【处理原则】

1. 加强妊娠期管理 内分泌科医师、产科医师、营养师及助产士共同管理，加强妊娠期母儿监测和健康教育，严格控制，使孕产期血糖处于正常或接近正常范围。

GDM 血糖控制目标：FPG 3.3 ～ 5.3 mmol/L，餐后 2 小时血糖 4.4 ～ 6.7 mmol/L，夜间血糖不宜低于 3.3 mmol/L。PGDM 孕妇妊娠期餐前、夜间血糖及 FPG 宜控制在 3.3 ～ 5.6 mmol/L，餐后峰值血糖 5.6 ～ 7.1 mmol/L。

2. 选择合适的分娩时机和正确的分娩方式

（1）分娩时机

1）无须胰岛素治疗而血糖控制达标的 GDM 孕妇，若无母儿并发症，到预产期仍未临产者，可引产终止妊娠。需要胰岛素治疗的 GDM 孕妇，在妊娠 39 ～ 40 周终止妊娠为最合理的选择。

2）PGDM 及胰岛素治疗的 GDM 孕妇，若血糖控制良好且无母儿并发症，在严密监测下，妊娠 39 ～ 39^{+6} 周可终止妊娠。若血糖控制不佳或出现并发症，应及时收入院观察，根据情况决定终止妊娠时间。

3）糖尿病伴微血管病变或既往有不良孕产史者，应严密监护，终止妊娠时机应个体化。

(2) 分娩方式

1) 糖尿病本身不是剖宫产术指征，如无产科指征，可阴道试产。

2) 剖宫产术：糖尿病伴严重微血管病变可选择剖宫产术，妊娠期血糖控制不佳、胎儿偏大（尤其是胎儿体重 ≥ 4250 g 者）或既往有死胎、死产史者，应适当放宽剖宫产术指征。

【助产要点】

1. 未孕期

(1) 确定糖尿病的严重程度：患有糖尿病的妇女应在妊娠前确定糖尿病的严重程度，D、F、R 级未经治疗者一旦妊娠，对母儿危险较大，不宜妊娠。

(2) 补充含叶酸的多种维生素：糖尿病妇女妊娠前应补充含叶酸的多种维生素。

(3) 妊娠前血糖控制：计划妊娠者应尽量控制血糖，使 HbA1c < 6.5%，使用胰岛素者 HbA1c 可 < 7%。

2. 妊娠期

(1) 健康教育：运用多种方式（多媒体线上及线下授课、公众号、小程序、微信群、QQ 群、小组、床边一对一等）向患者讲解妊娠合并糖尿病的有关知识，讲解降低血糖治疗的必要性和控制妊娠期血糖稳定的重要性；指导患者建立健康的生活方式，制定饮食和运动方案，运用药物治疗时识别和防止低血糖的方法。指导患者加强自我监测，包括体重监测、血糖监测、自数胎动、自我注射胰岛素等，讲解注意事项，如监测体重的要求是在清晨如厕后监测空腹体重，血糖监测要求是早上 9 时前测量空腹血糖，餐后血糖是测量第一口饭后 2 小时的血糖等。

(2) 营养治疗：妊娠早期应保证不低于 1500 kcal/d，妊娠晚期不低于 1800 kcal/d，其中糖类占 50% ~ 60%，蛋白质占 15% ~ 20%，脂肪占 25% ~ 30%，膳食纤维 25 ~ 30 g/d。早、中、晚三餐的能量应控制在每日摄入总能量的 10% ~ 15%、30%、30%，每次加餐的能量可以占 5% ~ 10%，避免餐前过度饥饿。每日摄入总能量应根据妊娠前体重和妊娠期的体重增长速度而定（表 10-1）。

表10-1 不同BMI妊娠合并糖尿病孕妇热量和体重增加标准

体重情况	妊娠前 BMI（kg/m²）	能量系数 [kcal/（kg·d）]	体重增加	
			整个妊娠期（kg）	平均每周（kg）
低体重	< 18.5	35 ~ 40	12.5 ~ 18	0.51
正常	18.5 ~ 24.9	30 ~ 35	11.5 ~ 16	0.42
超重	≥ 25	25 ~ 30	7 ~ 11.5	0.28

(3) 运动治疗：每餐后 30 分钟进行 30 ~ 40 分钟连续的有氧运动，如散步、上臂运动、孕妇体操、瑜伽，强度以孕妇能耐受为原则，其中步行是最容易实施且安全的运动方式。运动时如血糖 < 3.3 mmol/L，或 > 13.9 mmol/L，或出现宫缩、阴道出血和低血糖表现，应暂停并监测血糖情况。避免清晨空腹运动。

(4) 药物治疗：大多数 GDM 孕妇通过饮食、运动等非药物干预即可使血糖达标，不能达标的 GDM 孕妇推荐使用胰岛素控制血糖。血糖的控制标准为空腹血糖 3.3 ~ 5.3 mmol/L、餐后 2 小时血糖 4.4 ~ 6.7 mmol/L。

(5) 母儿监护

1) 孕妇监护：除常规的产前检查内容外，应定期进行糖尿病相关检查。血糖监测包括自我血糖监测、连续动态血糖监测和糖化血红蛋白监测。产前检查时，注意孕妇血压、水肿情况，尿常规检查尿酮体和尿蛋白，每 1 ~ 2 个月行肾功能及眼底检查。

2）胎儿监测：妊娠晚期每 4 周行 1 次超声检查，监测胎儿的生长发育情况；严密监测胎动情况；需要应用胰岛素或口服降血糖药者，应自妊娠 32 周起，每周行 1 次无应激试验（non-stress test，NST），妊娠 36 周后可每周 2 次。

（6）促胎肺成熟：应用地塞米松促胎肺成熟时，应注意警惕血糖进一步升高。

3．分娩期

（1）一般护理：注意镇静、镇痛、休息，给予适当饮食，严密观察血糖、尿糖及酮体变化情况，建议监测血糖频率（潜伏期：每 1 ～ 2 小时 1 次，活跃期：每小时 1 次，无论何时：血糖 ≥ 11.1 mmol/L，每小时 1 次），及时调整胰岛素用量，加强胎儿监护。

（2）阴道分娩：分娩期血糖波动较大，胰岛素用量不易掌握。临产后采用糖尿病饮食（优先选择流质食物，如小米粥、糖尿病营养素，避免选择容易引起胃胀气的食物，如豆浆、牛奶），停止皮下注射胰岛素，改为静脉用药，并根据产程中测得的血糖值和控制目标范围（6.0 ～ 10.0 mmol/L）调整静脉输液速度。

（3）剖宫产术：在手术日遵医嘱停止皮下注射胰岛素，监测血糖及尿酮体。根据空腹血糖水平及每日胰岛素用量，改为小剂量胰岛素持续静脉滴注。一般按 3 ～ 4 g 葡萄糖加 1 U 胰岛素比例配制葡萄糖注射液，并按每小时静脉输注 2 ～ 3 U 胰岛素的速度持续静脉滴注，每 1 ～ 2 小时测 1 次血糖，尽量使术中血糖控制在 6.7 ～ 10.0 mmol/L。术后 2 ～ 4 小时测 1 次血糖，直至饮食恢复。

4．产褥期

（1）调整胰岛素用量：胎盘娩出后抗胰岛素物质迅速消失，使用胰岛素的量需要重新评估，一般应减少到分娩前的 1/3 ～ 1/2，并根据血糖调整；妊娠期应用胰岛素的产妇在剖宫产术术后禁食或未能恢复正常饮食期间，遵医嘱予静脉输液，胰岛素与葡萄糖的比例多为 1 :（4 ～ 6），同时监测血糖及尿酮体；一旦恢复正常饮食，应及时行血糖监测，血糖显著异常者，应用胰岛素皮下注射；妊娠期无须胰岛素治疗的 GDM 产妇，产后可恢复正常饮食，但应避免高糖及高脂饮食。

（2）预防感染：早期识别感染征兆，及时处理，遵医嘱抗感染治疗。

（3）鼓励母乳喂养：产后母乳喂养可减少胰岛素的应用，且子代发生糖尿病的风险下降。

（4）随访护理：指导产妇产后 6 ～ 12 周行 OGTT 检查。FPG 反复 ≥ 7.0 mmol/L，应视为 PGDM，建议转内分泌专科治疗；若 FPG 正常，建议每 3 年复查 1 次 OGTT，以及时发现发展为 2 型糖尿病的可能；同时，建议随访其子代及指导健康生活方式。

5．新生儿护理

（1）防止新生儿低血糖：新生儿出生后易发生低血糖，建议留脐血及时行血糖检测或出生后 30 分钟内行末梢血糖检测。严密监测其血糖变化，可及时发现低血糖。早开奶并同时定期滴服葡萄糖液，必要时以 10% 葡萄糖液缓慢静脉滴注。

（2）按高危新生儿处理：无论出生状况如何，新生儿均按高危儿处理，注意保暖和吸氧等。常规检查血红蛋白浓度、钾、钙、镁、胆红素。密切注意新生儿肺透明膜病的发生。

6．糖尿病酮症酸中毒（DKA）的处理　DKA 是一种以高血糖、高酮血症和代谢性酸中毒为主要特点的严重并发症，危及母儿生命。孕产期 DKA 的处理原则同非妊娠期，应快速建立静脉通道，遵医嘱予生理盐水补液和胰岛素持续静脉泵入，尽快启动多学科（如内分泌科、重症医学科）会诊。

第三节　病毒性肝炎

案例 10-3

某女士，30 岁，G_1P_0，因"停经 39 周，下腹痛 3 小时"于急诊就诊，妊娠期无特殊不适。检查示：BP 116/72 mmHg，P 88 次 / 分，胎心率 130 次 / 分，宫缩不规则，宫口未开，ALT 211 U/L，AST 150 U/L，HBsAg（＋）。产妇自诉母亲有 15 年肝炎病史。入院后开始出现食欲减退，右上腹胀痛不适，疼痛程度越来越强，焦虑不安，夜间难以入睡。

请回答：

1. 该产妇目前存在的主要问题是什么？
2. 针对该产妇的问题，应采取的护理措施是什么？

病毒性肝炎（virus hepatitis）是由肝炎病毒引起的以肝细胞变性坏死为主的消化系统传染性疾病，是妊娠期妇女最常见的肝病。在我国，最常见的肝炎病毒为乙型肝炎病毒（hepatitis B virus，HBV），慢性乙型肝炎病毒携带者约占 8%，发展为重症肝炎是导致孕妇死亡的主要原因之一。

【妊娠、分娩对病毒性肝炎的影响】

1. 妊娠期　妊娠早期早孕反应剧烈、食欲下降，营养物质摄入不足，而妊娠期新陈代谢明显加快，导致肝内糖原储备下降，肝抗病能力降低；妊娠期雌激素增加，需要通过肝代谢和灭活，妨碍肝转运脂肪和排泄胆汁；胎儿排出的代谢物需在母体肝解毒；妊娠期内分泌系统变化可导致体内 HBV 再激活。

2. 分娩期　分娩时出血、缺氧、消耗体力、酸性代谢物质增加、麻醉及手术等都会加重肝的负担。

综上所述，妊娠与分娩使孕产妇肝负担加重，故可导致病毒性肝炎病情加重，甚至可能发展为重症肝炎。

【分类及临床表现】

1. 甲型肝炎病毒（HAV）　主要通过粪口传播，母婴传播的可能性极小。潜伏期 20～30 日。主要为急性起病，可表现为食欲减退、厌油、恶心、乏力、腹胀、腹痛及腹泻，同时可有畏寒、发热等全身症状。

2. 乙型肝炎病毒（HBV）　主要通过血液传播、性传播及母婴传播。母婴传播是乙型肝炎重要的传播途径。潜伏期 30～150 日。乙型肝炎起病较缓慢，无发热或发热不明显，可发展为肝硬化，甚至肝癌。

3. 丙型肝炎病毒（HCV）　主要通过输血、血制品及母婴传播。潜伏期 5～12 周。临床表现与乙型肝炎相似。

4. 丁型肝炎病毒（HDV）　主要通过血液、母婴传播，传播途径与乙型肝炎病毒相似，需依赖乙型肝炎病毒而存在。潜伏期 4～20 周，妊娠期少见。

5. 戊型肝炎病毒（HEV）　主要通过粪口传播，传播途径与甲型肝炎相似。潜伏期 15～62 日。较少发展为慢性肝炎，妊娠期感染戊型肝炎且合并乙型肝炎者，易发展为重型肝炎。

【诊断要点】

妊娠期病毒性肝炎的诊断应根据流行病学史，结合临床表现及实验室检查综合诊断。

1．病史　询问有无与肝炎患者密切接触史，半年内有无输血史、注射血制品史。

2．临床表现　出现消化系统症状，如食欲减退、乏力、恶心、呕吐、肝区不适等而找不到其他原因。

3．辅助检查

（1）肝功能：谷丙转氨酶和谷草转氨酶升高。

（2）血清学及病原学检测

1）甲型病毒性肝炎：血清抗 HAV-IgM 是甲型肝炎病毒近期感染的指标，是确诊甲型病毒性肝炎最主要的标记物。

2）乙型病毒性肝炎：检测血清中"乙肝两对半"和 HBV DNA。HBV DNA 位于乙型肝炎病毒的核心部分，是反映 HBV 感染最直接、最特异和最灵敏的指标，可用于观察抗病毒药物的疗效及判断传染性（表 10-2）。

表10-2　乙型病毒性肝炎标志物及临床意义

标志物（英文）	单项阳性的含义
乙型肝炎表面抗原（HBsAg）	HBV 感染的特异性标志，见于乙型肝炎患者或无症状携带者
乙型肝炎表面抗体（HBsAb）	提示接种过乙肝疫苗或对乙型肝炎病毒产生保护性免疫作用
乙型肝炎 e 抗原（HBeAg）	血中有 HBV 复制，其滴度提示传染性强弱
乙型肝炎 e 抗体（HBeAb）	血中 HBV 复制趋于停止，传染性减低
乙型肝炎核心抗体 IgM（HBcAb-IgM）	出现于肝炎早期，HBV 处于复制阶段
乙型肝炎核心抗体 IgG（HBcAb-IgG）	主要见于肝炎恢复期或慢性感染

3）丙型病毒性肝炎：检测血清 HCV 抗体阳性和 HCV RNA 载量可诊断感染丙型病毒性肝炎和判断病毒复制情况。血清 HCV RNA、肝功能联合检测可作为评估丙型肝炎抗体阳性孕妇感染程度及肝损伤程度的直接证据。

4）丁型病毒性肝炎：检测血清中 HDV 抗体以测定 HDV 感染。

5）戊型病毒性肝炎：检测血清中 HEV 抗体。由于抗体出现较晚，在疾病急性期需要反复检测。

4．妊娠合并重型肝炎的诊断　若出现以下症状，考虑为重型肝炎，应引起高度重视，及时完善各项检查和迅速处理。

（1）消化道症状越发明显。

（2）黄疸迅速加深，可能遍布全身。

（3）凝血功能障碍，全身散在出血点。

（4）肝功能明显异常，肝区不适，甚至出现肝臭气味。

（5）肝性脑病，出现神志改变。

（6）肝肾综合征，出现少尿或无尿。

以上症状及体征均可以通过临床观察而发现，要重视患者早期的不适表现，细心观察，及早发现问题，及时干预，避免病情恶化。

【对母儿的影响】

1．对孕妇的影响　早孕反应加重；增加妊娠期高血压及产后出血风险；若发展为重症肝炎，增加孕产妇死亡率。

随堂测 10-3

2．对胎儿及新生儿的影响　可导致胎儿发生流产、早产、死胎、死产，同时还会使新生儿窒息率及死亡率升高；肝炎病毒易通过胎盘屏障传播给胎儿，使胎儿呈慢性病毒携带状态。

3．乙型肝炎病毒母婴垂直传播

（1）妊娠期：通过胎盘宫内传播。

（2）分娩期：乙型肝炎 40% ~ 60% 是在分娩时发生的母婴传播，胎儿通过产道接触母亲的血和羊水致感染。目前认为，HBV DNA 含量、产程时长与感染率有正相关关系。

（3）产褥期：与新生儿接触母亲的唾液及乳汁有关。

【处理原则】

妊娠期病毒性肝炎治疗原则与非妊娠期相同。注意休息，加强营养，积极进行保肝治疗，避免应用可能损害肝的药物；对重症肝炎患者，给予保护肝的措施，预防和治疗肝性脑病，防止 DIC 发生。严格限制液体入量，监测肾功能。

妊娠合并病毒性肝炎不是剖宫产术的指征，但相对于阴道分娩来说，剖宫产术可减轻肝功能损害，因而对于一般病情较重、凝血功能欠佳的患者，可放宽剖宫产术指征。

【助产要点】

1．妊娠期　嘱患者保证休息，加强营养，避免劳累；定期产前检查，避免交叉感染；进一步阻断 HBV 母婴垂直传播。

2．分娩期

（1）监测产程：若临产且短时间内能经阴道分娩，必要时进行胎头吸引术及产钳助产尽快分娩，预防产后出血。若短时间内无法分娩，应立即做好剖宫产术术前准备。

（2）预防感染：严格执行消毒隔离制度，产程中按医嘱使用对肝损害小的广谱抗生素，如青霉素。

（3）预防出血：分娩前纠正凝血功能，备好新鲜冰冻血浆、凝血因子等，并在产程中监测出血情况。胎儿娩出后，遵医嘱使用缩宫素以减少产后出血。

3．产褥期

（1）产妇护理：继续进行保肝治疗，保证足够的休息和营养。监测生命体征，遵医嘱继续应用对肝损害小的广谱抗生素，控制感染。观察子宫收缩和恶露情况，预防产后出血。

（2）新生儿免疫：足月新生儿出生后 12 小时内应尽快肌内注射乙型肝炎免疫球蛋白（HBIG），同时出生当日、1 个月、6 个月进行乙肝疫苗接种。早产儿出生后 HBIG 注射同足月新生儿，乙肝疫苗接种时间为出生后 24 小时内、3 ~ 4 周、2 ~ 3 个月、6 ~ 7 个月各 1 次。

（3）母乳喂养：规范进行免疫治疗的新生儿可接受 HBsAg 阳性母亲的哺乳。肝功能异常者慎用激素回乳，可以选择芒硝外敷乳房或口服生麦芽冲剂。

对于因患有肝炎而担心母乳喂养的产妇，应予以理解和关爱，主动指导与关心喂养情况，做好健康教育工作。

第四节　性传播疾病

案例 10-4

　　某女士，27 岁，G_1P_0，因"停经 9 周，阴道口出现菜花状赘生物 3 个月"就诊。孕妇 3 个月前偶然发现阴道口出现数颗米粒大小淡红色丘疹，不伴任何症状，未行特殊处理；随后丘疹融合，形成菜花状赘生物，有少许异物感、灼痛、刺痒不适。无特殊既往史及家族史，无类似病史。体格检查：一般情况好，其他系统检查无异常发现。实验室检查：血、尿常规正常，肝、肾功能正常。

　　请回答：

　　1. 该孕妇所患疾病可能是什么？主要通过什么途径传播？

　　2. 针对该孕妇目前的情况，应采取的护理措施是什么？

　　性传播疾病（sexually transmitted disease，STD）指主要通过性接触、类似性行为及间接接触传播的一组传染性疾病。

一、淋病

　　淋病（gonorrhea）是由淋病奈瑟球菌（*Neisseria gonorrhoeae*）引起的泌尿生殖系统的化脓性感染，是常见的性传播疾病。

【临床表现】

　　淋病主要表现为泌尿生殖系统化脓性感染，也可导致眼、咽、直肠感染和播散性淋病奈瑟球菌感染。淋病潜伏期短，传染性强，可导致多种并发症。主要并发症为淋菌性盆腔炎，反复发作可造成输卵管狭窄或闭塞，可引起异位妊娠、不孕或慢性下腹痛等。

【传播途径】

　　淋病通过性接触传染，少数情况下也可因接触含淋病奈瑟球菌的分泌物或使用被污染的用具而被传染。女性因其尿道和生殖道短，很容易感染。新生儿经过患淋病母亲的产道时，眼部被感染，可引起新生儿淋菌性眼炎。妊娠期妇女感染可累及羊膜腔，导致胎儿感染。

【诊断要点】

　　本病主要根据病史（性接触史、配偶感染史、与淋病孕妇共用物品史或新生儿的母亲有淋病史等）、典型临床表现和实验室检查结果进行诊断。淋病奈瑟球菌培养为诊断的金标准。

【对母儿的影响】

　　（1）淋病奈瑟球菌可上行感染女性生殖道，引起急性盆腔炎性疾病、输卵管炎及慢性盆腔痛等。

　　（2）可引起绒毛膜羊膜炎、胎膜早破、流产及早产。

　　（3）所分娩的新生儿容易患淋球菌性结膜炎、头皮脓肿或播散性淋病奈瑟球菌感染（包括关节炎、败血症和脑膜炎等）。

【处理原则】

　　及时、足量、规范应用抗生素。目前选用的抗生素以第三代头孢菌素为主。合并沙眼衣原体感染者，可同时应用抗衣原体感染药物，如阿奇霉素。

二、梅毒

梅毒（syphilis）是由梅毒螺旋体（*Treponema pallidum*，TP）引起的一种慢性传染病，主要通过性接触和血液传播。本病危害性极大，可侵犯全身各组织、器官或通过胎盘传播，引起死产、流产、早产和先天性梅毒。

【分期及临床表现】

1. 早期梅毒　包括一、二期梅毒及早期潜伏梅毒，病程在 2 年以内。一期梅毒主要表现为硬下疳和硬化性淋巴结炎，一般无全身症状。二期梅毒主要表现为皮肤、黏膜损害，如各种皮疹、扁平湿疣、梅毒性白斑、脱发，典型的为皮肤梅毒疹，常发生在硬下疳消退 3～4 周后，少数可与硬下疳同时出现。

2. 晚期梅毒　包括三期梅毒及晚期潜伏梅毒，病程在 2 年以上。三期梅毒主要表现为永久性皮肤、黏膜损害，如结节性梅毒疹、梅毒性树胶肿，并可侵犯多种组织和器官（骨梅毒、眼梅毒、心血管梅毒、神经梅毒等），严重者危及生命。

【传播途径】

梅毒孕妇的皮损、血液、乳汁和唾液中均有 TP 存在。其常见传播途径有性接触传播、垂直传播、血液传播或体液接触传播。

【诊断要点】

本病主要依据性病接触史、临床表现及实验室检查（初筛阳性、确认试验阳性）诊断。

一期梅毒：实验室检查发现 TP；梅毒血清试验早期阴性，后期阳性，应注意不可仅凭借一次梅毒血清试验阴性结果排除梅毒。

二期梅毒：典型临床表现，特别是皮肤、黏膜损害，同时结合实验室检查（黏膜损害处发现 TP；梅毒血清试验强阳性）。

晚期梅毒：神经梅毒脑脊液检查可见白细胞计数 $\geq 10 \times 10^6/L$，蛋白量 > 0.5 g/L，性病研究实验室试验阳性。

随堂测 10-4

科研小提示

中国《预防艾滋病、梅毒和乙肝母婴传播工作规范》（2020 年版）规定，对所有梅毒孕妇所生婴儿均予苄星青霉素预防性治疗。

国家卫生与计划生育委员会. 国家卫生健康委办公厅关于印发预防艾滋病、梅毒和乙肝母婴传播工作规范（2020 年版）的通知［EB/OL］. 2020-11-25. http：//www.nhc.gov. cn/fys/s3581/202011/fc7b46b2b48b45a69bd390ae3a62d065.shtml

---

【对母儿的影响】

梅毒螺旋体除对孕妇本身造成慢性全身性损害外，还可通过胎盘感染胎儿，导致：①胎盘绒毛水肿、变脆，液体交换障碍，导致羊水过多；②绒毛血管内膜炎症及间质细胞增生，甚至血管腔阻塞，影响胎盘血流灌注而导致胎儿缺血缺氧、胎儿生长受限、早产甚至死胎；③梅毒螺旋体可以播散危害到胎儿的所有器官，引起肝、肺、骨骼、肾、皮肤等受损，从而导致胎儿畸形及先天性梅毒儿。

【处理原则】

青霉素规范治疗为最主要的治疗原则。

1. 青霉素类　为首选药物。

2. 头孢曲松钠　可作为青霉素过敏者优先选择的替代治疗药物。

3．四环素类和大环内酯类 疗效较青霉素差，通常作为青霉素过敏者的替代治疗药物。

【助产要点】

1．孕妇护理 建议所有孕妇在初次产科检查时做梅毒血清学筛查，必要时在妊娠末期或分娩期重复检查，以明确诊断、及时治疗。

2．健康教育 治疗期间禁止性生活，性伴侣应同时进行检查及治疗，治疗后接受随访。

3．随访指导 随访2～3年。第1年每3个月复查1次，以后每半年复查1次。

4．心理护理 尊重患者，帮助其建立治愈的信心和面对生活的勇气。

三、尖锐湿疣

尖锐湿疣（condyloma acuminatum，CA）由人乳头瘤病毒（human papilloma virus，HPV）感染所致。目前采用分子生物学技术将HPV分为100多种亚型，引起尖锐湿疣的主要是HPV-6、11、16、18等型。

【临床表现】

本病潜伏期一般为1～8个月，平均为3个月。临床症状常不明显，常发生在肛门及外生殖器等部位，可有异物感、灼痛、刺痒或性交不适。病灶初起为散在或簇状增生的小乳头状疣，呈粉色或白色，增大后可呈菜花状及鸡冠状。

妊娠期由于细胞免疫功能下降，对HPV的抵抗力下降，加上类固醇激素水平增加，局部血液循环丰富，尖锐湿疣临床表现比较明显，受累面较广，数量增多，形态多样，体积较大，甚至有时可增大成为巨大型尖锐湿疣，常与HPV-6型感染有关，部分可发生恶变。产后部分尖锐湿疣可迅速缩小，甚至自然消退。

【传播途径】

人是HPV的唯一宿主。HPV主要通过性行为传播，不排除间接传播的可能。孕妇感染HPV可传染给新生儿，目前认为可能与胎儿在分娩过程中吞咽了含HPV的羊水、血或分泌物有关。

【诊断要点】

本病主要根据病史（性接触史、配偶感染史或间接接触史等）、典型的临床表现和实验室检查结果（醋酸白试验、组织病理检查）进行诊断。

典型病例肉眼即可诊断。对症状不典型、诊断不明确或病情加重者，则需行活组织检查确诊。对外阴有尖锐湿疣者，须仔细检查阴道及宫颈，以免漏诊。

【对母儿的影响】

妊娠期尖锐湿疣组织脆弱，阴道分娩时容易导致大出血。有时因巨大尖锐湿疣阻塞产道而需行剖宫产术。胎儿宫内感染罕见，新生儿感染HPV可引起呼吸道乳头状瘤或眼结膜乳头瘤。

【处理原则】

病灶较小者采用局部药物治疗，可选用三氯醋酸涂擦局部，对胎儿无不良影响。病灶较大者，建议尽早行物理治疗，如激光、微波、冷冻。巨大尖锐湿疣者，可手术切除及局部药物治疗。尖锐湿疣不是剖宫产术指征。

【助产要点】

1．妊娠期 以局部皮肤护理及症状护理为主，禁用咪喹莫特、足叶草毒素、茶多酚软膏和干扰素。指导患者穿柔软的内裤，勤更换，并且操作轻柔，防止皮损出血和感染。

2．分娩期 评估病灶情况，严密观察产程情况。若湿疣较大，阻塞产道或经阴道分娩，可能导致瘤体破裂出血较多者，应行剖宫产术。新生儿无窒息者，不用器械清理呼吸道，以免损伤咽喉黏膜，导致婴幼儿喉乳头瘤发生的可能。分娩后新生儿应彻底洗浴。

科研小提示

　　有研究显示，对于尖锐湿疣孕妇开展微波联合光动力疗法临床疗效显著，有助于减轻机体炎性反应，减少复发情况，改善预后，值得临床进一步推广及借鉴。

　　丁珍珍，干亚丹，鲁形丹. 微波联合光动力疗法治疗尖锐湿疣的疗效分析［J］. 浙江创伤外科，2021，26（4）：674-675.

四、获得性免疫缺陷综合征

　　获得性免疫缺陷综合征（acquired immune deficiency syndrome，AIDS）简称艾滋病，是由人类免疫缺陷病毒（human immunodeficiency virus，HIV）感染引起的一种以严重免疫缺陷为主要特征的性传播疾病。艾滋病的传播速度快、病死率高，目前尚无有效的治愈方法，是人类主要的致死性传染病之一。

　　【临床表现】

　　妊娠期艾滋病感染的临床表现基本同非妊娠期。从感染 HIV 到发展为艾滋病，可大致分为急性 HIV 感染、无症状感染、艾滋病三个阶段。急性 HIV 感染和艾滋病阶段的临床表现如下。

　　1. 急性 HIV 感染阶段　大多数患者只有轻微的临床症状，主要为上呼吸道感染症状，如发热、乏力、咽痛，可见颈、枕及腋部淋巴结肿大等，症状通常可自行消退。

　　2. 艾滋病阶段　孕妇有发热、腹泻、体重下降、全身浅表淋巴结肿大，在病程中易发生皮肤及黏膜条件性感染病变，可表现为感染性皮损、非感染性皮损和皮肤肿瘤。部分患者可出现中枢神经系统症状。

　　（1）非感染性皮肤损害：皮损呈多形性，可类似于脂溢性皮炎、鱼鳞病、毛发红糠疹、银屑病等，但通常病情更为严重。此外，还可出现特应性皮炎、光敏性皮炎、玫瑰糠疹、荨麻疹、多形红斑及痤疮样皮损。

　　（2）感染性皮肤损害：表现为各种病原微生物的感染。①带状疱疹：累及范围常较大，可出现水疱、大疱、血疱，疼痛剧烈，极易继发细菌感染，可引起脑炎、肺炎，甚至死亡。②单纯疱疹：常频繁复发，皮损分布呈局限性或播散性，表现为持续性口腔、生殖器、肛周重度疱疹，可长期不愈并形成深溃疡。③疣：可表现为寻常疣、扁平疣、传染性软疣。④真菌感染：鹅口疮是免疫缺陷最早出现的症状，此外，常出现较严重的浅表真菌感染（如泛发性体股癣、手足癣和多发性甲癣），有时表现不典型，需做真菌镜检和培养；10%～13% 艾滋病孕妇可发生隐球菌感染，常表现为疱疹样皮损，中枢神经系统易受累。⑤细菌感染：表现为毛囊炎、多发性皮肤脓肿或疖。

　　（3）皮肤肿瘤：卡波西肉瘤（Kaposi sarcoma）常见于鼻尖、口腔黏膜、躯干、四肢等处；皮损开始为粉红色斑疹，长轴与皮纹方向一致，以后颜色变暗，形成淡紫色或棕色的斑疹或斑块，最后变为出血性皮损和结节。淋巴瘤的皮损无特异性，可为丘疹或结节，诊断主要依据病理检查。恶性黑色素瘤多见于中老年人，一般可以较早出现转移。艾滋病孕妇发生的鳞状细胞癌进展较快，病变可侵及结缔组织、软骨和骨膜，或转移到附近的淋巴结、内脏。

　　【传播途径】

　　艾滋病患者、HIV 携带者是本病的传染源。传播途径主要有性接触、血液传播、母婴传播。

【诊断要点】

根据流行病学史（多性伴侣史、静脉毒瘾史、输入未经 HIV 抗体检测的血液或血液制品、父母 HIV 抗体阳性或职业暴露史）、临床表现及实验室检查（HIV 抗体、病毒载量、免疫缺陷检查、P^{24} 抗原、HIV 基因型耐药检测等）进行诊断。

HIV 抗体阳性，CD4$^+$T 淋巴细胞计数 < 0.2×10^9/L 或（$0.2 \sim 0.5$）× 10^9/L，CD4$^+$/CD8$^+$T 淋巴细胞比值 < 1，P^{24} 抗原阳性，β2 微球蛋白测定明显增高，可协助诊断。

【对母儿的影响】

妊娠期因免疫功能受抑制，可能影响 HIV 感染病程，加重 AIDS 的病情。HIV 感染可导致不良妊娠结局的发生，如流产、早产、死产，也可增加围产儿感染率。

【处理原则】

本病目前尚无治愈方法，主要采用抗病毒治疗（ART）和一般对症支持处理。抗逆转录病毒药物主要有核苷类逆转录酶抑制药（NRTIs）、蛋白酶抑制药（PI）、整合酶抑制药（integrase inhibitor）等。为降低 HIV 母婴传播的可能性，建议妊娠 38 周时选择行剖宫产术。不推荐母乳喂养。

【助产要点】

1. 妊娠期 建议在初次产前检查（妊娠前 3 个月）时进行 HIV 血清学筛查。对有高危因素者，在妊娠晚期（< 36 周）再次筛查。遵医嘱行抗逆转录病毒药物干预，由于依非韦伦在妊娠早期有导致胎儿神经管缺陷的风险，因此妊娠前 3 个月应尽量避免使用。指导进行产前咨询。

2. 分娩期 阴道分娩时倡导无创接生，应尽量避免使用会阴切开术、人工破膜术、胎头吸引术或产钳助产术、胎儿头皮血采集等有创操作。产后出血者用缩宫素和前列腺素类药物，不建议用麦角生物碱类药物，因其可与反转录酶抑制药、蛋白酶抑制药协同促进血管收缩。

3. 产褥期

（1）指导喂养：不推荐母乳喂养，提倡人工喂养，杜绝混合喂养。人工喂养是最安全的喂养方式。

（2）新生儿干预：出生后尽早（$6 \sim 12$ 小时内）开始服用抗病毒药物，常规给予齐多夫定或奈韦拉平，至出生后 $4 \sim 6$ 周；对于妊娠期抗病毒治疗不满 4 周或产时发现 HIV 感染的孕产妇所分娩新生儿，抗病毒治疗应延长至出生后 $6 \sim 12$ 周。

4. 健康教育与心理支持 指导健康生活，加强营养和休息，建议进食高蛋白、富含维生素、易消化的食物，也可服用中药协助提高机体免疫力，如人参、当归、女贞子。特别要注意关注心理问题，与艾滋病孕产妇沟通时，要充分尊重其隐私，注意自卑、自责、担心受歧视、恐惧等心理，采用循序渐进的方法，以诚恳的态度与孕妇建立良好的信任关系，多给予情感支持及心理疏导。

科研小提示

有研究表明，妊娠合并 HIV 感染产妇采用奈韦拉平联合齐多夫定、拉米夫定治疗可有效地降低艾滋病母婴传播发生率，且不会明显增加不良反应，具有一定的安全性。

张柠. 妊娠合并人类免疫缺陷病毒感染产妇经奈韦拉平联合齐多夫定、拉米夫定治疗的疗效评价 [J]. 包头医学，2021，45（3）：11-13.

第五节　TORCH 综合征

　　TORCH 是 1971 年由美国免疫学家 Andre Nahmia 提出的特定围产期感染病原学概念。TORCH 是由一组病原微生物英文名称的首字母组合而成的（图 10-1）。在妊娠期，感染 TORCH 对母体影响不大，孕妇多无症状或症状轻微，但可垂直传播给胎儿，引起宫内感染、出生缺陷等。

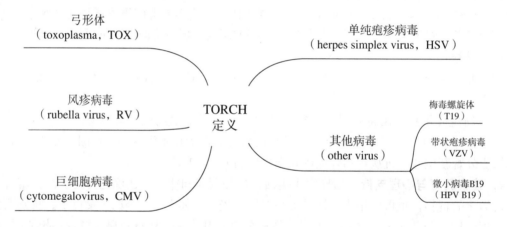

图 10-1　TORCH 定义

【临床表现及高危人群】

　　TORCH 感染母体临床表现一般较轻微，常缺乏特异性，可表现为一过性发热、乏力、皮疹、食欲缺乏，大部分病例是亚临床性感染，不易引起重视，筛查困难。

　　TORCH 潜在感染高危人群包括：①有反复流产、死胎或出生缺陷等不良孕产史者；②有宠物接触史，有食用生肉或未煮熟肉类的生活习惯者；③有风疹病毒接触史，夫妻双方或一方曾患生殖器或其他部位疱疹或皮疹者；④妊娠期有发热和（或）上呼吸道感染样症状史等情况者；⑤超声发现胎儿水肿等宫内发育异常情况者。

【传播途径】

　　孕妇可通过饮食、直接接触动物排泄物、呼吸道飞沫、性接触等感染，也可经输血、人工透析和器官移植感染。胎儿可通过宫内传播、产道传播，新生儿出生后通过接触乳汁、唾液、血液等感染。

【诊断要点】

根据临床表现、相关流行病学史等高危因素及实验室检查进行诊断。

1. 病原学检查　采集母血、尿、乳汁、羊水、脐血、胎盘和新生儿血、尿等进行病原学检查。

2. 血清学检查　血清学筛查应定量检测病原体特异性抗体 IgG 和 IgM 水平，需将定性检测与动态定量分析技术相结合。

3. 影像学检查　TORCH 宫内感染超声检查大多缺乏特异性，只有 15% 的敏感度，妊娠中、晚期可重复超声检查。胎儿超声检查异常后，在妊娠晚期进一步行磁共振成像检查，了解脑室扩张程度及周围脑实质发育情况。

‖ 知识链接 ▶

TORCH 宫内感染的门诊咨询要点

1. 介入性产前诊断的适应证　妊娠中发生的原发性感染或者再次感染，且感染持续时间较长，特别是超声已经发现胎儿宫内发育异常，且仍处于妊娠 28 周内时，可进行介入性产前诊断。而妊娠期复发感染的孕妇，若孕妇无较长时间病毒血症或胎儿宫内发育异常的证据，或者已经超过妊娠 28 周，一般不建议进行介入性产前诊断。

2. 宫内感染胎儿的预后评估　需要根据孕妇感染的病原体种类、感染状态（原发性感染与复发感染）、感染发生的时间和持续时间、介入性产前诊断结果，以及是否合并胎儿超声异常表现等多方面信息进行综合评估。不应依据一次或多次血清学检测结果而向孕妇做出终止妊娠的建议。

章锦曼，阮强，张宁，等. TORCH 感染筛查、诊断与干预原则和工作流程专家共识[J]. 中国实用妇科与产科杂志，2016，32（6）：535-540.

【对母儿的影响】

1. 对孕妇的影响　孕妇感染后大多无明显症状或症状轻微，表现为不典型流感样症状，如低热、乏力、关节及肌肉酸痛。风疹病毒（RV）感染者在颜面部广泛出现斑丘疹，可扩散至躯干和四肢，伴有关节痛或关节炎、头颈部淋巴结病和结膜炎等。

2. 对胎儿和新生儿的影响　可导致胎儿流产和出生缺陷，原发感染可通过胎盘或产道感染胎儿。胎龄越小时被感染，先天畸形发生率越高，畸形越严重。

【处理原则】

建议妊娠前进行 TORCH 感染筛查，以明确妊娠前感染状态。但不推荐对所有孕妇进行常规筛查，仅对有感染症状者、与感染者密切接触者或胎儿超声检查发现异常的孕妇进行筛查。

目前尚无针对性的特效药。是否终止妊娠应根据感染病原体种类、孕妇状态和孕周，并结合超声和产前诊断结果综合评估，不能仅凭血清学检查结果作决定。

【助产要点】

1. 评估与监测

（1）妊娠前筛查：尤为重要，可以明确备孕妇女体内是否存在相应的抗体（免疫球蛋白 IgM 和 IgG），及时发现急性感染，确定安全妊娠的时间，避免在急性感染和活动性感染时受孕，并为妊娠期 TORCH 筛查结果的判读提供依据。对于妊娠前筛查 IgG 阴性的备孕妇女，可进行健康教育及疫苗接种（目前只有 RV 疫苗）。

（2）妊娠期：主要采取对症处理和继续观察。如发现不适及时就诊，定期复查血清。

2. 心理支持 大多数孕产妇对 TORCH 综合征缺乏基本的疾病知识，一旦感染，多表现为焦虑、紧张和恐惧，应做好健康宣传教育和及时的解释，主动与其沟通、交谈，了解她们的内心活动，进行耐心细致的心理疏导，让孕产妇以正确的态度对待 TORCH 综合征，动员孕产妇的家庭支持系统。

3. 健康教育 近期有流感样症状、有宠物接触史、有急性感染病例或疑似急性感染病例接触史者，应列为健康教育对象。

第六节 贫 血

案例 10-6

> 某女士，27 岁，G_1P_0，妊娠 37 周，因"自觉少许乏力 1 个月、下腹部隐痛 3 小时"入院。入院检查提示：胎方位 LOA，胎先露已衔接，胎膜未破，胎心率 135 次/分，有不规律宫缩，宫口未开。产妇精神尚可，皮肤及口唇颜色稍偏白。家族史、既往史无特殊，无过敏史。妊娠 28 周血红蛋白浓度 106 g/L，妊娠 32 周复查血红蛋白浓度 102 g/L。入院血常规示血红蛋白浓度 100 g/L，妊娠期无皮下出血点，无牙龈出血等情况。
>
> **请回答：**
> 1. 该孕妇出现了什么问题？
> 2. 针对该孕妇的情况，护士或助产士应采取哪些护理措施？

贫血（anemia）是妊娠期常见的合并症之一，以缺铁性贫血最为常见，占 90% 以上，其次为巨幼细胞贫血，其他类型贫血比较少见。妊娠期贫血对母儿均可造成一定的危害，严重贫血也是造成孕产妇死亡的重要原因之一。

【病因】

贫血是由于铁、叶酸、维生素 B_{12} 等缺乏所致，主要原因如下。

（1）妊娠期需要量增加：胎儿生长发育及妊娠期血容量增加，对铁的需要量增加，孕妇每日需铁至少 4 mg。叶酸由未孕期每日 180 μg 增至 400 μg。

（2）摄入不足或吸收不良：动物性食物、植物、水果中富含铁、叶酸和维生素 B_{12}，若孕妇严重偏食、挑食，摄取不足、营养不良可致病。也可由于患有慢性疾病、妊娠期高血压疾病、肝病、肾病等导致吸收不良，或受体内增多的雌激素、孕激素影响，胃肠道对叶酸的吸收减少等所致。

（3）叶酸排泄增加。

【分类及临床表现】

1. 缺铁性贫血（iron deficiency anemia，IDA） 是妊娠期最常见的贫血，是指体内用于合成 Hb 的储存铁耗尽，引起 Hb 生成障碍的一种贫血。

（1）症状：轻度贫血无明显症状。中、重度贫血时，可出现全身乏力、头晕、视物模糊、食欲缺乏，甚至心悸、气短、易晕厥等贫血性心脏病的表现。

（2）体征：可见皮肤、口唇、睑结膜稍苍白，常有口腔炎、舌炎、皮肤干燥、毛发无光泽易脱落、指甲脆薄易裂等。

2. 巨幼细胞贫血（megaloblastic anemia） 又称为营养性巨幼细胞贫血，主要是由于叶

酸或维生素 B_{12} 缺乏而引起 DNA 合成障碍所致的贫血。该病多发生于妊娠中、晚期，起病较急，多为中、重度贫血。

患者除表现为贫血的常见症状（如乏力、头晕、心悸、气短、皮肤及黏膜苍白、食欲缺乏）外，还可出现低热、水肿、脾大。如果缺乏维生素 B_{12}，还可出现神经系统症状，如手足对称性麻木，对针刺、冰冷等感觉异常，甚至行走困难。

【诊断要点】

1. 缺铁性贫血

（1）既往存在月经过多或消化道溃疡等慢性失血性疾病史，或存在由于长期偏食、胃肠功能紊乱导致的营养不良。

（2）具有贫血相关症状、体征。

（3）实验室检查

1）血常规：外周血象特点为小细胞、低血红蛋白性贫血，血红蛋白（hemoglobin，Hb）< 110 g/L，RBC < 3.5×10^{12}/L，血细胞比容（hematocrit，HCT）< 0.33，平均红细胞体积（MCV）、平均红细胞血红蛋白含量（MCH）和平均红细胞血红蛋白浓度（MCHC）均降低。网织红细胞正常或减少，白细胞及血小板计数正常。

2）血清铁测定：血清铁浓度反映孕妇缺铁状况，比较敏感，当血清铁 < 6.5 μmol/L 时，可诊断为 IDA。血清铁蛋白不受近期铁摄入的影响，是评估孕妇铁缺乏最有效的指标，当血清铁 < 30 μg/L 时，提示已处于铁耗尽的早期；当血清铁 < 20 μg/L 时，可诊断为 IDA。若血清铁下降总在血红蛋白下降之前出现，是缺铁性贫血的早期表现。

3）骨髓检查：诊断困难时，可通过骨髓穿刺进行甄别。骨髓象表现为红细胞系增生活跃，以中、晚幼红细胞增生为主。骨髓铁染色可见细胞内、外铁均减少，以细胞外铁减少明显。

2. 巨幼细胞贫血

（1）既往存在影响吸收和排泄的慢性疾病史；或存在长期偏食、挑食等不良习惯。

（2）具有贫血相关症状、体征。

（3）实验室检查

1）血常规：外周血象特点为大细胞性贫血（HCT 降低，MCV > 100 fl，MCH > 32 pg，大卵圆形红细胞增多，中性粒细胞核分叶过多，粒细胞体积增大）。严重贫血者可伴有网织红细胞、白细胞及血小板减少。

2）骨髓检查：红细胞系呈现巨幼细胞增多，巨幼细胞系占骨髓细胞总数的 30% ~ 50% 可诊断。

3）叶酸和维生素 B_{12} 测定：红细胞叶酸值 < 227 nmol/L、血清叶酸值 < 6.8 mmol/L，提示叶酸缺乏；若血清中维生素 B_{12} < 74 pmol/L，提示维生素 B_{12} 缺乏。

3. 妊娠期贫血　由于妊娠期血液系统会发生生理变化，其贫血的诊断标准有别于非妊娠期妇女。WHO 建议的诊断标准：孕妇 Hb < 110 g/L 及 HCT < 0.33 为妊娠期贫血。

根据血红蛋白浓度分为：轻度贫血（100 ~ 109 g/L）、中度贫血（70 ~ 99 g/L）、重度贫血（40 ~ 69 g/L）和极重度贫血（< 40 g/L）。

随堂测 10-6

【对母儿的影响】

1. 对母体的影响　贫血孕妇耐受力差、抵抗力低，分娩时容易产生疲倦感，手术失血时易发生失血性休克，容易并发产后感染。重度贫血可因心肌缺氧致贫血性心脏病等，危及母体生命。

2. 对胎儿的影响　当孕妇为中、重度贫血时，胎儿生长所需的氧和营养物质供应不足，易致胎儿生长受限、胎儿神经管缺陷、胎儿窘迫、早产甚至死胎、死产等不良妊娠结局。

【处理原则】

纠正贫血，预防产后出血和感染。

【护理要点】

1. 饮食护理 指导妊娠期加强营养，纠正偏食、挑食等不良习惯。铁、叶酸和维生素 B_{12} 在新鲜蔬菜、水果、动物肝、肉类、蛋类中含量较高，鼓励孕妇多食用。缺铁性贫血患者应同时摄入富含维生素 C 的蔬菜和水果（如绿叶蔬菜、黑木耳、海带、紫菜、鲜枣、猕猴桃、柚子、柠檬及橙子），以促进铁的吸收与利用。巨幼细胞贫血孕妇还可多摄入奶类食品。

2. 活动指导 指导孕妇注意劳逸结合，根据贫血程度安排工作及活动。轻度贫血孕妇减轻工作量，重度贫血孕妇需卧床休息。因贫血患者通常感乏力、头晕不适，作为医务人员，应主动关心和协助其进行生活护理，避免引起跌倒等伤害事件。

3. 纠正贫血

（1）缺铁性贫血：当 Hb > 70 g/L 时，以口服给药补充铁剂为主，同时可服用维生素 C。重度缺铁性贫血、因严重胃肠道反应不能口服铁剂或口服铁剂无效者，可选用静脉补铁，常用右旋糖酐铁或山梨醇铁。

（2）巨幼细胞贫血：有高危因素的孕妇，应从妊娠 3 个月起口服叶酸 0.5 ~ 1 mg/d，连续服用 2 ~ 3 个月。确诊者，应口服叶酸 15 mg/d，吸收不良者可改为肌内注射叶酸 10 ~ 30 mg/d，直至症状消失、血象恢复正常。

（3）Hb < 70 g/L、接近预产期或短期内需分娩或行剖宫产术者，应少量、多次输注浓缩红细胞或全血，纠正贫血，避免加重心脏负担而诱发急性左心衰竭。

4. 母胎监护

（1）妊娠期：产前检查时需常规检测血常规，妊娠晚期重点复查，注意胎儿宫内生长发育情况。

（2）分娩期：贫血孕妇应实施计划分娩；重度贫血产妇临产后配血备用；严密监测产程进展情况，必要时可以考虑阴道助产；积极处理第三产程，产程中严格无菌操作，应用广谱抗生素预防产后出血和感染。

（3）产褥期：继续使用广谱抗生素和加强宫缩；对重度贫血不宜哺乳者，应指导人工喂养并做好心理支持。

第七节　甲状腺疾病

案例 10-7

某女士，36 岁，G_1P_0，因"停经 38 周，下腹痛 4 小时"就诊。体格检查：P 106 次 / 分，R 20 次 / 分，BP 110/70 mmHg，双眼球突出，双侧甲状腺偏大，质偏韧，未触及结节。胎心率 145 次 / 分，规律宫缩（30 秒 /5 ~ 6 分钟），LOA，宫口开大 1 cm，胎先露 S^{-3}，胎膜未破。孕妇自诉既往有甲状腺功能亢进病史 6 年，不规则服药 2 年，妊娠期服用丙硫氧嘧啶，病情可控制。实验室检查：FT_3 121 pmol/L、FT_4 103 pmol/L、TSH 0.0002 mIU/L。以"妊娠合并甲状腺功能亢进"收入院。

请回答：

1. 该产妇妊娠合并甲状腺功能亢进的诊断依据是什么？

2. 该产妇适宜的分娩方式是什么？

3. 产程中应如何预防甲状腺危象？

妊娠合并甲状腺疾病主要包括甲状腺功能亢进和甲状腺功能减退。因妊娠期内分泌系统发生变化，妊娠合并甲状腺疾病在诊断及处理上与未孕期有所区别。

一、妊娠合并甲状腺功能亢进

甲状腺功能亢进（hyperthyroidism）简称甲亢，是指甲状腺激素分泌过多所致的以机体兴奋性增高和代谢亢进为主要特征的一种内分泌疾病。

【临床表现】

妊娠期甲状腺功能亢进与未孕期表现相同。

1. 症状　表现为食欲亢进、怕热多汗、容易激动、心悸等。

2. 体征　体格检查有不同程度的甲状腺肿大、甲状腺可触及震颤，听诊甲状腺上有血管杂音，皮温升高、皮肤潮红，心率快（＞100次/分）、脉压＞50 mmHg，消瘦、突眼等。

3. 甲状腺危象　在分娩、手术、感染等各种应激情况下，甲状腺功能亢进症状加重和恶化，称为甲状腺危象（thyroid crisis），常表现为体温＞39 ℃，心率加快（＞140次/分）、脉压增大、烦躁不安、谵妄、大汗淋漓、呕吐、腹泻，大量脱水引起虚脱、休克甚至死亡，必须紧急处理。

【诊断要点】

根据高代谢症状、甲状腺肿大及突眼等体征以及实验室检查进行诊断。实验室检查列于表 10-3 中。

表10-3　甲状腺功能实验室检查

检查项目	参考值		
	正常妇女	孕妇	妊娠合并甲状腺功能亢进
总甲状腺激素（TT_4）	$64 \sim 167$ nmol/L	轻度增高	明显增高
三碘甲腺原氨酸（TT_3）	$1.8 \sim 2.9$ nmol/L	轻度增高	明显增高
甲状腺素结合球蛋白（TBG）	$13 \sim 25$ mg/L	轻度增高	明显增高
游离三碘甲腺原氨酸（FT_3）	$6.0 \sim 11.4$ pmol/L	轻度增高	明显增高
游离甲状腺素（FT_4）	$18 \sim 38$ pmol/L	轻度增高	明显增高
促甲状腺激素（TSH）	$2 \sim 20$ mU/L	正常	明显降低

【对母儿的影响】

1. 对母体的影响　妊娠合并甲状腺功能亢进孕妇的血清甲状腺素（T_4）水平增高，使神经、肌肉兴奋性增强，去甲肾上腺素和血管紧张素增多，致血管痉挛，妊娠期高血压疾病、子痫前期、胎盘早剥等发生率也增加，也可诱发心力衰竭或甲状腺危象危及生命。

2. 对胎儿的影响　容易发生早产、流产、低体重儿、胎儿生长受限或畸形等。

【处理原则】

1. 妊娠前管理　规范治疗甲状腺疾病，治疗后至少6个月方可妊娠。

2. 妊娠期控制甲状腺功能亢进发展　首选药物治疗，因甲巯咪唑有致胎儿畸形的风险，所以妊娠早期首选丙硫氧嘧啶（PTU），它可阻断甲状腺素合成，使血清 T_3 下降。妊娠中、晚期及产后用甲巯咪唑。严禁使用 ^{131}I 进行诊断或治疗。

若药物不能控制或对药物过敏、甲状腺肿大明显且有压迫症状、怀疑有恶变等情况，可考虑行甲状腺切除术。

3. 产科处理　妊娠期产科与内分泌科医护人员应共同监测与管理。分娩期预防甲状腺危象并发症，原则上选择阴道分娩。

【助产要点】

1. 一般护理 嘱孕妇保证充足的睡眠和休息，避免劳累；指导进食高蛋白和富含维生素的食物，补充足量的水分，避免烟、酒、浓茶、咖啡等造成兴奋，从而加重神经系统症状。减少碘摄入，禁食海产品，如海带、紫菜、海参。

2. 妊娠监护 妊娠期应加强孕妇及胎儿的监护，及时随访，避免自行减量或停药；产程中鼓励产妇补充能量；给予音乐治疗、精神安慰等减轻疼痛刺激，必要时应用镇静药；宫口开全时，指导产妇正确屏气用力，必要时行产钳助产术缩短第二产程；严密观察孕妇症状、体征，警惕甲状腺危象的发生，提前备好抢救药物。

3. 产后护理 产后甲状腺功能亢进有复发倾向，宜加大药物剂量，首选甲巯咪唑；无甲状腺功能亢进性心脏病者可指导母乳喂养；检查新生儿有无甲状腺疾病的症状、体征及进行甲状腺功能检测。

4. 甲状腺危象孕产妇护理

（1）降温：采用物理降温、药物降温，必要时行人工冬眠。

（2）去除诱因：解痉及镇静，若有感染，遵医嘱给予大剂量抗生素抗感染。

（3）遵医嘱用药：抗甲状腺药物加倍应用阻碍甲状腺素的合成、口服复方碘液抑制甲状腺素释放、应用抗交感神经药物（普萘洛尔）、应用肾上腺皮质激素（氢化可的松或地塞米松），应严格遵医嘱用药。

（4）其他：吸氧，纠正电解质代谢紊乱及酸中毒。甲状腺危象控制后及时做好终止妊娠的准备。

二、妊娠合并甲状腺功能减退

甲状腺功能减退（hypothyroidism）简称甲减，是由于甲状腺激素合成及分泌减少或其生理效应不足导致的以全身代谢减低为特征的一种内分泌疾病，分为临床甲减（overt hypothyroidism）、亚临床性甲状腺功能减退症（subclinical hypothyroidism）和低甲状腺素血症（hypothyroxinemia）即低 FT_4 血症。有研究报道，妊娠期甲状腺功能减退的病因包括自身免疫性甲状腺炎、甲状腺切除术后或 ^{131}I 治疗后，低 FT_4 血症的主要原因是碘缺乏。

【临床表现】

1. 低代谢症状 心率过缓、全身疲乏、体温偏低、反应迟钝、表情冷淡、嗜睡、记忆力减退、情绪低落、厌食、便秘及头发稀疏等。

2. 黏液性水肿 面部水肿、苍白、皮肤干燥，晚期皮肤呈非凹陷性水肿。

3. 甲状腺肿大 部分孕妇可有甲状腺肿大。

【诊断要点】

甲减为慢性进行性过程，早期临床表现并不明显。可根据实验室检查中妊娠特异性 TSH 和 FT_4 参考范围诊断。临床甲减：血清 TSH >参考值上限，血清 FT_4 <妊娠参考值下限。亚临床甲减：血清 TSH >参考值上限，血清 FT_4 在参考值范围内。低 FT_4 血症：血清 TSH 在参考值范围内，仅 FT_4 降低。

【对母儿的影响】

1. 对母体的影响 甲减对母体的危害包括胎盘早剥、妊娠期高血压疾病、心力衰竭等，其严重程度与甲减的严重程度有关。

2. 对胎儿的影响 妊娠早期胎儿完全依赖母亲提供 T_4 来保证脑神经及其他器官的系统发育，因此甲状腺激素水平降低会影响胎儿神经发育。未经治疗的甲减孕妇，其胎儿易出现畸形、流产、死亡、生长受限及智力发育迟缓等。

随堂测 10-7

【处理原则】

1.早期筛查高危因素　有甲状腺疾病家族史、甲状腺肿大、有流产或早产不良孕产史、存在其他自身免疫病者。

2.与内分泌科共同监测与治疗　将血清 TSH 和甲状腺激素水平恢复到正常范围，主要药物为左甲状腺素（L-T$_4$）。

【护理要点】

1.一般护理　指导孕妇进食高蛋白、富含维生素、低脂、富含碘（如碘盐、海带、紫菜）的食物，少量多餐，需限制钠盐摄入，减少水钠潴留而引起的水肿。

2.产科护理

（1）妊娠期：妊娠合并甲状腺功能减低孕妇应定期监测甲状腺功能，根据激素水平调整药物剂量，定期产前检查监测胎儿的发育情况。

（2）分娩期：无产科手术因素的孕妇尽量阴道分娩，若甲状腺功能不能维持正常，在临产后，应注意预防甲状腺危象的发生。注意加强支持治疗，鼓励进食，必要时遵医嘱补充液体量；给予产妇吸氧，密切监测胎心率情况；给予音乐治疗、精神安慰等减轻疼痛刺激，必要时应用镇静药；宫口开全后指导用力，甲减产妇多有腹直肌力量不足，不能很好地运用腹压，因此应尽量缩短第二产程，必要时予助产；做好新生儿复苏准备；胎儿娩出后注意预防产后出血及产褥期感染。

（3）产褥期：产后产妇需定期监测甲状腺功能，及时调整、补充甲状腺激素，防止应用过量或不足。产妇服用的左甲状腺素基本不会通过乳汁，所以不影响产后哺乳。

（4）新生儿监护：新生儿出生后需查甲状腺功能，妊娠期妇女血中甲状腺球蛋白抗体（TgAb）和甲状腺过氧化物酶抗体（TPO-Ab）均可通过胎盘，导致胎儿甲减，影响其发育。因大多数甲减患儿症状较轻，当出现 T$_4$ 降低及 TSH 升高时，则可确诊为新生儿甲减。新生儿甲减的治疗一般需要维持 2～3 年。

3.心理支持　甲减本身容易出现情绪低落，加之孕妇担心对胎儿的影响，孕妇的悲观情绪通常较明显，护士或助产士要具有同理心，向孕妇及家属耐心讲解疾病的相关知识，提供心理支持。

第八节　急性阑尾炎

案例 10-8

某女士，29 岁，G$_1$P$_0$，因"停经 28 周，突然出现发热，右下腹痛半小时"于急诊就诊。体格检查：T 38.5 ℃，宫高 26 cm，腹围 110 cm，胎心率 158 次 / 分，腹肌紧张，右下腹存在压痛，血常规示白细胞计数 $16×10^9$/L。

请回答：

1.该孕妇最可能的诊断是什么？

2.本病例的处理原则是什么？

急性阑尾炎（acute appendicitis）是妊娠期最常见的外科急腹症，常见于妊娠早、中期。妊娠期随着子宫增大，阑尾的位置会逐渐向后上和向外移位，妊娠合并阑尾炎的临床表现不典型，诊断难度加大。

【临床表现】

1. 妊娠早期 阑尾炎症状同未孕时，腹部疼痛是最常见的症状，另有恶心、呕吐、发热等症状，80% 的患者有转移性右下腹部疼痛，体格检查时右下腹有压痛、反跳痛和肌紧张。

2. 妊娠中、晚期 多数孕妇无典型转移性右下腹部疼痛，压痛、反跳痛不明显，且压痛点位置可上升。

3. 炎症反应 炎症严重时，可出现中毒症状，如发热、心率增快。阑尾穿孔、坏死时可使体温升高。

【诊断要点】

本病根据临床表现、实验室检查可诊断。由于妊娠期有生理性白细胞增加，当白细胞计数 $\geq 15 \times 10^9$/L、中性粒细胞比例增高时有诊断意义。或白细胞计数在正常范围，但分类有核左移，也有诊断意义。当诊断不清时，超声检查可发现肿大的阑尾或脓肿，可协助诊断。

【对母儿的影响】

1. 对母体的影响 妊娠期阑尾炎症状和体征不典型，容易发生阑尾穿孔，感染扩散，造成感染性休克，威胁母体生命。

2. 对胎儿的影响 阑尾炎可刺激子宫诱发宫缩，宫缩又容易引起炎症扩散，从而引发流产、早产，甚至胎死宫内。

【处理原则】

妊娠合并阑尾炎发生穿孔率比非妊娠期高，故妊娠期急性阑尾炎一般不主张保守治疗。一旦确诊，在积极抗感染治疗的同时，应立即手术治疗。妊娠期间若高度怀疑急性阑尾炎，但难以确诊时，应积极考虑剖腹探查，以免延误病情。

【护理要点】

1. 病情监测 严密监测孕妇的生命体征，观察有无腹痛、宫缩及阴道出血情况。

2. 术前准备 低于妊娠合并急性阑尾炎患者，遵医嘱立即做好各项术前准备，如备皮、配血、留置导尿、静脉输液。

3. 术后护理

（1）体位护理：建议术后 6 小时后取半卧位，使脓液局限于直肠子宫陷凹，有利于引流，减小腹壁肌张力，减轻疼痛感。

（2）活动指导：协助患者自主下床活动，以加速肠蠕动的恢复，防止出现肠麻痹、肠胀气、肠粘连等并发症。放置引流管的患者，要固定好引流管，以防脱落。

（3）切口护理：妊娠中、晚期孕妇由于腹壁张力增大，咳嗽或活动时容易引起切口裂开，使切口愈合困难。指导孕妇在活动或咳嗽时稍用力保护固定切口，以减小切口的张力，检查有无渗血、渗液、红、肿、热、痛等情况，敷料及引流管情况。

（4）饮食护理：为保证母体术后的康复和胎儿宫内的生长发育，术后患者肠蠕动恢复后应按清流质、流质、半流质、普食的过渡式方法给予各种营养素齐全的高营养饮食。

（5）用药护理：遵医嘱给予抗感染药物。继续妊娠者，注意选择对胎儿生长发育无影响的抗生素，妊娠 3 个月内禁止应用甲硝唑、四环素、庆大霉素等药物。使用抑制子宫收缩药及镇静药保胎治疗。

（6）胎儿监测：继续妊娠者，严密监测胎心、胎动、宫缩情况，定时行胎心监护，预防早产。

4. 心理支持 患者因担心手术会对胎儿造成影响而易焦虑，应主动予以心理支持。

小　结

　　妊娠会加重已有的基础疾病，若不及时诊断和干预，则会威胁母婴安全。护士或助产士应熟练掌握妊娠常见合并症的临床表现、诊断要点、处理原则及护理要点，以及性传播疾病的母婴主要传播途径，密切观察病情变化，及时识别异常状态，做出正确判断和处理，进行个性化健康教育，与医师协作，以达到安全妊娠、减少并发症、改善母婴预后的目的。

思考题

　　1. 妊娠合并心脏病患者早期心力衰竭的临床表现有哪些？

　　2. GDM 孕妇的血糖控制标准是什么？

　　3. 请写出乙型病毒性肝炎的母婴主要传播途径。

　　4. AIDS 的传染源与传播途径有哪些？

　　5. 产程中预防甲状腺危象的护理要点有哪些？

　　6. 妊娠合并阑尾炎孕妇术后护理要点有哪些？

　　7. 妊娠期贫血的诊断标准及分度是什么？

　　8. 某女士，29 岁，G_1P_0，妊娠 34 周，因"自觉疲乏、头晕、心悸 1 个月余，下腹部隐痛 2 小时"就诊。该女士妊娠期时有乏力、心悸，但未就诊，未规律进行产前检查。体格检查：T 37.2 ℃，P 102 次/分，R 21 次/分，体重 56 kg；面部皮肤、睑结膜、口唇、甲床较苍白，无皮下出血点，两肺听诊无湿啰音；血常规：RBC 3×10^{12}/L，Hb 90 g/L，HCT 0.30，白细胞及血小板计数正常。外周血涂片示红细胞大小不等，以小细胞为主。胎方位 ROA，胎心率 135 次/分，有不规律宫缩，胎膜未破，宫口未开。自诉不喜欢吃肉类和豆类，近期刷牙时有少许牙龈出血。无特殊家族史、既往史，无过敏史。

　　请回答：

　　(1) 该孕妇最可能的临床诊断是什么？

　　(2) 目前存在的主要护理问题有哪些？

　　(3) 针对护理问题，应采取的护理措施有哪些？

（罗太珍）

胎儿及其附属物异常

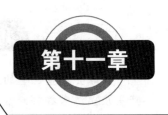

导学目标

通过本章内容的学习，学生应能够：

◆ **基本目标**

1. 识记胎儿及其附属物异常的定义、临床表现、诊断要点及处理原则。
2. 理解胎儿及其附属物异常发生的原因及其对母儿的影响。
3. 运用所学知识为胎儿及其附属物异常的母儿提供护理。

◆ **发展目标**

综合运用所学知识为胎儿及其附属物异常的母儿提供持续照护。

◆ **思政目标**

具有仁爱精神，树立正确的职业价值观。

妊娠期母体因素（如高龄、多产、营养不良、吸烟、合并先天性心脏病、重度贫血、慢性肾炎、糖尿病、高血压、免疫系统疾病）、胎儿因素（如染色体异常、胎儿畸形、胎儿心血管疾病、宫腔内感染）、医源性因素、外伤等原因，可引起胎儿及其附属物异常，易导致围产儿不良结局发生率增加。助产人员应针对病因开展健康教育，积极预防胎儿及其附属物异常，早期识别异常并及时处理，促进围产儿的良好结局。

第一节　多胎妊娠

案例 11-1

某女士，36 岁，G_1P_0，妊娠 33^{+2} 周，双胎。平素月经规律，6 ～ 7 日 /30 日，末次月经 2020 年 8 月 20 日。停经 31 日查尿 hCG（+），妊娠 4 个月余自觉胎动至今。近 1 个月双下肢水肿，未给予特殊治疗。6 小时前无明显诱因出现阴道流液。医师向孕妇解释胎膜早破对母儿的影响并建议其住院治疗。护士在进行入院评估时发现该女士精神高度紧张，非常担心发生早产。

请回答：

1. 护理人员在入院评估时还需要收集哪些孕妇和胎儿的资料？
2. 护理人员可采取哪些方法来缓解孕妇的焦虑？

一次妊娠子宫腔内同时有两个或两个以上胎儿称为多胎妊娠（multiple pregnancy）。多胎的发生随地区、种族不同而有所差别，孕妇家庭中有多胎史者，多胎发生率增加。近年来，随着辅助生殖技术的广泛开展，多胎妊娠发生率明显增高。因多胎妊娠易引起妊娠期高血压疾病、妊娠期肝内胆汁淤积症、贫血、胎膜早破、早产、产后出血、胎儿发育异常等，故属于高危妊娠范畴。本节主要讨论双胎妊娠（twin pregnancy）。

【分类】

1. 双卵双胎（dizygotic twins）　是由两个卵子分别受精形成两个受精卵，占双胎妊娠的70%～80%，与种族、遗传、年龄、产次、营养和应用促排卵药等有关。由于两个胎儿各有其自己的遗传基因，因此其性别、血型可以相同或不同，而指纹、外貌和性格可能不同。两个受精卵往往着床在子宫蜕膜的不同部位，各自形成独立的胎盘，也可融合成一个，但血液循环各自独立。胎儿面有两个羊膜腔，中间隔有两层羊膜和两层绒毛膜。

2. 单卵双胎（monozygotic twin）　是由一个受精卵分裂而成的两个胎儿，占双胎妊娠的20%～30%。单卵双胎的发生不受种族、遗传和孕妇年龄的影响。由于基因相同，其性别、血型、容貌等相同。单卵双胎由于受精卵分裂的时间不同，形成以下4种形式。

（1）双绒毛膜双羊膜囊单卵双胎：受精卵分裂发生在受精后72小时内（桑葚期），此时内细胞团形成而囊胚层绒毛膜未形成，有两层绒毛膜及两层羊膜，胎盘为两个或一个（图11-1）。

（2）单绒毛膜双羊膜囊单卵双胎：在受精后72小时至8日内（囊胚期）分裂为双胎，内细胞团及绒毛膜已分化形成，而羊膜囊尚未出现时形成单绒毛膜双羊膜囊。共用一个胎盘及绒毛膜，其中隔有两层羊膜（图11-2）。

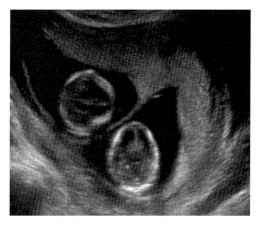

图 11-1　双绒毛膜双羊膜囊

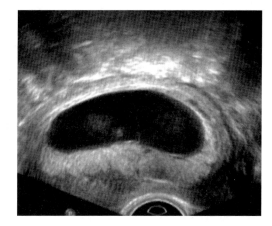

图 11-2　单绒毛膜双羊膜囊

（3）单绒毛膜单羊膜囊单卵双胎：受精卵分裂发生在受精后第9～13日，羊膜腔已形成。两个胎儿共用一个胎盘，且共存于同一个羊膜腔内（图11-3）。

（4）联体双胎：受精卵分裂发生在受精后第13日以后，可导致不同程度、不同形式的联体双胎。

【临床表现】

1. 症状　妊娠早期恶心、呕吐等早孕反应较重，持续时间较长。妊娠中、晚期体重增加过快，腹部增大明显，压迫症状出现早且明显。妊娠晚期常有呼吸困难，胃部受压、胀满，食欲下降，摄入量减少，常感到疲劳和腰背部疼痛。孕妇自诉多处有胎动，而非固定于某一处。

2. 体征　子宫增大大于孕周。妊娠中、晚期孕妇腹部可触及两个胎头、多个肢体。胎动的部位不固定且胎动频繁。在孕妇腹部的不同部位可听到两个频率不同的胎心音，同时计时1分钟，胎心率相差＞10次/分，或两胎心音之间隔有无音区。过度增大的子宫压迫下腔静脉，

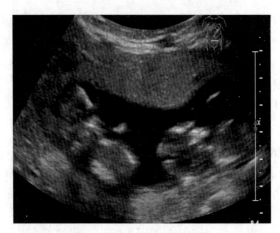

图 11-3　单绒毛膜单羊膜囊

常引起下肢水肿、静脉曲张等。

【诊断要点】

1. 鉴别诊断　需要与羊水过多、巨大胎儿进行鉴别。

2. 辅助检查　B 型超声检查可以用于早期诊断双胎，判断双胎的绒毛膜性及羊膜性，筛查胎儿结构畸形，如联体双胎、开放性神经管缺陷，判断胎方位。妊娠 11 ～ 13^{+6} 周可检测胎儿颈项透明层（nuchal translucency，NT）以评估胎儿发生唐氏综合征的风险，并可早期发现部分严重的胎儿畸形。外周血胎儿 DNA 检测作为一种无创的检测手段，也可用于双胎妊娠的非整倍体筛查。

【对母儿的影响】

1. 对孕妇的影响

（1）流产：双胎妊娠的自然流产率比单胎妊娠增加。

（2）早产：由于子宫过度膨胀，子宫肌纤维被动牵拉至一定程度后易诱发宫缩，引起早产。另外，因双胎引发的妊娠期高血压疾病、胎膜早破、胎盘早剥等也是早产的原因。

（3）妊娠期高血压疾病：双胎妊娠发生妊娠期高血压疾病的概率较单胎妊娠高。

（4）贫血：双胎妊娠孕妇对铁及叶酸的需要量增加，而且孕妇体内血浆容量较单胎妊娠明显增加，因而比单胎更容易发生贫血。

（5）妊娠期肝内胆汁淤积症：双胎孕妇比单胎孕妇容易发生妊娠期肝内胆汁淤积症，可能与较多的雌激素有关。

（6）羊水过多：单卵双胎常在妊娠中期发生急性羊水过多，可能与双胎输血综合征及胎儿畸形有关。

（7）胎膜早破与脐带脱垂：当合并羊水过多时，由于宫腔内压力增高，易发生胎膜早破及脐带脱垂。

（8）胎盘早剥：分娩时，当第一胎儿娩出后，子宫体积缩小，宫腔内压力降低，胎盘与子宫壁发生错位而剥离。

（9）产程延长：由于子宫肌纤维过度伸展，易发生原发性宫缩乏力而导致产程延长。

（10）产后出血：因宫缩乏力和肌纤维缩复不良，易发生产后出血。

2. 对胎儿、新生儿的影响

（1）胎儿畸形：双胎妊娠胎儿畸形的发生率较单胎妊娠高。

（2）胎儿生长受限：确切原因尚未明确，可能与双胎妊娠子宫容量受限，双胎儿相对拥挤或双胎盘占子宫蜕膜面积相对小，致胎盘输送营养物质相对不足有关。

（3）胎方位和胎先露异常：双胎时，胎儿常较单胎胎儿小，易发生胎方位和胎先露异常。

第一胎儿娩出后，第二胎儿活动范围大，容易转成横位。当第一胎儿为臀位，第二胎儿为头位，分娩时第一胎儿胎头尚未娩出，第二胎儿胎头已降至骨盆腔内时，易发生两个胎头的颈部交锁而造成难产。

（4）单绒毛膜双胎特有并发症：单绒毛膜双胎由于两个胎儿共用一个胎盘，胎盘之间存在血管吻合，因此会出现一些特有的并发症。

1）双胎输血综合征（twin-to-twin transfusion syndrome，TTTS）：两个胎儿通过胎盘间的动静脉吻合支，血液从动脉向静脉单向分流，使一个胎儿成为供血儿，另一个胎儿成为受血儿。供血儿会发生循环血量减少、贫血、羊水过少及生长受限、肺发育不良。受血儿会发生循环血量增加、羊水过多、心脏扩大或心力衰竭伴有水肿。

2）选择性胎儿生长受限：是单绒毛膜双胎特有的严重并发症，多与胎盘分割比例、脐带插入位置及双胎妊娠血流分布异常有关。

3）一胎无心畸形：也称双胎动脉反向灌注序列（twin reversed arterial perfusion sequence，TRAPS）。通常存在一个心脏正常结构的供血儿及缺乏正常心脏结构的受血儿。在单一且共用的胎盘中，供血儿的动脉灌注压超过受血儿的动脉灌注压，因此受血儿接受来自供血儿的氧含量低的反向血流。受血儿心脏缺如，仅见肢体和部分躯干。供血儿不仅要维持自身的血液循环，还要持续泵血给发育不全的受血儿，导致其心力衰竭，严重时出现胎死宫内。

【处理原则】

1. 妊娠期　将双胎孕产妇纳入高危妊娠管理，增加产前检查次数。监测胎儿生长发育、羊水量、胎盘与胎方位等情况。积极防治妊娠期并发症和早产。

2. 终止妊娠的时机　应结合双胎的绒毛膜性、胎方位、胎先露、胎儿生长发育、孕周、有无并发症和合并症等情况，选择合适的分娩时机。

3. 分娩期　应向孕产妇及家属解释母儿情况以及不同分娩方式的利弊，充分沟通后制定个体化的分娩方案。第一胎儿为头先露的双胎妊娠，可在知情同意的基础上经阴道试产，同时做好阴道助产和剖宫产术准备。密切监测产程进展和胎心率，若发现宫缩乏力或产程延长，应及时处理。

> **知识链接**
>
> ### 双胎妊娠分娩方式
>
> 1. 单羊膜囊双胎应在妊娠32～34周行剖宫产术终止妊娠（推荐等级：C）。单绒毛膜单羊膜囊双胎易发生脐带缠绕，妊娠期及围产期都有可能因为脐带因素发生胎死宫内。因此，单绒毛膜单羊膜囊双胎，建议选择剖宫产术终止妊娠（循证证据等级：2+）。
>
> 2. 双胎的第一胎儿为非头位时，因阴道分娩风险较高，如会发生脐带脱垂，应选择剖宫产术终止妊娠（循证证据等级：4）。
>
> 3. 双羊膜囊双胎中，在妊娠32周及以后，若第一胎儿为头先露，无论第二胎是什么胎方位，都可考虑阴道分娩（推荐等级：B）。
>
> 魏军，刘彩霞，崔红，等. 双胎早产诊治及保健指南（2020年版）[J]. 中国实用妇科与产科杂志，2020，36（10）：949-956.

【助产要点】

1. 一般护理

（1）补充营养：进食高蛋白和富含维生素的食物，增加铁、钙、叶酸和维生素的补充，预防贫血和妊娠期高血压疾病。

（2）加强休息：增加休息时间，减少活动量，避免劳累。取左侧卧位，增加子宫、胎盘血供，预防早产。

2．加强产前检查　定期监测孕妇的宫高、腹围和体重；评估胎心率、胎动、胎方位、胎儿大小和成熟度等；监测羊水、胎盘、脐带等。及时发现妊娠期高血压疾病、妊娠期肝内胆汁淤积症、羊水过多、前置胎盘、贫血等并发症和合并症。

3．症状护理　孕妇因胃区受压，致食欲减退，应鼓励其少量多餐，满足妊娠需要。若腰背部疼痛症状明显，可指导其做骨盆倾斜运动，局部按摩、热敷等。采取相应措施预防静脉曲张。

4．心理护理　帮助孕妇完成角色转变，接受成为两个孩子母亲的事实。妊娠期保持心情愉快，积极配合检查与治疗。

5．分娩期护理

（1）严密观察宫缩、胎心率和产程进展，若发现宫缩乏力、产程延长、脐带脱垂、胎盘早剥、双胎交锁等情况，应及时处理。

（2）做好新生儿抢救和剖宫产术准备：分娩时需要有产科医师、麻醉医师和新生儿科医师在场，准备新生儿复苏及剖宫产术用物。

（3）第一产程处理：分娩前建立静脉通道，常规备血。协助孕妇进行能量摄入和水分补充，避免取长时间仰卧位。当发生宫缩乏力时，应及时给予处理并观察效果。若出现产程停滞、胎儿窘迫等，应尽快行剖宫产术结束分娩。

（4）第二产程处理

1）第一胎儿娩出：第一胎儿娩出后，应立即断脐，并协助第二胎儿维持纵产式，监测其胎心音。若出现胎盘早剥征象，应迅速娩出第二胎儿。

2）第二胎儿娩出：第一胎儿娩出后，若无异常，等待第二胎儿自然分娩，若等待15分钟仍无子宫收缩，给予低浓度子宫收缩药物，促进子宫收缩。应监测第二胎儿的胎方位和胎心音，检查宫缩是否正常，必要时给予子宫收缩药。若发生脐带脱垂、胎盘早剥、胎儿窘迫等情况，应立即阴道助产或行剖宫产术娩出第二胎儿。

（5）第三产程处理：在产妇腹部放置沙袋，以免回心血量突然增加导致产妇心力衰竭。积极使用子宫收缩药，防止产后出血。检查娩出的胎盘、胎膜是否完整，明确绒毛膜性。检查软产道有无损伤。

6．产褥期护理

（1）加强对早产儿的观察和护理。若产妇存在负性情绪，应及时给予心理疏导。

（2）观察产妇的生命体征、子宫复旧、阴道出血等情况，预防产后出血。

（3）指导产妇饮食，协助做好母乳喂养，如母儿分离，指导产妇正确挤奶。

7．健康宣传教育　指导孕妇注意休息，加强营养，正确实施母乳喂养。

第二节　胎儿窘迫

随堂测 11-1

案例 11-2

某女士，30岁，G₂P₁，妊娠38^{+3}周，出现无痛性阴道出血4小时余，量较多，急诊入院。产科检查：胎心率106次/分，电子胎心监护示：基线胎心率持续＜110次/分，基线率平直，变异幅度4次/分，胎动时胎心率加速不明显。B型超声检查示：单胎，胎盘低置，胎儿双顶径9.3 cm，羊水指数11.1 cm，羊水呈浅绿色，胎盘成熟度Ⅱ＋级。

案例 11-2（续）

请回答：
1. 胎儿的检查结果是否正常？判断的依据是什么？
2. 基于胎儿的检查结果，助产士应采取什么护理措施？

胎儿在宫内因急性或慢性缺氧危及健康和生命，称胎儿窘迫（fetal distress）。胎儿窘迫分为急性胎儿窘迫和慢性胎儿窘迫。

【病因】

胎儿的血氧供应来自母体，但胎儿与母体有各自的血液循环，与母体间的氧和营养物质的交换在胎盘，通过脐带到达胎儿。因此，母体、胎盘、脐带和胎儿任何一个环节发生异常，都可能导致胎儿缺氧。

1. 急性胎儿窘迫

（1）脐带血运受阻：如脐带脱垂、脐带真结、脐带扭转、脐带缠绕或受压。

（2）孕妇血液循环障碍：如发生前置胎盘、胎盘早剥等大出血，导致胎盘灌注减少。

（3）孕妇血氧含量降低：如镇静药或麻醉药使用不当。

（4）宫缩过强：宫缩过强或子宫收缩药使用不当引起宫缩过强。

2. 慢性胎儿窘迫

（1）孕妇血氧含量不足：如孕妇合并先天性心脏病、肺源性心脏病、重度贫血。

（2）子宫胎盘血供不足：子宫胎盘血管硬化、狭窄，使绒毛间隙血流灌注不足，如孕妇发生重度子痫前期、慢性高血压、糖尿病。

（3）胎盘气体交换面积减少：胎盘绒毛上皮细胞发生广泛变性、纤维蛋白沉积、钙化，甚至大片梗死，使胎盘气体交换面积减少，如过期妊娠、重度子痫前期。

（4）胎儿运输和利用氧的能力降低：胎儿存在严重的心血管疾病、呼吸系统疾病、胎儿畸形、脐带扭转、脐带缠绕、母儿血型不合、胎儿宫内感染及胎儿贫血等，导致其运输和利用氧的能力降低。

【病理生理】

胎儿对缺氧有一定的代偿能力。轻度或一过性缺氧，往往通过减少胎盘和自身耗氧量等代偿，而不产生严重的代谢障碍及器官损害，但是长时间缺氧或重度缺氧则可引起胎儿出现严重并发症。缺氧初期，胎儿通过自主神经反射，兴奋交感神经，肾上腺儿茶酚胺及皮质醇分泌增多，会出现血压上升及心率加快。若胎儿继续缺氧，则转为兴奋迷走神经，胎心率减慢。缺氧继续发展，会刺激肾上腺素分泌增加，再次兴奋交感神经，胎心率由慢变快，说明胎儿已处于代偿功能极限，提示病情严重。无氧糖酵解增加，导致丙酮酸、乳酸等有机酸增加，发展为代谢性酸中毒，胎儿血 pH 下降。细胞膜通透性加大，胎儿血钾增加，胎儿在宫内呼吸运动加强，导致混有胎粪的羊水吸入，出生后延续为新生儿窒息和吸入性肺炎。肠蠕动亢进，肛门括约肌松弛，胎粪排出。若妊娠期慢性缺氧，使子宫胎盘灌注下降，可出现胎儿发育及营养异常，导致胎儿生长受限，肾血流量减少引起羊水减少。

【临床表现】

胎儿窘迫的主要临床表现为胎动异常、胎心率异常、羊水胎粪污染和（或）羊水过少，严重者胎动消失。

1. 急性胎儿窘迫　主要发生在分娩期，多因宫缩过强、产程延长、脐带异常、胎盘早剥、休克等引起。

（1）胎心率异常：胎心率的改变是急性胎儿窘迫最明显的临床征象。

（2）羊水胎粪污染：可能是胎儿缺氧导致肠蠕动亢进，肛门括约肌松弛，使胎粪排入羊水中。

（3）胎动异常：缺氧初期胎动频繁，继而胎动减弱及次数减少，进而胎动消失。

（4）酸中毒：长时间缺氧后，胎儿会发生代谢性酸中毒。分娩前可取胎儿头皮血进行血气分析，分娩后可取脐动脉血进行血气分析。

2. 慢性胎儿窘迫　主要发生在妊娠中、晚期，常延续至临产并加重。其原因多为孕妇全身疾病或妊娠并发症，如重度子痫前期、慢性肾炎、糖尿病，引起胎盘功能不全或因胎儿自身因素所致。

（1）胎动减少或消失：胎动过频往往是胎动消失的前驱症状。胎动消失后，胎心搏动常常在 24 小时内消失。

（2）电子胎心监护异常：胎心率基线平直，胎动时胎心率加速不明显或无加速。

（3）超声检查：可发现胎儿生长受限、脐血流异常等。

【诊断要点】

1. 胎心率异常　电子胎心监护出现以下变化，应诊断为胎儿窘迫。①基线胎心率持续 < 110 次 / 分或 > 160 次 / 分。②无应激试验（non-stress test，NST）：如果在除外应用镇静药或硫酸镁静脉滴注等的情况下，胎心率基线平直，变异幅度 < 5 次 / 分，持续 40 分钟并且胎动后胎心率无加速反应，应结合临床其他指标诊断为胎儿窘迫，必要时做缩宫素激惹试验（oxytocin challenge test，OCT）。③ OCT 或宫缩应激试验（contraction stress test，CST）：出现频繁的晚期减速。

2. 羊水胎粪污染　根据污染的程度不同，分为 3 度：Ⅰ 度为浅绿色；Ⅱ 度为黄绿色并浑浊；Ⅲ 度为稠厚，呈棕黄色。

3. 胎儿生物物理评分低　通过 B 型超声监测胎儿呼吸运动、胎动、肌张力、羊水量和 NST 结果，进行综合评分（每项 2 分，总分 10 分）。

4. 血气异常　胎儿头皮血或脐动脉血 pH < 7.20（正常值 7.25 ~ 7.35），PO_2 < 10 mmHg（正常值 15 ~ 30 mmHg），PCO_2 > 60 mmHg（正常值 35 ~ 55 mmHg）。

5. 羊膜镜检查　了解羊水性状，如果见羊水浑浊，呈浅绿色至棕黄色，有助于胎儿窘迫的诊断。

【处理原则】

1. 急性胎儿窘迫　应积极寻找病因，采取措施，改善胎儿缺氧状态。必要时终止妊娠。做好新生儿窒息的抢救准备。羊水轻度污染，羊水量、胎心率均正常者，可继续密切监护胎心率。羊水Ⅲ度污染，胎儿在分娩过程中会发生胎粪吸入，应及早结束分娩。

2. 慢性胎儿窘迫　根据孕周、胎儿成熟度及胎儿缺氧程度等综合考虑，制定处理方案。若孕周小，胎儿娩出后存活可能性小，应尽可能保守治疗延长孕周，促胎肺成熟，再考虑终止妊娠。若妊娠近足月或胎儿已成熟，胎动减少或胎盘功能减退，电子胎心监护出现胎心率异常等情况，可考虑终止妊娠。

【助产要点】

1. 急性胎儿窘迫

（1）一般处理：立即给予相应措施纠正胎儿缺氧，包括指导孕妇取左侧卧位，改善仰卧位低血压综合征造成的回心血量减少，也可纠正脐带受压；间断或持续吸氧，以提高母体血氧含量，使胎儿氧分压升高。

（2）对因处理：积极寻找原因并及时纠正。若宫缩过强或过频，应立即停用子宫收缩药，并用宫缩抑制药抑制宫缩。

（3）补充血容量，纠正孕妇低血压等。

（4）及早纠正酸中毒：当产妇有呕吐、肠胀气、进食少时，可引起脱水、酸中毒、电解质代谢紊乱，可使用 5% 碳酸氢钠溶液 250 ml 静脉补液。

（5）尽快终止妊娠：若胎儿窘迫不能得到纠正，必须尽快终止妊娠或结束分娩。若宫颈尚未完全扩张，短时间内不能阴道分娩，行剖宫产术终止妊娠；若宫口已开全，头盆相称，可行阴道助产术。做好抢救新生儿的准备。

（6）心理护理：向孕产妇提供相关信息，耐心解释目前胎儿的情况，给予精神、心理安慰。

2.慢性胎儿窘迫　应综合考虑病因、孕周、胎儿成熟度和胎儿窘迫的严重程度决定处理方式。

（1）一般护理：卧床休息，取左侧卧位，低流量吸氧，每日 1 ～ 2 次，每次 30 分钟。

（2）积极治疗孕妇合并症或并发症：若孕妇原发病情不能控制，胎儿缺氧加重，胎儿窘迫明确，已足月者可终止妊娠；若孕周小、估计胎儿娩出后存活可能性小，应将情况向家属说明，可用糖皮质激素促胎肺成熟后，尽量延长孕周，根据具体情况选择终止妊娠的方式。

（3）密切监护胎儿状况。

随堂测 11-2

第三节　前置胎盘

　　某女士，38 岁，G₄P₀，妊娠 36^{+2} 周，曾做过 3 次人工流产，有吸烟史 20 年。近 1 周出现 2 次少量阴道出血，出血量少于月经量，不伴腹痛。门诊 B 型超声检查结果示：胎盘位于子宫前壁，宫颈内口部分被胎盘组织所覆盖。遂立即收入院。体格检查：P 84 次 / 分，BP 130/84 mmHg，子宫软，无宫缩，头先露，胎头高浮，胎心率 144 次 / 分。

　　请回答：

　　1.该孕妇可能的诊断是什么？依据是什么？

　　2.主要处理原则是什么？

妊娠 28 周后，胎盘附着在子宫下段，其下缘达到或覆盖宫颈内口，位置低于胎儿先露部，称为前置胎盘（placenta praevia）。若前置胎盘患者既往有剖宫产术史或子宫肌瘤切除术史，胎盘附着于原手术瘢痕处，因其合并胎盘植入的发生率较高，称为凶险性前置胎盘（pernicious placenta praevia）。前置胎盘是妊娠晚期阴道出血和早产的重要原因，也是一种严重的妊娠期并发症。

【病因】

1.子宫因素　宫腔操作史（如刮宫术史、穿透肌层的子宫肌瘤切除术史）、产褥感染史、子宫内膜炎等，致子宫内膜病变、损伤或瘢痕。子宫内膜发育不良，影响子宫蜕膜血管生长，造成血液供应不足，当受精卵植入时，为摄取足够的营养而扩大胎盘的面积，使其伸展到子宫下段。子宫畸形或子宫肌瘤等原因使宫腔形态改变，也会导致胎盘附着在子宫下段。

2.胎盘因素　巨大胎儿、多胎妊娠或副胎盘时，胎盘面积过大或副胎盘可延伸至子宫下段。

3．受精卵因素 受精卵发育迟缓，到达宫腔后其分化与子宫内膜发育不同步而继续下移，在子宫下段着床。

4．其他高危因素 高龄、多胎、多产、产褥感染史、剖宫产术史、摄入可卡因、吸烟、既往前置胎盘史及辅助生殖技术等。

【分类】

前置胎盘包括完全性前置胎盘（即宫颈内口完全被胎盘所覆盖）、部分性前置胎盘（即宫颈内口部分被胎盘所覆盖）、边缘性前置胎盘（即胎盘下缘延伸至宫颈内口边缘，但未覆盖宫颈内口）和低置胎盘（即胎盘位于子宫下段，胎盘下缘非常接近但未达宫颈内口）。分类可随妊娠进展而变化，建议以临床处理前最后一次检查来确定其分类。

【临床表现】

1．症状 典型症状为妊娠中、晚期或临产后发生无诱因、无痛性阴道出血。妊娠晚期子宫峡部伸展、拉长形成子宫下段，牵拉宫颈内口，使宫颈管逐渐缩短，附着于子宫下段及宫颈内口的胎盘前置部分因伸展性差与其附着处发生错位分离，血窦破裂出血。前置胎盘阴道出血往往无明显诱因，初次出血量较少，可反复发生，也可发生大量出血。低置胎盘者阴道出血多发生在妊娠 36 周以后，出血量较少或为中等量。

2．体征 孕妇全身情况与出血量及出血速度密切相关。反复出血者可出现贫血貌。急性大出血者可出现面色苍白、脉搏细弱、血压下降等休克表现。腹部检查：子宫软，无压痛，轮廓清楚，子宫大小与妊娠周数相符。胎方位清楚，由于胎盘位置低于胎先露，影响胎先露入盆，常伴有胎先露高浮或胎方位异常。反复出血或一次出血过多者，胎心率有异常，甚至消失，严重者胎死宫内。当前置胎盘附着于子宫前壁时，可在耻骨联合上方闻及胎盘血流杂音。若采用超声检查确定胎盘位置，不必再行阴道检查。若为了明确诊断或选择分娩方式时，可在输液、备血及可立即行剖宫产术的条件下进行阴道检查。禁止肛门检查。

【诊断要点】

1．高危因素 高龄、多胎、多产、产褥感染史、剖宫产术史、吸烟及既往前置胎盘史等。

2．辅助检查

（1）B 型超声检查：是诊断前置胎盘最主要的方法，可评估胎盘附着位置、胎盘边缘与宫颈内口的距离或超出宫颈内口的距离、覆盖宫颈内口处胎盘的厚度和宫颈管的长度。对于有剖宫产术史的患者，应注意是否合并胎盘植入。妊娠中期发现胎盘前置，需超声随访胎盘的变化情况。

（2）磁共振成像：对于可疑胎盘植入者，可评估植入深度、宫旁侵犯、与周围器官的关系等。

（3）实验室检查：血常规、血型及凝血功能。

【对母儿的影响】

1．对孕妇的影响

（1）早产：孕妇反复阴道出血，局部感染和炎症因子产生，刺激子宫收缩，易导致早产。

（2）胎盘异常：胎盘植入（胎盘侵入子宫肌层）、胎盘穿透（胎盘侵入子宫壁，甚至侵入膀胱或肠管）的风险增加。若胎盘植入子宫下段，由于子宫下段蜕膜发育不良，胎盘绒毛穿透底蜕膜侵入子宫肌层，导致胎盘剥离不全，易引发产后出血。

（3）产后出血：胎盘剥离后，由于子宫下段肌肉组织菲薄、收缩力差，胎盘剥离面的血窦不易被闭合而易发生产后出血。

（4）产褥感染：胎盘的剥离面接近宫颈外口，细菌自阴道上行易侵入胎盘剥离面而引发感染；当出血多致孕产妇贫血时，也容易发生产褥期感染。

2．对胎儿、新生儿的影响 出血多时，易导致胎儿宫内缺氧和围产儿死亡。早产使新生儿死亡率增加。

【处理原则】

抑制宫缩、制止出血、纠正贫血、预防感染和适时终止妊娠。根据孕周、产次、胎方位、胎儿大小、阴道出血情况、有无休克、胎盘植入的严重程度、是否合并感染、是否临产、是否存在严重的妊娠期合并症及并发症等因素综合做出判断，制定个体化的方案。

1. 期待疗法 若母儿一般情况良好，胎儿存活，阴道出血量少，无须紧急分娩，可期待治疗以延长孕周，提高围产儿存活率。治疗期间应加强对母儿的监测，及时发现异常。

2. 阴道试产 前置胎盘和大多数的低置胎盘孕妇有剖宫产术的指征。部分低置胎盘孕妇可考虑阴道试产，适用于低置胎盘、出血量少、枕先露、无头盆不称、估计能在短时间内结束分娩者。阴道试产应在具备当场输血和危重急症抢救能力的产科机构中进行。阴道试产前，医护人员应充分评估胎盘大小、位置、边缘厚度以及与宫颈内口的距离、胎儿大小、胎方位等，并充分与孕妇及家属沟通分娩方式及风险，备血，做好行紧急剖宫产术和输血的准备。阴道试产时，应开放静脉通道，严密监测宫缩、产程进展、出血情况，加强电子胎心监护，及时发现胎儿窘迫。通过人工破膜术、使用子宫收缩药等方法促进产程进展。若临产后阴道出血量较多、短时间内不能分娩者，或人工破膜术后胎头下降不理想且出血明显者，或产程进展不顺利者，均应立即改行剖宫产术。积极预防产后出血，预防贫血和感染。

3. 剖宫产术 是前置胎盘终止妊娠的主要方式。出现以下情况应积极行剖宫产术终止妊娠：出血量大甚至休克；出现胎儿窘迫；临产后诊断的前置胎盘，阴道出血量多且估计短时间不能经阴道分娩；出血量少但妊娠已近足月或已临产。术前应积极纠正贫血、预防感染及出血，备血，做好抢救产后出血和新生儿的准备。

■ 知识链接

前置胎盘早产的风险评估与分娩时间

1. **早产的风险评估** 无症状的前置胎盘孕妇进行子宫颈管长度的测量有助于临床处理。妊娠34周前测量子宫颈管的长度 < 30 mm，胎盘下缘的厚度 > 1 cm，胎盘边缘出现无回声区，同时合并胎盘植入超声征象，提示出血及早产的风险增加。子宫颈管缩短的速度快也是早产的高危因素之一。

2. **分娩时间** 应个体化确定分娩时间。无症状的孕妇，推荐妊娠36 ~ 38周终止妊娠；有反复阴道出血史、合并胎盘植入或其他相关高危因素的孕妇，考虑妊娠34 ~ 37周终止妊娠。无症状、无头盆不称的低置胎盘者，尤其是妊娠35周后经阴道超声测量胎盘边缘距子宫内口为11 ~ 20 mm的孕妇，可考虑自然分娩。

中华医学会妇产科学分会产科学组. 前置胎盘的诊断与处理指南（2020）[J]. 中华妇产科杂志，2020，55（1）：3-8.

【助产要点】

1. 一般护理

（1）休息与活动：加强休息，减少刺激，减少活动量，以左侧卧位为佳。

（2）饮食指导：高纤维素饮食，避免便秘。

（3）吸氧：定时、间断吸氧，每次20 ~ 30分钟，每日2 ~ 3次，以提高胎儿血氧供应。

（4）避免刺激：腹部检查时动作要轻柔，以减少出血机会。

2. 病情观察 密切监测孕妇生命体征及阴道出血情况（量、颜色、流血时间）等，监测胎心率、胎动、电子胎心监护及监测胎儿生长发育情况等，及时发现异常，并积极处理。

3．症状护理

（1）纠正贫血：除口服硫酸亚铁、输血等外，还应加强饮食营养指导，建议孕妇多进食高蛋白以及含铁丰富的食物，纠正贫血，增强机体抵抗力，促进胎儿发育。维持血红蛋白浓度≥110 g/L、血细胞比容＞0.30。

（2）预防血栓：长期住院治疗会增加血栓栓塞的风险，应积极预防。

（3）预防产后出血和感染

1）分娩前进行血常规、凝血功能等检测，并交叉配血备用。

2）胎儿娩出后，及早使用子宫收缩药。

3）产后严密观察产妇生命体征及阴道出血情况，若发现异常，及时报告和处理。

4）及时更换会阴垫，保持会阴清洁、干燥。

4．用药护理　若妊娠＜37周，可给予糖皮质激素促胎肺成熟。有两种方案：地塞米松6 mg，肌内注射，每12小时1次，共4次；倍他米松12 mg，肌内注射，每日1次，共2次。

5．术前护理

（1）完善术前检查：开展麻醉科、检验科、输血科及新生儿科等多学科合作，确保手术期间血制品及止血药物和用品备齐，并行预防性抗感染治疗。术前再次进行超声检查，了解胎儿情况、胎盘附着部位及有无植入，协助评估和制定手术方案。

（2）充分的术前沟通：术前签署手术知情同意书，帮助孕妇以最佳的身心状态接受手术。

（3）术前准备：做好腹部手术的术前准备及抢救准备工作，如开放静脉通道、配血。

6．术后护理

（1）病情观察：严密监测孕妇心脏、肺等重要器官功能；严密观察腹腔、阴道出血情况，监测体温、脉搏、血压、心率、精神状态；检查血常规、凝血功能、尿常规、电解质等，了解有无感染征象和电解质代谢紊乱。

（2）预防感染：积极预防产褥感染，必要时遵医嘱使用抗生素。

【预防】

避免高龄妊娠、多产、多次刮宫、引产、剖宫产术、宫内感染，减少子宫内膜损伤或子宫内膜炎。

随堂测 11-3

第四节　胎盘早剥

案例 11-4

某女士，41岁，G₂P₁，妊娠36⁺²周，今日突感持续性腹痛伴少量阴道出血急诊入院。该孕妇妊娠后并未进行正规产前检查。妊娠28周因感头晕、视物模糊到当地医院检查，BP 155/105 mmHg，医师建议其住院治疗，但该孕妇拒绝住院治疗。体格检查：面色苍白，出冷汗，P 123次/分，BP 85/40 mmHg，尿蛋白（++），血红蛋白浓度50 g/L，水肿（++），子宫呈板状，有明显压痛，宫底达剑突下，胎心音听不清，胎方位触诊不清。B型超声检查示：胎盘位于子宫后壁，在胎盘后方出现液性低回声区。

请回答：

1．该孕妇可能的诊断是什么？依据是什么？

2．该孕妇可能出现的并发症有哪些？

3．针对该孕妇的情况，助产士应采取哪些护理措施？

妊娠 20 周后或分娩期，正常位置的胎盘在胎儿娩出前部分或全部从子宫壁剥离，称为胎盘早剥（placental abruption）。该病起病急、发展快，若处理不及时，可危及母儿生命，是导致产科凝血功能障碍的常见原因，也是一种妊娠期严重的并发症。

【病因】

1. 孕妇血管因素 孕妇患子痫前期、慢性高血压、慢性肾病、糖尿病或全身血管病变时，子宫底蜕膜螺旋小动脉发生痉挛或硬化，引起远端毛细血管缺血、坏死而导致破裂出血。当血液在底蜕膜与胎盘之间形成血肿时，导致胎盘与子宫壁剥离。

2. 子宫静脉压升高 妊娠晚期，增大的子宫压迫下腔静脉，阻碍静脉血回流，回心血量减少，血压下降，同时子宫静脉压突然升高并传导到绒毛间隙，导致蜕膜静脉床淤血或破裂，而引起部分或全部胎盘早剥。

3. 宫腔内压力突然下降 羊水过多致胎膜破裂时，羊水流出过多或过快，双胎分娩在第一胎儿娩出后，均可使子宫腔内压力骤然降低，引发子宫收缩，使胎盘与子宫壁发生错位引起胎盘剥离。

4. 机械性因素 孕妇腹部直接受到外力的撞击，可导致血管破裂而发生胎盘早剥。在分娩过程中，由于脐带过短或脐带绕颈，也可能发生胎盘早剥。

5. 其他高危因素 高龄、多产、胎盘早剥史、不良生活习惯（如吸烟、吸食可卡因）、有血栓形成倾向等。

【病理及病理生理】

本病的主要病理改变是底蜕膜出血并形成血肿，使胎盘自附着处剥离。若剥离面小，血液凝固，出血可自行停止，临床可无症状或症状轻微。若剥离面大，继续出血，形成胎盘后血肿，血液冲开胎盘边缘，并沿着胎膜与子宫壁之间自宫颈流出，称为显性剥离（revealed abruption）。若继续出血，血液在胎盘后形成血肿，使剥离面逐渐扩大。当血肿不断增大，胎盘边缘仍然附着在子宫壁上，或胎膜与子宫壁未分离，或胎头固定于骨盆入口，均使胎盘后的血液不能外流而积聚在胎盘与子宫壁之间，称为隐性剥离（concealed abruption）（图 11-4）。

当隐性剥离内出血急剧增多时，血液积聚于胎盘与子宫壁之间，由于胎盘后血肿的压力逐渐增大，使血液侵入子宫肌层，引起肌纤维分离、断裂、变性。血液侵入子宫肌层至浆膜层时，子宫表面呈紫蓝色瘀斑，在胎盘附着处最明显，称子宫胎盘卒中（uteroplacental apoplexy），又称库弗莱尔子宫（Couvelaire uterus）。

【临床表现及分级】

本病典型的临床表现主要是阴道出血和腹痛，可伴有子宫张力增高和子宫压痛，以胎盘剥

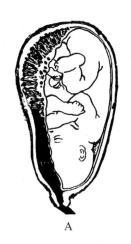 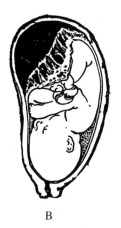

图 11-4 胎盘早剥

A. 显性剥离；B. 隐性剥离；C. 混合性剥离

离处最明显。阴道出血特征为陈旧不凝血，且出血量常与疼痛程度、胎盘剥离程度不符，尤其是后壁胎盘的隐性剥离。早期常以胎心率异常为首发变化。宫缩间歇期子宫呈高张状态，胎方位触诊不清。严重时子宫硬如板状，压痛明显，胎心音异常或消失，甚至出现恶心、呕吐、面色苍白、出汗及血压下降等休克征象。临床上常用 Page 分级标准评估病情的严重程度。0 级：分娩后回顾性产后诊断；Ⅰ级：外出血，子宫软，无胎儿窘迫；Ⅱ级：胎儿窘迫或胎死宫内；Ⅲ级：产妇出现休克症状，伴或不伴弥散性血管内凝血。

【诊断要点】

1. 高危因素 高龄、多产、妊娠期高血压疾病、血管病变、胎盘早剥史、子宫静脉压升高、外伤、吸烟、吸食可卡因及血栓形成倾向等。

2. 临床表现 需要与前置胎盘、先兆子宫破裂进行鉴别。病情严重程度往往与阴道出血量不相符。应结合病史、症状、体征、实验室检查及超声检查等综合判断。

3. 辅助检查

（1）B 型超声检查：可了解胎盘的部位、胎盘早剥的类型、胎儿大小、胎方位、胎儿是否存活等。典型图像显示胎盘与子宫壁间出现边缘不清的液性低回声区（即胎盘后血肿）、胎盘异常增厚、胎盘绒毛膜板凸入羊膜腔、羊水内出现流动的点状回声等。超声检查结果阴性不能完全排除胎盘早剥，应行动态超声检查。

（2）电子胎心监护：可出现胎心率基线变异消失、变异减速、晚期减速及胎心率缓慢等表现。

（3）实验室检查：包括血常规、凝血功能、肝功能、肾功能及电解质等。

【并发症】

1. 弥散性血管内凝血 剥离处胎盘绒毛和蜕膜可释放大量组织凝血活酶进入母体循环，激活凝血系统，诱发弥散性血管内凝血（disseminated intravascular coagulation，DIC），在肺、肾等脏器的毛细血管内形成微血栓，引起器官缺氧及功能障碍。DIC 继续发展，可激活纤维蛋白溶解系统，产生大量纤维蛋白降解产物（fibrin degradation product，FDP），引起继发性纤溶亢进，导致严重的凝血功能障碍。

2. 产后出血 子宫胎盘卒中时，子宫肌纤维失去正常收缩功能，而导致严重产后出血。凝血功能障碍时也易导致大出血，若并发 DIC，则产后出血会更难控制。任何原因导致的出血过多均可致出血性休克。

3. 胎儿宫内死亡 易发生胎儿生长受限、生长畸形、贫血、缺氧、胎儿窘迫及缺血缺氧性脑病。胎儿宫内缺氧严重时，可能会胎死宫内（fetal demise in utero，FDIU；intrauerine fetal demise，IUFD）。

4. 急性肾衰竭 失血过多使肾灌注受损，导致肾皮质及肾小管缺血、坏死。若合并妊娠期高血压疾病、慢性高血压、慢性肾病等，肾内小动脉痉挛，肾小球前小动脉狭窄，肾缺血，继而出现急性肾衰竭。

5. 羊水栓塞 胎盘早剥时，羊水可经剥离面开放的子宫血管进入母体血液循环。

6. 早产 因胎盘早剥危及母儿生命，常常需要尽早终止妊娠，使早产率增加。早产儿因存活能力差，也会使新生儿死亡率增加。

【处理原则】

早期识别、纠正休克、及时终止妊娠、控制 DIC、减少并发症。应根据孕周、有无并发症、宫口扩张情况、胎儿宫内状况等做出恰当处理。对于妊娠 20 ～ 34^{+6} 周合并Ⅰ级胎盘早剥的产妇，尽可能保守治疗延长孕周，妊娠 35 周前应用糖皮质激素促进胎肺成熟，密切监测母儿情况，应权衡产妇和胎儿的风险后再决定分娩时机。在保守治疗过程中，当出现因胎盘早剥导致的阴道出血量增加、子宫张力增高、凝血功能严重障碍、急性胎儿窘迫时，应立即终止妊娠。终止妊娠的方式应根据胎盘剥离的严重程度、孕妇生命体征、孕周、产次、胎儿宫内状况、胎产式、胎方位、能否短时间内经阴道分娩等做出恰当处理。

【助产要点】

1. 早期识别　对妊娠期高血压疾病、慢性高血压、慢性肾病等血管病变或血栓栓塞性疾病的孕妇，尤其是高龄、吸烟、多产、营养不良、吸食可卡因、有外伤史的孕妇，应指导其加强产前检查，通过 B 型超声检查及早识别胎盘早剥。

2. 纠正休克　迅速建立静脉通道，积极输液、输血，维持血液循环稳定。取去枕平卧位，吸氧，保暖。在改善休克状态的同时，及时终止妊娠。

3. 纠正 DIC　积极纠正凝血功能，及时补充足量的红细胞悬液、新鲜血浆、血小板等，使血细胞比容 > 0.30，维持血红蛋白浓度在 100 g/L 以上，尿量 > 30 ml/h。

4. 严密观察病情　监测孕妇生命体征和胎心率，及时发现凝血功能障碍、急性肾衰竭等并发症。如发现异常，应及时报告医师并配合处理。

5. 分娩期护理　做好剖宫产术术前准备，以及抢救大出血和抢救新生儿的准备。分娩后，应及时给予子宫收缩药（如缩宫素、前列腺素制剂）加强子宫收缩。可采用按摩子宫、压迫止血、动脉结扎、动脉栓塞等方法控制出血，必要时切除子宫。注意凝血功能障碍的早期识别和处理。

6. 产褥期护理　产后继续观察生命体征，积极防治晚期产后出血。加强营养，纠正贫血。及时更换会阴垫，保持会阴清洁，预防感染。给予产妇母乳喂养指导或回乳指导。

【预防】

通过宣传、指导，使孕妇按时进行产前检查，尤其要加强对妊娠期高血压疾病、慢性高血压、慢性肾病、糖尿病等孕妇的妊娠期管理。妊娠期行走要小心，特别是上下台阶时。不要去拥挤场合，避免坐公交车或开车，以免腹部受到撞击和挤压。妊娠晚期应避免仰卧位及腹部外伤。

随堂测 11-4

第五节　胎膜早破

案例 11-5

某女士，23 岁，G_1P_0，停经 34^{+5} 周，因突感阴道有大量流液急诊入院。该女士平素月经规律，妊娠 4 个月自感胎动至今，妊娠期正规进行产前检查。体格检查：T 37.5 ℃，胎心率 146 次 / 分，宫高 29 cm，腹围 89 cm。B 型超声检查显示：宫内妊娠，单活胎，头位，胎儿脐带绕颈 1 周，羊水指数（AFI）6.0 cm，羊水最大暗区垂直深度（AFV）2.5 cm，胎盘位于子宫前壁，成熟度 I + 级。孕妇担心早产，强烈要求保胎治疗。

请回答：

1. 针对该孕妇目前状况，处理原则是什么？
2. 应采取哪些护理措施？

胎膜在临产前发生自发性破裂，称为胎膜早破（premature rupture of membranes，PROM）。若胎膜破裂发生于妊娠 < 37 周者，称未足月胎膜早破（preterm PROM，PPROM）。PPROM 是早产的主要原因之一。孕周越小，围产儿预后越差。

【病因】

1．生殖道感染 感染是 PROM 的主要病因，下生殖道感染（如细菌、病毒、弓形体感染）引起的阴道炎，病原微生物产生蛋白水解酶，水解胎膜的细胞外物质，降低组织弹力和胎膜的抵抗力。

2．羊膜腔压力增加 子宫过度膨胀时，宫腔内压力随妊娠进展而增加，覆盖于宫颈内口的胎膜易自然破裂。

3．胎膜受力不均 当头盆不称、胎方位异常（臀位、横位）时，胎先露不能正常衔接，前羊膜囊受压不均，胎膜容易破裂。宫颈先天发育不良或功能不全、宫颈锥切术后、宫颈短、前羊膜囊受压不均，也容易导致胎膜早破。

4．腹部创伤和腹压突然增加 宫腔侵入性操作、人工破膜术、妊娠晚期性生活、腹腔内压力突然增加等易导致胎膜早破。

5．其他高危因素 孕妇铜、锌及维生素等缺乏，子宫畸形、吸烟、长期应用糖皮质激素、前次妊娠发生 PROM、绒毛膜羊膜炎等，可使胎膜抗张能力下降，易引起胎膜早破。

【临床表现】

1．症状 孕妇突感较多液体自阴道流出，腹压增加时流出明显，有时混有胎脂或胎粪。

2．体征 通过阴道窥器可见液体自宫颈口流出或阴道后穹窿有液池形成。

【诊断要点】

1．高危因素 生殖道感染、双胎妊娠、羊水过多、胎方位异常、头盆不称及腹部创伤等。

2．少量间断不能自控的阴道流液 需要与尿失禁、阴道炎溢液进行鉴别。

3．辅助检查

（1）阴道液酸碱度测定：正常阴道液 pH 为 4.0～5.0，羊水 pH 为 7.0～7.5。胎膜破裂时阴道液偏碱性，pH ≥ 6.5 时支持胎膜早破的诊断，但由于受炎症分泌物、宫颈黏液等影响，可出现假阳性。

（2）阴道液检查：显微镜下见羊齿植物叶状结晶，有助于诊断。

4．绒毛膜羊膜炎的诊断 绒毛膜羊膜炎是 PROM 的主要并发症。胎膜早破后，当孕妇出现发热（体温 ≥ 38 ℃），心率加快（≥ 100 次 / 分），子宫有压痛，胎心过速（胎心率基线 ≥ 160 次 / 分），外周血白细胞计数 ≥ 15×10⁹/L 时，应考虑绒毛膜羊膜炎的可能。羊水呈脓性或有臭味，提示病情较严重。必要时，可通过羊水培养、羊水革兰氏染色检测细菌、羊水葡萄糖定量、羊水乳酸脱氢酶定量等进一步确诊。

【对母儿的影响】

1．对孕妇的影响

（1）早产：风险较高。

（2）宫内感染：胎膜早破后，阴道病原微生物易上行感染，感染的程度与破膜时间、羊水量减少密切相关。破膜时间越长，宫内感染的风险越高，产褥感染的风险也增加。

（3）剖宫产率增加：羊水减少致使脐带受压、宫缩不协调、胎儿窘迫、引产不成功等，均可使剖宫产率增加。

（4）血栓形成和肌肉萎缩：若孕妇卧床时间长，可发生血栓形成和肌肉萎缩。

2．对胎儿、新生儿的影响

（1）绒毛膜羊膜炎：破膜后易发生绒毛膜羊膜炎。孕周越小，风险越大。胎儿吸入感染的羊水可发生胎儿窘迫、新生儿肺炎。

（2）胎儿窘迫：易发生羊水过少、脐带受压甚至脱垂，从而发生胎儿窘迫甚至胎死宫内。

（3）胎盘早剥：突然发生的胎膜早破使宫腔压力骤减，易发生胎盘早剥。

（4）围产儿死亡率增加：因早产儿发育不成熟及宫内感染，可导致新生儿呼吸窘迫综合征、颅内出血、坏死性小肠结肠炎、败血症等，增加围产儿死亡率。破膜时，孕周越小，围产儿死亡风险越高。

【处理原则】

1. 足月胎膜早破　若无明确剖宫产术指征和阴道分娩禁忌证，对宫颈成熟的孕妇，可给予子宫收缩药引产。若宫颈不成熟，可应用前列腺素制剂促宫颈成熟。在试产过程中，应严密监测母儿状况，做好新生儿复苏准备。若有明确剖宫产术指征或阴道分娩禁忌证，宜行剖宫产术终止妊娠。

> **知识链接**
>
> ### 足月 PROM 的处理
>
> 妊娠 37 周及以上无分娩禁忌证的 PROM 孕妇，如未自然临产，应建议引产，尽管可适当进行短时间期待治疗（B 级证据）。
>
> 1. 引产可能有助于减少孕妇和新生儿感染，降低绒毛膜羊膜炎和（或）子宫内膜炎的发生率，以及新生儿重症监护室的入住率，并且不增加剖宫产率或阴道手术产率。通常使用缩宫素滴注引产。
>
> 2. 若孕妇选择期待治疗，则应充分告知胎膜破裂后存在的风险，在确认母胎安全的情况下，可给予 12 ~ 24 小时的期待疗法。
>
> 3. 在没有 B 族链球菌感染预防指征的情况下，尚无足够证据支持足月 PROM 时常规使用预防性抗生素。对于 B 族链球菌阳性的孕妇，在分娩前应及时给予抗生素，以预防 B 族链球菌传播。
>
> 4. 入院时应立即核实孕周和胎方位，并采用电子胎心监护，以评估胎儿状况。
>
> 冉雨鑫，尹楠林，漆洪波. 中华医学会妇产科学分会产科学组. ACOG《胎膜早破临床实践指南（2020）》解读 [J]. 中国实用妇科与产科杂志，2020，36（8）：736-739.

2. 未足月胎膜早破　应根据孕周、母儿状况、孕妇及家属意愿、医疗卫生条件等综合考虑。妊娠 34 周及以前的 PPROM，若无期待疗法禁忌证，可给予期待治疗。在期待治疗过程中，若出现感染、胎儿窘迫、胎盘早剥、羊水持续减少等，应考虑终止妊娠。

> **知识链接**
>
> ### 未足月 PROM 的处理
>
> 1. 妊娠小于 34 周的 PPROM，若无母胎禁忌证，应选择期待治疗（A 级证据）。
>
> 2. 妊娠 34 ~ 36^+6 周的 PPROM 孕妇，在权衡母胎利弊的情况下，无论是期待治疗还是立即终止妊娠，都是合理的选择（B 级证据）。若选择期待疗法，应住院监测孕妇绒毛膜羊膜炎和产前出血等，并且终止妊娠的孕周不应超过 37 周。
>
> 3. 期待疗法一般包括住院并定期评估感染、胎盘早剥、脐带压迫、胎儿状况和临产情况。
>
> 4. 胎儿监护异常、羊膜腔感染和胎盘早剥是 PPROM 孕妇终止妊娠的指征。此外，在考虑终止妊娠还是期待疗法时，孕周是一个主要的参考因素。
>
> 5. 给予产前糖皮质激素治疗的 PPROM 孕妇，可使用宫缩抑制药，尤其是在孕周较小或宫内转运的情况下。使用时需谨慎，若有感染或胎盘早剥的迹象，应避免使用。此外，对妊娠 34 ~ 36^+6 周的 PPROM 孕妇，不推荐使用宫缩抑制药治疗（B 级证据）。

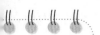

6．妊娠 24 ～ 33^{+6} 周（甚至早至妊娠 23 周）的 PPROM 孕妇，推荐使用单疗程糖皮质激素治疗（A 级证据）。妊娠 34 ～ 36^{+6} 周，7 日内有早产风险的孕妇，以及之前未接受糖皮质激素治疗且在 24 小时至 7 日内将分娩或引产的孕妇，推荐使用单疗程糖皮质激素治疗（A 级证据）。

7．妊娠小于 32 周有即将分娩风险的 PPROM 孕妇，应考虑使用硫酸镁对胎儿进行神经保护治疗（A 级证据）。

8．在妊娠小于 34 周 PPROM 孕妇的期待治疗期间，推荐先使用静脉滴注氨苄西林联合红霉素，随后口服阿莫西林和红霉素，总疗程为 7 日（A 级证据）。胎儿具备存活能力的 PPROM 孕妇，均应行分娩期 B 族链球菌预防治疗，以防止垂直传播（A 级证据）。

冉雨鑫，尹楠林，漆洪波．中华医学会妇产科学分会产科学组．ACOG《胎膜早破临床实践指南（2020）》解读 [J]．中国实用妇科与产科杂志，2020，36（8）：736-739．

【助产要点】

1．一般护理

（1）体位与休息：若胎先露未衔接，以卧床休息为主，取左侧卧位，抬高臀部。避免不必要的肛诊与阴道检查。

（2）加强营养：进食高蛋白、富含纤维素的食物，预防便秘。

2．病情观察

（1）核对孕周：依据月经周期、受孕时间、妊娠早期及中期超声测量数据等核对孕周。

（2）评估孕妇病情：动态监测孕妇生命体征，阴道流液量及性状、气味，宫缩情况。查血常规、C 反应蛋白。评估有无绒毛膜羊膜炎、宫内感染、胎盘早剥、先兆临产及临产等。

（3）评估胎儿状况：密切监测胎心率、胎动，必要时进行电子胎心监护。评估胎儿大小、胎方位、有无胎儿窘迫、有无胎儿畸形、有无绒毛膜羊膜炎、羊水指数及羊水情况。

3．预防感染

（1）保持外阴清洁、干燥。行会阴擦洗，每日 2 次。

（2）如破膜超过 12 小时，可预防性使用抗生素，减少绒毛膜羊膜炎和新生儿感染的发生率。

4．促胎肺成熟　妊娠 < 35 周者，可给予单疗程糖皮质激素促胎肺成熟（具体方法见本章第三节）。

5．抑制宫缩　可使用硫酸镁抑制子宫收缩，延长孕周。对于孕周小于 32 周的胎膜早破孕妇，使用硫酸镁还可以保护胎儿神经系统。

6．心理护理　耐心向孕妇及家属说明原因，使其最大限度地理解和配合治疗与护理。

【预防】

指导孕妇积极预防和治疗下生殖道感染。妊娠后期禁止性生活，避免负重及腹部受压。补充维生素及钙、铜、锌等矿物质。宫颈功能不全者，建议妊娠 12 ～ 14 周行宫颈环扎术。

随堂测 11-5

第六节　羊水量异常

一、羊水过多

妊娠期羊水量超过 2000 ml，称为羊水过多（polyhydramnios）。

【病因】

1. 胎儿因素　包括胎儿畸形、胎儿肿瘤、胎儿代谢性疾病、染色体或基因异常等。常见的胎儿畸形以中枢神经系统畸形和消化系统畸形最常见。13-三体综合征、18-三体综合征、21-三体综合征胎儿出现吞咽羊水障碍时，也可引起羊水过多。

2. 多胎妊娠　双胎妊娠羊水过多的发生率约为单胎妊娠的 10 倍，以单绒毛膜双胎多见。易发生双胎输血综合征，受血胎儿的循环血量增多，尿量增加，导致羊水过多。

3. 胎儿附属物因素　胎盘绒毛血管瘤、巨大胎儿、脐带帆状附着也可导致羊水过多。

4. 母体因素　妊娠期糖尿病孕妇，母体高血糖致使胎儿血糖增高，产生高渗性利尿，使胎盘、胎膜渗出增加，导致羊水过多。母儿 Rh 血型不合、胎儿免疫性水肿影响液体交换可导致羊水过多。

【临床表现】

1. 急性羊水过多　羊水量在数日内迅速增多者，称为急性羊水过多，较少见，多发生在妊娠 20 ～ 24 周。羊水在数日内迅速增多，子宫明显增大，并产生一系列压迫症状，如孕妇自觉腹部胀痛，腰酸，行动不便；因膈肌抬高，引起呼吸困难，发绀，甚至不能平卧；因胃肠道受压，出现消化不良、呕吐、便秘；因输尿管梗阻，导致少尿、无尿等表现。检查见腹壁皮肤紧绷发亮，严重者皮肤变薄，可见皮下静脉；子宫明显大于孕周，胎方位不清，胎心音遥远或听不清；下肢及外阴部水肿、静脉曲张。

2. 慢性羊水过多　羊水量在较长时间内逐渐增多者，称为慢性羊水过多，较多见，多发生于妊娠晚期。羊水在较长时间内逐渐增多，症状较缓和，孕妇无明显不适或仅伴有轻微压迫症状。腹部检查：宫高及腹围大于正常孕周，子宫张力大，有液体震颤感，胎体扪及不清或胎儿有浮动感，胎心音遥远、微弱或听不清。

【诊断要点】

1. 高危因素　胎儿疾病、多胎妊娠、妊娠期糖尿病、母儿 Rh 血型不合。

2. 辅助检查

（1）B 型超声检查：是产前诊断的主要方法，可了解羊水量、是否多胎、有无胎儿畸形。以脐为中心，将腹部分为四个象限，各象限羊水最大暗区垂直深度之和为羊水指数（amniotic fluid index，AFI）。AFI ≥ 25 cm 或羊水最大暗区垂直深度（amniotic fluid volume，AFV）≥ 8 cm 可诊断为羊水过多。也有学者认为以 AFI 大于该孕周的 3 个标准差或大于第 97.5 百分位数判断为羊水过多较为恰当。

（2）胎儿疾病检查：可行羊膜腔穿刺做羊水细胞培养或采集胎儿脐带血细胞培养，行染色体核型分析，检测染色体数目、结构有无异常，检测染色体的微小缺失或重复。同时可行羊水生化检查。若有胎儿神经管缺陷、上消化道闭锁等，羊水中的甲胎蛋白（alpha fetal protein，AFP）平均值超过同期正常妊娠平均值 3 个标准差以上有助于诊断。还可通过聚合酶链反应（polymerase chain reaction，PCR）检测是否感染细小病毒 B19、梅毒、弓形体、单纯疱疹病毒、风疹病毒及巨细胞病毒等。

【对母儿的影响】

1. 对孕妇的影响　因子宫张力增高，易并发妊娠期高血压疾病、胎膜早破和早产。因子宫过度膨胀，使子宫肌纤维过度伸展，可致子宫收缩乏力、难产和产后出血的发生率增加。羊水过多是分娩过程中发生羊水栓塞的高危因素。

科研小提示

对于妊娠期高血压疾病高危风险孕妇，推荐从妊娠中期开始每日补钙 1000 ～ 1500 mg 直至分娩（Ⅰ类推荐，A级证据）。

中华医学会围产医学分会，中国营养学会妇幼营养分会．中国孕产妇钙剂补充专家共识（2021）〔J〕．实用妇产科杂志，2021，37（5）：345-347.

2．对胎儿、新生儿的影响　胎方位异常、脐带脱垂、胎盘早剥及胎儿窘迫的发生率增加。因羊水过多常合并胎儿畸形，故围产儿死亡率较高。

【处理原则】

根据胎儿有无畸形、孕周及羊水过多症状的严重程度，选择相应的处理方式。

1．羊水过多合并畸形胎儿　若为严重的胎儿结构异常，确诊后及时引产。若非严重的胎儿结构异常，应与孕妇和家属充分沟通后制定处理方案。

2．羊水过多合并正常胎儿　首先应治疗原发病。羊水量多但无明显症状，可采用期待疗法，等待自然临产或破膜。前列腺素合成酶抑制药（如吲哚美辛）可以减少胎儿肺部液体的产生或增强吸收，减少胎儿尿液的产生，并增加胎儿体内液体的跨膜转移，可酌情在妊娠 32 周以前使用。若出现呼吸困难、腹痛等症状，可采用羊膜腔穿刺术缓慢引流出部分羊水，减轻宫腔压力，缓解孕妇压迫症状，延长孕周。若羊水量反复增长，压迫症状严重，妊娠＞34 周且胎肺已成熟，可考虑终止妊娠。若胎肺未成熟，可给予糖皮质激素促胎肺成熟治疗后，再考虑终止妊娠。

【助产要点】

1．一般护理　向孕妇及家属介绍羊水过多的原因及注意事项，指导孕妇注意休息，低盐饮食，防止便秘，减少增加腹压的活动，以防胎膜早破。

2．病情观察　观察孕产妇生命体征，定期测量宫高、腹围和体重，严密观察并记录羊水量的变化及性状，及时发现胎盘早剥、脐带脱垂等并发症。监测胎心率、胎动和宫缩情况。

3．用药护理　遵医嘱给予镇静药和宫缩抑制药，预防早产。

4．经腹羊膜腔穿刺术护理　经腹羊膜腔穿刺引流需在严格消毒下进行。在超声引导下避开胎盘部位进行穿刺，以 500 ml/h 的速度放出羊水，一次引流量不宜超过 1500 ml，密切观察孕妇的生命体征，监测胎心率，以孕妇感到症状缓解为宜。应警惕羊水栓塞、胎盘早剥。

5．分娩期护理　严密观察孕妇的血压、脉搏、宫缩及胎心率、产程进展。注意可能发生脐带脱垂、胎盘早剥、羊水栓塞。若破膜后宫缩乏力，可遵医嘱给予子宫收缩药。胎儿娩出后及时应用子宫收缩药，积极预防产后出血，做好新生儿抢救的准备。

6．心理护理　若羊水过多合并严重胎儿畸形，孕妇在经历了畸形胎儿的引产后，往往极度悲哀，也可能对未来的妊娠产生恐惧心理，担心再次出现胎儿畸形。助产人员应加强对其进行心理疏导，理解、抚慰她们的负性心理及情绪反应，帮助她们客观地看待此次妊娠的结局。向孕妇及家属讲解胎儿畸形、羊水过多的相关高危因素，在下次妊娠时注意预防和早期识别，减少对下次妊娠的恐惧。

二、羊水过少

妊娠晚期羊水量少于 300 ml 者，称为羊水过少（oligohydramnios）。羊水过少严重影响围产儿结局。羊水量越少，围产儿死亡率越高。

【病因及高危因素】

1．胎儿因素　羊水过少大多合并胎儿畸形，以泌尿系统畸形为主，如胎儿肾缺如、肾小管发育不全、输尿管或尿道梗阻、膀胱外翻，引起少尿或无尿，导致羊水过少。染色体异常、脐膨出、法洛四联症、小头畸形、甲状腺功能减低也会导致羊水过少。

2．胎盘因素　过期妊娠及各种原因造成的胎盘功能不全、减退、老化，使胎儿生长受限、慢性缺氧，引起胎儿血液重新分配，为保障胎儿脑和心脏血供，肾血流量降低，胎尿生成减少而导致羊水过少。

3．胎膜因素　胎膜早破时，羊水外漏速度超过羊水生成速度，可导致羊水过少。羊膜发育不全或功能减退、宫内感染和炎症等引起羊膜通透性改变等，也可能导致羊水过少。

4．母体因素　孕妇患子痫前期、原发性高血压、血栓性疾病及肾病等，可致胎盘血流量减少。孕妇脱水、低血容量时，血浆渗透压增高，可使胎儿血浆渗透压相应增高，尿液生成减少。孕妇服用某些药物，如前列腺素合成酶抑制药（使子宫胎盘循环减少和胎儿肾小球滤过率减少）、血管紧张素转换酶抑制药（干扰胎儿肾发育）等，均可引起羊水过少。

【临床表现】

1．症状　羊水过少症状多不典型。孕妇于胎动时有腹痛感。伴胎盘功能减退时，常有胎动减少。宫高、腹围较同期妊娠小，若合并胎儿生长受限，则更明显，有子宫紧裹胎儿感。

2．体征　子宫较敏感，轻微刺激即易引发宫缩。临产后阵痛明显，宫缩多不协调。阴道检查可发现前羊膜囊不明显，胎膜紧贴胎先露。人工破膜术时，前羊水流出量极少。

【诊断要点】

1．高危因素　胎儿结构异常、胎盘功能减退、胎膜早破及妊娠期高血压疾病等。

2．辅助检查

（1）B 型超声检查：是诊断羊水过少的重要方法。妊娠晚期，AFI ≤ 5 cm 或 AFV ≤ 2 cm 为羊水过少，AFV ≤ 1 cm 为严重羊水过少。该检查还能发现胎儿生长受限、胎儿畸形等。

（2）电子胎心监护：羊水过少时胎盘储备能力减退，无应激试验（NST）可出现无反应型。分娩时子宫收缩可使脐带受压加重，可频发变异减速和晚期减速。

（3）胎儿染色体检查：可经腹羊膜腔穿刺做羊水细胞培养或胎儿脐带血细胞培养，了解染色体数目、结构有无异常以及可能检测的染色体的微小缺失或重复。

【对母儿的影响】

1．对孕妇的影响　剖宫产率和引产率均增加。

2．对胎儿、新生儿的影响　羊水过少使围产儿发病率和死亡率明显增加，主要原因是胎儿畸形和缺氧。妊娠早期发生羊水过少，胎膜与胎体粘连，易造成胎儿畸形，甚至肢体缺如。妊娠中、晚期羊水过少，子宫外压力直接作用于胎儿，引起胎儿肌肉骨骼畸形，如斜颈、屈背、手足畸形。

【处理原则】

根据胎儿有无畸形、孕周和羊水量等，选择相应的治疗方案。

1．羊水过少合并胎儿畸形　确诊胎儿存在严重畸形后应尽早引产。

2．羊水过少合并正常胎儿　积极寻找并去除病因。通过胎动计数、B 型超声动态监测羊水量、电子胎心监护和胎儿生物物理评分等，严密监测胎儿宫内情况。若妊娠 36 周以上且胎肺已成熟，可考虑终止妊娠。分娩方式的选择应视胎儿宫内状况和孕妇情况而定。

【助产要点】

1．一般护理　向孕妇及家属介绍羊水过少的原因及注意事项，包括指导孕妇监测胎动。鼓励孕妇取左侧卧位以增加胎盘血液灌注，改善胎儿宫内状况。

2．病情观察　观察孕产妇生命体征，定期测量宫高、腹围和体重，严密观察并记录羊水量的变化及性状。监测胎儿宫内情况。

3. 配合治疗 需终止妊娠者做好阴道助产或剖宫产术的准备。

4. 心理护理 若羊水量异常合并胎儿畸形，或并发其他合并症，需耐心向孕妇及家属说明原因，最大限度地理解、抚慰其因被告知突然的恶性消息而出现的过激心理及情绪反应。孕妇经历了畸形胎儿的引产后，往往极度悲哀，而且可能对下次妊娠产生恐惧，担心再次出现胎儿畸形。助产士和护士应耐心地向孕妇及家属讲解胎儿畸形出现的相关高危因素，帮助其正确、客观地看待此次妊娠失败的原因，减少对下次妊娠的恐惧。

第七节　脐带异常

一、脐带先露与脐带脱垂

胎膜未破时，脐带位于胎先露前方或一侧，称为脐带先露（presentation of umbilical cord）或隐性脐带脱垂。当胎膜破裂时，脐带进一步脱出于胎先露下方，经宫颈进入阴道内，其至显露于外阴部，称为脐带脱垂（prolapse of umbilical cord）（图 11-5）。脐带脱垂是严重威胁胎儿生命的一种产科急症。

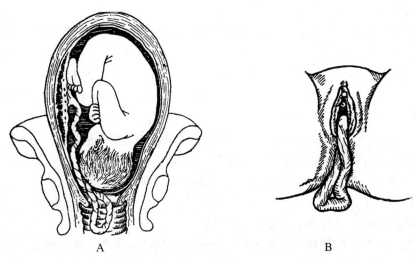

A　　　　　　　　　　　　　　　B

图 11-5　脐带脱垂
A. 脐带脱垂于阴道；B. 脐带脱垂于会阴

【病因】
（1）胎头未衔接：各种原因引起胎头入盆困难，如骨盆狭窄、头盆不称。
（2）胎儿过小。
（3）胎方位异常：如臀先露、肩先露、枕后位。人工破膜术或自然破膜尤其是在臀先露或胎头高浮时，脐带容易脱垂。
（4）羊水过多。
（5）脐带过长或脐带附着异常。
（6）低置胎盘。
【对母儿的影响】
1. 对孕妇的影响 增加剖宫产率及阴道助产率。

2．对胎儿的影响 若胎先露尚未衔接、胎膜未破，宫缩时因胎先露下降，脐带一过性受压而导致胎心率异常。若胎先露已衔接、胎膜已破，脐带受压于胎先露与骨盆之间，可引起胎儿缺氧，胎心率减慢甚至消失、胎死宫内。

【诊断要点】

1．高危因素 胎方位异常、头盆不称、胎儿过小、羊水过多、脐带过长及低置胎盘。

2．B 型超声检查 有助于明确脐带先露和脐带脱垂。

【处理原则】

1．脐带先露 脐带先露、胎膜未破、宫缩良好者，取头低臀高位，密切观察胎心率，等待胎头衔接。若产程进展正常且胎心率正常，可经阴道分娩。初产妇、胎心率异常、足先露或肩先露者，应考虑行剖宫产术。

2．脐带脱垂 应尽快娩出胎儿。若宫口开全，胎头已入盆，可行阴道助产。当助产术实施有困难时，应行剖宫产术。若宫口未开全，应抑制宫缩，严密监测胎心率，尽快行剖宫产术。

【助产要点】

1．处理方法 一旦发现脐带脱垂，协助产妇取头低臀高位，将胎先露上推，应用宫缩抑制药，减少脐带受压，尽快娩出胎儿。

2．监测胎心率 若胎儿存活，应在数分钟内娩出胎儿。

【预防】

妊娠晚期行超声检查有助于尽早发现脐带先露。临产后胎先露未入盆者，应提高警惕，减少阴道检查。自然破膜或人工破膜术后，应立即听胎心音。人工破膜术应在宫缩间歇期进行。羊水过多应采取高位破膜，使羊水缓慢流出，以免脐带随羊水流出时脱出。

二、脐带长度异常

足月妊娠时正常脐带长度为 30 ～ 100 cm。脐带过长或过短，对胎儿均有不利影响。

【脐带过长】

脐带长度＞ 100 cm 者称为脐带过长（long cord）。脐带过长时，易造成脐带绕颈、绕体、打结、脱垂或脐带受压，导致胎儿窘迫。分娩时，应密切监测胎心率、胎动、羊水情况，必要时行电子胎心监护。

【脐带过短】

脐带长度＜ 30 cm 者称脐带过短（short cord）。脐带过短时，分娩中可阻碍胎先露下降，导致产程延长，甚至滞产；或使脐带被过度牵拉而使脐带血液循环受阻，引起胎儿窘迫，甚至导致胎盘早剥。阴道试产时，应密切关注产程进展，及时发现滞产、胎盘早剥，并做好阴道助产、急诊剖宫产术和抢救新生儿的准备。

三、脐带缠绕

脐带围绕胎儿颈部、四肢或躯干者，称为脐带缠绕（cord entanglement）。脐带缠绕以缠绕胎儿颈部最多，其次为躯干及肢体。缠绕 1 ～ 2 周者居多，3 周及以上者少见。

【病因】

脐带缠绕为脐带过长的常见并发症，还与胎儿小、羊水过多及胎动频繁等因素有关。

【对胎儿的影响】

1．胎先露下降受阻 因脐带缠绕使脐带相对变短，影响胎先露入盆，会导致产程停滞。

2．胎儿窘迫 缠绕松紧与缠绕周数和脐带长短有关。对胎儿的影响与缠绕程度有关。缠绕紧者，可影响脐血通过而造成胎儿缺氧，甚至胎死宫内。

【处理原则】

出现胎儿窘迫且变换体位和吸氧不能缓解者，应及早行剖宫产术。阴道分娩时，当胎头娩出后，脐带绕颈较松者，应立即经胎头顶部或肩部解脱。脐带绕颈过紧或脐带绕颈 2 周及以上者，可用两把止血钳钳夹脐带，在其中间剪断，并迅速娩出胎儿。

【助产要点】

（1）当晚期妊娠超声提示有脐带缠绕时，应指导孕妇密切关注胎动情况。

（2）产程中做好阴道助产、急诊剖宫产术和抢救新生儿的准备。

四、其他脐带异常

【脐带打结】

脐带打结（knot of cord）分为假结和真结两种（图 11-6）。脐带假结常常因脐静脉较脐动脉长，而形成迂曲形似结；或因脐血管长度较脐带长，血管卷曲形似结。脐带真结多发生在脐带相对过长者。若脐带真结形成后未拉紧，可能无症状；当脐带真结拉紧后，易导致胎儿血液循环受阻，可致胎死宫内。

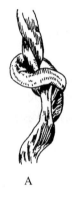 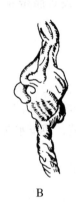

图 11-6 脐带打结

A. 真结；B. 假结

【脐带扭转】

胎儿活动可使正常的脐带呈螺旋状，即脐带顺其纵轴扭转，生理性扭转可达 6 ~ 11 周，称为脐带扭转（torsion of cord）。过度扭转的脐带多在胎儿近脐轮部变细、坏死，引起血管闭塞或伴血栓形成，胎儿因血运中断而死亡。

【脐带附着异常】

脐带附着在胎膜上，脐带血管通过羊膜与绒毛膜之间进入胎盘，称为脐带帆状附着（cord velamentous insertion）（图 11-7），是较常见的脐带附着异常之一，破膜后容易出现脐带脱垂。

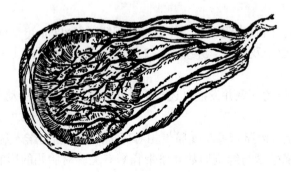

图 11-7 脐带帆状附着

当胎盘血管穿过子宫下段或胎膜跨过子宫颈内口时，则称为血管前置（vasa previa）。当胎膜破裂时，更易造成前置的血管破裂而导致产前出血、胎儿失血、胎死宫内。当前置的血管被胎先露压迫时，可致循环受阻而发生胎儿窘迫，甚至胎儿死亡。

【脐血管数目异常】

正常脐带有两条脐动脉，一条脐静脉。若脐带只有一条动脉，为单脐动脉（single umbilical artery）。若单脐动脉合并其他超声结构异常，染色体非整倍体以及其他畸形的风险增高，如肾发育不全、无肛门、椎骨缺陷。

随堂测 11-7

小 结

胎儿及其附属物异常是产科常见的并发症，部分异常情况发病急，病情重，严重危及母儿生命。助产人员应正确掌握常见胎儿及其附属物异常的诊断和防治要点，加强妊娠期评估和检查，合理指导孕妇妊娠期保健，及时发现胎儿及其附属物异常。遵医嘱使用糖皮质激素、抗生素、子宫收缩药和宫缩抑制药等，并做好适时终止妊娠的准备。阴道试产、阴道引产或分娩时，需密切监测产程进展和胎心率情况，做好剖宫产术和抢救新生儿的准备。对于严重的胎儿及其附属物异常，可通过多学科合作保障母儿安全，促进母儿健康。

思考题

1. 请简述双胎妊娠对孕妇的影响。

2. 请简述急性胎儿窘迫的病因中常见的母体因素。

3. 请简述前置胎盘对孕妇的影响。

4. 请简述胎盘早剥的常见病因。

5. 请简述哪些胎儿及其附属物异常与孕妇高血压有关。

6. 请简述未足月胎膜早破的处理原则。

7. 请简述羊水过多病因中常见的胎儿因素。

8. 某女士，27岁，G_3P_1，妊娠34^{+6}周，自觉胎动减少1日余，来门诊就诊。电子胎心监护显示胎心率基线平直，胎动时胎心率加速不明显或无加速，遂收入院。B型超声检查示 AFV 1.6 cm，AFI 5.0 cm，宫内妊娠，单活胎，头位，胎儿脐带绕颈2周。复查电子胎心监护示 NST 无反应型。孕妇和家属非常担心胎儿安全和早产。

请回答：

（1）目前孕妇和胎儿存在哪些护理问题？

（2）应如何实施护理？

（周利华）

正常分娩

第十二章

导学目标

通过本章内容的学习，学生应能够：

◆ **基本目标**

1. 识记分娩的影响因素、产程分期及相关定义，子宫收缩力的特点及各产程的临床表现。
2. 理解枕先露的分娩机制、先兆临产与临产的鉴别要点。
3. 运用所学知识对分娩各期妇女进行护理评估、制订护理计划并实施护理措施。

◆ **发展目标**

1. 综合运用所学知识对正常分娩妇女提供持续的护理照护。
2. 完成正常分娩接生。

◆ **思政目标**

1. 体现以家庭为中心的分娩照护理念，增进护理人文关怀。
2. 具备良好的职业素养，尊重产妇的需求，维护产妇的尊严。

案例 12-1

某女士，26 岁，初产妇，妊娠期检查未见异常。因停经 9 个月余，阵发性腹痛 8 小时入院。入院诊断：宫内妊娠 38 周，G_1P_0，LOA。入院检查：BP 130/80 mmHg，宫高 30 cm，腹围 90 cm，胎心率 142 次 / 分，宫缩 30 秒 /4 ~ 5 分钟，头先露，已入盆，估计胎儿大小约 3000 g；宫口开大 5 cm，S^0，胎膜已破。

请回答：

1. 该产妇处于哪个产程阶段？针对该阶段，助产士应如何评估子宫收缩情况？
2. 针对此阶段产妇，助产士应采取哪些护理措施？

第一节　影响分娩的因素

分娩发动是多因素综合作用的结果，主要包括炎症反应学说、内分泌控制理论、机械性刺激和子宫功能性改变。目前认为宫颈成熟是分娩发动的必要条件。

影响分娩的因素主要包括产力、产道、胎儿及产妇的精神心理因素。各因素正常并相互适应，胎儿经阴道顺利娩出。如其中任何一个或一个以上因素异常，或几个因素之间不能相互协调、适应，均有可能影响分娩发动、进展及母婴结局。

一、产力因素

产力是指将胎儿及其附属物从宫腔内逼出的力量。产力包括子宫收缩力（简称宫缩）、腹肌及膈肌收缩力（统称腹压）和肛提肌收缩力。

【子宫收缩力】

子宫收缩力是临产后的主要产力，贯穿于整个分娩过程。临产后的宫缩可使宫颈管缩短直至消失、宫口扩张、胎先露下降、胎儿和胎盘娩出。正常宫缩的特点包括节律性、对称性和极性、缩复作用。

1. 节律性　宫缩的节律性是临产的重要标志。正常宫缩是宫体肌不随意、有规律的阵发性收缩并伴有疼痛，每次宫缩由弱渐强（进行期），维持一定时间（极期），随后由强渐弱（退行期），直至消失进入间歇期（图12-1），宫缩如此反复出现，直至分娩全程结束。

临产开始时，宫缩间歇期5～6分钟，持续时间约30秒。随着产程进展，宫缩间歇期逐渐缩短，持续时间逐渐延长。当宫口开全（10 cm）后，宫缩间歇期短至1～2分钟，持续时间长达60秒。宫缩强度也随着产程进展逐渐增强，间歇期的宫腔内压力仅为6～12 mmHg，临产初期升至25～30 mmHg，于第一产程末可增至40～60 mmHg，第二产程末可高达100～150 mmHg。宫缩时，子宫肌壁血管及胎盘受压，致使子宫及胎盘绒毛间隙血流量减少。宫缩间歇期，子宫血流量又恢复到原来水平，胎盘绒毛间隙血流重新充盈，子宫血流量恢复，有利于胎儿血流灌注。

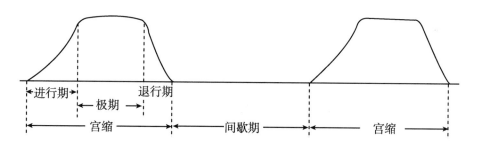

图 12-1　临产后正常宫缩节律性示意图

2. 对称性和极性　正常宫缩源于两侧子宫角部，迅速以微波形式向子宫底中线集中，左右对称，再以2 cm/s的速度向子宫下段扩散，约15秒均匀协调地扩展至整个子宫，此为子宫收缩的对称性。宫缩以宫底部最强并最持久，向下逐渐减弱，宫底部收缩力的强度几乎是子宫下段的2倍，此为宫缩的极性（图12-2）。

3. 缩复作用　宫缩时，子宫体部肌纤维短缩、变宽，间歇期肌纤维不能恢复到原来的长度，经反复收缩，肌纤维越来越短，称子宫肌纤维的缩复作用。缩复作用使宫腔内容积逐渐减小，迫使胎先露下降、宫颈管逐渐缩短直至消失。

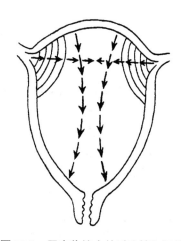

图 12-2　子宫收缩力的对称性和极性

【腹肌及膈肌收缩力】

腹肌及膈肌收缩力是第二产程时娩出胎儿的重要辅助力量。宫口开全后，每当宫缩时，前羊水囊或胎先露压迫盆底组织和直肠，反射性引起排便动作。产妇主动屏气，喉头紧闭向下用力，腹肌及膈肌收缩使腹内压增高，促使胎儿娩出。但是，使用腹压过早易致产妇疲劳、宫颈水肿，使产程延长。在第三产程时，腹压可迫使已剥离的胎盘尽早娩出，减少产后出血。

【肛提肌收缩力】

肛提肌收缩力可协助胎先露在骨盆腔内旋转。当胎头枕部露于耻骨弓下时，能协助胎头仰伸及娩出。胎儿娩出后，肛提肌收缩力有助于胎盘娩出。

二、产道因素

产道是胎儿娩出的通道，分为骨产道与软产道两部分。

【骨产道】

骨产道又称真骨盆，分为三个假想平面，每个平面又由多条径线组成。在分娩过程中，骨产道是产道的重要组成部分，其形态、大小与能否顺利分娩有着密切的关系。

1. 骨盆入口平面（pelvic inlet plane） 为骨盆腔上口，即真、假骨盆的交界面，呈横椭圆形，其前方为耻骨联合上缘，两侧为髂耻线，后方为骶岬上缘。共有4条径线（图12-3）。

（1）入口前后径：又称真结合径，指从耻骨联合上缘中点至骶岬上缘正中间的距离，正常值平均约为11 cm，其长短与胎先露衔接关系密切。

（2）入口横径：为左、右髂耻缘间的最大距离，正常值平均约为13 cm。

（3）入口斜径：左、右各一，正常值平均约为12.75 cm。左骶髂关节至右髂耻隆起间的距离为左斜径；右骶髂关节至左髂耻隆起间的距离为右斜径。

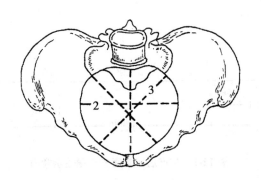

图 12-3　骨盆入口平面各径线

1. 入口前后径；2. 入口横径；3. 入口斜径

2. 中骨盆平面（pelvic mid plane） 为骨盆最小平面，是骨盆腔最狭窄的部分，呈前后径长的纵椭圆形。其大小与分娩关系最为密切。其前方为耻骨联合下缘，两侧为坐骨棘，后方为骶骨下端。中骨盆平面有2条径线（图12-4）。

（1）中骨盆前后径：指耻骨联合下缘中点通过两侧坐骨棘连线中点至骶骨下端间的距离，正常值平均约为11.5 cm。

（2）中骨盆横径：也称坐骨棘间径，指两坐骨棘之间的距离，正常值平均约为10 cm，其长短与胎先露内旋转关系密切。

3. 骨盆出口平面（pelvic outlet plane） 为骨盆腔下口，由两个不在同一平面的三角形所组成，其共同的底边称为坐骨结节间径。前三角平面顶端为耻骨联合下缘，两侧为耻骨降支；

后三角平面顶端为骶尾关节，两侧为骶结节韧带。骨盆出口平面有如下径线（图 12-5）。

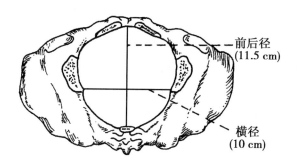

图 12-4 中骨盆平面各径线

前后径（11.5 cm）

横径（10 cm）

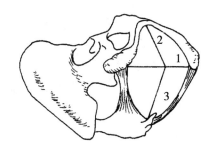

图 12-5 骨盆出口平面各径线

1. 出口横径；2. 出口前矢状径；3. 出口后矢状径

（1）出口前后径：为耻骨联合下缘至骶尾关节间的距离，正常值平均约为 11.5 cm。

（2）出口横径：也称坐骨结节间径，为两坐骨结节内侧缘的距离，正常值平均约为 9 cm，此径线与分娩关系密切。

（3）出口前矢状径：为耻骨联合下缘中点至坐骨结节间径中点间的距离，正常值平均约为 6 cm。

（4）出口后矢状径：为骶尾关节至坐骨结节间径中点间的距离，正常值平均约为 8.5 cm。当出口横径稍短，而出口横径与出口后矢状径之和＞ 15 cm 时，正常大小胎儿可以通过后三角区经阴道娩出。

（5）耻骨弓角度：指骨盆左、右耻骨下支之间的夹角，正常值范围约 90°，小于 80° 为异常。此角度反映骨盆出口横径的宽度，若角度过小，提示骨盆出口横径小，不利于胎儿娩出。

4．骨盆轴与骨盆倾斜度

（1）骨盆轴（pelvic axis）：为连接骨盆各假想平面中点的曲线。此轴上段向下、向后，中段向下，下段向下、向前（图 12-6）。分娩时，胎儿沿此轴完成一系列分娩机制，助产时也应按此轴方向协助胎儿娩出。

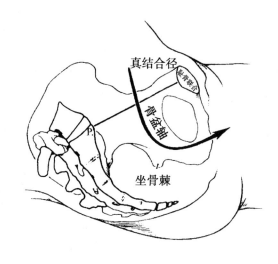

真结合径

耻骨联合

骨盆轴

坐骨棘

图 12-6 骨盆轴

（2）骨盆倾斜度（inclination of pelvis）：指妇女站立时，骨盆入口平面与地平面所形成的角度，一般为 60°（图 12-7）。若骨盆倾斜度过大，可影响胎头衔接和娩出，分娩过程改变体

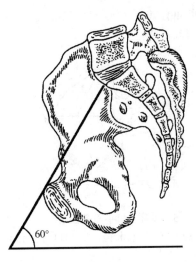

图 12-7　骨盆倾斜度

位可改变骨盆倾斜度。

【软产道】

软产道是由子宫下段、宫颈、阴道及骨盆底软组织构成的弯曲管道。

1. 子宫下段的形成　子宫下段由未孕时长约 1 cm 的子宫峡部伸展形成。妊娠 12 周后，子宫峡部逐渐扩展成宫腔的一部分，至妊娠末期被逐渐拉长形成子宫下段。临产后的规律宫缩使子宫下段进一步拉长达 7 ~ 10 cm，肌壁变薄，成为软产道的一部分（图 12-8）。由于子宫肌纤维的缩复作用，子宫上段肌壁越来越厚，子宫下段肌壁被牵拉，越来越薄，导致子宫上、下段的肌壁厚薄不同，在两者间的子宫内面形成一环状隆起，称为生理性缩复环（physiologic retraction ring）。此环在正常情况下不能自腹部见到。

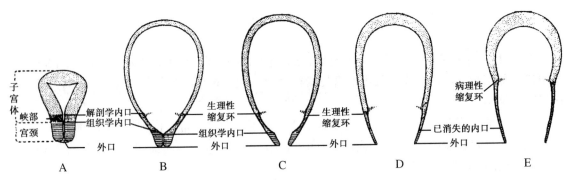

图 12-8　子宫下段的形成及宫口扩张

A. 非妊娠子宫；B. 足月妊娠子宫；C. 分娩第一产程子宫；D. 分娩第二产程子宫；E. 异常分娩第二产程子宫

2. 宫颈的变化　临产后宫颈发生两个变化：宫颈管消失、宫口扩张。

临产前的宫颈管长 2 ~ 3 cm，临产后由于规律宫缩、缩复作用向上牵拉及胎先露衔接，使前羊膜囊在宫缩时呈楔状，使宫颈内口向上、向外扩张，宫颈管形成漏斗状。随后宫颈管逐渐变短，直至消失，初产妇多是先宫颈管缩短、消失，随后宫口扩张。经产妇多是宫颈管缩短、消失与宫口扩张同时进行。宫口近开全时，胎膜多自然破裂，破膜后，胎先露直接压迫宫颈，宫口扩张速度明显加快（图 12-9）。

3. 骨盆底组织、阴道及会阴的变化　正常阴道伸展性良好，一般不影响分娩。临产后，前羊膜囊及胎先露将阴道上部撑开，破膜前羊水囊及胎先露先扩张阴道上部，破膜后的胎先露下降直接压迫骨盆底，使软产道下段形成一个向前弯的长筒，前壁短、后壁长，阴道外口朝向前上方，阴道黏膜皱襞展平，加宽腔道。肛提肌向下及向两侧扩展，肌纤维拉长，会阴体变薄，由厚约 5 cm 变成 2 ~ 4 mm，以利于胎儿通过。阴道及骨盆底的结缔组织和肌纤维于妊娠期增生肥大、血管变粗、血运丰富、组织变软、伸展性良好。会阴体在分娩时承受压力大，若保护不当，易造成会阴裂伤。

三、胎儿因素

胎儿能否顺利通过产道，除产力和产道因素外，胎儿大小、胎方位及有无胎儿畸形也是影

随堂测 12-1

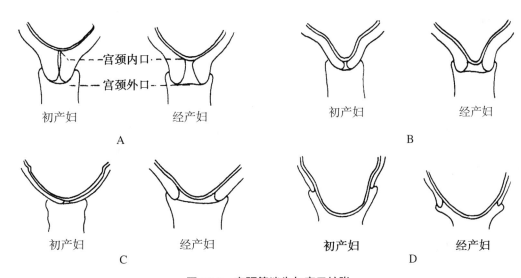

图 12-9　宫颈管消失与宫口扩张
A．分娩刚开始；B．宫颈管未全消失；C．宫颈管全部消失；D．宫口开全

响分娩的因素。当胎儿过大致胎头径线过长时，即使骨盆大小正常，也可造成头盆不称，导致难产。

【胎儿大小】

1．胎头颅骨　由顶骨、额骨、颞骨各 2 块及 1 块枕骨构成。颅骨间膜状缝隙称颅缝。两顶骨之间为矢状缝，顶骨与额骨之间为冠状缝，枕骨与顶骨之间为人字缝，颞骨与顶骨之间为颞缝，两额骨之间为额缝。两颅缝交界空隙较大处称为囟门。囟门是确定胎方位的重要标志，位于胎头前方的囟门呈菱形，称前囟（大囟门），位于胎头后方的囟门呈三角形，称后囟（小囟门）（图 12-10）。颅缝与囟门均有软组织覆盖，使头颅骨板有一定的活动余地，胎头具有一定的可塑性。在分娩过程中，胎头通过产道时受到挤压，颅骨轻度移位重叠，使头颅变形，缩小头颅体积，有利于胎头娩出。但若是过期儿，颅骨较硬，胎头不易变形，易导致难产。

2．胎头径线　主要有 4 条。①双顶径（biparietal diameter，BPD）：为两顶骨隆凸间的距离，是胎头最大的横径，足月时平均约为 9.3 cm，临床以超声测此值判断胎儿大小。②枕额径（occipito frontal diameter）：为鼻根上方至枕骨隆凸间的距离，胎头一般以此径线衔接，足月时平均约为 11.3 cm。③枕颏径（occipito chin diameter）：又称大斜径，为颏骨下方中央至后囟门顶部间的距离，足月时平均约为 13.3 cm。④枕下前囟径（suboccipital bregmatic diameter）：又称小斜径，为前囟中央至枕骨隆凸下方的距离，与枕额径及枕颏径相比，枕下前囟径是胎头侧面观的最小径线，胎头俯屈后以此径线通过产道，分娩将更容易完成，妊娠足月时均值约为 9.5 cm（图 12-10）。

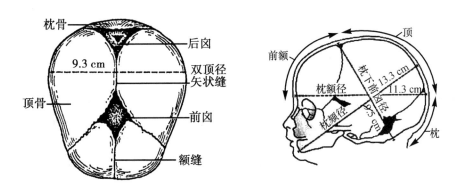

图 12-10　胎儿颅骨、颅缝、囟门及径线

【胎方位】

产道为一纵行管道。纵产式时，胎体纵轴与骨盆轴相一致，容易通过产道。头先露时，胎头先通过产道，较臀先露易娩出，通过触清矢状缝及前、后囟门，可以确定胎方位。其中枕前位时更有利于完成分娩机转，容易分娩，其他胎方位会不同程度地增加分娩困难。臀先露时，胎臀先娩出，胎臀较胎头周径小且软，产道不能充分扩张，胎头后娩出时无变形机会，因此胎头娩出较臀部困难。未足月臀先露分娩时，胎头相对于胎臀更大，更容易发生后出头困难。横产式时，胎体纵轴与骨盆轴垂直，足月活胎不能通过产道，对母儿安全威胁极大。

【胎儿畸形】

胎儿某一部分发育异常，如脑积水、联体儿，致胎头或胎体过大，常使其通过产道发生困难，易造成难产。

四、产妇精神心理因素

分娩虽然是生理过程，但对产妇却是一种持久而强烈的应激源，会引起一系列特征性的心理情绪反应，主要表现为焦虑和恐惧。当产妇分娩疼痛加剧，担心难产、分娩意外、胎儿不健康或胎儿性别与自己期望的不一致时，以及面对产房陌生的分娩环境，与家人分离的孤独，会使机体产生一系列的生理变化，如心率加快、呼吸急促、肺内气体交换不足，易导致子宫缺氧，出现宫缩乏力、宫口扩张缓慢、胎先露下降受阻、产程延长、体力消耗过多等。同时，因交感神经兴奋，释放儿茶酚胺，导致恐惧 – 紧张 – 疼痛综合征、胎儿缺血缺氧而出现胎儿窘迫。

因此，助产人员必须认识到产妇精神心理因素是影响分娩的重要因素之一。在产程中，应及时告知产程进展，耐心解释产妇提出的问题，适当应用握手、按摩等肢体语言，指导产妇掌握分娩呼吸技术和身体放松技术，保持良好的精神状态，并根据产妇意愿选择陪伴人员，如产妇丈夫，以及有经验的助产人员陪伴分娩，以提高产妇分娩舒适度，增强分娩信心，减少医疗干预，促进自然分娩。

第二节　枕先露的分娩机制

分娩机制（mechanism of labor）是指胎儿先露部在通过产道时，为适应骨盆各平面的不同形态，胎儿被动地进行一系列的适应性转动，以其最小径线通过产道的过程。临床上枕先露占95.55% ～ 97.55%，以枕左前位最多见，故以枕左前位的分娩机制为例说明，包括衔接、下降、俯屈、内旋转、仰伸、复位及外旋转、胎儿娩出等动作。

1．衔接　胎头双顶径进入骨盆入口平面，颅骨最低点接近或达到坐骨棘水平，即为衔接（图 12-11）。胎头呈半俯屈状态以枕额径进入骨盆入口，由于枕额径大于骨盆入口前后径，胎头矢状缝多在骨盆入口右斜径上。大部分初产妇可在预产期前 1 ～ 2 周内胎头衔接，经产妇多在分娩开始后胎头衔接。少部分初产妇产程开始后胎头仍不能良好衔接，应警惕有头盆不称的可能。

2．下降　胎头沿骨盆轴前进的动作称为下降，是胎儿娩出的首要条件。下降动作贯穿分娩的全过程，与其他动作相伴随。下降动作呈间歇性，宫缩时胎头下降，间歇时胎头又稍回缩。促使胎头下降的因素有：①宫缩时通过羊水传导，压力经胎轴传至胎头；②宫缩时宫底直接压迫胎臀；③宫缩时胎体伸直、伸长；④腹肌收缩使腹压增加，压力经子宫传至胎儿。初产妇因宫口扩张缓慢和软组织阻力大，胎头下降速度较经产妇慢。胎头下降的程度是临床判断产程进展非常重要的标志。

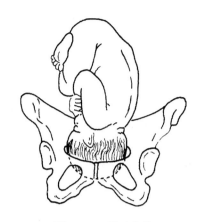

图 12-11　胎头衔接

3. 俯屈　当胎头继续下降至骨盆底时，原来处于半俯屈状态的胎头遇肛提肌阻力，借杠杆作用进一步俯屈，使下颏接近胸部，使胎头衔接时的枕额径改变为最小的枕下前囟径，以适应产道形态，利于胎头继续下降（图 12-12）。

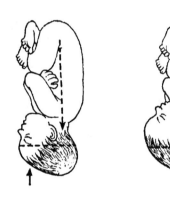

图 12-12　胎头俯屈

4. 内旋转　胎头围绕骨盆纵轴向前旋转，使矢状缝与中骨盆及骨盆出口前后径相一致的动作称为内旋转。内旋转动作从中骨盆平面开始，至骨盆出口平面完成，以适应中骨盆及骨盆出口前后径大于横径的特点，利于胎头下降，一般在第一产程末完成内旋转动作。枕先露时，胎头枕部到达骨盆底最低位置，遇到肛提肌收缩力，将胎头枕部推向阻力小、部位宽的前方，枕左前位的胎头向前旋转 45°，后囟转至耻骨弓下（图 12-13）。

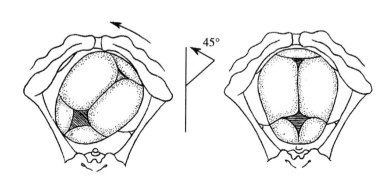

图 12-13　胎头内旋转

5. 仰伸　完成内旋转后，俯屈的胎头下降达阴道外口时，宫缩和腹压继续迫使胎头下降，而肛提肌收缩力又将胎头向前推进，两者的合力作用使胎头沿骨盆轴下段由向下、向前的方向转向前，胎头枕骨下部达耻骨联合下缘时，以耻骨弓为支点，胎头逐渐仰伸，胎头的顶、额、鼻、口、颏相继娩出（图 12-14）。当胎头仰伸时，胎儿双肩径沿左斜径进入骨盆入口。

6. 复位及外旋转　胎头娩出时，胎儿双肩径沿骨盆入口左斜径下降。胎头娩出后，胎头枕部向母体左侧旋转 45°，称为复位，恢复胎头与胎肩的垂直关系。胎肩在盆腔内继续下降，前（右）肩向前、向中线旋转 45°，胎儿双肩径转成与骨盆出口前后径相一致的方向，而胎头枕部需在外，继续向母体左侧旋转 45°，以保持胎头与胎肩的垂直关系，称外旋转（图 12-15）。

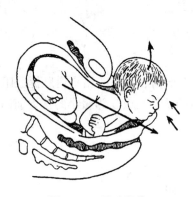
图 12-14　胎头仰伸

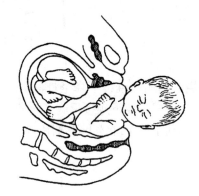
图 12-15　胎头外旋转

7. 胎肩及胎儿娩出　胎头完成外旋转后，胎儿前（右）肩在耻骨弓下先娩出，随即后（左）肩从会阴前缘娩出（图 12-16）。胎儿双肩娩出后，胎体及下肢随之娩出，完成分娩全过程。

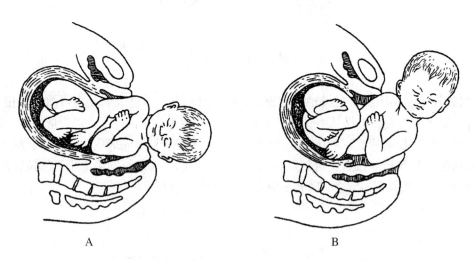

A   B

图 12-16　胎肩娩出
A. 前肩娩出；B. 后肩娩出

　　分娩机制各动作在实际过程中是连续的，下降动作贯穿分娩的全过程。助产士必须掌握分娩机制，正确判断和处理分娩过程中出现的异常情况。

第三节　先兆临产与临产

一、先兆临产

先兆临产（threatened labor）指分娩发动前，孕妇出现一些预示即将临产的症状，如不规律宫缩、胎儿下降感以及阴道少量血性分泌物（俗称见红）。

1．不规律宫缩　又称假临产（false labor）。孕妇分娩发动前，由于子宫肌层敏感性增强，可出现不规律宫缩。其特点：①宫缩频率不一致，持续时间短、间歇时间长且不规律；②宫缩强度不增强；③常在夜间出现，清晨消失；④不伴有宫颈管缩短、宫口扩张等；⑤给予镇静药能将其抑制。

2．胎儿下降感（lightening）　由于胎先露下降、入盆，宫底随之降低。多数孕妇感觉上腹部较前舒适，但下降的胎先露可压迫膀胱引起尿频症状。

3．见红（bloody show）　在分娩发动前 24～48 小时内，由于宫颈内口附着的胎膜与该处的子宫壁分离，毛细血管破裂，出现少量出血，与宫颈管内的黏液相混合而排出，称为见红。见红是分娩即将开始的比较可靠的征象。如果阴道出血较多，流出量达到甚至超过月经量，应考虑有无异常产前出血，如前置胎盘或胎盘早剥。

二、临产

临产（in labor）的重要标志为有规律且逐渐增强的子宫收缩，持续 30 秒或以上，间歇 5～6 分钟，同时伴随进行性宫颈管消失、宫颈口扩张和胎先露下降。即使使用镇静药，也不能抑制宫缩。确定是否临产需严密观察宫缩的频率、持续时间及强度。同时要在消毒外阴后行阴道检查，以了解宫颈软硬、长度、质地、位置、宫口扩张情况及胎先露的高低。目前多采用 Bishop 评分法来判断宫颈成熟度（表 12-1），估计试产的成功率。满分为 13 分，＞9 分表示试产均成功，7～9 分试产的成功率为 80%，4～6 分试产的成功率为 50%，≤3 分试产均失败。在鉴别真、假临产时，需要连续观察，判断在宫缩情况下有无宫颈形态学变化。

随堂测 12-2

表12-1　宫颈成熟度Bishop评分法

指标	评分标准			
	0分	**1分**	**2分**	**3分**
宫口开大程度（cm）	0	1～2	3～4	≥5
宫颈管消退程度（%）（未消退为2～3 cm）	0～30	40～50	60～70	≥80
胎先露位置（坐骨棘水平=0）	−3	−2	−1～0	+1～+2
宫颈硬度	硬	中	软	−
宫口位置	朝后	居中	朝前	−

第四节 产程与分娩护理

一、总产程及产程分期

总产程即分娩的全过程，指从规律宫缩开始至胎儿、胎盘娩出的全过程，临床上分为如下3个产程。

第一产程（first stage of labor）：又称宫颈扩张期，指从规律宫缩开始直至宫口完全扩张，即宫口开全（10 cm）。第一产程又分为潜伏期和活跃期：①潜伏期为宫口扩张的缓慢阶段，初产妇一般不超过 20 小时，经产妇不超过 14 小时。②活跃期为宫口扩张的加速阶段，可在宫口开至 4～5 cm 即进入活跃期，最迟至 6 cm 才进入活跃期，直至宫口开全（10 cm）。此期宫口扩张速度应 ≥ 0.5 cm/h。

第二产程（second stage of labor）：又称为胎儿娩出期，指从宫口开全至胎儿娩出。未实施硬膜外麻醉镇痛者，初产妇最长不应超过 3 小时，经产妇不应超过 2 小时；实施硬膜外麻醉镇痛者，可在此基础上延长 1 小时，即初产妇最长不应超过 4 小时，经产妇最长不应超过 3 小时。但应注意的是，应严密观察第二产程，不应盲目等待至产程超过上述标准方才进行评估，初产妇第二产程超过 1 小时应评估产程进展，超过 2 小时必须要由有经验的医师进行母胎情况全面评估，决定进一步的处理方案。

第三产程（third stage of labor）：又称为胎盘娩出期，指从胎儿娩出到胎盘娩出。一般为5～15 分钟，不超过 30 分钟。

二、第一产程

第一产程是宫颈扩张期，是产程的开始。在规律宫缩的作用下，伴随着宫口扩张、胎先露下降。但第一产程时间长，如过早待产，可能会增加不必要的干预，因此妊娠期应做好健康教育，指导孕妇适时住院待产。其间，助产士除需严密观察胎心率、宫缩情况外，还应做好人文关怀。

【临床表现】

第一产程表现为规律宫缩、宫口扩张、胎先露下降及胎膜破裂。

1. 规律宫缩 第一产程刚开始时，出现伴有疼痛的子宫收缩，俗称"阵痛"，此时，子宫收缩力弱，间歇期较长（5～6 分钟），持续时间较短（20～30 秒）。随着产程进展，宫缩间歇期缩短，持续时间延长，强度增加。当宫口开全时，宫缩持续时间可达 1 分钟或以上，间歇仅 1 分钟或稍长。

2. 宫口扩张 在产程中，当宫缩逐渐频繁且不断增强时，宫颈管变软、变短，宫颈展平后宫口逐渐扩大。临床通过阴道检查，确定宫口扩张程度。早期宫口扩张速度较慢，进入活跃期后加快。宫口开全（10 cm）后，子宫下段、宫颈和阴道共同形成桶状的软产道。

3. 胎先露下降 胎头下降（若为枕先露）程度是决定胎儿能否经阴道分娩的重要观察指标。临床通过阴道检查，明确胎头颅骨最低点的位置，并判断胎方位。随着产程进展，胎先露逐渐下降，尤以宫口开大 6 cm 后下降迅速，直至胎先露达到外阴及阴道口。

4. 胎膜破裂（rupture of membranes） 胎先露衔接后，将羊水分隔为前、后两部，在胎先露前面的羊水称前羊水，约 100 ml。宫缩时，前羊水囊楔入宫颈管内，有助于宫口扩张。随着产程进展，宫缩增强，羊膜腔内压力增加达到一定程度时，胎膜自然破裂，前羊水流出，破膜后羊水冲洗阴道，减少感染机会。自然分娩胎膜破裂多发生于宫口近开全时。

随堂测 12-3

【护理评估】

1. 健康史 孕妇入院时进行健康史评估，通过围产期检查记录了解孕妇妊娠期情况、既往史、体格检查等，重点关注年龄、身高、体重，有无不良孕产史，有无合并症等；妊娠期是否定期产前检查、有无阴道出血或流液；查阅超声、实验室检查等重要辅助检查结果；询问宫缩开始的时间、频率及强度等。注意是否存在产科高危或急症情况，以便进行紧急处理。

2. 一般状况 监测孕妇体温、脉搏、呼吸及血压。临产后，产妇的脉搏、呼吸可稍增快。评估孕妇精神状态、休息与睡眠、饮食与大小便情况等。询问其是否存在腰酸、腰骶部胀痛等症状。

3. 心理状况 与孕妇及家属交谈，了解孕妇的心理状态；观察孕妇的行为，是否存在紧张、焦虑、恐惧等负面情绪；了解孕妇对正常分娩的认知及社会支持状况。

4. 疼痛评估 了解孕妇对疼痛的感受，观察其面部表情和行为，了解疼痛的部位及程度；根据孕妇的认知水平及产程不同阶段选择不同的疼痛评估工具，如数字评分法、文字描述评定法、面部表情疼痛评定法，进行疼痛评估。

5. 专科评估

（1）子宫收缩：产程中，需密切观察并记录子宫收缩的规律性、持续时间、间歇时间及强度，了解宫缩及产程进展情况。宫缩的评估方法主要包括触诊观察法及电子胎心监护两种方法。

1）触诊观察法：是监测宫缩最简单的方法。助产士将手掌放于孕妇腹壁的宫体近宫底处，宫缩时宫体部隆起变硬，间歇期松弛变软。

2）电子胎心监护：用电子胎心监护仪描记宫缩曲线，可以直观地看出宫缩强度、频率和持续时间，是反映宫缩的客观指标。监护方式分为外监护和内监护两种。①外监护：是临床上应用最广的方法，适用于产程的任何阶段。将宫缩压力探头固定在孕妇腹壁宫体近宫底部，连续描记40分钟，可显示子宫收缩开始、高峰、结束及相对强度。10分钟内出现 3～5 次宫缩即为有效产力，可使宫颈管消失、宫口扩张和胎先露下降；10分钟内多于 5 次宫缩为宫缩过频。②内监护：具有侵入性，适用于胎膜已破，宫口扩张 ≥ 1 cm 者。将充水塑料导管通过宫颈口置入胎先露上方的羊膜腔内，外端连接压力感受器，即可测定和记录宫腔静止压力及宫缩时压力变化。结果较准确，但宫内感染机会增大，且价格较贵，临床较少使用。

（2）胎心率：是产程中非常重要的观察指标。正常胎心率为 110～160 次 / 分。临产后应更加严密地监测胎心的频率、规律性和宫缩后胎心率有无变异，注意与产妇的脉搏区分。胎心监护有两种方法。①听诊：临床多采用多普勒仪听诊胎心率，应在宫缩间歇期进行，确定胎方位后找到胎心音最强处，最佳听诊区域为胎儿背部所在位置。此法简单、有效，但仅获得每分钟胎心率，不能分辨胎心率变异、瞬间变化及其与宫缩、胎动的关系，容易忽略胎心率的早期改变。②电子胎心监护：多用于外监护描记胎心率曲线。观察胎心率变异及其与宫缩、胎动的关系。观察时，应注意胎心监护曲线，当有图形异常或可疑图形或宫缩频繁时，应增加监护频率甚至连续监测，此法能较客观地判断胎儿宫内状态。在第一产程末期，容易出现早期减速，但可以迅速恢复，如果基线胎心率 < 110 次 / 分或 > 160 次 / 分，均提示胎儿缺氧，应通知医师并立即查找原因，给予产妇吸氧、改变卧位等处理。

（3）宫口扩张和胎先露下降：宫口扩张与胎先露下降的速度和程度是产程观察的两个重要指标和指导产程的主要依据。

目前，临床上多采用产程图（partogram）来描记和反映宫口扩张与胎先露下降情况。按照产程曲线的画法可分为交叉型和伴行型两种。图 12-17 显示的是交叉型产程图。横坐标为临产时间（h），纵坐标宫口扩张程度（cm）由下至上是 0～10 cm，胎先露下降程度（cm）由上至下是 − 5 cm～+5 cm。每次检查后，将结果记录在产程图上，并随时间推移连续描记，形成宫口扩张曲线与胎先露下降曲线，两条曲线相交叉。而伴行型产程图是将胎先露下降程度坐标改为由下至上是 –5 cm ～ +5 cm，则显示出两条曲线随时间推移相伴而行，逐渐上升。在描记习惯上，有时为了图形直观、醒目，会分别使用红圈和蓝叉描记宫口扩张和胎先露下降。使用产程图对产程进展情况一目了然，便于临床指导产程处理。

通过阴道检查触及胎头矢状缝及囟门，确定胎方位，通过 Bishop 评分了解宫颈消退和宫口扩张情况。检查时应严格消毒外阴，戴无菌手套。阴道检查次数不宜过多，以免增加感染机会。

胎头下降程度是决定胎儿能否经阴道分娩的重要观察指标。临床上通过阴道检查，能够明确胎头颅骨最低点的位置，并协助判断胎方位。胎头下降的程度以颅骨最低点与坐骨棘平面的关系标示。坐骨棘平面是判断胎头高低的标志。胎头颅骨最低点平坐骨棘平面时，以"0"表示；在坐骨棘平面以上 1 cm 时，以"–1"表示；在坐骨棘平面以下 1 cm 时，以"+1"表示，依此类推（图 12-18）。潜伏期胎头下降不明显，活跃期下降加快，平均每小时下降 0.86 cm。一般宫口开大至 4 ～ 5 cm 时，胎头应达坐骨棘水平。

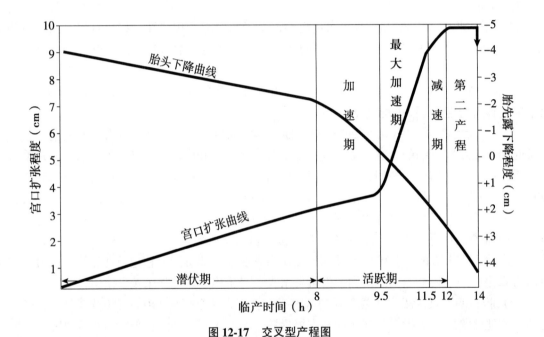

图 12-17　交叉型产程图

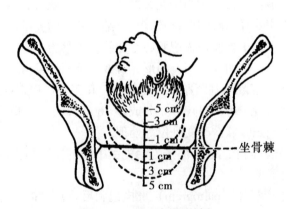

图 12-18　胎头高低的判定

（4）胎膜破裂：评估胎膜是否破裂。若未破，阴道检查时可触及有弹性的水囊。若已破，则可见羊水流出，助产人员应确定破膜时间并立即听诊胎心音，观察羊水颜色、性状和流出量，必要时行阴道检查并记录，也可用 pH 试纸检测，pH ≥ 7.0 时提示破膜的可能性大。

6．辅助检查　常用多普勒仪、电子胎心监护仪监测胎儿宫内情况。

知识链接

胎心监护

1．对于低危孕妇，在产程中可采用多普勒仪间断听诊胎心，并结合电子胎心监护的方式对胎儿宫内状况进行评估。常规行电子胎心监护后，在第一产程 30 分钟听诊胎心率 1 次，并记录。在条件许可的情况下，潜伏期应每小时听诊 1 次，活跃期每 30 分钟听诊 1 次。对于出现异常情况的孕妇或间断听诊发现胎心率异常时，可适当增加胎心听诊频率。必要时可进行持续电子胎心监护。

2．出现但不限于以下情况者，推荐持续电子胎心监护：母亲心率 30 分钟出现 2 次超过 120 次 / 分；1 小时内母亲体温 2 次超过 37.5 ℃；怀疑绒毛膜羊膜炎或败血症；孕妇主诉腹痛不同于正常宫缩痛；羊水有明显的胎粪污染；产程中阴道有鲜血流出；宫缩间歇期血压升高，收缩压 ≥ 140 mmHg（1 mmHg=0.133 kPa）或舒张压 ≥ 90 mmHg；宫缩持续 ≥ 60 秒或宫缩过频。对于存在胎儿生长受限情况的孕妇，产程中推荐持续电子胎心监护。

中华医学会妇产科学分会产科学组，中华医学会围产医学分会．正常分娩指南 [J]．中华妇产科杂志，2020，55（6）：361-370.

【助产要点】

1．生命体征监测　临产后，每 2 ～ 4 小时监测 1 次生命体征。产程中，产妇出汗较多，加之阴道血性分泌物及羊水流出，易发生感染，在做好基础护理的同时，应注意体温的监测。如体温不正常或胎膜已破，每 1 ～ 2 小时测量 1 次。产妇在产程中病情较隐匿、变化快，应该根据产妇病情及具体情况动态监测生命体征，并给予相应的处理。

2．饮食指导　正常产妇包括全身麻醉低风险的产妇，在分娩过程中可根据自己的意愿进食和饮水。临产后，宫缩易导致恶心、呕吐等不适，产妇进食欲望低；但是，在分娩过程中，产妇体力消耗大，为保证分娩顺利进行，应鼓励产妇在宫缩间歇期少量多次进食高热量、易消化、清淡的食物，以保障分娩对能量的需求。对于妊娠期糖尿病产妇，临产后仍应遵循糖尿病饮食原则，产程中监测产妇血糖和尿酮体情况；对于妊娠期高血压疾病产妇，应指导摄入高蛋白和高热量的饮食，补充维生素、铁和钙剂。

3．休息与活动　临产后，应鼓励低危产妇在室内活动，产妇可采取站、走、坐、蹲等多种方式，以利于产程进展。有下列情况者应卧床休息：①胎膜已破，胎头高浮或臀位者应卧床，警惕脐带脱垂；②并发重度妊娠期高血压疾病者；③有异常出血者；④妊娠合并心脏病者；⑤臀位、横位已出现先兆临产征象者。初产妇或距前次分娩已多年的经产妇，如果休息欠佳，在临产早期并估计胎儿短期内不会娩出者，可遵医嘱给予肌内注射盐酸哌替啶或地西泮帮助其休息。

4．建立静脉通道　在正常产程与分娩过程中没有严重并发症或合并症的产妇，不必常规建立预防性静脉通道。对呕吐或因其他原因进食不足者、需进行硬膜外麻醉置管前、B 族链球菌携带的产妇遵医嘱给予预防性使用抗生素等用药时，需要开放静脉通道。

5．排尿及排便　临产后，鼓励产妇每 2 小时排尿 1 次，以免膀胱充盈引起产妇不适。如果胎头达坐骨棘以上，膀胱充盈会影响胎头下降。胎头压迫膨胀的膀胱，可能引起膀胱水肿、充血，导致早期排尿困难。因此，应鼓励产妇及时排尿。若因胎先露压迫引起排尿困难，应警惕有无头盆不称，必要时给予导尿。产妇有便意时，需根据宫口扩张情况，指导产妇屏气，避免过早屏气而导致宫颈水肿，影响产程进展。产程初期，非必要不推荐灌肠。

6．人文关怀　对一些产妇来说，面对陌生的分娩环境、陌生的医务人员，可能会缺乏安全感，感到恐惧。因此，应从妊娠期即开始对孕妇进行分娩教育和人文关怀，以改变其对分娩的认知。①妊娠期健康教育：在妊娠期进行健康教育，讲解分娩过程、减痛技巧，可进行分娩预演，让孕妇提前了解产房环境，增强她们自然分娩的信心。②陪伴分娩和心理护理：进入待产室后，保持环境安静、舒适、室内空气清新、温度及湿度适宜。助产人员应态度温和，检查或操作前应做好告知工作。有条件的可以安排独立待产和分娩室，鼓励家属陪伴和参与待产、分娩过程。家属或助产士的陪伴和心理支持非常重要，一个眼神、一次握手、一句鼓励的话都可能使产妇身心愉悦，促进产程进展。③自由体位：在待产过程中，低危产妇可根据胎方位、胎先露下降情况及孕妇自感舒适等采取不同的待产体位。在自由体位中，家属（尤其是丈夫）可以起到很重要的作用，让产妇感受到爱与安全感。④按摩：是一种很好的非药物镇痛方法，产妇可自行按摩或由他人帮助按摩，可根据产妇需求，在宫缩期帮助按摩其背、腰、下腹部等部位。分娩是一种强应激活动，助产士在维持正常分娩中起着关键作用，应做好产程中的人文关怀，使分娩成为一种积极的正向体验。

7．专科护理

（1）监测胎心率：胎心率听诊应在宫缩间歇期完成。潜伏期每小时听诊胎心率 1 次，活跃期每 15 ～ 30 分钟听诊胎心率 1 次，每次听诊 1 分钟。在高危妊娠、羊水异常等情况下，应增加胎心率听诊频率，或采用连续电子胎心监护严密监测胎儿宫内情况。

（2）观察宫缩：潜伏期应每 2 ～ 4 小时观察 1 次，活跃期每 1 ～ 2 小时观察 1 次。每次需要连续观察至少 3 次宫缩。若宫缩欠佳，可刺激产妇乳头，改变体位或行人工破膜术，必要时遵医嘱给予小剂量缩宫素静脉滴注以促进宫缩。如宫缩过频，即宫缩频率＞ 5 次 /10 分钟，应停止使用缩宫素，必要时给予宫缩抑制药。

（3）观察宫口扩张和胎先露下降程度：通过阴道检查，判断宫口扩张程度及胎先露下降程度。对于自然临产的产妇，建议潜伏期每 4 小时进行 1 次阴道检查，活跃期每 2 小时进行 1 次阴道检查；若孕妇出现会阴膨隆、阴道血性分泌物增多、排便感等可疑宫口快速开大的表现，应立即行阴道检查。阴道检查的主要内容包括：宫颈质地与位置、宫口开大程度、胎方位、胎先露及其下降程度，首次阴道检查应了解骨盆和产道情况。如果胎膜已破，则应了解羊水性状和胎方位。若胎方位异常、产程进展好，则可继续观察。若产程进展差，应了解宫缩情况。宫缩好，可改变产妇体位，以协助改变胎方位；宫缩差，应报告医师，给予相应处理。

知识链接

剖宫产术指征

按照《正常分娩指南》诊断标准：无头盆不称或可疑胎儿窘迫的前提下，缓慢但有进展（宫口扩张和胎先露下降）的潜伏期延长不作为剖宫产术的指征；活跃期停滞（当破膜且宫口扩张≥ 5 cm 后，若宫缩正常，宫口停止扩张≥ 4 小时；若宫缩欠佳，宫口停止扩张≥ 6 小时）是剖宫产术的指征。

中华医学会妇产科学分会产科学组，中华医学会围产医学分会．正常分娩指南 [J]．中华妇产科杂志，2020，55（6）：361-370．

（4）胎膜破裂的处理：胎膜多在宫口近开全时自然破裂。一旦胎膜破裂，应立即听诊胎心，观察羊水颜色、性状和量，记录破膜时间，必要时行阴道检查。正常羊水的颜色随孕周增加而改变，足月前为无色、澄清的液体；足月时因有胎脂及胎儿皮肤脱落细胞、毳毛、毛发等混悬其中，羊水呈轻度乳白色并混有白色絮状物；若羊水粪染，胎心监测正常，宫口开全或近开全，可继续观察，等待胎儿娩出。对于破膜超过 12 小时未分娩者，应遵医嘱给予抗生素预防感染。

科研小提示

文献显示，在胎膜早破的情况下，如果孕妇没有宫缩疼痛时，不要进行系统的阴道检查。

SCHANTZ C.Normal childbirth：physiologic labor support and medical procedures. Guidelines of the French National Authority for Health（HAS）with the collaboration of the French College of Gynaecologists and Obstetricians（CNGOF）and the French College of Midwives（CNSF）-Intrapartum care for healthy women and non pharmacological approaches for pain management［J］. Gynecologie，obstetrique，fertilite & senologie，2020，48（12）：883-890.

8．疼痛护理　根据产妇的疼痛情况，鼓励采用非药物方法减轻分娩疼痛，必要时根据其意愿使用椎管内镇痛或其他药物镇痛。分娩镇痛详见第十三章第二节。

三、第二产程

第二产程是胎儿娩出期，指从宫口开全至胎儿娩出的全过程。

【临床表现】

宫口近开全或开全后，胎膜多自然破裂。若仍未破膜，可影响胎头下降，应于宫缩间歇期行人工破膜术。当胎头下降压迫盆底组织时，产妇有反射性排便感，并不自主地产生向下用力屏气的动作，使会阴膨隆、变薄，肛门括约肌松弛。胎头于宫缩时露出于阴道口，在宫缩间歇期又缩回阴道内，称胎头拨露（head visible on vulval gapping）。当胎头双顶径越过骨盆出口，宫缩间歇期胎头不再回缩时，称为胎头着冠（crowning of head）（图 12-19）。产程继续进展，胎头娩出，接着胎头复位及外旋转，随后前肩和后肩相继娩出，胎体很快娩出，羊水随之涌出。经产妇第二产程短，有时仅需几次宫缩即可完成胎头娩出。

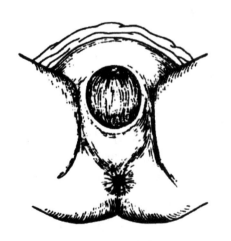

图 12-19　胎头着冠

【护理评估】

1．健康史　了解第一产程的经过与处理情况。

2．一般状况　密切观察产妇生命体征和体能、胎方位、胎先露下降等情况。了解宫缩的频率、持续时间、间歇时间、强度和胎心率情况，警惕病理性缩复环（pathologic retraction ring）和强直性子宫收缩的出现。观察、评估会阴情况，询问产妇有无便意。

3．心理状况　评估产妇是否存在对分娩的恐惧与焦虑、促进产妇舒适的措施是否有效、产妇是否对阴道分娩有信心。

4. 专科评估

（1）宫缩和胎心率：进入第二产程后，宫缩的频率和强度达到高峰，宫缩持续约1分钟或以上，宫缩间歇期仅1～2分钟。了解宫缩和胎心率情况，询问产妇有无便意，判断是否需要行会阴切开术。

（2）胎儿下降及娩出：当胎头降至骨盆出口压迫骨盆底组织时，产妇有排便感，不自主地向下屏气用力，会阴逐渐膨隆和变薄，肛门括约肌松弛。随着产程进展，胎头拨露到着冠，会阴极度扩张，产程继续进展，胎头枕骨于耻骨弓下露出，出现仰伸动作，胎儿额、鼻、口、颏部相继娩出，接着出现胎头复位及外旋转，随后前肩和后肩相继娩出，胎体很快娩出，羊水随之涌出。

5. 辅助检查 常用多普勒仪、电子胎心监护仪监测胎儿宫内情况。

【助产要点】

1. 一般护理 第二产程期间宫缩频繁，应密切观察产妇的生命体征，助产士应陪伴在旁，及时提供产程进展信息，给予安慰、鼓励和支持，以缓解其紧张和恐惧心理，保持产妇身体清洁、干燥并注意保护隐私。

2. 饮食护理 产程进展正常的产妇可根据自身意愿进食和补充液体，包括水、鲜榨果蔬汁、碳酸饮料和运动饮料等。助产士应鼓励产妇在宫缩间歇期补充能量及水分。

3. 分娩体位 在母婴情况良好的前提下，鼓励并协助产妇采取最舒适的体位分娩。

4. 观察产程进展 第二产程宫缩频而强，需密切监测胎心，每5～10分钟听诊1次；对高危产妇，可根据情况增加听诊频率，必要时每次宫缩后听胎心或行持续电子胎心监护，观察胎儿有无急性缺氧情况。密切观察宫缩，宫口开全后，胎膜多已自然破裂。若仍未破膜，会影响胎头下降，应在宫缩间歇期行人工破膜术。每隔1小时或有异常情况时行阴道检查，评估胎先露的位置、胎方位、有无产瘤（也称先锋头）及宫缩时胎先露下降的程度。当胎头下降异常时，应对胎方位进行评估，必要时可以使用超声检查协助判断胎方位以及手转胎头至合适的胎方位。

5. 指导产妇用力 缩短第二产程的关键是正确使用腹压，若用力不当，产妇体力消耗大，容易疲劳，导致宫缩乏力，影响产程进展。当胎先露压迫盆底出现生理刺激信号时，产妇开始积极用力是最有效的。宫口开全后，产妇可选择延迟用力、自发性用力或在助产士指导下用力。

（1）自发性用力：也称生理性或支持性用力，即产妇感觉有不可控制的用力欲望时便开始用力，自发性用力是无计划的，不需要进行产前训练，是产妇对自发的欲望和感觉的反应。通常每阵宫缩用力下推5～6次，每次用力3～10秒，在产妇屏气时用力下推，张开口和声门，通常发出低声呻吟或喊叫。

（2）指导性用力：也称为Valsalva用力，即当助产士检查发现宫口开全并且产妇已准备好用力时指导其开始用力。指导产妇深吸一口气并屏住呼吸用力一段时间，通常是"计数到10"，在产妇有用力感之前指导其用力，并要求产妇在自发性用力感消失时持续用力。通常每阵宫缩用力3次，每次8～10秒；用力下推时产妇应屏住呼吸，鼓励不出声。

6. 接生准备 初产妇宫口开全、经产妇宫口扩张4 cm且宫缩规律有力时，送产妇到分娩室，并做好接生准备。备好接生物品，提前打开远红外辐射台，确保母婴抢救设备和药品齐全、功能完好，并有掌握新生儿复苏技术的医护人员在场。让产妇仰卧于产床上（有条件的医院可采取自由体位），两腿屈曲分开，露出外阴部，臀下放便盆或塑料布，首先用消毒纱布蘸肥皂水擦洗外阴2～3次，顺序是阴阜、大阴唇、小阴唇、大腿内1/3、会阴及肛门周围；其次用温开水冲掉肥皂水；最后用消毒液消毒外阴2～3次，在臀下铺无菌巾。接生者外科洗手、穿手术衣，戴无菌手套，打开产包，铺产台，准备接生。

7. 接生

（1）评估是否需行会阴切开术：目前不推荐对初产妇常规实施会阴切开术。综合评估会阴体长短、弹性、有无会阴水肿、瘢痕、外阴阴道炎等，结合产妇、产力和胎儿情况，确定是否需行会阴切开术，防止发生严重会阴裂伤。

1）会阴切开的方式和时机：①会阴切开分为会阴后 - 侧切开术（postero-lateral episiotomy）和会阴正中切开术（median episiotomy）两种。侧切较少造成Ⅲ度或Ⅳ度裂伤；会阴正中切开术有利于修复，预后较美观，是美国常用的术式，但会增加Ⅲ度或Ⅳ度裂伤的危险；②切开时间应预计在胎儿娩出前 5～10 分钟，不宜过早；行胎头吸引术或产钳助产术、胎臀牵引术需要会阴切开时，则应在手术前进行。

2）会阴后 - 侧切开术的操作步骤：在阴部神经阻滞麻醉联合会阴切口局部麻醉生效后进行会阴后 - 侧切开术，多为左侧，术者于宫缩时以左手示、中两指伸入阴道内撑起左侧阴道壁，右手持剪刀自会阴后联合中线向左、向后 45° 剪开会阴，长 4～5 cm。

（2）协助娩出胎头：助产士取站位或坐位。传统上当胎头拨露、会阴后联合紧张时开始保护会阴。助产士右肘支在产床上，右手拇指与其余四指分开，利用手掌大鱼际肌顶住会阴部。每当宫缩时，应向内上方托压，同时左手应轻轻下压胎头枕部，协助胎头俯屈和使胎头缓慢下降。目前临床上多采用适度保护会阴法协助胎头娩出，宫缩时以单手或双手控制胎头娩出速度，宫缩间歇期放松。若宫缩强，应及时与产妇沟通，嘱产妇呼气消除腹压，让其在宫缩间歇期稍向下用力，使胎头缓慢娩出，以免造成会阴裂伤。

（3）检查有无脐带绕颈：胎头娩出后，用指尖触诊胎儿颈部，仔细检查有无脐带绕颈。如果存在脐带绕颈，确定脐带的松紧度并处理，协助胎儿娩出。若脐带绕颈较松，可用手将脐带顺胎肩推下或从胎头上滑过，解除绕颈。若脐带绕颈过紧，可用两把血管钳夹住绕颈的脐带，在血管钳之间剪断脐带，注意勿伤及胎儿颈部。

（4）协助娩肩及娩出胎体：胎头娩出后，不要急于娩出胎肩。等待宫缩时，胎头自然复位后，协助胎头外旋转，使胎儿双肩径与骨盆出口前后径一致。再次宫缩时，接生者右手托住会阴，左手向下轻压胎儿颈部，使前肩从耻骨弓下顺势娩出，继之托胎颈向上，使后肩从会阴前缘缓慢娩出。双肩娩出后，保护会阴的右手放松，双手协助胎体及下肢相继娩出，立即将新生儿放在产妇腹部进行母婴皮肤早接触。若怀疑胎儿窘迫，在需要及时娩出并抢救的情况下，应立即断脐。记录胎儿娩出时间，胎儿娩出后将器皿置于产妇臀下，测量产后出血量。为预防产后出血，在胎儿前肩娩出后遵医嘱静脉滴注稀释后的缩宫素 10～20 U，或在胎儿前肩娩出后立即肌内注射缩宫素 10 U。

（5）延迟脐带结扎：指在新生儿出生后至少 60 秒后或等待脐带血管搏动停止后再结扎脐带。提倡对不需要复苏的正常足月儿实施延迟脐带结扎。

科研小提示

挤压脐带输血：当需要将新生儿转移到暖箱进行复苏时，挤压脐带输血能提供额外的血液和红细胞容量。当阴道分娩时，从阴道口开始挤压；当行剖宫产术时，从胎盘上脐带根部开始挤压；在挤压脐带（手捋脐带）时，助产士用一手拇指和示指夹住脐带，然后顺着脐带朝新生儿脐部方向挤压 3～5 次，脐带全长的挤压一次约需 2 秒；挤压后等待约 2 秒，待脐带血充盈后再次挤压。挤压脐带输血是新生儿含铁丰富的红细胞、干细胞和血浆的主要来源，有利于改善血流动力学的稳定性，减少颅内出血，提高血容量和血压，减少肺支气管发育不良，增加婴儿期铁储备，减少贫血和增加与大脑早期发育区域相关的髓鞘。

VAN DER SPANK J T，CAMBIER D C，DE PAEPE H M，et al. Pain relief in labour by transcutaneous electrical nerve stimulation（TENS）[J]. Arch Gynecol Obstet，2000，264（3）：131-136.

随堂测 12-4

四、第三产程

第三产程是胎盘娩出期，即从胎儿娩出到胎盘娩出，需 5 ～ 15 分钟，不超过 30 分钟。超过 30 分钟胎盘仍未娩出为第三产程延长，也称胎盘滞留。

【临床表现】

胎儿娩出后，宫腔容积明显缩小，胎盘与子宫壁发生错位剥离，胎盘剥离面出血形成积血。子宫继续收缩，使胎盘完全剥离而娩出。胎盘剥离的征象：①宫体变硬呈球形，胎盘剥离后降至子宫下段，下段被动扩张，宫体呈狭长形被推向上方，宫底升高达脐上（图 12-20）；②阴道口外露的脐带段自行延长；③阴道少量出血；④用手掌尺侧在产妇耻骨联合上方轻压子宫下段，宫体上升而外露的脐带不再回缩。胎盘剥离后从阴道排出体外。

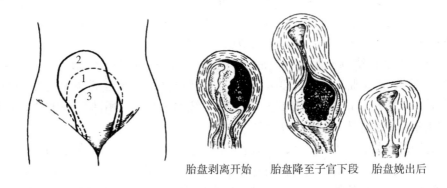

胎盘剥离开始　　　胎盘降至子宫下段　　　胎盘娩出后

图 12-20　胎盘剥离时子宫的形状

【护理评估】

1．健康史　了解第一产程、第二产程的经过及其处理方法。

2．一般状况　密切监测生命体征，警惕产后休克、心力衰竭等并发症的发生。

3．心理状况　应注意评估产妇心理变化及对新生儿性别及外形等是否满意，帮助产妇缓解心理负担，给予产妇心理支持，使其保持良好心态。

4．专科评估

（1）子宫收缩及阴道出血：胎儿娩出后，注意评估子宫收缩及阴道出血情况，准确测量阴道出血量，观察阴道出血的性状及颜色变化。

（2）胎盘排出方式：①胎儿面娩出式。胎盘从中央开始剥离，而后向周围剥离，剥离血液被包于胎膜内，胎盘娩出时胎儿面先露出阴道口。胎盘娩出时无阴道出血，娩出后见少量阴道出血。此方式临床上多见。②母体面娩出式。胎盘从边缘开始剥离，再向中央剥离，血液沿剥离面流出，胎盘娩出时母体面先露出阴道口。因为胎盘娩出时未完全剥离，所以先有较多量阴道出血，随后胎盘娩出。母体面娩出者临床少见，可见到母体面和胎儿面混合娩出者。

（3）胎盘、胎膜的完整性：胎盘娩出后，评估胎盘、胎膜是否完整，有无胎盘小叶或胎膜残留，胎盘周边有无断裂的血管残端，判断有无副胎盘。

（4）会阴伤口情况：仔细检查软产道，注意会阴、小阴唇内侧、尿道口周围、阴道、阴道穹窿及宫颈有无裂伤；观察伤口有无渗血、水肿等，并注意产妇的主诉。若产妇主诉会阴及肛门部疼痛、坠胀感且逐渐加重，应警惕阴道血肿的发生。

（5）膀胱充盈情况：在分娩过程中，膀胱受压使黏膜充血、水肿、肌张力降低，同时产妇因会阴伤口疼痛不敢排尿等原因，容易导致排尿困难。当膀胱充盈时，可在耻骨联合上方触及，严重者可胀满至脐部，影响产后子宫收缩，导致产后出血。

5. 新生儿评估　对新生儿的评估包括阿普加评分和一般状况评估。

（1）阿普加评分（Apgar score）：用于判断有无新生儿窒息及窒息的严重程度。以出生后1分钟内的心率、呼吸、肌张力、喉反射及皮肤颜色5项体征为依据，每项0～2分，满分为10分（表12-2）。若评分为8～10分，属正常新生儿；4～7分属轻度窒息，又称青紫窒息；0～3分属重度窒息，又称苍白窒息。新生儿窒息时，需采取清理呼吸道、吸氧、人工呼吸、用药等措施进行抢救。对缺氧严重的新生儿，应在出生后5分钟、10分钟时再次评分，直至连续两次评分均≥8分。1分钟阿普加评分反映胎儿在宫内的情况；5分钟及以后阿普加评分反映复苏效果，与预后关系密切。新生儿阿普加评分以呼吸为基础，皮肤颜色最灵敏，心率是最终消失的指标。临床恶化顺序为皮肤颜色→呼吸→肌张力→喉反射→心率。复苏有效顺序为心率→喉反射→皮肤颜色→呼吸→肌张力。肌张力恢复越快，预后越好。

（2）一般状况：评估新生儿身高、体重，体表有无畸形等。

表12-2　新生儿阿普加评分

体征	评分标准		
	0分	**1分**	**2分**
心率	0	＜100次/分	≥100次/分
呼吸	0	浅慢，且不规则	佳，哭声响
肌张力	松弛	四肢稍屈曲	四肢屈曲，活动好
喉反射	无反射	有些动作	咳嗽、恶心
皮肤颜色	全身苍白	身体红，四肢青紫	全身粉红

6. 辅助检查　根据产妇情况选择必要的检查。

【助产要点】

1. 产妇护理

（1）一般护理：分娩过程中产妇体力消耗大，产后需要充分休息。应提供温度适宜的安静环境，并协助产妇更换衣服，保持身体清洁、干燥，垫好会阴垫；鼓励进食清淡、易消化的流质或半流质食物，以利于产妇体力恢复。

（2）监测生命体征：由于胎盘娩出，胎盘血流停止，大量血液进入母体循环；腹压突然降低，使大量血液淤积在腹腔血管内，心脏负担加重。故胎盘娩出后，应立即测量产妇的血压、脉搏、呼吸，若正常，可每小时测量1次；若有异常，应酌情增加测量次数，并立即报告医师，警惕产后休克、心力衰竭等并发症的发生。有妊娠期高血压疾病的产妇，除严密监测生命体征外，还需密切注意其意识和尿量，并记录液体出入量。

（3）观察宫缩和阴道出血：产后应每15～30分钟观察1次子宫收缩情况，准确测量阴道出血量，观察阴道出血的颜色变化。对可能发生产后出血的高危产妇，如巨大胎儿、急产、产程延长、多次宫腔操作史或凝血功能障碍，建立静脉通道，针对不同病因做好输血和急救准备。如发现阴道出血增多，及时报告医师。注意产妇有无面色苍白、出冷汗、打哈欠、烦躁不安等，及时询问产妇的感受。若有口渴、头晕、心悸、乏力、尿频或肛门坠胀感等，应警惕休克、血压升高或阴道壁血肿等并发症的发生。注意观察膀胱充盈情况，若产妇发生排尿困难，应及时协助产妇排空膀胱，必要时给予导尿，以免影响子宫收缩，增加产后出血量。

随堂测 12-5

（4）会阴伤口护理：产后立即检查软产道有无裂伤或血肿。在检查过程中，助产士要明确裂伤是否需要修复、需要立即缝合裂伤的位置及类型等，伤口有无活动性出血。告知产妇产后伤口轻度水肿多在产后 2～3 日自行消退，同时嘱产妇尽量取健侧卧位，避免恶露污染伤口，保持伤口清洁、干燥，以防感染。

（5）心理护理：主动了解产妇的心理变化，评估其社会支持状况，指导家属共同给予心理支持，帮助解除产妇的思想顾虑，促进身心健康。

2. 新生儿护理

（1）新生儿处理：新生儿娩出后，立即将新生儿置于母亲腹部的干毛巾上，彻底擦干，将新生儿以俯卧位（腹部向下，头偏向一侧）与母亲开始皮肤接触，并注意保暖。对健康足月新生儿，无须常规使用吸球清理新生儿呼吸道。若新生儿咽部及鼻腔分泌物较多或有气道梗阻，可用吸球或吸管清理口鼻腔分泌物，但应避免过度用力吸引。使用吸球时，应使新生儿侧卧位或头偏向一侧，先吸引口腔，再吸引鼻腔。吸引时，先使球囊内形成负压，然后进入新生儿口鼻内吸引，此时球囊应缓慢移动，避免球囊对着某一固定部位吸引而引起黏膜损伤。切忌将未形成负压的吸球在新生儿口鼻内挤压，以免加重新生儿窒息。当确认呼吸道内的羊水和黏液已吸净而新生儿仍未啼哭时，可用手抚摸新生儿背部或轻拍新生儿足底，新生儿大声啼哭后即可处理脐带。

（2）断脐及结扎脐带：结扎脐带可使用多种方法，如气门芯法、脐带夹法、血管钳法。目前常用气门芯套扎法，即将消毒后系有丝线的气门芯套入止血钳，用止血钳夹住距脐根部 0.5 cm 处的脐带，在其上端的 0.5 cm 处将脐带剪断，套拉丝线将气门芯拉长套住脐带根部，取下止血钳，用 5% 聚维酮碘溶液消毒脐带断端，脐带断端暴露于空气中，等待脐带自然干燥脱落。处理脐带时应注意新生儿保暖。

（3）一般护理：新生儿出生后，与产妇共同确认新生儿性别。仔细进行体格检查后，在新生儿病历上印上新生儿足印及产妇拇指印，系好标有母亲姓名、床号、住院号、新生儿性别、体重和出生时间的手腕带或足腕带。指导产妇进行母婴皮肤早接触、早吸吮、早开奶。

知识链接

母婴皮肤早接触

以下情况不应进行母婴皮肤接触：新生儿严重胸廓凹陷、喘息或呼吸暂停、严重畸形，产妇出现医疗状况需紧急处理等。若无特殊，将新生儿以俯卧位（腹部向下，头偏向一侧）与母亲开始皮肤接触，皮肤接触的同时处理脐带，皮肤接触时间至少 90 分钟。

中华医学会妇产科学分会产科学组，中华医学会围产医学分会. 正常分娩指南［J］. 中华妇产科杂志，2020，55（6）：361-370.

3. 协助胎盘娩出 正确处理胎盘娩出，可减少产后出血的发生。胎儿娩出后，可等待胎盘自然娩出。接生者切忌在胎盘尚未完全剥离时用手按揉、下压宫底或牵拉脐带，以免引起胎盘部分剥离而出血或拉断脐带，甚至造成子宫内翻。当确认胎盘已完全剥离时，于宫缩时以左手握住宫底，拇指置于子宫前壁，其余四指放于子宫后壁并按压，同时右手轻拉脐带，协助胎盘娩出。当胎盘娩出至阴道口时，接生者用双手接住胎盘，向一个方向旋转并缓慢向外牵拉，协助胎盘、胎膜完整娩出。若在胎盘娩出过程中发现胎膜有部分断裂，可用血管钳夹住断裂上端的胎膜，再继续向原方向旋转，直至胎膜完全娩出。胎盘、胎膜娩出后，按摩子宫以刺激子宫收缩、减少出血，同时注意观察并测量出血量。若胎盘未完全剥离而出血量多，或胎儿已娩出 30 分钟胎盘仍未排出，应报告医师，做好手取胎盘术准备。

4．检查胎盘、胎膜及脐带　胎盘娩出后，将胎盘铺平。首先检查胎盘母体面胎盘小叶有无缺损，有无白色钙化区域；其次将胎盘提起，检查胎膜是否完整；最后检查胎盘胎儿面边缘有无血管断裂，及时发现副胎盘。若有副胎盘、部分胎盘残留或大部分胎膜残留，应在无菌操作下取出宫腔残留组织。若确认仅有少量胎膜残留，可给予子宫收缩药待其自然排出。同时，测量并记录胎盘大小、重量及脐带长度，并检查脐带有无异常。

5．检查软产道　胎盘娩出后，应仔细检查会阴、阴道及宫颈有无裂伤。助产士戴无菌手套，轻柔地分开阴唇，用无菌纱布轻轻地清除血迹或凝血块以暴露裂伤部位。若有裂伤，应按解剖位置逐层缝合。

6．预防产后出血　产后应用容积法、称重法等准确测量产后出血量。尽可能精确地评估阴道出血量并预防产后出血，正常分娩出血量一般不超过 300 ml。产后应注意观察产妇生命体征及宫缩情况，应用缩宫素等加强子宫收缩，并根据具体病情，可间断按摩子宫促进子宫收缩，减少产后出血。

7．产后 2 小时护理　胎盘娩出 2 小时内是产后出血的高危期，常被称为第四产程。其护理要点如下。①监测产妇生命体征：产后第 1 小时，每 15 分钟监测 1 次生命体征、宫缩和阴道出血情况并记录；第 2 小时，每 30 分钟监测并记录 1 次。注意产妇的疼痛情况和其他不适主诉，及时发现产后出血、会阴血肿等异常情况，并给予相应处理；对于高危产妇，需延长观察时间至产后 4 小时或病情平稳后方可转出产房。②提供舒适照护：为产妇擦汗、更衣，及时更换床单，提供清淡、易消化的流质食物。③观察新生儿：注意观察新生儿的面色、呼吸、心率、吸吮反射以及脐带断端有无渗血等；每 15 分钟监测新生儿的体温和呼吸，加强巡护；注意新生儿保暖，保持侧卧，防止呛咳或窒息。④指导母乳喂养：协助尽早进行母婴肌肤接触、早吸吮、早开奶，保证新生儿面部无遮挡且气道无堵塞；帮助产妇接受新生儿，促进母子情感建立。

随堂测 12-6

小 结

在分娩过程中，产力、产道、胎儿及产妇精神心理因素，任何一个或一个以上因素发生异常，都可导致难产。助产士需熟悉影响分娩的四个因素，掌握先兆临产和临产的区别，正常分娩过程、临床表现及护理要点。正确指导孕产妇，并动态观察产程，评估产程进展，给予产妇支持性护理，关爱孕产妇，减轻产痛。促使产妇顺利分娩，保障母儿健康。

思考题

1. 请简述产力的概念。
2. 请简述胎头径线的概念及正常值。
3. 请简述枕先露的分娩机制。
4. 请简述先兆临产的概念及其临床表现。
5. 请简述产程的分期。
6. 请简述胎头拨露和胎头着冠的概念。
7. 请简述胎盘剥离征象。
8. 某女士，33 岁，G_2P_1，妊娠 38^{+2} 周，于 15 分钟前经阴道顺产分娩一女婴。新生儿体重 3880 g，面色青紫，呼吸浅慢、不规则、哭声弱，四肢稍屈曲，喉反射欠佳，心率 100 次 / 分。胎盘于 20 分钟后自然娩出，阴道阵发性出血 150 ml，查胎盘、胎膜完整，软产道无裂伤，子宫底高度平脐，质地较软，BP 130/80 mmHg，P 86 次 / 分，产妇精神较为紧张。

请回答：

(1) 该新生儿阿普加评分是多少分？
(2) 此时给予产妇首要的护理措施是什么？

（江秀敏）

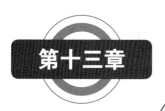

第十三章

产程中对产妇的支持

导学目标

通过本章内容的学习，学生应能够：

◆ **基本目标**

1. 识记分娩疼痛的特点和影响因素；分娩镇痛的类型。
2. 理解以家庭为中心分娩照护的健康教育内容以及主要模式。
3. 运用所学知识为产妇提供分娩支持和护理。

◆ **发展目标**

1. 综合运用所学知识在产妇分娩过程中提供持续的健康指导。
2. 根据不同产妇的产程进展情况，提供分娩镇痛的指导与护理。

◆ **思政目标**

1. 增强对健康全过程保健服务的理解，提供以家庭为中心的分娩照护，优化分娩环境，改善产妇分娩体验。
2. 具备良好的职业素养，树立多学科合作意识。

案例 13-1

某女士，32岁，G_1P_0，因"停经9个月余，腹痛10小时"急诊入院。入院检查：BP 129/76 mmHg，宫高 31 cm，腹围 92 cm，胎心率 138 次/分，宫缩强度中等，30秒/3～4分钟，头先露，宫口开大 3 cm，S^{-2}，胎膜未破。孕妇入待产室后情绪激动，宫缩时疼痛难忍，家属安抚无效。

请回答：

1. 针对该孕妇的情况，助产士应给予哪些非药物分娩镇痛缓解孕妇的疼痛？
2. 若上述措施无效，还可以采取什么方式缓解疼痛？

第一节 以家庭为中心的分娩照护

一、以家庭为中心的连续支持

1. 一体化产房 是指以产妇为中心，集待产、分娩、康复功能于一体，适合待产、分娩、产后护理的产房，主要分为家庭区、临床区、辅助区三个区域。一体化产房包括待产/分娩/恢复（labor/delivery/recovery，LDR）和待产/分娩/恢复/产后（labor/delivery/recovery/postpartum，LDRP）一体化产房。一体化产房房间装饰以家庭风格为主，让产妇有居家的感觉。每个房间设施齐全，尽量让医护工作人员不出房间就能完成治疗和护理。同时保持室内空气清新、温度及湿度适宜，根据产妇需求调节室内灯光，提供安静、舒适的环境，配备各种自然分娩的设施，如分娩球、分娩车、按摩工具。

2. 家庭教育支持

（1）以家庭为中心的产前教育：入院时，向产妇及家属介绍责任医师、助产士、一体化产房病房环境。助产士仔细询问并初步评估孕妇的一般情况，第一时间了解孕妇及家属的需求，与家庭讨论并制订个性化的分娩计划，耐心讲解分娩是生理过程，增强孕妇对正常分娩的信心。由助产士向孕妇及家属详细讲解临产发动的征象、就医时机、分娩的生理过程、分娩的相关风险、如何应对疼痛、分娩镇痛的方法及其利弊、产程中能量补给的方式及重要性、不同分娩方式的利弊、分娩期心理指导、拉玛泽（Lamaze）分娩法等。通过健康教育，让孕妇及家属充分认识到阴道分娩的益处，主动地参与和配合分娩过程，同时得到家属的支持，从而顺利完成分娩。

（2）以家庭为中心的产时教育：在产妇临产后，鼓励其丈夫或产妇信赖的家属陪伴在身边，给予产妇精神支持。助产人员应充分告知产妇各种分娩体位的益处和风险，根据产妇当时情况及个人喜好选择；同时应及时告知产程进展情况，视进展情况给予饮食指导，并根据产妇的需求指导家属在产妇宫缩剧烈疼痛时进行相应部位的按摩；对于需要行紧急剖宫产术结束分娩的产妇，助产士应及时向产妇及家属解释，以缓解他们紧张、焦虑的情绪，并做好剖宫产术术前和术后健康教育。

（3）以家庭为中心的产后教育：开展24小时母婴床旁护理，进行母乳喂养宣传教育，实施个性化的母乳喂养干预措施，以增强母乳喂养的信心。出院之前，应向产妇及家属讲解母乳喂养的好处，了解产妇对母乳喂养方法和技巧的掌握情况，提供持续、主动的母乳喂养服务。指导产褥期膳食应注意多样化，以满足营养需求，鼓励产妇多摄入高膳食纤维食物和饮水，预防产后便秘。告知产妇保持会阴伤口清洁和舒适的方法，以及如何识别异常征象（如感染）。指导做好新生儿脐部护理、沐浴、抚触等护理方法，提高家庭护理能力。

（4）以家庭为中心的出院指导及产后访视：出院当日，对产妇及家属进行出院健康指导，内容包括产妇休息环境、个人卫生、营养支持、母乳喂养、新生儿护理、预防接种等知识，告知若出现伤口愈合不良、阴道出血过多等异常情况，应及时就诊。若无异常，推荐产后42日后复诊，评估会阴及子宫等恢复的情况。发放母婴保健手册，告知出院后各种途径的咨询方式，提供相应的避孕咨询服务。

二、产妇的一般支持

1. 保护隐私 对于住院分娩的产妇来说，保护隐私，防止身体部位的裸露尤为重要。产科操作多涉及孕产妇私密部位的暴露，因此在进行相关护理操作时，必须使用床帘、屏风等工具来保护患者的隐私。同时还应保护好产妇的个人信息，不得外泄。

2．身体照护　临产后，由于宫缩频繁，产妇出汗较多，加之阴道血性分泌物及胎膜破裂羊水流出，易导致感染的发生，因此要做好基础护理，保持身体清洁、舒适，并注意体温监测。产程中，应按时监测血压的变化情况，若发现血压升高或为高危人群，应增加测量次数并给予相应的处理。

3．预防疲劳　临产后，鼓励低风险的产妇在室内自由活动，对于产程进展缓慢、疲乏无力者，应指导其适当休息；指导产妇掌握正确的呼吸技巧，不恰当的呼吸方式会导致体力过度消耗；同时，医护人员应该有组织、有计划地进行各项产程操作，尽可能集中时间完成，减少对产妇不必要的干扰。

三、产妇体位与活动

应根据产妇的不同产程进展情况，选择待产过程中体位与活动的类型与强度。

1．体位　提倡产程中不限制产妇的体位。若条件允许，可根据产妇意愿选择自由体位，期间应注意胎心率和宫缩的监测。直立体位可促进产程进展，降低剖宫产率。产程中可帮助产妇采取不同类型的直立体位，包括坐位、站立位、蹲位等；若产妇病情不宜下床活动，可根据具体情况选择侧卧位、俯卧位、侧俯卧位、侧卧位与平卧位交替卧位等不同体位。侧卧位优于仰卧位，仰卧位易导致产妇直立性低血压，侧卧位可减轻增大的子宫对产妇主动脉及髂动脉的压迫，维持正常子宫动脉的血流量，改善胎盘的血液供给；还可减轻妊娠子宫对下腔静脉的压迫，增加回心血量，改善脑组织的血液供给，避免母体低血压对胎儿造成危害。侧卧位、侧俯卧位还可在一定程度上纠正胎方位异常，维持宫缩的协调性和有效性，减少因胎方位异常造成的疼痛。

2．活动　低危产妇在产程中可适当活动，助产士可根据产妇的产程进展情况进行活动指导。若胎膜破裂，胎先露已入骨盆并且胎头很好地紧贴宫颈且胎儿健康状况良好，无须限制产妇活动；若胎膜破裂，胎儿头浮或臀位，存在脐带脱垂的危险，应禁止产妇活动或者直立体位；若产妇存在严重的妊娠并发症或合并症，并已出现先兆临产征象，应根据产妇病情选择活动类型。

科研小提示

直立体位可降低会阴切开术及阴道助产的风险，但可能增加产后出血及会阴Ⅱ度以上裂伤的风险；尽量避免仰卧位；对于椎管内镇痛的孕妇，目前的研究并未发现哪种体位（站立、坐位、有支撑的跪位、左右侧卧位、半卧位）最佳，应根据孕妇的当时情况及喜好选择。

WALKER K F，KIBUKA M，THORNTON J G，et al. Maternal position in the second stage of labour for women with epidural anaesthesia［J］. Cochrane Database Syst Rev（Online），2018，11（Suppl 2）：CD008070.

四、产程中的液体与营养

在产程进展过程中，不应限制低风险产妇摄入液体和食物，中华医学会妇产科学分会产科学组联合中华医学会围产分会在《正常分娩指南》中推荐低风险的产妇可按意愿进食和饮水。产程中的液体入量和营养管理可以促进子宫灌注并加快宫腔废物的排泄，同时满足产妇产程中能量需求，促进分娩顺利进行。

1．产程中的液体管理　鼓励产妇多饮水，以补充由于出汗和排泄等而丢失的液体；对于食欲差或者高风险的产妇，建议从活跃期开始遵医嘱静脉滴注 5% 葡萄糖生理盐水进行能量补给，严密监测产妇及新生儿血糖水平。

2．产程中的营养管理　鼓励并协助产妇进食清淡、易消化的食物。活跃期尽量摄入流食或半流食，既能达到补充能量的目的，又能预防产程中酮症发生。对于妊娠期糖尿病产妇，临产后仍采用糖尿病饮食，产程中密切监测血糖、宫缩、胎心率变化；对于妊娠期高血压疾病产妇，指导其摄入富含蛋白质和热量的食物，补充维生素、铁和钙剂，不必严格控制食盐摄入量，因为低盐饮食会影响食欲，使产妇更加厌食，若蛋白质及热量摄入不足，对母儿会产生不利影响；妊娠合并肝功能异常的产妇，若过多高蛋白、高脂饮食，会增加肝负担，因此，在临产后应进食高糖类、富含维生素、低脂饮食。

五、产程中的健康指导

1．心理指导　助产士应向产妇耐心讲解分娩过程，告知她们临产后出现逐渐规律加重的腹部疼痛、少量阴道出血、胎膜破裂等都是正常的生理现象，使其缓解紧张、焦虑的情绪，给予积极的精神鼓励，增强其对阴道分娩的信心，配合医护人员顺利完成分娩。

2．促进舒适　当子宫收缩时，产妇出现腹痛。助产士可指导产妇采用呼吸放松法、按摩、更换体位等方法缓解疼痛。若疼痛剧烈，可根据产妇意愿并遵医嘱采用合适的药物镇痛方法。鼓励产妇每隔 2～4 小时排尿 1 次，避免因膀胱充盈影响宫缩及胎先露下降。

3．分娩配合　指导产妇正确地应用屏气法，避免过早增加腹压。对使用椎管内镇痛的产妇，指导其在宫缩高峰时屏气用力；在宫缩间歇期，指导产妇自由呼吸并放松全身肌肉，安静休息，保存体力，等待下一阵宫缩。

4．新生儿早期保健指导　告知产妇新生儿出生后即刻进行母婴皮肤接触、早哺乳、早吸吮的益处；详细讲解如何完成母乳喂养并识别新生儿的觅乳信号；当新生儿出现流口水、张大嘴、舔舌或嘴唇、寻找或爬行动作、咬手指动作时，指导母亲开始母乳喂养，并密切观察新生儿吸吮情况，保证新生儿面部无遮挡且气道无堵塞。

第二节　分娩镇痛

分娩镇痛的目的是有效缓解疼痛，减少产妇因过度换气而引起的不良影响。对临产后到第二产程的产妇，均可实施分娩镇痛。

一、分娩期疼痛的特点及影响因素

1．分娩期疼痛的特点

（1）疼痛性质：多为痉挛性、压榨性、撕裂样疼痛。

（2）疼痛强度：由轻、中度疼痛开始，随着宫缩的增强而逐渐加剧。

（3）疼痛部位：疼痛主要来自宫缩，但不只限于下腹部，会放射至腰骶部、盆腔及大腿根部。

2．分娩期疼痛产生的机制

（1）宫颈生理性扩张刺激盆壁神经，引起后背下部疼痛。

（2）宫缩时子宫移动引起腹部肌肉张力增高。

（3）宫缩时子宫血管收缩引起子宫缺氧。

（4）分娩过程中膀胱、尿道、直肠受压。

（5）胎头压迫引起会阴部被动伸展而致会阴部固定性疼痛。

（6）会阴切开或裂伤及其修复。

3．影响分娩疼痛的因素

（1）身体因素：产妇的年龄、产次、体位、既往痛经史、难产等多因素交互影响分娩疼痛。经产妇的宫颈在分娩发动前开始变软，因而对疼痛的感觉较初产妇轻；既往有痛经者血液中分泌更多的前列腺素，会引起强烈的子宫收缩，产生剧烈疼痛；难产时，宫缩正常而产程停滞，常会伴随更为剧烈的疼痛；产妇如果采用直立体位（坐位、站立、蹲位），疼痛感减轻。

（2）生理-心理因素：紧张、恐惧、情绪控制不良是引起分娩疼痛的主要心理因素，情绪控制力差会引起产妇紧张、恐惧的心理，紧张、焦虑的心理不仅降低了痛阈，还可使肾上腺皮质激素、皮质醇、儿茶酚胺、组胺大量分泌，这些激素均与疼痛相关。

（3）社会因素：分娩环境、氛围、对分娩过程的认知、夫妻感情、家人的鼓励和支持等可影响分娩疼痛的感知。有研究显示，家属的鼓励、安慰、陪伴分娩和助产士的守护，减轻了产妇紧张、焦虑的情绪，减少无助感，顺应了产妇的心理需求，增强了产妇对自然分娩的信心，使产妇分娩疼痛值低于非陪伴分娩者。

（4）文化因素：产妇的家庭文化背景、信仰、风俗和受教育程度等均会影响其对疼痛的耐受性。助产士应对每个产妇进行全面评估，并制订和实施个性化分娩计划，因人而异采取减轻疼痛的措施。

二、分娩镇痛的分类

分娩镇痛可分为非药物镇痛和药物镇痛。在分娩过程中，医务人员要为产妇提供分娩镇痛服务，最大限度地减轻分娩疼痛，维护和尊重产妇的自主权。中华医学会妇产科学分会产科学组联合中华医学会围产分会在《正常分娩指南》提出：根据产妇的疼痛情况，鼓励采用非药物方法减轻分娩疼痛，必要时根据其意愿使用椎管内镇痛或其他药物镇痛。

1．非药物镇痛 是指医护人员帮助产妇认识分娩的本质，减少医疗干预，用非药物、无创的助产技术来减轻疼痛，帮助产妇顺利度过分娩期。

（1）心理支持疗法：是消除产妇紧张、焦虑情绪，缓解宫缩疼痛的非药物分娩镇痛常用疗法之一。在妊娠期就可以对产妇及家属进行妊娠解剖生理和分娩相关知识的宣传教育，训练产妇掌握分娩时特殊的呼吸、心理暗示和想象等技巧。

（2）呼吸技术疗法：第一产程潜伏期可采取深而慢的腹式呼吸，张口呼吸，以一次长呼吸，两次短呼吸为一个周期；活跃期宫缩时，产妇深呼吸并配合按摩下腹部或腰骶部；第一产程末期、宫口开全之前，采用快而浅的呼吸和喘气；第二产程时，产妇通过向下屏气代替喘气方法，有条件者可在产前进行拉玛泽等呼吸减痛方法的培训。

（3）导乐陪伴分娩疗法：导乐陪伴的主要作用是在产程中为产妇提供连续性的非医学照护，包括身体上的安抚、情感上的支持（肯定和鼓励）、提供相关信息、增进产妇与医护人员之间的沟通。这种全程陪伴式分娩体现了人文关怀，是保障母婴健康的有效措施。由丈夫、亲属、助产士支持的效果更佳，可增加产妇自我控制感和自我效能。

（4）音乐疗法：在分娩过程中，可根据产妇喜好选择不同类型的音乐，从而分散注意力和减少疼痛感知。

（5）放松疗法：在分娩过程中，让产妇积极地想象过去生活中某件最愉快事情的情景，同时进行诱导联想，让产妇停留在愉快的情景之中。助产士可通过提供安静的环境来帮助产妇达到理想的效果。

（6）自由体位分娩疗法：助产士协助产妇采取不同的体位，如坐、站、蹲、前倾位、侧卧位，并提供支持工具帮助产妇保持身体平衡。在产妇进行体位变换的前后，都要重新评估胎心，记录胎心率和宫缩的变化情况。

（7）经皮神经电刺激疗法：通过使用表层电极神经刺激器，持续刺激背部胸椎和骶椎的两侧，使局部皮肤和子宫的痛阈提高，从而达到镇痛目的。可根据产妇自身的耐受程度来调节电刺激的强度和频率。

（8）水中分娩疗法：是利用水的治疗作用来缓解分娩疼痛和促进放松。可通过淋浴、浴缸、水池等进行，分为水中待产和水中分娩。通过温热的水温和按摩的水流缓解产妇焦虑、紧张的情绪。水的浮力支撑作用使身体及腿部肌肉放松，增加会阴部和软产道的弹性，加上水的向上托力可减轻胎儿对会阴部的压迫。适宜的水温还可以阻断或减少疼痛信号向大脑传递，在温水中便于产妇休息和翻身，减少产妇在分娩过程中的疼痛。水中分娩疗法既有优点，也存在一定的风险，因此需要严格掌握适应证，遵守操作流程，遵循无菌操作原则，在整个分娩过程中实施系统化管理。

（9）针灸、穴位按压疗法：针灸是指用细针在身体特定的穴位刺入。穴位按压是通过按压替代针刺刺激穴位。电针灸可刺激身体产生内源性阿片类药物，并分泌神经递质，可减轻宫缩痛。临床上选用合谷、内关、三阴交、太冲、中极、关元、十七椎、次髎等进行针灸，对三阴交以及合谷进行穴位按摩，可达到缓解分娩疼痛的目的。

（10）芳香疗法：是以芳香植物所萃取出的精油作为媒介，辅助按摩、沐浴、熏香等方式，精油可经呼吸道或皮肤吸收进入产妇体内，以达到缓解精神压力和促进身心健康的一种自然镇痛疗法。芳香疗法可减轻分娩疼痛和缩短产程，降低剖宫产率。茉莉和薰衣草精油是最常用的精油。

（11）冷疗法与热疗法：冷疗法通常采用冰袋、冷毛巾等置于产妇的面部或背部等，以舒适及不感觉寒战为度，并达到分娩镇痛的目的，也可缓解肌肉痉挛、消除炎症和水肿，但不宜用于合并变态反应性荨麻疹、妊娠期高血压疾病、雷诺综合征及镰状细胞性贫血的产妇。热疗法是指使用热水袋、电热垫及热湿毛巾，热敷产妇的腰部、背部、下腹部、腹股沟和会阴，缓解产妇分娩疼痛、消除寒战及增加结缔组织伸展性，但不能用于发热、易出血的产妇，以及麻醉后出现某一部位感觉丧失或痛觉缺失的产妇。

2．药物镇痛

（1）常用方法

1）吸入性镇痛：吸入性药物可选择性地作用于脊髓后角胶质细胞，该区域脊髓丘脑束首先出现感觉传递阻断，导致痛刺激反射减弱或消失。吸入性镇痛法起效快、苏醒快，但使用时需防止产妇缺氧或过度通气。常用的药物有氧化亚氮、氟烷、安氟烷等。

2）全身药物麻醉：通过静脉注射或肌内注射间断给药，也可以通过患者自控镇痛（patient-controlled analgesia，PCA）。常用药物有阿片类药物、镇静药、催眠药。阿片类药物的主要作用是镇静，可以产生欣快感，但镇痛效果有限，且有可能导致产妇恶心、胃肠道排空延长、呼吸抑制、新生儿呼吸抑制等。常用的阿片类药物有哌替啶、芬太尼、瑞芬太尼、纳布啡等。

3）椎管内麻醉镇痛：包括硬膜外麻醉或腰硬联合麻醉、腰麻（又称蛛网膜下腔麻醉、脊髓麻醉）。①硬膜外麻醉镇痛：包括连续硬膜外镇痛和产妇自控硬膜外镇痛。该方法镇痛效果较好，常用的药物为布比卡因、芬太尼。其优点为镇痛平面恒定，较少引起运动阻滞。临产后，若无分娩镇痛禁忌证，遵循自愿、安全的原则，由麻醉医师进行评估并实施分娩镇痛，首选硬膜外镇痛法。②腰硬联合麻醉镇痛：镇痛效果快，用药剂量少，运动阻滞较轻。③连续腰麻镇痛：镇痛效果比硬膜外阻滞或单次腰麻阻滞更具优势，但可能出现腰麻后疼痛。

随堂测 13-1

科研小提示

meta 分析结果表明，与连续硬膜外输注（continuous epidural infusion，CEI）技术相比，程控间歇硬膜外脉冲输注（programmed intermittent epidural bolus，PIEB）可以减轻

分娩时的疼痛程度，缩短第一、第二产程，且能增加产妇分娩满意度和配合积极性，提高新生儿 5 min Apgar 评分和存活率。

刘小溪，柳韦华，许圣菊，等．程控硬膜外间歇脉冲注入技术（PIEB）对分娩结局及新生儿 Apgar 评分影响的 Meta 分析［J］．现代预防医学，2018，45（20）：3813-3818.

（2）注意事项

1）注意产妇是否出现恶心、呕吐、呼吸困难、低血压、瘙痒等不适，提醒医师判断是否出现麻醉平面过高或者脊髓麻醉的情况。

2）严密观察有无硬膜外麻醉的并发症，如硬膜外感染、硬膜外血肿、神经根损伤、下肢感觉异常。若发现异常，应立即终止镇痛治疗。

3）硬膜外镇痛的产妇可能会因疼痛感觉不敏感而影响产程进展，相关麻醉药物也可能降低新生儿的吸吮能力，因此产后需注意新生儿的反应。

4）疼痛主要是个人的主观感受，个体差异较大。教育产妇对分娩过程有正确的认识，分娩镇痛只能减轻痛感而并不是完全无痛，应根据产程的进展情况及产妇的不同需求，选择不同的分娩镇痛方法。

三、分娩镇痛应用的基本原则

（1）知情同意。

（2）安全有效、对产妇及胎儿不良作用小、对产程影响小。

（3）药物起效快、作用可靠、给药方法简便。

（4）有创镇痛由麻醉医师实施并全程监护。

小 结

产程中对产妇的连续支持和健康指导可以有效地改善分娩结局，对提升产妇的分娩体验起到积极的作用。以家庭为中心的分娩照护的核心是强调家庭参与，维护母婴安全和健康。该服务模式需要医护人员更多地关注孕产妇的心理和社会支持情况，进一步优化医疗环境、提高医疗质量。理想的分娩镇痛对促进阴道分娩具有重要的作用，助产人员应鼓励和支持产妇产程中采取非药物分娩镇痛，必要时可根据产妇的意愿和需求采用药物镇痛，帮助产妇增强分娩信心，顺利度过分娩期。无论在何种环境下，为产妇提供连续产程支持，协助产妇选择有效应对分娩疼痛的方法是助产士的重要职责。

思考题

1．请简述分娩疼痛的特点。

2．请简述分娩疼痛的机制。

3．请简述分娩镇痛应用的基本原则。

（江秀敏）

异常分娩妇女的护理

第十四章

第十四章数字资源

导学目标

通过本章内容的学习，学生应能够：

◆ **基本目标**

1. 识记子宫收缩乏力、子宫收缩过强与常见的胎方位异常孕妇的临床表现、处理原则及各种产程进展异常的时限。

2. 理解子宫收缩力异常、产道异常、胎方位异常及胎儿发育异常对母婴的影响。

3. 运用所学知识判断子宫收缩力异常和产道异常的分类。运用护理程序对异常分娩妇女提供持续的助产照护。

◆ **发展目标**

1. 参与孕妇学校产前健康教育，让孕妇对阴道分娩充满信心。

2. 参与妊娠期妇女的营养及体重管理，并能提出个体化建议，预防巨大胎儿的发生。

◆ **思政目标**

明确助产士的责任担当，树立高尚的职业理想和信念，恪守生命至上的职业精神。

分娩是女性特殊的生理过程。分娩过程能否顺利进行，取决于产力、产道、胎儿及产妇精神心理因素。这些因素在分娩过程中相互影响，其中任何一个因素发生异常，不能相互适应，均可导致分娩进程受阻，称为异常分娩（abnormal labor），又称难产（dystocia）。异常分娩可导致分娩期母儿并发症增加，甚至危及母儿生命。在分娩过程中，顺产和难产可以相互转化，这取决于能否尽早发现异常并给予合理的处置。因此，助产士的主要任务是正确地认识影响分娩的4个因素，在分娩过程中能及时识别或预测异常分娩的发生，配合医师采取相应的干预措施，为母儿提供科学、适时、个体化的整体护理，以达到安全分娩的目标。

案例 14-1A

某女士，30岁，G_1P_0，妊娠40^{+3}周，于2021年8月30日规律宫缩1小时入院。入院检查：生命体征正常，身高156 cm，胎儿体重估计3500 g，头位，骨盆测量值正常，胎先露已衔接，胎先露S^{-2}。宫颈管软、长0.5 cm，宫口未开，胎膜未破，胎心率146次/分。规律宫缩20小时后，阴道检查：宫口开大3 cm，胎先露S^{-1}，精神状态较差，睡眠、饮食差。值班医师给予人工破膜。

案例 14-1A（续）

请回答：

1. 目前该产妇处于产程的哪个阶段？
2. 该产妇产程进展正常吗？
3. 该产妇存在哪些主要护理问题？助产士应该怎样处理与照护？

第一节 产力因素

产力是分娩的动力，包括子宫收缩力、腹肌及膈肌收缩力和肛提肌收缩力，其中以子宫收缩力为主，贯穿分娩过程的始终。有效的产力能使宫口扩张，胎先露下降，产程不断进展。在分娩过程中，子宫收缩（简称宫缩）的节律性、对称性及极性异常，或强度、频率发生改变，称为子宫收缩力异常，简称产力异常（abnormal uterine action）。临床上，子宫收缩力异常分为子宫收缩乏力（uterine inertia）（简称宫缩乏力）和子宫收缩过强（uterine hypercontractility）（简称宫缩过强）两类。每类又分为协调性子宫收缩和不协调性子宫收缩（图 14-1）。

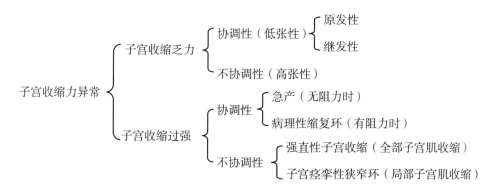

图 14-1 子宫收缩力异常分类

一、子宫收缩乏力

【原因】

1. **头盆不称或胎方位异常** 临产后，当骨盆异常或胎方位异常时，胎先露下降受阻，胎先露不能紧贴子宫下段及子宫颈内口，不能有效地刺激子宫阴道神经丛引起反射性子宫收缩，是导致继发性宫缩乏力最常见的原因。

2. **子宫局部因素** 子宫壁过度膨胀（如双胎、羊水过多、巨大胎儿），可使子宫肌纤维过度伸展，失去正常收缩的能力；宫内感染、子宫肌纤维变性、结缔组织增生而影响子宫收缩；子宫肌瘤、子宫发育不良、子宫畸形（如双角子宫）等也能引起原发性宫缩乏力。

3. **精神因素** 多见于初产妇，尤其是 35 岁以上的高龄初产妇。由于缺少产前健康教育和分娩经历，对分娩知识不甚了解，因此，产妇对分娩有恐惧心理，精神过度紧张，导致大脑皮质功能紊乱，睡眠减少，加之临产后进食不足、体力消耗过多及电解质代谢紊乱，均可导致原发性宫缩乏力。

4. **内分泌失调** 临产后，产妇体内雌激素、缩宫素、前列腺素合成及释放减少，一方面使子宫平滑肌间隙连接蛋白数量减少，另一方面缩宫素受体量减少，可直接导致子宫收缩乏力；临产后孕激素下降缓慢，子宫对乙酰胆碱的敏感性降低，从而影响子宫肌兴奋阈，也是导致子宫收缩乏力的原因之一；子宫平滑肌细胞钙离子浓度降低、肌浆蛋白轻链激酶及 ATP 酶不足，均可影响肌细胞收缩，导致宫缩乏力。

5. 药物影响　在产程早期使用大剂量解痉镇静或镇痛药，如硫酸镁、哌替啶、吗啡、氯丙嗪、苯巴比妥钠，可使子宫收缩受到抑制。使用硬膜外麻醉镇痛，也影响子宫收缩，使产程延长。

6. 其他因素　尿潴留、产妇衰竭（营养状况差）、宫内感染、过早入院等情况均可引起宫缩乏力，以继发性宫缩乏力最常见。

【临床表现】

1. 协调性子宫收缩乏力　又称低张性子宫收缩乏力（hypotonic uterine inertia）。子宫收缩具有正常的节律性、对称性和极性，但收缩力弱，宫腔压力低于 15 mmHg，持续时间短，间歇期长且不规律，宫缩 < 2 次 /10 分钟。在宫缩的高峰期，宫体隆起不明显，用手指按压宫底部，肌壁仍可出现凹陷。

协调性子宫收缩乏力可根据在产程中发生的时间分为原发性和继发性两种。①原发性宫缩乏力：指产程开始即出现子宫收缩乏力，宫口不能如期扩张，胎先露不能如期下降，产程延长，可见于骨盆入口平面有头盆不称或胎方位不正，胎头无法衔接，不能紧贴子宫下段反射引起强有力宫缩。②继发性宫缩乏力：指产程开始时子宫收缩正常，多在活跃期晚期或第二产程出现胎先露下降延缓或阻滞，产程进展缓慢，提示头盆不称或胎方位异常，见于中骨盆与骨盆出口狭窄、持续性枕横位或枕后位等。

2. 不协调性子宫收缩乏力　又称高张性子宫收缩乏力（hypertonic uterine inertia），多见于初产妇。临床表现为子宫收缩失去正常的节律性、对称性、极性，尤其是失去子宫收缩的极性，表现为宫缩的兴奋点来自子宫的一处或多处，而不是起自两侧宫角；宫缩时，宫底部不强，而是体部和下段强；宫缩间歇期子宫壁不能完全松弛；宫缩节律不规律等。这类宫缩属无效宫缩，不能使宫口扩张和胎先露下降，但会使产妇自觉下腹部持续疼痛、拒按、烦躁不安。检查时下腹部压痛不适，胎心不规律，可出现胎儿窘迫，宫口扩张缓慢，胎先露下降缓慢或停滞，严重者出现脱水、电解质代谢紊乱、肠胀气、尿潴留等。

3. 产程异常　产程进展的标志是宫口扩张和胎先露下降。临床上将动态监护宫口扩张程度及产程进展的时间记录连线而形成产程曲线。观察产程曲线，可以监护产程和及时识别难产（图 14-2）。宫缩乏力导致的产程异常有以下 6 种。

（1）潜伏期延长（prolonged latent phase）：从临产规律宫缩开始至宫口开大 6 cm 称为潜伏期。初产妇潜伏期超过 20 小时，经产妇潜伏期超过 14 小时，称为潜伏期延长。

（2）活跃期延长（prolonged active phase）：从宫口开大 6 cm 开始至宫口开全称为活跃期。活跃期宫口扩张速度 < 0.5 cm/h 称为活跃期延长。

（3）活跃期停滞（protracted active phase）：进入活跃期后，产妇胎膜已破，宫缩正常，宫口扩张 ≥ 6 cm，宫口停止扩张 ≥ 4 小时；若宫缩欠佳，宫口停止扩张 ≥ 6 小时，称为活跃期停滞。

（4）第二产程延长（prolonged second stage）：初产妇 > 3 小时，经产妇 > 2 小时（行硬膜外麻醉镇痛分娩的产妇，初产妇 > 4 小时，经产妇 > 3 小时），产程无进展，称为第二产程延长。

（5）胎头下降延缓（prolonged descent）：第二产程胎头下降速度初产妇 < 1 cm/h，经产

妇＜ 2 cm/h，称为胎头下降延缓。

（6）胎头下降停滞（protracted descent）：第二产程胎头停留在原处不下降达 1 小时以上，称为胎头下降停滞。

临产后，应密切注意产程进展，认真绘制产程图。当出现产程进展异常情况时，应积极寻找原因，做出相应的处理。

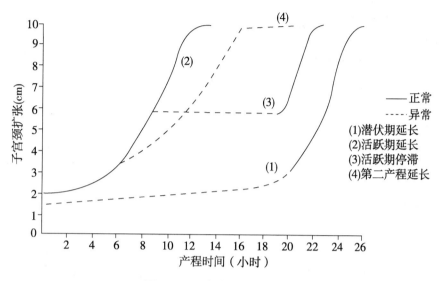

图 14-2　异常的宫颈扩张曲线

【对母儿的影响】

1．对产妇的影响

（1）体力损耗：产程延长直接影响产妇休息及进食，同时，由于体力消耗及过度换气，可致产妇精神疲惫、全身疲乏无力、肠胀气、排尿困难等，严重者引起脱水、电解质代谢紊乱，既增加手术产率，又进一步加重宫缩乏力。

（2）产伤：由于第二产程延长，膀胱或尿道较长时间被胎先露（特别是胎头）压迫，被压迫部位组织缺血、缺氧、水肿、坏死脱落，易形成膀胱阴道瘘或尿道阴道瘘。

（3）产后出血：因子宫收缩乏力，影响胎盘剥离、娩出和子宫壁的血窦关闭，容易引起产后出血。

（4）产后感染：产程延长、多次阴道检查、胎膜早破、产后出血等均增加产后感染的机会。

2．对胎儿、新生儿的影响

（1）胎儿窘迫：不协调性子宫收缩乏力使子宫壁间歇期不能完全放松，而致胎盘 - 胎儿血液循环受阻，易发生胎儿窘迫。

（2）手术干预及产伤机会增多：产程延长导致手术干预及产伤机会增多，进而可致新生儿颅内出血发病率及死亡率增加；胎膜早破容易造成脐带受压或脱垂，易导致胎儿窘迫、新生儿窒息或死亡。

案例 14-1B

　　4小时后再次检查：宫口开大为5 cm，宫颈无水肿，胎头前囟位于耻骨联合后方，胎先露 S^{-1}，宫缩持续 15～20 秒，间歇 5～6 分钟，宫缩高峰时子宫不硬，用手指按压宫底部，肌壁仍可出现凹陷，无明显头盆不称，胎心率 150 次 / 分。医嘱：给予该孕妇静脉滴注 0.9% 生理盐水 500 ml+ 缩宫素 2.5 U。

　　请回答：

　　助产士如何执行缩宫素静脉滴注医嘱？

【处理原则】

　　尽可能做到产前预测，产时及时、准确诊断，针对原因适时处理。无论出现哪种产程异常，均须仔细评估子宫收缩力、胎儿大小与胎方位、骨盆以及头盆关系等，综合分析，决定分娩方式。

【助产要点】

1. 评估与产程观察

　　(1) 了解孕妇的身体发育状况、身高与骨盆测量值，既往妊娠及分娩史等。评估本次妊娠产前检查的一般资料、产妇对分娩的认知程度、家庭支持系统情况，如家庭成员的心理反应、照顾能力及支持态度等。

　　(2) 评估产妇的生命体征、精神状态、休息、进食及排泄情况；评估胎儿大小、胎方位、骨盆大小，判断头盆相称情况。

　　(3) 产程观察：①绘制产程图；②监测宫缩的节律性、强度及频率的变化情况，区别宫缩乏力是协调性还是不协调；③胎心听诊，监测胎心率的变化，评估胎儿宫内健康状况，必要时行电子胎心监护；④阴道检查：评估子宫口扩张及胎头下降情况。利用宫颈成熟度 Bishop 评分法（表 12-1）来判断引产和加强宫缩的成功率。该评分法满分为 13 分。若产妇得分 ≤ 3 分，人工破膜术多失败，应该用其他方法；4～6 分的成功率约为 50%；7～9 分的成功率约为 80%；> 9 分引产成功。

2. 协调性子宫收缩乏力产妇的照护　　若评估可经阴道分娩，做好以下护理。

　　(1) 第一产程照护

　　1) 产时加强人文关怀，改善全身情况：①开展导乐陪伴分娩，营造温馨的分娩环境，采取以助产士为主导的照护模式，配合产妇家人支持，帮助产妇解除紧张情绪，预防精神因素所导致的宫缩乏力。②自由体位待产，鼓励产妇自行采用卧、走、坐、立、跪、趴、蹲等自由体位，减轻产妇疼痛，不必静卧在床或固定某一种姿势，以利于产程进展，纠正异常的胎方位，提高正常分娩率。③缓解疼痛，采用导乐陪伴、芳香疗法、催眠、音乐疗法、按摩、呼吸调节、会阴热敷、自由体位等多种非药物镇痛方法，必要时根据产妇意愿使用椎管内镇痛或其他药物镇痛方法缓解疼痛，以协调子宫收缩。④鼓励按意愿适度进食营养、易消化的食物和饮水，除非存在全身麻醉风险，可根据产妇需求选择饮品。⑤改善产妇的全身状况，不能进食或频繁呕吐者，静脉滴注 10% 葡萄糖 500～1000 ml，加维生素 C 2 g。伴酸中毒者，应根据二氧化碳结合力按医嘱补充 5% 碳酸氢钠。注意纠正产妇电解质代谢紊乱，及时补充氯化钾、钙剂等。⑥对潜伏期出现的宫缩乏力，首先应与假临产相鉴别，对产程长、产妇过度疲劳或烦躁不安者，遵医嘱给予镇静药，如哌替啶 100 mg 肌内注射或地西泮（安定）10 mg 缓慢静脉注射，镇静治疗后可使假临产者的宫缩消失。绝大多数潜伏期宫缩乏力者，经充分休息后自然转入活跃期。⑦对破膜 12 小时以上者，应给予抗生素预防感染。⑧保持膀胱和直肠空虚状态，鼓励产妇每 2 ～ 4 小时自行排尿 1 次，自行排尿困难者，先行诱导法，无效时导尿。

2）加强子宫收缩：经上述处理，子宫收缩力仍弱（诊断为协调性宫缩乏力），产程无明显进展，排除头盆不称、胎儿窘迫后，遵医嘱可选用下列方法加强宫缩。①人工破膜术（artificial rupture of membranes，ARM）：宫口扩张 ≥ 3 cm，无头盆不称，胎头已衔接，无脐带先露，在宫缩间歇期进行。指导产妇排空膀胱后取膀胱截石位，严格消毒外阴、阴道和宫颈，术者双手戴无菌手套，铺洞巾，一手示指和中指进入阴道，扪清宫口位置，另一手持无菌破水勾（针）或无菌弯血管钳，沿一手示、中两指指引到达宫口，刺破胎膜，让羊水缓慢流出。②缩宫素静脉滴注：适用于产程延长且协调性宫缩乏力、胎心良好、胎方位正常、头盆相称者。原则是以最小浓度获得最佳宫缩，将缩宫素 2.5 U 加入 0.9% 生理盐水 500 ml 中，根据宫缩强弱和间隔时间调整滴数，从最小滴速开始（一般以 4 ～ 5 滴 / 分开始）。每滴液体中含缩宫素约 0.33 mU，每隔 15 ～ 30 分钟观察 1 次。若子宫收缩间歇期长，强度弱，可逐渐增加滴速，最大剂量不超过 60 滴 / 分（20 mU/min），达到有效宫缩时维持：子宫收缩间隔 2 ～ 3 分钟，宫缩时宫腔内压力达 50 ～ 60 mmHg，持续 40 ～ 60 秒。③针刺合谷、三阴交、太冲等穴位，均有加强宫缩的作用。④刺激乳头可加强宫缩。⑤地西泮静脉注射：地西泮能使子宫颈平滑肌松弛，软化宫颈，促进宫口扩张，而不影响宫体肌纤维收缩，适用于宫口扩张缓慢及宫颈水肿者。常用剂量为 10 mg，缓慢静脉注射，2 ～ 3 分钟注完。与缩宫素联合应用效果更佳。

知识链接

人工破膜术注意事项

1. 破膜前后常规听胎心。

2. 人工破膜术有导致脐带脱垂、胎盘早剥、羊水栓塞等风险。预防方法：破膜前确定胎头已入盆，避免胎头高浮者行人工破膜术；破膜前仔细检查阴道，触摸宫口有无搏动性的条索物（脐带）；在宫缩间歇期破膜，破口不宜过大；破膜后，操作者的手应停留在阴道内片刻，避免羊水快速流出，操作宜轻柔，防止胎头位置变化而引发脐带脱垂。

3. 人工破膜术后，严密观察宫缩 1 ～ 2 小时，若未诱发有效宫缩，则根据医嘱静脉滴注小剂量缩宫素。

4. 人工破膜术存在感染的风险，破膜前应排除阴道感染，破膜后及时行抗生素皮试，最迟不超过 12 小时开始使用广谱抗生素预防感染。同时应动态观察羊水的颜色、性状、气味、量和胎心率变化。

刘兴会，贺晶，漆洪波. 助产 [M]. 北京：人民卫生出版社，2018.

知识链接

缩宫素静脉滴注的安全护理要点

1. 选择符合手术要求的留置针和穿刺部位。静脉穿刺成功，调节好输液滴速后，再加入缩宫素，切忌将已经配制好的缩宫素溶液直接进行静脉穿刺，这可导致在穿刺成功后，液体开放的瞬间，大量缩宫素进入体内，威胁母胎安全。

2. 使用缩宫素时，输液瓶身贴上高危药品标签并标明"缩宫"，方便与其他药物区别，同时提醒其他助产人员关注。

3．若有条件，使用静脉输液泵精准给药。

4．需有助产士或产科医师专人监护，监测宫缩、胎心、血压及产程进展等状况。

5．腹部触诊子宫及电子胎心监护方法监测子宫收缩力，根据宫缩情况，动态调整浓度、滴速。

6．若宫缩 10 分钟内≥5 次或持续 1 分钟以上或胎心率异常，应立即停止滴注缩宫素。避免因子宫收缩过强而发生子宫破裂或胎儿窘迫等严重并发症。

丁焱，李笑天．实用助产学［M］．北京：人民卫生出版社，2018.

3）剖宫产术术前准备：若经上述处理，试产 2～4 小时产程仍无进展，甚至出现胎儿窘迫、产妇体力衰竭等，应立即做好剖宫产术术前准备。

（2）第二产程照护：做好抢救新生儿的准备，必要时阴道助产。若有头盆不称或胎儿窘迫现象，应做好行剖宫产术的准备。

（3）第三产程照护：预防产后出血及感染。胎儿前肩娩出时，可静脉滴注 0.9% 生理盐水 250 ml+ 缩宫素 10～20 U 或肌内注射 10～20 U，使宫缩增强，促使胎盘剥离，预防产后出血；产程长或破膜时间长者可应用抗生素预防感染；产后 2 小时内，每 15～30 分钟观察 1 次子宫收缩、阴道出血、会阴伤口等情况及生命体征；注意产后保暖及饮用高热量饮品，以利于产妇的休息与恢复。

3．不协调性宫缩乏力妇女的照护　首先调节子宫收缩，使其恢复正常的节律性与极性。协调性宫缩未恢复前禁用缩宫素，以免加重病情。若不协调性宫缩未得到纠正，又伴有胎儿窘迫或头盆不称，均应行剖宫产术。若宫缩恢复为协调性，但宫缩不强时，可按协调性宫缩乏力的方法加强宫缩。

（1）遵医嘱给予镇静药哌替啶 100 mg 或吗啡 10～15 mg 肌内注射，也可静脉注射地西泮，使产妇充分休息，休息后多能恢复。

（2）助产士应耐心细致地指导产妇在疼痛时做深呼吸及放松技巧，减轻疼痛。

（3）鼓励产妇表达其担心和不适感，及时向产妇解答问题。产妇休息期间，定时听胎心音。若宫缩不能恢复协调性或伴胎儿窘迫、头盆不称等，应及时通知医师并配合处理。

（4）剖宫产术术前准备：经处理，产程仍无进展或出现胎儿窘迫、头盆不称或产妇体力衰竭，需要行剖宫产术时，助产士应迅速做好术前准备及新生儿复苏准备。

二、子宫收缩过强

【病因】

子宫收缩过强的病因尚未明确，可能与下列因素有关。

（1）经产妇软产道阻力小。

（2）缩宫素使用不当，如引产时剂量过大、误注子宫收缩药或个体对缩宫素过于敏感。

（3）产道梗阻、胎盘早剥血液浸润子宫肌层。

（4）产妇精神紧张、过度疲劳或粗暴地多次宫腔内操作。

（5）遗传因素。

【临床表现】

子宫收缩过强包括协调性子宫收缩过强和不协调性子宫收缩过强。

1．协调性子宫收缩过强　特点是子宫收缩的节律性、对称性和极性均正常，仅子宫收缩力过强、过频（10 分钟内达 5 次或以上），宫腔压力≥60 mmHg。宫口扩张速度 >5 cm/h（初产妇）或 10 cm/h（经产妇）。若产道无阻力，宫口迅速开全，分娩在短时间内结束，总产程＜3 h，称为急产（precipitate delivery），经产妇多见。若有产道梗阻或瘢痕子宫，可出现病理性缩复环（pathologic retraction ring），甚至发生子宫破裂。产妇往往有痛苦面容，大声喊叫。宫缩过强及过频易致产道损伤、胎儿缺氧、胎死宫内或新生儿外伤等。

2．不协调性子宫收缩过强

（1）强直性子宫收缩（tetanic contraction of uterus）：特点是子宫强烈收缩，失去节律性，宫缩无间歇。它的发生并非由于子宫肌组织功能异常，而是由外界因素造成宫颈内口以上部分子宫肌层出现强直性痉挛性收缩。常见于子宫收缩药使用不当时，如缩宫素静脉滴注、肌内注射缩宫素或剂量过大的米索前列醇引产、胎盘早剥血液浸润子宫肌层等。产妇表现出烦躁不安、持续性腹痛、拒按。触诊胎方位不清，胎心音听不清。有时可在脐下或平脐处见一环状凹陷，即病理性缩复环，导尿为血尿等先兆子宫破裂的征象。

（2）子宫痉挛性狭窄环（constriction ring of uterus）：指子宫壁局部肌肉呈痉挛性不协调性收缩所形成的环状狭窄，持续不放松。此环可发生在宫颈、宫体的任何部分，多在子宫上、下段交界处，也可在胎体某一狭窄部，如胎颈、胎腰处。产妇表现出烦躁不安，持续性腹痛，宫颈扩张缓慢，胎先露下降停滞，胎心率不规律。阴道检查可触及狭窄环，痉挛性狭窄环与病理性缩复环不同，其特点是痉挛性狭窄环的位置不随宫缩而上升（图 14-3）。

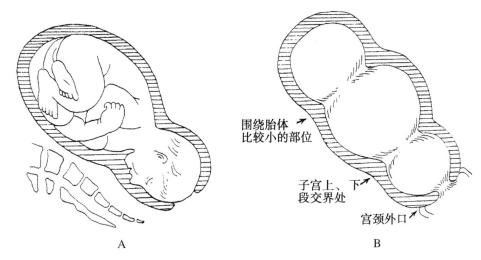

图 14-3 子宫痉挛性狭窄环
A．狭窄环围绕胎颈；B．狭窄环容易发生的部位

【对母儿的影响】

1．对母体的影响 子宫收缩过强、过频，产程过快，可致产妇宫颈、阴道以及会阴撕裂伤。若有梗阻，则可发生子宫破裂，危及产妇生命。接生时来不及消毒可致产褥感染。子宫痉挛性狭窄环可使产程停滞、胎盘嵌顿、产后出血、感染及手术产的机会增多。

2．对胎儿及新生儿的影响 宫缩过强、过频影响子宫胎盘的血液循环，易发生胎儿窘迫、新生儿窒息，严重者可致胎死宫内或死产。胎儿娩出速度过快，产道内胎头受到的压力突然解除，可导致新生儿颅内出血。若无接生准备，来不及消毒，新生儿易发生感染。若新生儿坠地，可发生骨折、外伤等。

【处理原则】

识别发生急产的高危人群和急产征兆，正确处理急产，预防并发症。有急产史的孕妇，应提前住院待产。临产后，慎用子宫收缩药及其他促进宫缩的方法，如人工破膜术。提前做好待

随堂测 14-1

产及抢救新生儿窒息的准备。纠正导致子宫痉挛性狭窄环的原因。在胎儿娩出的过程中，嘱产妇哈气，勿向下屏气。给予新生儿维生素 K_1 10 mg 肌内注射，预防颅内出血。产后仔细检查宫颈、阴道、外阴，若有撕裂，应及时缝合。若未来得及消毒后接生，应给予抗生素预防感染。

【助产要点】

1. 分娩前照护 有高危妊娠因素或异常分娩史的孕妇在预产期前 1～2 周不宜外出，以免发生意外。宜提前 2 周住院待产，以防院外分娩，造成损伤或意外。

2. 分娩期照护

（1）预防急产或分娩意外，做好接生及新生儿复苏准备：鼓励产妇深呼吸，避免直立位待产，勿向下屏气，以减慢分娩过程。临产后有排便感觉时，应先了解宫口大小及胎先露下降情况。在床旁备好便器，避免去厕所而发生意外。产妇有急产先兆时，如宫缩过强、过频及产程进展快，要迅速做好接生及新生儿复苏准备。

（2）密切观察产程进展：监测宫缩、胎心及产妇生命体征变化。若发现异常，及时通知医师，迅速、准确地执行医嘱。静脉注射硫酸镁时，注射时间应不少于 5 分钟，并严格掌握剂量。硫酸镁有降压、抑制呼吸及心搏的作用，镁离子中毒时羊水中镁离子浓度也增高，可致胎儿呼吸抑制、肌张力低下等，应密切观察产妇的膝腱反射、尿量、呼吸、血压、心率及胎心率变化。

（3）分娩时适度保护会阴，防止会阴严重撕裂：胎儿娩出后，及时检查宫颈、阴道及会阴有无撕裂。

3. 产后照护 严密观察子宫收缩及阴道出血情况，防止产后出血的发生。注意产妇的生命体征变化，严密观察新生儿面色、呼吸、反应及哺乳情况。

第二节 产道因素

产道包括骨产道（骨盆腔）及软产道（子宫下段、宫颈、阴道、外阴），是胎儿经阴道分娩的通道。产道异常可使胎儿娩出受阻，临床上以骨产道异常多见。

【病因】

1. 骨产道异常的常见原因 包括营养不足、先天发育异常、外伤、疾病（患小儿佝偻病）。

2. 软产道异常的常见原因 包括子宫、阴道发育异常，形成横隔或纵隔、外阴阴道赘生物、阴道尖锐湿疣等。

【临床表现】

1. 骨产道异常 骨盆径线过短或形态异常，小于胎先露通过的限度，阻碍胎先露下降，影响产程进展，称为骨盆狭窄。骨盆狭窄可以是一个径线或多个径线过短，也可以是一个平面或多个平面同时狭窄。当一个径线过短时，要观察同一个平面的其他径线的大小，再结合整个骨盆的大小与形态进行综合分析，做出正确的判断。

（1）骨盆入口狭窄（contracted pelvic inlet）：我国妇女较常见。骨盆入口狭窄可分为临界性、相对性和绝对性。临界性（Ⅰ级）对角径为 11.5 cm，相对性（Ⅱ级）对角径为 10.0～11.0 cm，绝对性（Ⅲ级）对角径 ≤ 9.5 cm。临床表现为潜伏期和活跃早期延长，临产后胎头迟迟不入盆，常出现胎膜破裂和脐带脱垂，其发生率是正常骨盆妇女的 4～6 倍，因为胎头不能紧贴宫颈内口诱发反射性宫缩，常出现继发性宫缩乏力；若骨盆入口绝对狭窄，即使产力、胎儿大小及胎方位均正常，也会发生梗阻性难产；产妇表现出腹痛剧烈、血尿、排尿困难，甚至尿潴留等，检查时腹部拒按，严重者可出现病理性缩复环等先兆子宫破裂征象，宫颈水肿严重。常见的骨盆有以下两种。

1）单纯扁平骨盆（simple flat pelvis）：骶岬向前突出，骨盆入口前后径缩短而横径正常（图 14-4）。

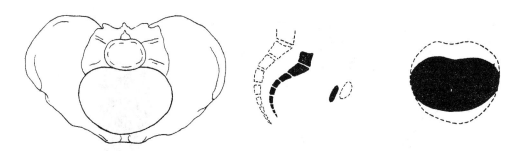

图 14-4　单纯扁平骨盆

2）佝偻病性扁平骨盆：骨盆变形，骶岬向前，骨盆入口前后径明显缩短，骶骨下段后移，变直向后翘，尾骨呈钩状突向骨盆出口平面，髂骨外展，髂棘间径≥髂嵴间径（图 14-5）。

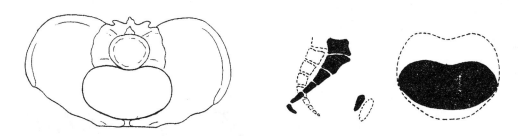

图 14-5　佝偻病性扁平骨盆

（2）中骨盆及骨盆出口狭窄：中骨盆狭窄临床更常见，以坐骨棘间径及中骨盆后矢状径狭窄为主。中骨盆狭窄分三级，临界性（Ⅰ级）坐骨棘间径为 10 cm、坐骨棘间径 + 中骨盆后矢状径 13.5 cm；相对性（Ⅱ级）坐骨棘间径为 8.5 ～ 9.5 cm、坐骨棘间径 + 中骨盆后矢状径 12.0 ～ 13.0 cm；绝对性（Ⅲ级）坐骨棘间径≤ 8.0 cm、坐骨棘间径 + 中骨盆后矢状径≤ 11.5 cm。中骨盆狭窄的临床表现为临产后胎头能正常衔接，但下降至中骨盆时，由于内旋转受阻，常出现持续性枕横位或枕后位，继发性宫缩乏力，活跃晚期及第二产程进展缓慢，甚至停滞；若中骨盆狭窄严重，也会出现梗阻性难产，宫缩强时可发生子宫破裂。骨盆出口狭窄也分为三级，临界性（Ⅰ级）坐骨结节间径 7.5 cm、坐骨结节间径 + 出口后矢状径 15.0 cm；相对性（Ⅱ级）坐骨结节间径 6.0 ～ 7.0 cm、坐骨结节间径 + 出口后矢状径 12.0 ～ 14.0 cm；绝对性（Ⅲ级）坐骨结节间径≤ 5.5 cm、坐骨结节间径 + 出口后矢状径≤ 11.0 cm。临床表现为第一产程进展顺利，胎头达盆底后受阻，第二产程停滞，继发性宫缩乏力，胎头不能娩出，若强行阴道助产，可导致严重软产道裂伤及新生儿损伤。中骨盆及骨盆出口狭窄常见于以下两种类型骨盆。

1）漏斗骨盆：骨盆入口各径线值正常，两侧盆壁向内倾斜，状如漏斗。中骨盆及骨盆出口平面均明显狭窄，坐骨棘间径和坐骨结节间径缩短，耻骨弓角度＜ 90°，常见于男型骨盆（图 14-6）。

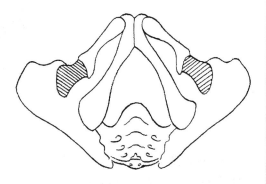

图 14-6　漏斗骨盆

2）横径狭窄骨盆：与类人猿型骨盆类似。骨盆入口、中骨盆及骨盆出口的横径均缩短，前后径稍长，坐骨切迹宽（图 14-7）。

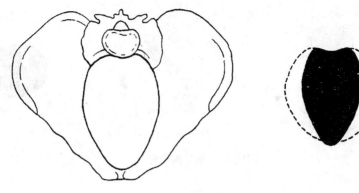

图 14-7　横径狭窄骨盆

（3）骨盆三个平面狭窄：骨盆入口、中骨盆及骨盆出口平面均狭窄。各个平面径线均比正常值小 2 cm 以上，称为均小骨盆（generally contracted pelvis）（图 14-8）。

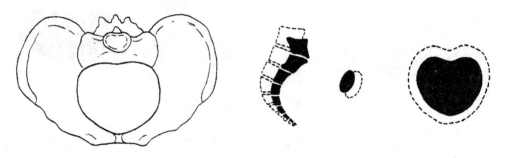

图 14-8　均小骨盆

（4）畸形骨盆：由于各种疾病及外伤，导致骨盆失去正常形态，如偏斜骨盆（图 14-9）。

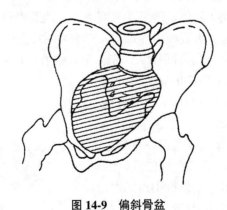

图 14-9　偏斜骨盆

2. 软产道异常　软产道异常所致的难产少见，容易被忽略。应在妊娠前或妊娠早期常规行阴道检查，了解软产道有无异常。

（1）外阴异常：会阴坚韧、外阴水肿、外阴瘢痕等。由于组织缺乏弹性、重度外阴水肿、外伤或炎症后遗症瘢痕挛缩，影响胎先露下降，胎头娩出时可造成会阴严重裂伤。

（2）阴道异常

1）阴道横隔（transverse vaginal septum）：多位于阴道上段，在横隔中央或稍偏一侧多有一小孔，易被误认为宫颈外口，产程中常因胎先露下降缓慢或受阻，阴道检查后发现。

2）阴道纵隔（longitudinal vaginal septum）：常伴有双子宫、双宫颈，不全纵隔相对多见。胎儿通过阴道娩出时，纵隔被推向一侧，分娩多无障碍。当纵隔位于胎先露前方时，若纵隔薄，可自行断裂，分娩无障碍。若纵隔厚，阻碍胎先露下降。

3）阴道狭窄：常见于产伤、药物腐蚀、手术感染致使阴道瘢痕挛缩形成阴道狭窄者，也可由于阴道尖锐湿疣、囊肿和肿瘤造成阴道狭窄，影响第二产程，使胎儿娩出受阻。

（3）宫颈异常：常影响宫颈扩张和胎先露下降，第二产程时影响胎儿娩出。

1）宫颈水肿：多见于枕后位或滞产，宫口未开全而产妇过早屏气，致使宫颈前唇长时间被压于胎头与耻骨联合之间，血液回流受阻引起水肿，影响宫颈扩张。

2）宫颈瘢痕：宫颈陈旧性裂伤、宫颈锥切术（Leep术）后、宫颈裂伤修补术后、宫颈深部电烙术后等所致的瘢痕，于妊娠后通常可能软化，但如果宫缩很强，宫颈仍不扩张，应行剖宫产术。

3）子宫颈癌：此时宫颈硬而脆，缺乏伸展性，有发生大出血、裂伤、感染和癌扩散的危险，应行剖宫产术终止妊娠。

4）宫颈肌瘤：若影响胎先露进入骨盆入口，应行剖宫产术；否则可经阴道试产。

随堂测 14-2

【对母儿的影响】

1．对母体的影响

（1）骨盆各平面狭窄均可导致产程异常，产妇身体疲惫、疼痛加重和情绪低落，进一步影响产程进展。

（2）胎先露衔接、下降及内旋转受阻，导致继发性宫缩乏力、产程延长及停滞，增加感染及手术助产机会。胎头长时间压迫软组织可引起局部缺血、水肿、坏死，产后易形成生殖道瘘。

（3）若梗阻性难产不及时处理，可导致先兆子宫破裂甚至子宫破裂，危及产妇生命。

2．对胎儿和新生儿的影响

（1）头盆不称易发生胎膜早破、脐带脱垂，导致胎儿窘迫，甚至胎死宫内。

（2）产程长，胎头受压，缺血缺氧，易发生颅内出血。

（3）骨盆狭窄使手术产率增大，易发生新生儿产伤及感染。

【处理原则】

应明确异常分娩的原因，评估骨盆的类型和狭窄程度，了解胎方位、胎儿大小、胎心率、子宫收缩的强弱、破膜与否、宫口扩张及胎先露下降程度，并结合产妇的年龄、产次、既往分娩史进行综合判断，决定分娩方式。

1．明显的头盆不称或出现胎儿窘迫征象者　应尽早行剖宫产术结束分娩。若估计胎儿不大、胎方位正常、头盆相称或轻度头盆不称、宫缩及胎心良好者，可以阴道试产。

2．外阴异常者　分娩时可行会阴切开术。

3．阴道横隔和纵隔影响胎先露下降　可在横隔被撑薄时将横隔做X形切开，纵隔未自行断裂时，可在纵隔中间剪断，分娩结束后，再切除剩余的隔，用2-0缝线间断或连续缝合残端。若阴道横隔高且坚厚，则行剖宫产术。阴道狭窄位置低、狭窄轻，可行会阴切开术，否则行剖宫产术。尖锐湿疣不是绝对的剖宫产术指征，巨大尖锐湿疣梗阻产道或伴有出血等，应放宽剖宫产术手术指征。新生儿娩出复温后立即沐浴，避免人乳头瘤病毒（HPV）感染。

4．宫颈水肿　可应用50%硫酸镁局部湿敷，也可用地西泮5～10 mg局部多点注射或缓慢静脉注射。待宫口近开全，用手将水肿的宫颈前唇上推，使其越过胎头。若处理后宫口不继续扩张，应行剖宫产术。

【助产要点】

1. 评估 阅读产妇产前检查的有关资料，若有佝偻病、脊髓灰质炎、脊柱和髋关节结核以及外伤史，应仔细检查骨盆及骨产道有无异常。检查头盆是否相称（图 14-10）：嘱产妇排空膀胱后取仰卧位，两腿伸直。检查者将手放在耻骨联合上方，将浮动的胎头向骨盆腔方向推压，若胎头低于耻骨联合平面，表示胎头可以入盆，头盆相称，称为跨耻征阴性；若胎头与耻骨联合在同一平面，为可疑头盆不称，称为跨耻征可疑阳性；若胎头高于耻骨联合平面，表示明显头盆不称，称为跨耻征阳性。

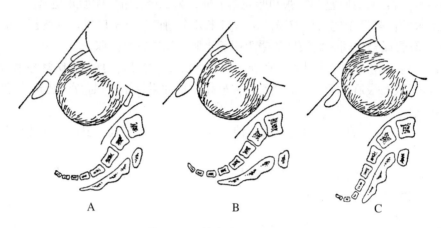

图 14-10 检查头盆相称程度
A. 头盆相称；B. 可疑头盆不称；C. 头盆不称

仔细观察外阴有无异常，了解软产道有无异常。

2. 一般照护

（1）保持产妇的体力：保证产妇的营养及水分摄入，必要时补液。嘱产妇注意休息，保持良好的体力。尽量减少阴道、肛门检查次数，禁止灌肠。

（2）心理护理：及时与产妇及家属沟通，讲解产道异常对母儿的影响、阴道分娩的可能性及优点，增强产妇的自信心。主动告知产程的进展情况，认真解答产妇及家属提出的问题。有条件时可让家属陪伴，以缓解产妇的恐惧心理。做好剖宫产术术前健康教育，使产妇能够积极配合。

3. 观察产程进展及胎儿情况 不能让产妇独处一室；监测胎心音；人工破膜术宜慎重，破膜后立即听胎心音，注意观察羊水的性质；若胎头未衔接，破膜后应抬高床尾。注意观察胎先露下降及宫口扩张情况。人工破膜术 2 小时后，胎头仍未下降或出现胎儿窘迫，则应及时通知医师。监测子宫收缩情况。若有异常，应立即通知医师停止试产，防止子宫破裂。骨盆出口狭窄者不应试产。

4. 做好接生准备 中骨盆狭窄者，胎头俯屈及内旋转受阻，易发生持续性枕横位或枕后位，若宫口开全，胎头下降至 $\geqslant S^{+3}$ 水平，遵医嘱做好产钳助产术或胎头吸引术等阴道助产的准备及配合。若出口横径与出口后矢状径之和 > 15 cm，正常大小的胎儿多数可经阴道分娩，有时需行阴道助产及会阴切开术，以免会阴严重撕裂。若有明显头盆不称、试产失败、胎儿窘迫或阴道尖锐湿疣面积大、范围广等，均应做好剖宫产术术前准备。

5. 预防产后出血及感染 胎儿娩出后，遵医嘱及时注射子宫收缩药预防产后出血，必要时使用抗生素预防感染。保持会阴部清洁，对实施会阴切开术或留置导尿的产妇，应每日冲（擦）洗会阴 2 次，使用消毒会阴垫。保持导尿管通畅，定期更换一次性引流袋，防止感染。

6. 新生儿护理　分娩前应做好新生儿复苏的准备。对胎头在产道压迫时间长或手术助产的新生儿，护理动作应轻柔，尽可能减少新生儿被动活动，遵医嘱应用预防颅内出血的药物。严密观察有无颅内出血或其他损伤的症状。

第三节　胎儿因素

案例 14-1C

2 小时后再次检查：宫口开大仍为 5 cm，无水肿，胎头前囟仍位于耻骨联合后方，胎先露 S^{-1}，宫缩持续 30 ~ 40 秒，间歇 2 ~ 3 分钟，宫缩强度尚可，胎心率 146 次 / 分。
请回答：
1. 该产妇可能的诊断是什么？
2. 助产士应采取哪些护理措施？

胎儿异常包括胎方位异常（abnormal fetal position）和胎儿发育异常，是造成难产的常见原因，其中胎方位异常是导致头位难产最常见的原因。

【病因】

1. 胎方位异常的常见原因　头盆不称、骨盆异常、前置胎盘、膀胱充盈及子宫下段肌瘤等。

2. 胎儿发育异常的常见原因　巨大胎儿多见于孕妇血糖指标异常或父母身材高大者；胎儿生长受限多由母体血管病变、胎儿基因或染色体结构异常、胎儿宫内感染、胎盘和脐带因素所致；联体儿多为胚胎早期发育异常；脑积水儿可能见于胎儿颅内感染。

【临床表现】

1. 胎方位异常　是造成难产的常见因素之一。分娩时枕前位约占 90%，而胎方位异常约占 10%。其中胎头先露位置异常居多，占所有分娩总数的 6% ~ 7%。胎产式异常占 3% ~ 4%，以臀先露最多见，肩先露极少见。此外，还有复合先露。

（1）持续性枕横位或枕后位：在分娩过程中，若胎头以枕后位或枕横位入盆衔接，在下降过程中，强有力的宫缩多能使胎头向前转 135° 或 90°，呈枕前位而自然分娩。若胎头不能转向前方，至分娩后期仍然位于母体骨盆的后方或侧方，致使发生难产者，称为持续性枕后位（persistent occipito posterior position，POPP）（图 14-11）或持续性枕横位（persistent occipito transverse position，POTP）。由于胎先露不能紧贴子宫下段及宫颈内口，导致协调性宫缩乏力及宫口扩张缓慢。枕后位者，产妇自觉肛门坠胀及排便感，宫口尚未开全就过早使用腹压，致宫颈前唇水肿、产妇疲劳、影响产程进展。持续性枕后位、枕横位常致活跃期晚期及第二产程延长。

（2）胎头高直位（sincipital presentation）：胎头呈不屈不仰的姿势衔接于骨盆入口，其矢状缝与骨盆入口前后径相一致，称为胎头高直位（图 14-12）。临产后，胎头迟迟不能衔接，致使胎头下降缓慢或停滞，宫口扩张速度也缓慢，造成产程延长，并会感到耻骨联合部位疼痛。高直后位时，由于胎头高浮，易发生滞产、先兆子宫破裂或子宫破裂。

（3）面先露（face presentation）：多于临产后发现。胎头枕部与背部接触，胎头呈极度仰伸的姿势通过产道，以面部为先露时，称为面先露。临床表现为潜伏期延长、活跃期延长或阻滞，胎头不能入盆。经产妇多于初产妇。

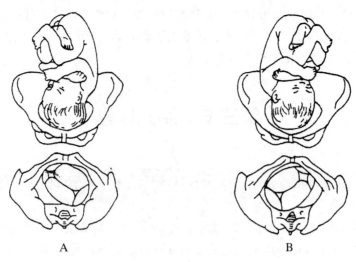

图 14-11 持续性枕后位
A. 枕右后位；B. 枕左后位

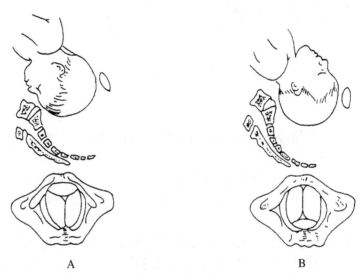

图 14-12 高直位
A. 高直前位（枕耻位）；B. 高直后位（枕骶位）

（4）臀先露（breech presentation）：是最常见的异常胎方位，占足月妊娠分娩总数的 3% ～ 4%。因胎头比胎臀大，且分娩时后出胎头，往往娩出困难。加之脐带脱垂较常见，使围产儿死亡率增高，为枕先露的 3 ～ 8 倍。臀先露以骶骨为指示点，有骶左前、骶左横、骶左后、骶右前、骶右横和骶右后 6 种胎方位。

（5）肩先露：约占足月妊娠分娩总数的 0.25%，是对母儿最不利的胎方位，常出现宫缩乏力和胎膜早破，可伴脐带和上肢脱垂等，导致胎儿窘迫甚至死亡。若不及时处理，容易造成子宫破裂，威胁母儿生命。根据胎头在母体左（右）侧和胎儿肩胛朝向母体前（后）方，分为肩左前、肩右前、肩左后和肩右后 4 种胎方位。

（6）复合先露（compound presentation）：胎先露（胎头或胎臀）伴有肢体（上肢或下肢）同时进入骨盆入口，称为复合先露。临床以头与手的复合先露最常见，多发生于早产者，发生率为 1.43% ～ 1.60%。若上肢或下肢和胎头同时入盆，可致梗阻性难产。胎儿可因脐带脱垂或因产程延长，缺氧而死亡。

（7）前不均倾位（anterior asynclitism）：胎头不论采取枕横位、枕后位还是枕前位通过产道，均可发生不均倾势（胎头侧屈），枕横位时较多见，枕前位与枕后位时则罕见。枕横位的胎头（矢状缝与骨盆入口横径一致）以前顶骨先入盆则称为前不均倾。

2．胎儿发育异常

随堂测 14-3

（1）巨大胎儿（fetal macrosomia）：指胎儿体重达到或超过 4000 g 者。临床表现为产妇腹部明显膨隆。由于胎儿大，手术助产机会增加。常出现头盆不称、软产道损伤、新生儿产伤等。我国巨大胎儿的发生率不断上升，21 世纪初已达 7% ～ 8%。巨大胎儿的胎头大而硬，往往难以入盆，再加上胎儿身体过胖或肩部脂肪过多，容易发生肩难产，使剖宫产术的概率增加。

（2）胎儿生长受限（fetal growth restriction，FGR）：指受母体、胎儿、胎盘等病理因素影响，胎儿生长未达到其应有的生长潜力，表现为胎儿超声估测体重低于同孕龄第 10 百分位。

（3）脑积水（hydrocephalus）：指胎头颅腔内、脑室内外有大量脑脊液（500 ～ 3000 ml），致颅缝明显变宽，头颅体积增大，囟门显著增大，压迫正常脑组织。脑积水可致梗阻性难产、子宫破裂、生殖道瘘等，对母亲有严重危害。临床表现为明显头盆不称，跨耻征阳性，若不及时处理，可致子宫破裂。

（4）联体双胎：极少见。单卵双胎在妊娠早期发育过程中，形成不同形式的联体双胎，可导致梗阻性难产。产前诊断依靠 B 型超声检查确诊。

【对母儿的影响】

1．对母体的影响

（1）可致继发性宫缩乏力，产程延长，常需手术助产。

（2）胎头位置异常，长时间压迫软产道造成局部组织缺血、坏死，易形成生殖道瘘。行阴道助产时，易造成宫颈撕裂，严重者甚至可发生子宫破裂。

（3）产褥感染、产后出血的发生率增加。

2．对胎儿和新生儿的影响

（1）由于产程延长、手术助产机会增多，常引起胎儿窘迫和新生儿窒息，使围产儿死亡率升高；面先露者，胎儿娩出后，面部受压变形，口唇青紫、肿胀而影响吸吮；臀先露、巨大胎儿可发生新生儿臂丛神经损伤、胸锁乳突肌损伤及颅内出血；巨大胎儿出生后易发生低血糖、红细胞增多症等。

（2）早产儿及低体重儿增多。

【处理原则】

1．临产前　妊娠 30 周以后胎方位仍不正常者，应根据不同情况给予矫治。若矫治失败，提前 1 周住院待产，以决定分娩方式。胎儿发育异常者，及早发现、治疗或终止妊娠。一旦发现为巨大胎儿，应及时查明原因。若为糖尿病孕妇，则应积极治疗，足月妊娠后根据胎儿成熟度、胎盘功能及血糖控制情况决定终止妊娠的时机和方式。

2．临产后　根据产妇及胎儿具体情况综合分析，以对产妇和胎儿造成最少损伤为原则，采用阴道助产或剖宫产术。胎儿先天畸形确诊后，经产妇和家属同意，在宫口开大 3 cm 时行颅内穿刺放液，缩小胎头经阴道娩出胎儿。

【助产要点】

1．评估　了解产妇既往巨大胎儿或畸形儿分娩史、糖尿病史等，评估有无头盆不称、胎儿大小、胎方位、头盆关系以及胎心情况。胎方位异常可通过腹部检查、肛门及阴道检查、B 型超声检查明确诊断（表 14-1）。巨大胎儿的母亲有巨大胎儿分娩史、糖尿病史等，B 型超声检查可见胎体大，胎头双顶径 > 10 cm。胎儿生长受限者的宫高、腹围小于正常孕周，B 型超声估测体重低于相应胎龄第 10 百分位。脑积水者可在耻骨联合上方触到宽大、有弹性的胎头，且大于胎体并高浮，跨耻征阳性。阴道检查盆腔空虚，颅骨软而薄，囟门大且紧张，胎头如乒乓球的感觉。

表14-1　4种胎方位异常的检查诊断项目及内容

诊断项目	持续性枕后位	枕横位	高直位	臀先露
腹部检查	胎背偏向母体后方或侧方。胎心音在脐下一侧偏外最响亮。枕后位时胎心音在胎儿肢体侧也能听到	胎背靠近腹前壁。胎心位置稍高，在近腹中线最清楚	宫底位置高，腹前壁易扪及胎儿肢体。胎心音在胎儿肢体侧的下腹部清楚	宫底部触到圆而硬、按压有浮球感的胎头，胎心音在脐左（右）上方最清楚
肛门或阴道检查	肛门检查胎头矢状缝位于骨盆斜径上或骨盆横径上。阴道检查胎儿耳郭朝向骨盆后方或骨盆侧方	阴道检查胎头矢状缝与骨盆入口前后径一致	可触到高低不平、软硬不均的颜面部	可能触及胎背或胎足、胎膝
超声检查	根据胎头颜面及枕部位置探清胎头位置	探清胎头双顶径与骨盆入口横径一致，胎头矢状缝与骨盆入口前后径一致	可看到过度仰伸的胎头，确定胎头枕部及眼眶的位置	能准确探清臀先露

2. 支持与照护

（1）陪伴分娩：解除产妇紧张、恐惧、焦虑的心理，鼓励家属参与，给予产妇更多的信心和支持。提供柔和的灯光、安静的环境、舒适的氛围，营造家庭化、人性化关怀，缓解产妇紧张、焦虑的心理，尽量使产妇休息与放松，使产妇感到有尊严、有安全感、舒适。

（2）鼓励自由体位：在妊娠晚期，激素水平变化能松弛关节的韧带和软骨，骶髂关节和耻骨联合活动度增大。产妇体位及姿势改变不仅可以增大骨盆径线，促使胎儿与产妇骨盆之间相互适应，还有助于解决头盆不称或胎方位异常问题，增加产力。如半卧位和侧卧位可让产妇放松；直立位时重力作用可使胎先露更贴近宫颈内口；向前倾斜位可促进胎头内旋转到枕前位，并缓解产妇腰背疼痛等。

科研小提示

有研究显示，产程中产妇取自由体位可使胎头与母体骨盆之间相互适应达到最优状态，有助于解决枕后位头盆倾势不均及胎头俯屈不良的问题。当胎儿轴线与骨盆轴线方向一致时，产痛感也会得到缓解。

徐鑫芬，熊永芳，余桂珍. 助产临床指南荟萃［M］. 北京：科学出版社，2021.

（3）饮食与排泄护理：产程中确保母儿及产程的需要，鼓励进食容易消化的流质、半流质且营养丰富的饮食。产程中注意排空膀胱，以利于胎头下降。

（4）疼痛护理：给予产妇分娩球运动、呼吸减痛法、音乐疗法、水疗、芳香疗法、按摩、催眠疗法、黄豆袋热敷、热水袋热敷等非药物镇痛措施，减轻产妇疼痛，提高舒适度。

（5）密切观察产程进展：观察产妇的生命体征、是否破膜，密切观察胎心率、胎动，必要时行电子胎心监护。临产后密切观察宫缩情况、宫口扩张、胎先露下降及产程进展情况。若出现胎膜早破、原发性或继发性宫缩乏力、产程延长、胎头不衔接或延迟衔接、宫颈扩张缓慢或停滞、胎头下降延缓或停滞等，应及时处理，必要时尽快行剖宫产术或阴道助产结束分娩。

3. 胎方位异常的处理和照护

（1）持续性枕横位或枕后位：若骨盆无异常、胎儿不大，可试产，需密切观察产程。

1）第一产程：观察产程进展及胎心率变化，防止产妇过早屏气用力，以免引起宫颈前唇水肿及体力消耗。产妇取胎背对侧卧位，促进胎头俯屈、下降及向前旋转。宫缩乏力时，可遵医嘱静脉滴注缩宫素。宫口开大 3 cm 后，可行人工破膜术，观察羊水性状，促进产程进展。若经上述处理效果不佳或试产过程中出现胎儿窘迫，均应行剖宫产术。

知识链接

头位分娩评分法

我国著名的妇产科专家凌萝达教授在 1978 年首次提出头位难产的概念，出版了《头位难产》著作，创新性地提出了头位分娩评分法。

产程进入活跃期后，通过阴道检查可以确定胎方位，结合此时的产力情况，进行头位分娩 4 项评分（骨盆大小、胎儿体重、胎头位置、产力强弱）：总分 < 10 分，以剖宫产术结束分娩为宜；10 分，可在严密观察下短期试产；> 10 分，可大胆试产；12 分以上，除个别情况外不采用剖宫产术。因此，头位分娩 4 项评分总分 10 分是处理头位难产的界限值。

应用头位分娩评分法时，应重视可变因素与不可变因素的分析。4 项指标中的骨盆大小及胎儿体重为不可变因素，产力和胎头位置是可变因素。如某产妇头位分娩评分为 10 分，其中骨盆大小 4 分（临界狭窄），胎儿体重 1 分（巨大胎儿），胎头位置 3 分（枕前位），产力强弱 2 分（正常），由于导致评分下降的原因是 2 个不可变因素，因此应当考虑行剖宫产术；同样，某产妇评分为 10 分，其中骨盆大小 5 分（正常），胎儿体重 3 分（3000 g），胎头位置 1 分（枕后位），产力强弱 1 分（弱），导致该产妇评分下降的原因是 2 个可变因素，通过改善产力及胎方位，阴道分娩的机会则显著增加。

胡丽娜，常青，丁依玲，等．凌萝达头位难产学 [M]．重庆：重庆出版社，2021．

2）第二产程：当发现胎头下降延缓及停滞时，应及时行阴道检查。若发现胎头呈枕后位或枕横位，在宫缩时指导产妇配合以屈髋姿势用力，减小骨盆倾斜度，使胎头借助肛提肌收缩力转至枕前位。无头盆不称时，多数枕后位及枕横位在强有力的宫缩作用下，可使胎头枕部向前旋转 90° ~ 135° 成为枕前位。也可在宫缩时，上推胎头前囟侧，助其充分俯屈，解除枕额径嵌顿，使其以枕下前囟径顺利完成内旋转后通过产道自然分娩。若 S ≥ +3（双顶径已达坐骨棘及以下），可用手或用胎头吸引器辅助将胎头转至枕前位，然后经阴道助产分娩。若转至枕前位困难，也可转至正枕后位（occiput directly posterior），应用产钳助产，其分娩方式见图 14-13。若第二产程延长而胎头双顶径仍在坐骨棘以上，或 S < +2 或伴胎儿窘迫时，均宜行剖宫产术分娩。

3）第三产程：应做好新生儿复苏抢救准备，防治产后出血。有软产道裂伤者，应及时修补，给予抗生素预防感染。

（2）胎头高直位：①高直前位时，若骨盆正常、胎儿不大、产力强，应充分阴道试产，加强宫缩，同时指导产妇取侧卧或半卧位，促进胎头衔接、下降。临产后，胎儿脊柱朝向母体腹壁，有屈曲的余地。宫缩时，由于杠杆的作用，使胎头极度俯屈，以胎头枕骨在耻骨联合后方为支点，使前囟和额部先后沿骶岬下滑入盆衔接、下降，双顶径达坐骨棘平面以下时，待胎头极度俯屈的姿势纠正后，胎头无须内旋转或仅转 45°，以正枕前位或枕前位经阴道分娩。若试产失败或伴明显骨盆狭窄，应立即做好剖宫产术术前准备。②高直后位临产后，胎头枕部及胎背与母体腰骶部贴近，较长的胎头矢状缝置于较短的骨盆入口前后径上，妨碍胎头俯屈及下

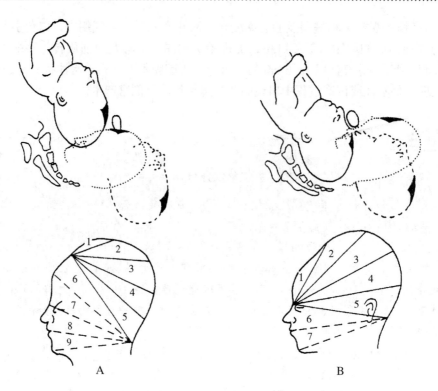

图 14-13　枕后位分娩机制

A．枕后位以前囟为支点娩出（胎头俯屈较好）；B．枕后位以鼻根为支点娩出（胎头俯屈不良）

降，使胎头高浮，迟迟不能入盆，即使入盆下降至盆底也难以向前旋转180°，很难经阴道分娩，如确诊高直后位，应行剖宫产术。

（3）面先露：出现在入口平面少见，多半由于额先露下降受阻时胎头极度仰伸（胎儿枕部与胎背相贴）通过产道时发生面先露。面先露的分娩机制（图 14-14）为胎头仰伸、下降、内旋转、俯屈、复位及外旋转。以颏右前位为例，胎头以前囟颏径衔接于母体骨盆入口左斜径上，下降至中骨盆平面遇到盆壁阻力，使胎头后仰，枕骨进一步贴近胎背，颏部成为下降的先露。当颏部下降遇到盆底阻力时向左旋转45°成颏前位，使前囟颏径与中骨盆及骨盆出口前后径保持一致，有利于胎头继续下降；当颏部抵达耻骨弓下方时，胎头大部在骶凹的缓冲区，借骶凹及骶尾关节向后移动，以颏为支点胎头逐渐俯屈，自会阴前缘相继娩出胎儿鼻、眼、额、

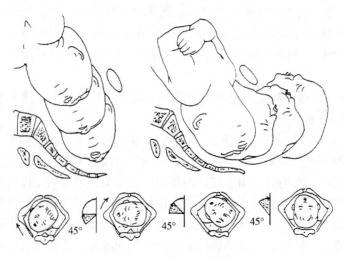

图 14-14　面先露的分娩机制

顶、枕，使仰伸的胎头复位娩出阴道外口，随后的胎体娩出同枕先露。颏右横及颏右后的分娩机制基本同颏右前，只是内旋转的角度大，为90°～135°。

当出现产程延长及停滞时，应及时行阴道检查，尽早确诊是否为面先露。颏前位时，若无头盆不称、胎心率正常，在知情同意后，可短时间内阴道试产。若因产程长且伴宫缩乏力、头盆不称、胎儿窘迫，或持续颏后位，应配合医师，立即做好剖宫产术术前准备。

（4）臀先露

1）妊娠期：妊娠30周前，臀先露多能自行转为头先露，无须处理。若妊娠30周后仍为臀先露，应给予矫正。矫正方法如下。①膝胸卧位：孕妇排空膀胱，松解裤带，膝胸卧位（图14-15），每日2～3次，每次15分钟，连做1周后复查。该体位可使胎臀退出盆腔，以利于胎儿借助重心改变自然完成头先露的转位。也可取胎背对侧侧卧，促进胎儿俯屈转位。②激光照射或艾灸至阴：至阴位于足小趾外侧趾甲角旁约0.33 cm（0.1寸）。每日1次，每次15～30分钟，5～7次为一个疗程。③外转胎位术：上述方法无效、腹壁松弛的孕妇，宜在妊娠36～37周后进行。外转胎位术应慎用，有诱发胎膜早破、胎盘早剥及早产等危险。行外转胎位术前半小时应给予宫缩抑制药，必须在有条件行紧急剖宫产术的条件下进行，施术时最好在B型超声及电子胎心监测下进行。孕妇平卧，露出腹壁，查清胎方位，听胎心音，操作步骤包括松动胎先露和转胎。外转胎位术禁忌证：胎儿异常（包括发育异常及胎心率异常等）、脐带绕颈2周以上、晚期妊娠B型超声提示S/D比值＞3、瘢痕子宫、胎膜已破、产程活跃期、前置胎盘及前壁附着胎盘、羊水过少或过多等。

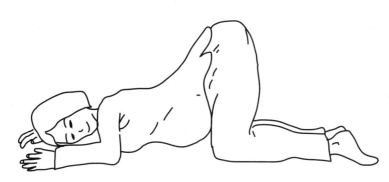

图14-15　膝胸卧位

2）分娩期：应根据产妇年龄、胎产次、骨盆类型、胎儿大小、胎儿是否存活及发育是否正常、臀先露类型以及有无并发症等，对分娩方式做出正确判断与选择。①第一产程：防止胎膜过早破裂，产妇取侧卧位，禁止灌肠，少做肛门检查及阴道检查，不用缩宫素引产。一旦破膜，立即听胎心音，检查有无脐带脱垂。若发现有脐带脱垂，宫口未开全，胎心好，应立即行剖宫产术。当宫缩时在阴道外口见胎足，此时宫颈口往往仅扩张4～5 cm。为使宫颈扩张充分，应消毒外阴后用无菌巾以手掌在宫缩时"堵"住阴道口；使胎儿屈膝屈髋，促其臀部下降，起到充分扩张宫颈和阴道的作用，有利于胎儿娩出。在"堵"的过程中，应每隔10～15分钟听胎心音一次，待宫颈口开全时，做好接生准备。②第二产程：接生前应导尿，初产妇应行会阴后-侧切开术。有3种分娩方式：一是自然分娩，极少见，仅见于经产妇、胎儿小、宫缩强、骨产道宽大者，胎儿自然娩出。二是臀助产术：完全或不完全臀位需用臀位第一助产法（压迫法）助产，单臀位第二助产法（扶持法）助产，一般胎儿自然娩出到脐部以后由接生者协助胎儿娩出胎肩和胎头。三是胎臀牵引术，因易造成胎儿较大损伤而禁用。臀位分娩时应注意：脐部娩出后，一般在2～3分钟娩出胎头，最长不能超过8分钟。胎头娩出时，不应猛力牵拉，以防胎儿颈部过度牵拉造成臂丛神经麻痹及颅骨剧烈变形，引起大脑镰及小脑幕等硬脑膜撕裂而致颅内出血。③第三产程：应积极抢救新生儿窒息及预防产后出血。行手术操作有软产道损伤时，应及时检查并缝合，给予抗生素预防感染。

（5）肩先露：妊娠期应定期产前检查，如发现肩先露，应纠正，纠正方法同臀先露。分娩期应根据产次、胎儿大小、胎儿是否存活、宫颈扩张程度、胎膜是否破裂以及有无并发症等，综合判断，决定分娩方式。①初产妇足月活胎，临产后应行剖宫产术。经产妇首选剖宫产术分娩；若胎膜已破、羊水未流尽、宫口开大 5 cm 以上、胎儿不大，也可在全身麻醉下行内转胎位术，以臀先露分娩。②双胎妊娠阴道分娩时，第一胎儿娩出后未及时固定第二胎儿胎方位，由于宫腔容积骤减，使第二胎儿变成肩先露时，应立即行内转胎位术，使第二胎儿转成臀先露娩出。③出现先兆子宫破裂或子宫破裂征象时，不论胎儿是否存活，为抢救产妇生命，均应行剖宫产术；若子宫已破裂，但破口小、无感染者，可保留子宫，行破口修补术，否则应切除子宫。④胎死宫内、出现无先兆子宫破裂时，若宫口近开全，在全身麻醉下行断头术或碎胎术。术后检查宫颈等软产道有无裂伤，若有损伤，应及时给予修补，并预防产后出血及产褥感染。

（6）复合先露：发现复合先露时，应先排除头盆不称。确认无头盆不称，让产妇向脱出肢体的对侧侧卧，肢体常可自然回缩。若复合先露均已入盆，也可待宫口近开全或开全后，上推还纳脱出肢体，然后使胎头下降经阴道分娩；若胎臀与手复合先露，一般不影响分娩，无须特殊处理。若还纳失败，阻碍胎头下降时，或明显头盆不称，或伴有胎儿窘迫征象，应尽早行剖宫产术。

（7）前不均倾位：临产后早期，产妇宜取坐位或半卧位减小骨盆倾斜度，避免胎头以前不均倾位（图 14-16）衔接。一旦诊断为前不均倾位，除个别胎儿小、宫缩强、骨盆宽大给予短时间试产外，均应尽快行剖宫产术。

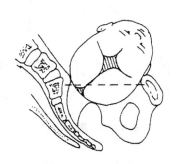

图 14-16　前不均倾位

4. 健康教育

（1）出院指导：指导产妇注意产褥期卫生，告知产妇及家属产褥期内宜进食软、热、易消化、营养丰富、促进乳汁分泌的饮食，多饮水，忌生、冷、辛辣和刺激性食物。保持外阴部清洁，1 个月内禁止盆浴及性生活。产后 42 日带婴儿到门诊复查。

（2）促进康复：异常分娩的产妇更要注重产后盆底康复训练，避免重体力劳动；注重家庭和社会支持与关爱，减少异常分娩经历对产妇心理的不良影响，若有必要，应咨询精神心理医师。对于实施阴道助产的新生儿，要注意观察，加强护理，若有产伤，积极配合医师治疗和处理。

小　结

　　影响分娩的主要因素为产力、产道、胎儿及产妇的精神心理因素，任何一个或一个以上因素发生异常或4个因素之间不能相互适应，均可导致异常分娩。临床上常见潜伏期延长、活跃期延长、活跃期停滞、第二产程延长、胎头下降延缓、胎头下降停滞等产程异常。产力异常分为子宫收缩乏力和子宫收缩过强。协调性宫缩乏力可分为原发性和继发性，宫缩具有正常的节律性、对称性和极性，但收缩力弱，若协调性宫缩过强，可致急产；不协调性宫缩过强可出现强直性子宫收缩和子宫痉挛性狭窄环。产道异常以骨产道异常多见，骨盆入口狭窄影响胎头衔接，中骨盆及骨盆出口狭窄易发生持续性枕横位或枕后位。胎儿因素以胎方位异常多见。对于阴道试产者，应做好母儿评估，密切观察产程进展，加强支持性照护，及时发现异常并协助医师积极处理，做好阴道助产、抢救新生儿和剖宫产术的准备，开展健康教育，促进母婴健康。

思考题

1. 简述不协调性宫缩乏力的临床表现。

2. 简述急产的危险因素及预防措施。

3. 某女士，32岁，G_2P_1，妊娠32周。5年前经剖宫产术分娩一男婴，重3300 g。检查胎心、胎动良好，骨产道与软产道未见异常，超声可见胎盘附着于子宫后壁，胎儿为臀位。

请回答：

（1）如何指导该孕妇纠正胎方位及健康指导？

（2）运用所学知识判断该孕妇是否适合行外倒转术？为什么？

（杨明晖）

分娩期并发症

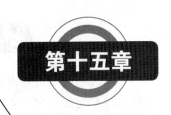

导学目标

通过本章内容的学习，学生应能够：

◆ **基本目标**

1. 识记产后出血的定义及病因，先兆子宫破裂的临床表现。
2. 理解产后出血和羊水栓塞的临床表现，产后出血的原因。
3. 运用所学知识、护理程序为分娩期并发症妇女提供整体护理。

◆ **发展目标**

综合运用所学知识对分娩期并发症妇女提供持续的护理照护。

◆ **思政目标**

1. 树立职业道德，增强同理心和责任心。
2. 提升评判性思维和团队合作能力。

第一节 产后出血

产后出血（postpartum hemorrhage，PPH）是指胎儿娩出后 24 小时内失血量超过 500 ml，（行剖宫产术者失血量超过 1000 ml），是分娩期严重并发症，居我国产妇死亡原因首位。其发病率占分娩总数的 5% ～ 10%，其中 80% 以上发生于产后 2 小时内。由于分娩时收集和测量失血量的主观因素较大，本病实际发生率更高。

案例 15-1

某女士，38 岁，G_4P_2，妊娠 40^{+5} 周，刚刚分娩一名男婴（重 4350 g），产时失血 300 ml。助产士在产房观察时，发现她安静入睡、面色苍白、四肢湿冷。体格检查：P 118 次 / 分，R 23 次 / 分，BP 90/60 mmHg。子宫软，轮廓不清，宫底在脐上四指，会阴垫上血面积约为 50 cm × 60 cm。

请回答：

1. 该产妇护理评估的内容有哪些？
2. 针对该产妇的护理诊断 / 问题，如何制定护理措施？

随堂测 15-1

【病因】

引起产后出血的主要原因为子宫收缩乏力、胎盘因素、软产道裂伤及凝血功能障碍。以上原因可单独存在或共存、互为因果或相互影响。

1．子宫收缩乏力　由于胎儿娩出后子宫不能正常收缩和缩复，胎盘剥离面血窦不能及时关闭，造成产后出血，是产后出血最常见的原因，占产后出血总数的 70%～80%。常见因素如下。

（1）全身因素

1）产妇精神过度紧张，对分娩恐惧。

2）临产后过多使用镇静药、麻醉药或子宫收缩抑制药。

3）产妇体质虚弱或合并慢性全身性疾病。

（2）产科因素

1）产程延长，使产妇体力消耗过多。

2）产科并发症，如前置胎盘、胎盘早剥、妊娠期高血压疾病、合并贫血、宫腔感染、盆腔炎，均可引起子宫肌层水肿或渗血，影响收缩功能。

（3）子宫因素

1）子宫肌纤维过分伸展（多胎妊娠、羊水过多、巨大胎儿）。

2）子宫肌壁损伤（剖宫产术史，肌瘤剔除手术后，产次过多、过频、急产等）。

3）子宫肌肉发育不良或病变（子宫畸形、子宫肌瘤、子宫肌纤维变性等）。

2．胎盘因素

（1）胎盘滞留：胎盘多在胎儿娩出后 15 分钟内娩出，若产后 30 分钟胎盘仍未娩出，则胎盘剥离面血窦不能关闭，可导致产后出血。常见原因如下。

1）膀胱充盈：使已剥离的胎盘滞留宫腔。

2）胎盘嵌顿：子宫收缩药使用不当，宫颈内口附近子宫肌纤维出现环形收缩，使已剥离胎盘嵌顿于宫腔。

3）胎盘剥离不全：第三产程过早牵拉脐带或按压子宫，影响胎盘正常剥离，剥离不全部位血窦开放而出血。

（2）胎盘粘连或胎盘植入：胎盘粘连指胎盘绒毛仅穿入子宫壁表层。胎盘植入则指胎盘绒毛穿入子宫壁肌层。常因多次刮宫或宫腔感染，使局部子宫内膜生长不良而发生。胎盘粘连及胎盘植入可为部分性或完全性。部分胎盘粘连或植入，因胎盘部分剥离，部分未剥离，导致子宫收缩不良，已剥离面血窦开放，发生致命性出血；而完全性粘连或植入则因未剥离而无出血。

（3）胎盘部分残留：指部分胎盘小叶或副胎盘残留于宫腔，影响子宫收缩而出血。有时部分胎膜残留宫腔也可引起出血。

3．软产道裂伤　在分娩过程中，软产道裂伤常与下述因素有关：①产力过强，产道扩张不充分，会阴保护不当，胎头娩出过快；②产程过长，产道受压水肿，弹性降低；③胎儿巨大、胎方位不正，胎头以较大径线通过产道；④阴道手术助产操作不规范；⑤会阴切开缝合时，止血不彻底，宫颈或阴道穹窿的裂伤未能被及时发现。

4．凝血功能障碍　任何原发或继发的凝血功能异常均能发生产后出血。血液病（如血小板减少症、再生障碍性贫血）、重症肝炎、死胎、胎盘早剥、重度子痫前期、羊水栓塞等，可引起子宫大量出血。

【临床表现】

产后出血主要表现为阴道出血过多或伴有失血过多引起的并发症，如休克、贫血。

1．阴道出血过多　不同原因引起的产后出血，其阴道出血的临床表现不完全相同，分述

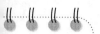

如下。

（1）子宫收缩乏力：多发生在胎盘娩出后，呈间歇性出血或阵发性增多，血色暗红或伴有血块，可一次性大出血或形成宫腔积血而致休克，血液能自凝。子宫软，轮廓不清，触不到宫底，按摩后子宫有短暂收缩，随后子宫松弛，即子宫时软时硬。若宫腔阴道积血时，宫底不断升高但柔软，推压宫底时，有大量血块和血液从阴道涌出。

（2）胎盘因素：胎儿娩出后 10 分钟内胎盘未娩出，阴道大量出血，血色暗红，血液能自凝。胎盘剥离不全及胎盘剥离后滞留时，可有子宫收缩乏力；胎盘嵌顿时，因宫颈内口肌纤维收缩，致已剥离的胎盘嵌顿在宫腔；徒手剥离胎盘时，发现胎盘较牢固地附着在宫壁上，可剥离，为胎盘粘连；若发现胎盘全部或部分与宫壁连成一体，剥离困难，为胎盘植入；在胎盘娩出后仔细检查胎盘、胎膜时，发现胎盘母体面有缺损或胎膜有缺损或边缘有断裂的血管，为胎盘和（或）胎膜残留。

（3）软产道裂伤：多发生在胎儿娩出后，尤其易发生在急产、巨大胎儿、阴道手术助产后，立即有活动性出血，血色鲜红，血液能自凝。宫颈裂伤多发生在宫颈 3 点及 9 点处，可上延至子宫下段或阴道穹窿。阴道裂伤多发生在侧壁和后壁。会阴阴道裂伤按裂伤程度分为 3 度：Ⅰ度指会阴部皮肤及阴道口黏膜撕裂，但未达肌层，一般出血量不多；Ⅱ度指裂伤已达会阴体筋膜及肌层，累及阴道后壁黏膜，甚至沿阴道后壁两侧沟向上撕裂，裂伤可不规则，出血量较多；Ⅲ度指肛门外括约肌断裂，甚至直肠阴道隔及部分直肠前壁有裂伤，此种情况出血量不一定多，但组织损伤严重。

（4）凝血功能障碍：产后子宫持续出血，血液不凝，止血困难。除阴道出血不凝外，尚有皮下出血、瘀斑、注射针孔出血、呕血、便血、血尿及手术创面出血等全身出血倾向。

2．低血压症状　阴道出血量多时，产妇出现面色苍白、出冷汗，主诉口渴、心悸、头晕，有脉搏细数、血压下降等低血压甚至休克的临床表现。若失血严重，休克时间长，有可能导致腺垂体功能减退，引起希恩综合征（Sheehan syndrome）。

【诊断要点】

产后出血的临床表现为阴道出血及因失血过多引起休克等相应的症状和体征。

1．健康史　护士除收集一般健康史外，尤其要注意收集与产后出血有关的健康史，如妊娠前患有出血性疾病、重症肝炎、子宫肌壁损伤史；多次人工流产史及产后出血史；妊娠期高血压疾病、前置胎盘、胎盘早剥、多胎妊娠、羊水过多；分娩期产妇精神过度紧张，过多地使用镇静药、麻醉药；产程过长，产妇衰竭或急产以及软产道裂伤等。

2．症状　产后出血严重者表现为面色苍白、出冷汗，主诉口渴、心悸、头晕，尤其是子宫出血滞留于宫腔及阴道内时，产妇表现为怕冷、寒战、打哈欠、懒言或表情淡漠、呼吸急促甚至烦躁不安，很快转入昏迷状态。软产道损伤造成阴道壁血肿的产妇会有尿频或肛门坠胀感，且有排尿疼痛。

3．体征　子宫收缩乏力性出血及胎盘因素所致出血者，体格检查可发现子宫轮廓不清，触不清宫底，或者宫底升高达到脐以上两指甚至更高，质软。按摩后子宫收缩、变硬，停止按摩又变软。按摩子宫时，可见大量暗红色或鲜红色血液或凝血块自阴道流出。有胎盘或胎膜残留者有时可见胎盘或胎膜组织排出。因软产道裂伤或凝血功能障碍所致的出血，腹部检查宫缩较好，轮廓较清晰，可见阴道内不断有鲜红色血液流出或阴道有血肿。

4．辅助检查

（1）评估产后出血量：注意观察阴道出血是否凝固，同时估计出血量。目前临床上测量失血量常用的方法有 3 种。①称重法：失血量（ml）=［会阴垫湿重（g）－会阴垫干重（g）］/ 1.05（血液比重 g/ml）。②容积法：常用有刻度的器皿收集阴道出血，可简便、准确地了解出血量。③面积法：将血液浸湿会阴垫的面积按 10 cm×10 cm 为 10 ml 计算。另外，出血量少时也可用目测法，但目测法误差较大。目测的失血量往往只有实际出血量的一半。④休克指数（shock index，SI）法：休克指数=脉率/收缩压（mmHg），SI=0.5，血容量为正常；SI=1.0，失血量约为全身血容量的20%；SI=1.0～1.5，失血量为全身血容量的20%～30%；当SI=1.5～2.0时，则失血量可能达到全身血容量的30%～50%。如果中心静脉压测定结果低于2 cmH$_2$O，提示右心房充盈压力不足，即静脉回流不足，血容量不足。

（2）实验室检查：检查产妇的血常规，出、凝血时间，凝血酶原时间及纤维蛋白原测定等结果。

【处理原则】

针对出血原因，迅速止血；补充血容量，纠正失血性休克；防治感染。

【护理要点】

1. 预防产后出血

（1）妊娠期：加强妊娠期保健，定期接受产前检查，及时治疗高危妊娠或必要时及早终止妊娠。高危妊娠者，如妊娠期高血压疾病、肝炎、贫血、血液病、多胎妊娠、羊水过多等，孕妇应提前入院。在分娩或手术前，做好医患沟通，使产妇对可能发生的产后出血有心理准备。

（2）分娩期

1）第一产程：密切观察产程进展，防止产程延长，保证产妇基本需求，避免产妇衰竭状态，必要时给予镇静药以保证产妇休息。

2）第二产程：严格执行无菌技术；指导产妇正确使用腹压；适时适度做会阴切开术；胎头、胎肩娩出速度要慢，一般相隔3分钟左右；胎肩娩出后立即肌内注射和（或）静脉滴注缩宫素，以加强子宫收缩，减少出血。

3）第三产程：正确处理胎盘娩出及测量出血量。胎盘未剥离前，不可过早牵拉脐带或按摩、挤压子宫，待胎盘剥离征象出现后，及时协助胎盘娩出，并仔细检查胎盘、胎膜是否完整。

（3）产褥期

1）产后2小时内产妇仍需留在产房接受监护。密切观察产妇的子宫收缩、阴道出血及会阴伤口情况，定时测量产妇的血压、脉搏、体温、呼吸。

2）督促产妇及时排空膀胱，以免影响宫缩致产后出血。

3）早期哺乳可刺激子宫收缩，减少阴道出血。

4）对可能发生产后出血的高危产妇，注意保留静脉通道，充分做好输血和急救准备，并为产妇做好保暖。

2. 针对原因止血，纠正失血性休克，控制感染

（1）产后子宫收缩乏力所致大出血，可以通过使用子宫收缩药、按摩子宫、宫腔内填塞纱布条或结扎血管等方法达到止血目的。

1）按摩子宫：有3种方法。①第一种方法：助产士用一手置于产妇腹部，触摸子宫底部，拇指在子宫前壁，其余四指在子宫后壁，均匀而有节律地按摩子宫，促使子宫收缩。这是最常用的方法（图15-1）。②第二种方法：助产士一手在产妇耻骨联合上缘按压下腹中部，将子宫向上托起，另一手握住宫体，使其高出盆腔，在子宫底部进行有节律地按摩，同时间断地用力挤压子宫，使积存在子宫腔内的血块及时排出（图15-2）。③第三种方法：助产士一手在子宫体部按摩子宫体后壁，另一手握拳置于阴道前穹窿，挤压子宫前壁，两手相对紧压子宫并按摩，不仅可以刺激子宫收缩，还可以压迫子宫内血窦，减少出血（图15-3）。

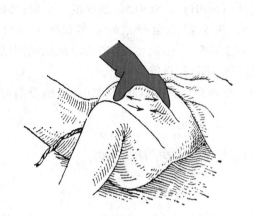

图 15-1　单手按摩子宫法

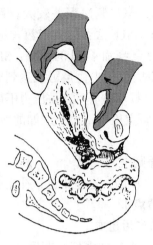

图 15-2　双手按摩子宫法

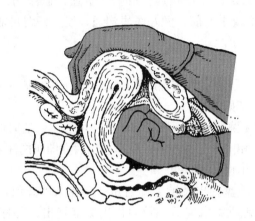

图 15-3　腹部 - 阴道双手按摩子宫法

2）应用子宫收缩药：根据产妇情况，可应用肌内注射、静脉滴注、舌下含服等方式给药，达到促进子宫收缩而止血的目的。①缩宫素：为预防和治疗产后出血的一线药物，常用 10 ～ 20 U 加于晶体液 500 ml 中静脉滴注，必要时根据医嘱缩宫素 10 U 肌内注射或子宫肌层注射。②麦角新碱：0.2 mg 肌内注射或静脉快速滴注，或加入 25% 葡萄糖溶液 20 ml 中静脉缓慢注射，但心脏病、高血压患者慎用。③前列腺素类药物：米索前列醇 200 μg 舌下含服。

3）宫腔填塞法：当子宫全部松弛无力，虽经按摩及给予子宫收缩药等处理仍无效时，可行宫腔纱条填塞（图 15-4）和宫腔球囊填塞（图 15-5）。阴道分娩后宜选用球囊填塞，剖宫产术后可选用球囊或纱条填塞。24 ～ 48 小时内取出。取出前应先给予子宫收缩药，以促进子宫收缩，并给予抗生素预防感染。宫腔填塞后，应密切观察生命体征及子宫底高度和大小，警惕因填塞不紧，宫腔内继续出血、积血而阴道内不出血的止血假象。

4）结扎盆腔血管：经上述积极处理后出血仍不止，为抢救产妇生命，可经阴道结扎子宫动脉上行支，若无效，再经腹结扎子宫动脉或髂内动脉。必要时，按医嘱做好切除子宫的术前准备。

5）髂内动脉或子宫动脉栓塞：行股动脉穿刺插入导管至髂内动脉或子宫动脉，注入明胶海绵栓塞动脉。栓塞剂可于 2 ～ 3 周后吸收，血管复通。适用于产妇生命体征稳定时进行。

（2）胎盘因素导致的大出血：应及时将胎盘取出，检查胎盘、胎膜是否完整，必要时做好刮宫产术准备。胎盘已剥离尚未娩出者，可协助产妇排空膀胱，然后牵拉脐带，按压宫底，协助胎盘娩出；胎盘粘连者，可行徒手剥离胎盘后协助娩出；胎盘、胎膜残留者，可行钳刮术

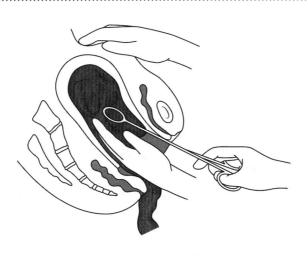

图 15-4　宫腔纱条填塞

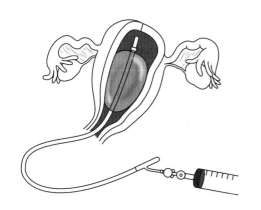
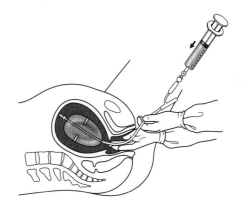

图 15-5　宫腔球囊填塞

或刮宫术；胎盘植入者，根据产妇病情及胎盘植入面积大小，遵医嘱保守治疗，必要时做好子宫切除术的术前准备；若子宫狭窄环所致胎盘嵌顿，应配合麻醉医师使用麻醉药，待环松解后徒手协助胎盘娩出。

（3）软产道损伤造成的大出血：应按解剖层次逐层缝合裂伤处，直至彻底止血。软产道血肿应切开血肿、清除积血、彻底止血缝合，必要时可放置引流条，同时注意补充血容量。

（4）凝血功能障碍所致出血：首先应排除子宫收缩乏力、胎盘因素、软产道损伤等原因引起的出血。尽快输新鲜全血，补充血小板、纤维蛋白原或凝血酶原复合物、凝血因子。若并发弥散性血管内凝血（DIC），应按 DIC 处理。

（5）失血性休克的护理：产后出血多而急，产妇因血容量急剧下降而发生低血容量性休克。休克程度与失血量、出血速度及产妇自身状况有关。迅速建立静脉通道，对失血过多尚未有休克征象者，遵医嘱及早输液补充血容量；对失血多并出现休克者，应及时输血，以补充同等血量为原则；注意为患者提供安静的环境，保持平卧、吸氧、保暖；严密观察并详细记录患者的意识状态、皮肤颜色、血压、脉搏、呼吸及尿量，观察子宫收缩情况，有无压痛，恶露的量、色、气味；观察会阴伤口情况并做好会阴护理；按医嘱给予抗生素防治感染。

科研小提示

文献显示，产后出血预警评估指标体系能够使医护人员科学、准确地对产妇进行产后出血的预测，但还有待进一步验证。

赵菁，徐杨，丛雪，等．产后出血预警评估指标体系的构建［J］．中华护理杂志，2019，54（5）：654-657．

【心理护理与健康教育】

大量失血后，产妇抵抗力低下，体质虚弱，活动无耐力，生活自理有困难，医护人员应主动给予产妇关爱与关心，增加其安全感。教会产妇一些放松的方法，鼓励产妇说出内心的感受，针对产妇的具体情况，有效地纠正贫血，增加体力，逐步增加活动量，以促进身体的康复过程。鼓励产妇进食营养丰富、易消化饮食，多进食富含铁、蛋白质、维生素的食物，如瘦肉、鸡蛋、牛奶、绿叶蔬菜、水果，注意少量多餐。

出院时，指导产妇适量活动，继续观察子宫复旧及恶露情况。部分产妇在分娩 24 小时后于产褥期内发生子宫大量出血，被称为晚期产后出血（late postpartum hemorrhage），多于产后 1 ～ 2 周发生，也有迟至产后 2 个月左右发病者。晚期产后出血常见于胎盘残留或胎盘植入等情况。如发现晚期产后出血，应高度警惕，及时到医院就诊，以免导致严重后果。

第二节　羊水栓塞

羊水栓塞（amniotic fluid embolism）是指在分娩过程中，羊水突然进入母体血液循环引起急性肺栓塞、过敏性休克、弥散性血管内凝血（DIC）、肾衰竭等一系列严重症状的综合征。羊水栓塞的发病率为（4 ～ 6）/10 万。其发病急，病情凶险，发生在足月妊娠分娩者，产妇死亡率可高达 80%。妊娠早、中期流产也可出现，但病情较轻，极少造成产妇死亡。近年的研究认为，羊水栓塞主要是过敏反应，建议命名为"妊娠过敏反应综合征"。

案例 15-2

某初产妇，34 岁，G_4P_0，停经 40^{+5} 周，阵发性腹痛 2 小时入院。入院后，因宫缩弱而应用小剂量缩宫素催产。产程 1 小时 15 分钟胎头娩出后，产妇忽感胸闷、呼吸困难，口唇发绀，血压下降（BP 80/50 mmHg），P 98 次 / 分，心律齐。

请回答：
1. 该产妇最可能的诊断是什么？
2. 此时首先应实施的处理是什么？

【病因】

一般认为，羊水栓塞由羊水中的有形物质（胎儿毳毛、角化上皮、胎脂、胎粪）进入母体血液循环引起。目前认为本病可能与下列因素有关：①羊膜腔内压力过高，羊水进入血液。临产后，尤其是第二产程子宫收缩时，羊膜腔压力升高，羊水被挤入破损的微血管而进入母体血液循环。②血窦开放，羊水进入血液。在分娩过程中，胎膜与宫颈壁分离或宫颈口扩张引起宫颈黏膜损伤时静脉血窦开放，羊水进入母体血液循环；宫颈撕伤、子宫破裂、前置胎盘、胎盘早剥或剖宫产术术中羊水通过病理性开放的子宫血窦进入母体血液循环；胎膜破裂时，大部分羊水栓塞发生于胎膜破裂之后，羊水可从子宫蜕膜或宫颈管破损的小血管进入母体血液循环；羊膜腔穿刺或钳刮术时，子宫壁损伤处静脉窦也可成为羊水进入母体的通道。

随堂测 15-2

因此，高龄初产妇、经产妇、子宫收缩过强、急产、胎膜早破、前置胎盘、子宫不完全破裂、剖宫产术等均可诱发羊水栓塞。

【病理生理】

研究资料提示，羊水栓塞的核心问题是过敏性变态反应。由于羊水进入母体血液循环后，通过阻塞肺小动脉，引起过敏反应和凝血机制异常，而导致机体发生一系列复杂而严重的病理生理变化。

1.肺动脉高压　羊水进入母体血液循环后，其中的有形成分（如上皮细胞、胎脂、胎粪及毳毛）直接形成栓子。羊水内含有大量激活的凝血系统物质，能使小血管内形成广泛的血栓，进一步阻塞肺小血管，反射性引起迷走神经兴奋，引起小支气管痉挛和支气管分泌物增多，使肺通气、换气量减少。肺小血管阻塞引起的肺动脉高压导致急性右心衰竭，继而呼吸、循环功能衰竭，休克，甚至死亡。

2.过敏性休克　羊水中胎儿有形成分作为致敏源，作用于母体，引起变态反应，导致过敏性休克，多在羊水栓塞后立即发生，表现为血压骤降，甚至消失。休克后出现心脏及肺功能衰竭。

3.弥散性血管内凝血（DIC）　羊水中含大量促凝物质，可激活凝血系统，在血管内产生大量的微血栓，消耗大量凝血因子及纤维蛋白原，发生DIC。同时，羊水中也含有纤溶激活酶，当纤维蛋白原下降时可激活纤溶系统，由于大量凝血物质消耗和纤溶系统的激活，产妇血液由高凝状态转变为纤溶亢进，血液不凝固，极易发生产后出血及失血性休克。

4.急性肾衰竭　由于休克和DIC的发生，导致肾急性缺血，进一步发生肾功能障碍和衰竭，并发生全身多器官脏器功能受损。

【临床表现】

羊水栓塞起病急骤、来势凶险，多发生于分娩过程中，尤其是胎儿娩出前后的短时间内。典型临床经过可分为3期。

1.休克期　可以因肺动脉高压引起急性呼吸、循环功能衰竭而休克，或由变态反应引起过敏性休克。在分娩过程中，尤其是破膜不久或胎儿娩出前后，产妇突然发生烦躁不安、寒战、恶心、呕吐、气急等先兆症状；继而出现呛咳、严重呼吸困难、发绀、血压下降、抽搐、昏迷，很快出现呼吸衰竭、循环衰竭和休克。少数病例仅尖叫一声或打一个哈欠后，心搏、呼吸骤停而死亡。

2.出血期　患者度过第一阶段，继之发生难以控制的全身广泛性出血，大量阴道出血、切口渗血、全身皮肤及黏膜出血、血尿，甚至出现消化道大出血，血液不凝。产妇可因出血性休克死亡。

3.急性肾衰竭期　羊水栓塞后期，患者出现少尿、无尿及尿毒症等表现，主要由于循环功能衰竭引起肾缺血及DIC前期形成的血栓堵塞肾内小血管，引起肾缺血、缺氧，导致肾功能器质性损害。

上述三个阶段通常按顺序出现，有时不完全出现，或出现的症状不典型，如钳刮术中发生羊水栓塞仅表现为一过性呼吸急促、胸闷后出现阴道大量出血。

【处理原则】

一旦出现羊水栓塞的临床表现，应立即采取紧急抢救措施。抗过敏；抗休克；解除肺动脉高压，改善低氧血症及心肺功能；纠正凝血功能障碍；防治肾衰竭及感染；正确处理产科问题。

1.供氧　保持呼吸道通畅，立即行面罩给氧或气管插管正压给氧，必要时行气管切开术；保障氧气供给，改善肺泡毛细血管缺氧状态，预防及减轻肺水肿；改善心脏、肺、肾等重要脏器的缺氧状态。

2.抗过敏　在改善缺氧的同时，尽快给予大剂量肾上腺糖皮质激素抗过敏、解痉，稳定溶酶体，保护细胞。氢化可的松 100 ~ 200 mg 加入 5% ~ 10% 葡萄糖注射液快速静脉注射，再用 300 ~ 800 mg 加入 5% 葡萄糖注射液静脉滴注，每日量可达 500 ~ 1000 mg。也可用地塞米松 20 mg 加入 25% 葡萄糖注射液静脉注射，再加入 20 mg 于 5% ~ 10% 葡萄糖注射液静脉滴注。

3. 解除肺动脉高压 解痉药能改善肺血流灌注，预防右心衰竭所致的呼吸、循环衰竭。推荐使用 5 型磷酸二酯酶抑制剂、一氧化氮（NO）及内皮素受体拮抗药等特异性舒张肺血管平滑肌的药物。具体用法：前列环素 1 ~ 2 ng/（kg·h），静脉泵入。西地那非，口服，每次 20 mg，每日 3 次。

4. 抗休克 ①补充血容量：以低分子右旋糖酐及生理盐水为宜，并应补充新鲜血液和血浆。及早应用对防止和阻断 DIC 的发展有效。②适当应用升压药：多巴胺 10 ~ 20 mg 加入 10% 葡萄糖注射液 250 ml 中静脉滴注或间羟胺 20 ~ 80 mg 加入 5% 葡萄糖注射液中静脉滴注，根据血压调整滴数。有条件者可行下腔静脉插管监测中心静脉压，指导输血、输液的量及速度。

5. 防治心力衰竭 脉搏快者可应用冠状动脉扩张药，考虑较早应用强心药。毛花苷 C 0.2 ~ 0.4 mg 或毒毛花苷 K 0.125 ~ 0.25 mg 加入 10% 葡萄糖注射液 20 ml 静脉缓慢注射。必要时每 4 ~ 6 小时重复用药。

6. 防治肾衰竭及感染 羊水栓塞发展的第三阶段为肾衰竭，应注意尿量。如血容量补足后仍少尿，可用呋塞米 20 ~ 40 mg 静脉注射，或 20% 甘露醇 250 ml 快速静脉滴注，30 分钟内滴完。用利尿药后尿量仍不增加者为肾衰竭，必须限水、限盐，进食高糖类、高脂肪、富含维生素及低蛋白饮食。多尿期应注意电解质代谢紊乱。选用对肾无损害的大剂量广谱抗生素防治感染。

7. 纠正酸中毒 应做血气分析及血清电解质测定。如有酸中毒，可用 5% 碳酸氢钠注射液 250 ml 静脉滴注，并及时纠正电解质代谢紊乱。

8. 防治 DIC 尽早应用抗凝血药是控制 DIC 发展的关键；产后羊水栓塞及 DIC 后期继发性纤溶亢进时，则以补充凝血因子，改善微循环，纠正休克及抗纤溶药物治疗为主。①抗凝血药肝素钠：可防止微血栓形成。在高凝阶段应用效果好，在纤溶亢进期，应与抗纤溶药及补充凝血因子同时应用，分娩后应慎用。②抗血小板黏附和聚集药物除低分子右旋糖酐外，可用双嘧达莫（潘生丁）450 ~ 600 mg 静脉滴注。③抗纤溶药：使用肝素后，纤溶活性过强而出血不止时可加用，如对羧基苄胺、氨基己酸。④新鲜血及纤维蛋白原输入：在肝素保护下补充凝血因子。也可输入纤维蛋白原，每次 2 ~ 4 g。

9. 正确处理产科问题，及早去除病因 第一产程发病，胎儿不能立即娩出者，应行剖宫产术结束分娩；第二产程发病，应及时助产娩出胎儿；对无法控制的阴道出血患者，即使在休克状态下，也应行全子宫切除术，以减少胎盘剥离面血窦大出血，且可阻断羊水内容物继续进入母体血液循环而进一步导致病情恶化。

【诊断要点】

1. 健康史 评估导致羊水栓塞的可能病因，如有无胎膜早破或行人工破膜术、前置胎盘或胎盘早剥、宫缩过强或强直性宫缩、中期妊娠引产或钳刮术及羊膜腔穿刺术等病史。

2. 身心评估 破膜后有突然发生的烦躁不安、呛咳，继之有呼吸困难、发绀、抽搐、昏迷、呼吸和心搏骤停。患者可出现出血不止、血不凝，身体其他部位（如皮肤、黏膜、胃肠道或肾）出血。心率快而弱，肺部听诊有湿啰音。全身皮肤、黏膜有出血点，阴道出血持续不止、不凝，并有休克体征。胎儿娩出后发病者，出血量与休克程度不符，而宫腔出血的血液不凝，出血量不一，常伴有少尿、无尿。羊水栓塞往往导致产妇死亡甚至胎儿死亡的结果，家属通常无法接受这样的结果，在情绪上会比较激动，甚至否认、愤怒。

3. 辅助检查

（1）血液沉淀试验：取上腔静脉或下腔静脉的血液做沉淀试验，血液沉淀后分三层：底层为细胞，中层为棕黄色血浆，上层为羊水碎屑。取上层物质做涂片染色镜检，如见鳞状上皮细胞、黏液、毳毛，即可确诊。

（2）床旁胸部 X 线检查：可见双肺弥漫而散在的点片状浸润阴影，沿肺门周围分布，伴有肺不张及右心扩大。

（3）床旁心电图或心脏彩色多普勒超声检查：提示右心房及右心室扩大，ST 段下降。

（4）DIC 的实验诊断：三项筛选试验全部异常，即血小板计数 150×10^9/L 以下、凝血酶原时间 > 15 秒、纤维蛋白原在 1.6 g/L 以下，即可做出 DIC 的诊断。若只有两项异常，应再做一项纤溶试验。如有异常，方可确诊。

> **知识链接**
>
> ### 我国羊水栓塞的诊断标准
>
> 中华医学会妇产科学分会产科学组 2018 年发布的《羊水栓塞临床诊断与处理专家共识》指出，目前尚无国际统一的羊水栓塞诊断标准和有效的实验室诊断依据，建议的诊断标准如下。诊断羊水栓塞，需要以下 5 条全部符合：①急性发生的低血压或心搏骤停。②急性低氧血症：呼吸困难、发绀或呼吸停止。③凝血功能障碍：有血管内凝血因子消耗或纤溶亢进的实验室证据，或临床上表现为严重的出血，但无其他可以解释的原因。④上述症状发生在分娩、剖宫产术、刮宫术或产后短时间内（多数发生在胎盘娩出后 30 分钟内）。⑤上述出现的症状和体征不能用其他疾病来解释。
>
> 连岩，王谢桐. 羊水栓塞的诊断标准 [J]. 中国实用妇科与产科杂志，2019，35（7）：742-746.

【助产要点】

1. 羊水栓塞的预防 加强产前检查，注意诱发因素，及时发现前置胎盘、胎盘早剥等并发症并及时处理；严密观察产程进展，正确掌握缩宫素的使用方法，防止宫缩过强；分娩前，静脉给予糖皮质激素预防过敏反应。严格掌握破膜时间，人工破膜术宜在宫缩的间歇期进行，破口要小，并控制羊水流出的速度；中期引产者，羊膜穿刺次数不应超过 3 次，钳刮时应先刺破胎膜，使羊水流出后再钳夹胎块。

2. 羊水栓塞患者的处理与配合 一旦出现羊水栓塞的临床表现，应及时识别并立即给予紧急处理。

（1）协助医师抗过敏、抗休克，解除肺动脉高压所致的低氧血症和呼吸、循环功能障碍，防治 DIC 和肾衰竭。

（2）协助患者取半卧位或抬高头肩部，加压给氧，必要时行气管插管或气管切开，以保证供氧，减轻肺水肿，改善脑缺氧。

（3）开放两条静脉通道，配血，输血，遵医嘱给药。密切监测生命体征，行心电监护和血氧饱和度监测。留置导尿，观察尿量。专人监护，及时做好抢救记录。配合医师进行产科处理。

3. 产科处理与配合 原则上，在产妇呼吸、循环功能改善，并已纠正凝血功能障碍后再处理分娩。

（1）临产者应监测宫缩强度、胎儿情况及产程进展。如胎儿娩出前发病者，应立即行剖宫产术结束分娩以去除病因。在第二产程发病者，可根据情况经阴道助产结束分娩。密切观察出血量、凝血情况，如产后大出血，应及时报告医师并做好子宫切除术的准备，以减少胎盘剥离大面积血窦开放出血。如正在滴注缩宫素，应立即终止，同时严密监护患者的生命体征，记录液体出入量。

（2）钳刮术、羊膜腔穿刺术或引产时发生者，应立即终止手术，给予抢救。

【健康教育与心理支持】

对于神志清醒的患者，应给予鼓励，使其增强信心并相信自己的病情会得到控制。对于家属的恐惧情绪，表示理解和安慰，适当的时候允许家属陪伴患者，向家属介绍患者病情的严重性，以取得配合。待病情稳定后，与其共同制订康复计划，针对患者的具体情况提供健康教育与出院指导。

第三节　子宫破裂

子宫破裂（rupture of uterus）指妊娠晚期或分娩期子宫体部或子宫下段发生破裂，是直接威胁母儿生命的严重并发症。子宫破裂是产科极为严重的并发症，如未能及时诊断和治疗，可导致母儿死亡。其发病率是衡量一个地区产科质量的标准之一。此病多发生于经产妇，特别是多产妇。近年来，由于剖宫产率的增加，子宫破裂的发生率有上升的趋势。

案例 15-3

王女士，26岁，G3P1，妊娠38^{+5}周，因不规律下腹痛6小时入院。入院时孕妇神情紧张、痛苦面容、不断呻吟。自诉腹部疼痛剧烈，下腹部瘢痕处尤为明显，似刀割样疼痛。

请回答：

1. 该孕妇发生了什么情况？
2. 护士或助产士为做出正确的护理决策，还需评估哪些内容？

【病因】

1. 梗阻性难产　是引起子宫破裂最常见的原因，多见于骨盆明显狭窄、头盆不称、胎方位异常、巨大胎儿或胎儿畸形（脑积水）、软产道阻塞（发育畸形、宫颈瘢痕、肿瘤或阴道横隔所致）等，均可引起胎先露下降受阻，为克服阻力引起强烈宫缩，使子宫下段过分伸展、变薄而发生子宫破裂。

2. 瘢痕子宫　是近年来导致子宫破裂的常见原因。曾行剖宫产术或子宫肌瘤切除术，子宫肌壁有瘢痕的孕产妇，在妊娠晚期或分娩期因宫腔内压力增高或子宫收缩致瘢痕破裂。近年来，因剖宫产率增高，瘢痕子宫破裂的发生率有上升趋势。前次手术后并发感染、切口愈合不良者，剖宫产术后再次妊娠间隔时间过短等情况下，再次妊娠及分娩子宫破裂的危险性更大。

3. 子宫收缩药使用不当　在胎儿娩出前肌内注射缩宫素过量或指征掌握不当、过快静脉滴注缩宫素及麦角制剂、前列腺素栓剂等药物使用不当，或子宫对子宫收缩药过于敏感，均可引起宫缩过强，加之胎先露下降受阻，可发生子宫破裂。高龄、多产、先天性子宫发育不良、子宫畸形，多次刮宫并宫腔严重感染史时，因子宫收缩药使用不当，更易发生子宫破裂。

4．产科手术损伤及其他　多发生于不适当或粗暴地阴道助产，如宫颈口未开全行产钳术或胎臀牵引术，中、高危产钳牵引，操作不当的穿颅术；植入性胎盘或胎盘严重粘连行胎盘强行剥离；分娩时暴力腹部加压助产，均可造成子宫破裂。

【临床分类】

1．根据破裂原因分类

（1）自然破裂：可发生在子宫手术后切口瘢痕，如子宫肌瘤切除术、剖宫产术，该处组织在妊娠晚期、分娩过程中发生破裂；也可发生在子宫未曾手术者，如梗阻性难产致使子宫下段过度延伸而破裂。

（2）损伤性破裂：多为手术操作不当而造成的破裂。

2．根据破裂部位分类

（1）子宫下段破裂。

（2）子宫体部破裂。

3．根据破裂程度分类

（1）完全破裂：指子宫壁全层全部破裂，宫腔与腹腔相通。

（2）不完全破裂：指子宫肌层全部或部分破裂，浆膜层尚未穿破，宫腔与腹腔未相通，胎儿及附属物仍在子宫腔内，多见于子宫下段剖宫产术切口瘢痕破裂。

4．根据破裂的发展过程分类

（1）先兆子宫破裂：常见于产程长、梗阻性难产的产妇。

（2）子宫破裂：为先兆子宫破裂的进一步发展。

【临床表现】

妊娠晚期或临产后突然感到腹部剧烈疼痛，伴恶心、呕吐、阴道出血时，要考虑子宫破裂的可能。子宫破裂多发生在分娩期。其症状与破裂的时间、部位、范围、内出血量、胎儿及胎盘排出情况以及子宫肌肉收缩程度有关。通常子宫破裂是一个渐进的过程，多数可分为先兆子宫破裂和子宫破裂两个阶段。

1．先兆子宫破裂　子宫病理性缩复环（pathologic retraction ring）形成、下腹部压痛、胎心率改变及血尿出现是先兆子宫破裂的四大主要表现。产妇烦躁不安、呼叫，自诉下腹疼痛、排尿困难或出现血尿及少量阴道出血。心率、呼吸加快，胎动频繁，胎先露固定于骨盆入口。子宫收缩频繁，呈强直性或痉挛性收缩。因胎先露下降受阻，子宫收缩加强，子宫体部肌肉增厚、变短，下段肌肉拉长、变薄，两者间形成环状凹陷，称为病理性缩复环。病理性缩复环逐渐上升可平脐或达脐部以上（图15-6）。

2．子宫破裂

（1）不完全子宫破裂：因多发生在子宫下段剖宫产术切口瘢痕处，故常缺乏先兆破裂症状。产妇诉腹痛。在子宫不完全破裂处有压痛，宫体一侧可触及逐渐增大且有压痛的包块。胎心率多不规则。

（2）完全子宫破裂：产妇常感撕裂样剧烈腹痛，子宫收缩停止，腹痛可暂时缓解，但很快又感到全腹疼痛。产妇有面色苍白、呼吸急促、脉搏细数、血压下降等休克表现。全腹压痛、反跳痛，在下腹可清楚地扪及胎体。子宫缩小，位于胎儿侧方，胎心音消失。阴道可能有鲜血流出，量可多可少。拨露或下降中的胎先露消失（胎儿进入腹腔内），曾扩张的宫口回缩。

【诊断要点】

1．健康史　了解既往诱发子宫破裂的因素，如阻塞性分娩、不适当难产手术、滥用子宫收缩药、妊娠子宫外伤和子宫手术瘢痕愈合不良病史。

2．身心评估　患者在妊娠晚期或临产后突然感到腹部剧烈疼痛，伴恶心、呕吐、阴道出

随堂测 15-3

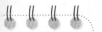

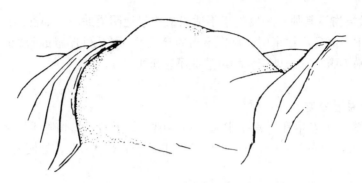

图 15-6　先兆子宫破裂时腹部的外观

血，要考虑子宫破裂的可能。体征有休克前期或休克征象。腹部检查发现病理性缩复环，子宫压痛，胎心音听不清。完全子宫破裂者检查时发现全腹压痛及反跳痛，在下腹可清楚地扪及胎体，子宫缩小，位于胎儿侧方，胎心音消失，阴道可能有鲜血流出，量可多可少。拨露或下降中的胎先露消失，曾扩张的宫口回缩。产妇及家属会担心产妇、胎儿的生命，出现恐慌、恐惧情绪。要评估产妇及家属的心理反应。

3. 辅助检查　行腹腔穿刺或经阴道后穹窿穿刺术，可明确有无内出血，一般仅用于产后怀疑子宫破裂者。B 型超声检查可协助确定破口部位及胎儿与子宫的关系。

【处理原则】

1. 先兆子宫破裂　立即抑制子宫收缩，肌内注射哌替啶，或给予静脉全身麻醉，同时尽快行剖宫产术，防止子宫破裂。

2. 子宫破裂　无论胎儿是否存活，均应积极抗休克，同时迅速行剖宫产术取出胎儿，抢救产妇的生命。手术方式应根据产妇的年龄、胎次、一般情况、子宫破裂程度与部位、发生破裂的时间以及有无严重感染而决定。若为第一胎，破口小且整齐，感染轻微，可行裂口修补术。破口大且不整齐或感染明显者，多行子宫次全切除术。若破口延长至宫颈，应行子宫全切术。无论有无感染，术后均应给予大量抗生素防治感染。

【护理要点】

1. 预防子宫破裂　①建立健全三级保健网，宣传孕妇保健知识，加强产前检查。②有剖宫产术史或子宫手术史的患者，应在妊娠期适当控制胎儿体重，B 型超声确定子宫瘢痕切口厚度，估计子宫破裂的风险，并在预产期前 2 周住院待产。③对前次剖宫产术切口为子宫体部、子宫下段切口有撕裂、术后感染切口愈合不良者，应建议选择剖宫产术终止妊娠。④严格掌握缩宫素、前列腺素等子宫收缩药的使用指征和方法，避免滥用。⑤严密观察产程进展，警惕并尽早发现先兆子宫破裂征象并及时处理。

2. 先兆子宫破裂患者的护理　①密切观察产程进展，及时发现导致难产的诱因，注意胎心率的变化情况。②待产时，当出现宫缩过强及下腹部压痛或腹部出现病理性缩复环时，应立即报告医师并停止缩宫素引产及一切操作，同时监测产妇的生命体征，按医嘱给予抑制宫缩、吸氧措施并迅速做好剖宫产术的术前准备。③协助医师向家属交代病情，做到知情同意。

3. 子宫破裂患者的护理　①迅速给予输液、输血，短时间内补足血容量，同时补充电解质及碱性药物，纠正酸中毒，积极进行抗休克处理。②术中、术后按医嘱应用大剂量抗生素以防感染。③严密观察并记录生命体征、液体出入量，急查血红蛋白浓度，评估失血量以指导治疗及护理方案。

4. 提供心理支持　①向产妇及家属解释子宫破裂的治疗计划及对再次妊娠的影响。②对胎儿已死亡的产妇，要帮助其度过悲伤阶段，允许其表现悲伤情绪，甚至哭泣，倾听产妇诉说内心的感受。③为产妇及家属提供舒适的环境，给予生活上的护理和更多的陪伴，鼓励其进食，以更好地恢复体力。④为产妇提供产褥期休养计划，帮助其尽快调整情绪，接受现实，以适应现实生活。

小 结

产后出血是指胎儿娩出后24小时内出血量超过500 ml者，剖宫产术时出血量超过1000 ml。产后出血是分娩期的严重并发症，是我国产妇死亡的首位原因。引起产后出血的原因主要有子宫收缩乏力、胎盘因素、软产道损伤及凝血功能障碍等，其中子宫收缩乏力是产后出血最常见的原因。产后子宫收缩乏力所致大出血，可以通过使用子宫收缩药、按摩子宫、宫腔内填塞纱布条或结扎血管等方法达到止血目的。

羊水栓塞典型的症状是分娩前后血压骤然下降、组织缺氧和凝血功能障碍。一旦怀疑羊水栓塞，应立即抢救，包括抗过敏、解除肺动脉高压、抗休克，防治DIC和肾衰竭。抢救的首要措施是保持呼吸道通畅，正压给氧。首选药物为糖皮质激素。

子宫破裂是指子宫体部或子宫下段于妊娠晚期或分娩前期发生的破裂。其最常见的原因是子宫瘢痕和梗阻性难产。子宫破裂多数可分为先兆子宫破裂和子宫破裂两个阶段。先兆子宫破裂的主要临床表现是子宫病理性缩复环、下腹部压痛、胎心率改变及血尿。子宫破裂一旦确诊，应当在积极抗休克的同时，尽快做好剖宫产术术前准备。

思考题

1．简述产后出血的主要病因。

2．简述羊水栓塞的主要预防措施。

3．简述预防子宫破裂的主要措施。

4．某女士，32岁，初产妇，主诉停经39周，经产钳术分娩一男婴（体重4000 g）。产程共计18小时，胎儿、胎盘娩出后3小时，阴道持续流血，量约为800 ml，色鲜红，很快凝结成血块。体格检查：P 100次/分，R 20次/分，BP 90/60 mmHg。

请回答：

（1）该产妇产后出血的原因是什么？

（2）常用的止血方法有哪些？

（柳韦华）

正常产褥

导学目标

通过本章内容的学习，学生应能够：

◆ **基本目标**

1. 识记产褥期、子宫复旧、恶露的定义；产褥期妇女的临床表现。
2. 理解产褥期妇女的生理变化、心理变化。
3. 运用所学知识为产褥期妇女提供护理。

◆ **发展目标**

综合运用所学知识指导产妇产褥期的心理调适。

◆ **思政目标**

1. 增进对我国妇女保健制度的认同感。
2. 遵守职业道德，恪守伦理准则和执业范畴。

产妇全身各器官除乳腺外从胎盘娩出至恢复或接近正常未孕状态所需的时期称为产褥期（puerperium），一般为6周。在产褥期，产妇的全身各系统尤其是生殖系统和乳房的变化最为显著。不仅如此，伴随新生儿的出生，产妇及其家庭经历着心理和社会的适应过程。产褥期为女性一生生理及心理发生急剧变化的时期，多数产妇恢复良好，少数可能发生产褥期疾病。

案例 16-1

某女士，26岁，G₁P₁，妊娠39周临产入院。入院次日凌晨6时行会阴适度保护自然娩出一活女婴（体重3000 g）。产后第1日体格检查：T 37.8 ℃，P 70次/分，R 18次/分，BP 110/65 mmHg；子宫底平脐，阴道出血呈鲜红色；会阴Ⅰ度裂伤，有水肿，无压痛。产妇自述尿量增多，醒来满头大汗；哺乳时出现下腹部疼痛；乳房胀痛，但无乳汁分泌；产妇住在母婴病房，自感无助、焦虑。

请回答：

1. 该产妇的表现有无异常？
2. 如何对该产妇进行护理？

第一节　产褥期妇女的生理变化和心理调适

一、产褥期妇女的生理变化

【生殖系统】

1. 子宫　产褥期子宫变化最大。妊娠子宫自胎盘娩出后逐渐恢复至未孕状态的过程，称为子宫复旧（involution of uterus）。其主要变化包括子宫体肌纤维的缩复、子宫内膜再生和子宫血管变化、子宫下段和宫颈的复原。

（1）子宫体肌纤维的缩复：胎盘及胎膜娩出后，子宫立即收缩成硬实略扁的球状体并不断缩复，从而导致子宫体积及重量均发生变化。子宫复旧不是肌细胞数目的减少，而是肌细胞的缩小。由于肌细胞细胞质蛋白质分解被排出，细胞质减少，细胞体积缩小，裂解的蛋白质及其代谢产物通过肾排出体外，因此产褥期内产妇尿中含氮量增加。胎盘娩出后，子宫立即收缩至妊娠前大小的一半，宫底在脐下一横指。随着子宫肌纤维的不断缩复，子宫体逐渐缩小，产后第1日子宫底平脐，以后每日下降1～2 cm。产后1周，在耻骨联合上可扪到子宫底约为妊娠12周大小，重约500 g；产后10日，子宫降至骨盆腔内，在腹部扪不到子宫底；产后6周，子宫恢复到正常未孕大小。子宫重量也逐渐减少，由分娩结束时的1000 g降到未孕时的50～70 g。

（2）子宫内膜再生和子宫血管变化：胎盘附着部的蜕膜海绵层随胎盘排出，子宫胎盘附着面立即缩小到仅为原来面积的一半。子宫复旧导致开放的螺旋动脉及静脉窦压缩变窄和栓塞，出血逐渐减少直至停止。分娩后2～3日内，基底层蜕膜表面坏死，随恶露排出。子宫内膜残存的基底层再生新的功能层，于产后3周，除胎盘附着部位外，子宫腔内膜基本完成修复，胎盘附着处的子宫内膜修复大约需6周。

（3）子宫下段和宫颈的复原：产后子宫下段子宫肌纤维缩复，逐渐恢复为未孕时的子宫峡部。胎盘娩出后的子宫颈松软、壁薄，形成皱襞，外口呈袖管状；次日宫口张力逐渐恢复；产后2～3日宫口仍可容两指；产后1周，宫颈内口关闭，宫颈管复原；产后4周，子宫颈完全恢复至未孕时的形态。分娩时，宫颈外口3点及9点处常发生轻度裂伤，使产妇的宫颈外口由产前的圆形（未产型）变为产后的"一"字形横裂（已产型）。

2. 阴道及外阴　分娩后阴道壁肌肉松弛、肌张力下降，黏膜皱襞因过度伸展而减少甚至消失。产褥期阴道壁肌张力逐渐恢复，阴道腔逐渐缩小，黏膜皱襞约在产后3周重新出现，但阴道壁肌张力不能完全恢复至未孕状态。

产后外阴轻度水肿，于产后2～3日逐渐自行消退。处女膜因在分娩时撕裂而形成残缺不全的痕迹，称处女膜痕，是经阴道分娩的重要标志。会阴部如有轻度撕裂或会阴切口，由于局部血液循环丰富，愈合较快，一般于产后3～5日愈合。

3. 盆底组织　在分娩过程中，由于胎先露长时间压迫，盆底肌及其筋膜过度扩张而失去弹性，也可出现部分肌纤维断裂。若无严重损伤，产后1周内水肿和淤血迅速消失，组织张力逐渐恢复。若产后能坚持康复锻炼，盆底肌有可能恢复至接近未孕状态。如盆底肌及其筋膜发生严重损伤、断裂，产褥期过早参加重体力劳动，可导致阴道壁膨出，甚至发生子宫脱垂。

【内分泌系统】

分娩后，雌激素、孕激素水平急剧下降，至产后1周时已降至未孕时水平。人胎盘催乳素于产后6小时已不能测出。催乳素水平因是否哺乳而异，哺乳产妇的催乳素于产后下降，但仍高于未孕时水平，吸吮乳汁时催乳素明显增高；不哺乳产妇的催乳素于产后2周降至未孕时水平。

非哺乳产妇一般于产后 6～10 周月经复潮，在产后 10 周左右恢复排卵。哺乳产妇因泌乳素的分泌可抑制排卵，月经复潮延迟，甚至在哺乳期间月经一直不来潮，平均在产后 4～6 个月恢复排卵。哺乳妇女首次月经复潮前常有排卵，故哺乳妇女在月经复潮前也有受孕的可能。

【乳房】

产后乳房的变化主要是泌乳。妊娠期母体内雌二醇、孕酮以及人胎盘催乳素逐渐升高，使乳房产生一系列的变化，至妊娠晚期乳腺已做好充分的准备，具备了泌乳的功能。但在分娩前，由于高浓度的雌二醇和孕酮的作用，并无乳汁分泌。产后随着胎盘的剥离、排出，人胎盘催乳素、雌激素水平急剧下降，体内呈低雌激素、高催乳素水平，乳汁开始分泌。产后哺乳时，婴儿的吸吮刺激对于乳汁的分泌来说非常重要。哺乳时，婴儿的吸吮动作刺激乳头和乳晕的感觉神经，最终触发神经垂体分泌缩宫素，缩宫素使乳腺腺泡周围的肌上皮细胞收缩，将腺腔内的乳汁经乳腺小管进入乳窦并由乳头外射出。坚持哺乳是维持乳腺不断泌乳的关键。不断排空乳房也是维持乳汁分泌的一个重要条件，产妇的营养、睡眠、情绪和健康状况也可影响乳汁的分泌。

母乳喂养对母儿双方均有益。哺乳有利于产妇生殖器官及相关器官组织得以更快恢复。根据其出现时间的先后，母乳可分为以下 3 种。①初乳（colostrum）：指产后 7 日内乳腺分泌的乳汁，因含有 β- 胡萝卜素而呈淡黄色，含有较多的有形物质而质稠。初乳含有丰富的蛋白质以及较少的脂肪和乳糖，营养丰富且易于消化，是新生儿早期最理想的食物。②过渡乳：产后 7～14 日分泌的乳汁为过渡乳，蛋白质减少而脂肪、乳糖增多。③成熟乳：产后 14 日以后分泌的乳汁为成熟乳。初乳和成熟乳中均含有大量抗体，有助于新生儿抵抗疾病的侵袭。产妇哺乳期用药应谨慎，以免药物经母血渗入乳汁。

【腹壁】

妊娠期出现在下腹正中线的色素沉着在产褥期逐渐消退。腹壁的紫红色妊娠纹逐渐机化，变为银白色，不能消退，成为永久性的白色妊娠纹。腹壁皮肤在妊娠期受子宫膨胀的影响，弹性纤维断裂，腹直肌分离，腹壁明显松弛，张力低，需 6～8 周恢复。

【血液循环系统】

胎盘剥离后，子宫缩复及子宫胎盘循环终止，大量血液从子宫流到体循环。另外，由于产后解除了妊娠子宫的压迫，下腔静脉回流增加，以及妊娠期潴留的大量组织液回吸收，产后 72 小时内，产妇循环血量增加 15%～25%，心脏负担再次加重，应注意预防心衰的发生。血液在妊娠期的基础上进一步被稀释，循环血量在产后 2～3 周恢复至未孕状态。

产褥早期产妇血液仍处于高凝状态，有利于胎盘剥离创面迅速形成血栓以减少产后出血，但也可促进产后盆腔及下肢静脉内血栓形成，故产后应早期活动。纤维蛋白原、凝血活酶、凝血酶原于产后 2～4 周降至正常。产后红细胞计数及血红蛋白浓度也会逐渐增加，直至恢复到未孕状态。白细胞计数于产褥早期较高，可达（15～30）×10⁹/L，一般 1～2 周恢复正常。淋巴细胞稍减少，中性粒细胞增多，血小板数量增多。红细胞沉降率于产后 3～4 周降至正常。

【泌尿系统】

产后子宫复旧及潴留在体内的过多水分进入体循环，于分娩后的最初几日经由肾排出，故产后尿量明显增加，通常产后 1 周内妇女每日尿量为正常成人尿量的 2～3 倍。在分娩过程中，膀胱受胎先露压迫，导致膀胱黏膜充血、水肿，肌张力降低，以及外阴伤口疼痛，不习惯卧床排尿，产后疲乏等原因，容易发生尿潴留或残余尿量增加，这些容易造成尿路感染。膀胱充盈可影响子宫收缩而导致产后出血，因此应及时处理。妊娠期发生的肾盂及输尿管生理性扩张，需产后 2～8 周恢复正常。

【消化系统】

妊娠期胃酸减少、胃动力素水平较低，使胃肠肌张力及蠕动减弱。产后由于孕酮水平下降，胃动力素水平上升，促使消化功能逐渐恢复，一般在产后 1～2 周恢复正常。因分娩时能量消耗以及体液流失，产后 1～2 日内产妇常感口渴，喜进汤食。产褥期卧床时间长，缺乏运动，腹肌及盆底肌肉松弛，加之肠蠕动减弱，容易发生腹胀和便秘。

二、产褥期妇女的心理调适

产妇需要从妊娠期和分娩期的不适、疼痛、焦虑中恢复，需要接纳家庭新成员及新家庭，这一过程称为产褥期心理调适。产妇在产褥期的心理状态对其生理恢复和哺乳都有重要影响。一般来说，此时产妇的心理处于脆弱和不稳定的状态，并与其年龄、身体状况、对分娩经历的感受、性格、生活经历、夫妻间及家庭成员间的关系、环境及社会因素有关。护理人员应了解产妇的心理变化，重视心理健康的评估和护理，使产妇能早期适应产后的生活，并使新生儿能得到良好的照顾。

依照产后的生理和心理变化，美国妇产科护理专家 Rubin 将产褥期妇女的心理调适过程分为 3 个时期：依赖 / 接受期、依赖 - 独立 / 执行期和独立 / 释放期。

1. 依赖 / 接受期（taking-in phase）　产后前 3 日是妇女的内省期。在这个时期，产妇非常被动，经常依赖于别人的帮助。这种依赖行为部分是因为会阴切口、产后宫缩痛等引起的生理不适，部分则是因为不知道如何照顾新生儿，另外也可能是由于分娩后的疲劳造成的。此时产妇通常想找人讨论她的妊娠过程，尤其是关于妊娠和分娩的经验，以便考虑她的新角色。较顺利的妊娠和分娩经历、充分的产后休养、丰富的营养、较多及较早与孩子接触将有助于产妇较快地进入下一期。因此，护理人员应注意倾听，感受她的喜悦和经历。

依赖 / 接受期的心理问题主要是对新角色的心理适应问题，即从孕妇到母亲的心理转变，这种心理适应问题在初产妇尤其突出。分娩后，家人将注意力转移至新生儿，产妇会因此产生嫉妒心理，或产妇对孩子的容貌和性别失望。此期产妇一方面身体很虚弱，另一方面神经系统又高度兴奋，并且还面对着一个新生命，所以这段时期的心理支持对产后恢复、角色转换、母婴感情的建立都是非常有益的。护理人员应帮助产妇正确地认识此期的心理反应，以便顺利地度过依赖 / 接受期。

2. 依赖 - 独立 / 执行期（taking-hold phase）　产后 3～14 日，妇女开始表现出一些主动独立的行为。她喜欢自己做决定，甚至亲自照顾新生儿。在上一期内，产妇可能对照顾孩子没有兴趣，但是现在她开始渴望照顾孩子，对于学习照顾新生儿的方法表现出兴趣。但这一时期容易产生压抑，可能因为分娩后产妇感情脆弱、自觉责任过重、体内激素水平变化、因新生儿诞生而产生被忽视感等因素造成。护理人员应及时为其提供鼓励、指导和帮助，促使产妇纠正这种消极情绪。此期是健康教育的最佳时期。护士应为产妇示范护理婴儿的技巧，并在产妇操作时进行指导，效果会更好。虽然产妇表现出较强的独立性，但由于知识和技能缺乏，更需要护士和家人的鼓励，帮助其树立自信心。产妇能否顺利度过这一阶段，对产妇的生活和亲子关系的建立均会产生影响。

3. 独立 / 释放期（letting-go phase）　产后 2 周至 1 个月，产妇重新设定自己的新角色，承担起母亲角色责任。产妇、家人和婴儿已成为一个完整的系统，形成新的生活形态。在这一时期，产妇及其丈夫承受许多压力，如兴趣与需要背离、哺育孩子、承担家务及维持夫妻关系中各自角色的冲突矛盾与合作。此期以婴儿为纽带与社会支持系统有效沟通，家庭成员间相互关心、支持合作十分重要。

随堂测 16-1

第二节　产褥期临床表现和护理

一、产褥期临床表现

【生命体征】

1. 体温　产褥期体温一般多在正常范围内波动。有些产妇产后 24 小时内体温略有升高，但一般不超过 38 ℃，这可能与产程延长、过度疲劳或产伤较重有关。体温超过 38 ℃者要考虑感染的可能。产后 3 ~ 4 日因乳房血管和淋巴管极度充盈，体温高达 37.8 ~ 39 ℃，称为泌乳热（breast fever），一般持续 4 ~ 16 小时后恢复至正常范围，不属病态。

2. 脉搏　产后因子宫胎盘循环停止以及卧床休息等原因，脉搏略缓慢（60 ~ 70 次 / 分），约于产后 1 周恢复正常。

3. 呼吸　由于产后腹压降低，膈肌下降，产妇以腹式呼吸为主，呼吸深慢（14 ~ 16 次 / 分）。

4. 血压　产后血压一般平稳，无变化。若血压下降，需警惕产后出血。若为妊娠期高血压疾病的产妇，应密切监测血压，警惕产后子痫的发生。

【子宫复旧】

胎盘娩出后，子宫收缩，变得圆而硬，子宫底一般在脐下一横指。产后第 1 日因子宫颈外口升至坐骨棘水平，使子宫底稍上升平脐，以后每日下降 1 ~ 2 cm（一横指），产后 10 日子宫降入骨盆腔内，腹部检查在耻骨联合上方扪不到子宫底。如子宫质地软，应考虑是否为子宫收缩乏力。

【产后宫缩痛】

产褥早期因子宫收缩引起下腹阵发性剧烈疼痛，称为产后宫缩痛，又称产后痛。一般在产后 1 ~ 2 日出现，持续 2 ~ 3 日后自然消失，经产妇比初产妇明显。哺乳时，婴儿的吸吮刺激缩宫素分泌增加，引发子宫收缩加强，可使疼痛加重。产后宫缩痛无须特殊用药，疼痛严重者可酌情应用镇痛药。

【恶露】

产后，坏死的蜕膜组织、血液和宫腔渗出物等经阴道排出，称为恶露（lochia）。根据其颜色、内容物及出现时间，分为血性恶露（lochia rubra）、浆液恶露（lochia serosa）和白色恶露（lochia alba）（表 16-1）。

正常恶露有血腥味但无臭味，持续 4 ~ 6 周，总量 250 ~ 500 ml。血性恶露约持续 3 日，以后转为浆液恶露，约 2 周后变为白色恶露，再持续 2 ~ 3 周后干净。

表16-1　正常恶露出现的时间和性状

	血性恶露	浆液恶露	白色恶露
持续时间	产后最初 3 日	产后 4 ~ 14 日	产后 14 日以后
颜色	红色	淡红色	白色
内容物	大量血液、少量胎膜、坏死蜕膜组织	少量血液，较多的坏死蜕膜组织、子宫颈黏液、细菌	大量白细胞、坏死蜕膜组织、表皮细胞及细菌等

【褥汗】

产后 1 周内皮肤排泄功能旺盛，排出大量汗液，以夜间睡眠和初醒时更明显，习称褥汗，不属病态。但要注意补充水分，防止脱水及中暑。

二、产褥期护理

【一般护理】

提供良好的环境，定时开窗通风，保持空气新鲜，注意保持床单位清洁、干燥，及时更换会阴垫及衣服、被单等，保持身体清洁。执行护理工作时不打扰产妇休息，并教会产妇和新生儿同步休息，保证产妇有足够的营养和睡眠时间。

1. **生命体征**　产后1周内应注意生命体征的变化，每日2次测体温、脉搏及呼吸。如体温超过38℃，应予以关注。

2. **饮食**　产后1小时鼓励产妇进流质或清淡半流质饮食，以后可进普通饮食。食物应富含营养、足够的热量和水分。哺乳产妇应多进食蛋白质和汤汁食物，同时适当补充维生素和铁剂，推荐补充铁剂3个月。

【子宫复旧的评估与恶露观察】

1. **子宫复旧的评估**　产后2小时内应严密观察宫缩情况，每30分钟检查1次，共4次。若发现子宫底上升，子宫体变软，可能有宫腔积血，应经腹部按摩子宫以刺激子宫收缩，排出血块，预防产后出血。回到母婴室后，每日固定时间测量子宫底高度，检查前嘱产妇排空膀胱，仰卧屈膝，测量由耻骨联合上缘至宫底的距离（或测脐部至宫底的距离），记录为耻上几厘米或脐下几厘米。产后1周内应详细记录子宫底高度和恶露情况。护理人员应向产妇讲解有关子宫复旧的过程，指导产妇及家属如何触摸子宫底以及出血量多时如何按摩子宫。

2. **观察恶露**　恶露的评估应包括恶露量、颜色和气味的变化。恶露量开始时接近经血量，哺乳产妇恶露量比未哺乳的产妇少。腹压增加时恶露量增加，初次下床时，应提前告知产妇，以免引起不必要的惊慌。产后2小时内每30分钟检查恶露情况；产后3~8小时内，每隔1小时检查恶露1次；以后每8小时1次。嘱产妇勤换会阴垫，在按压宫底的同时观察恶露情况：若会阴垫湿透过快，要及时报告医师，查找并判断出血原因，需要用弯盘垫于会阴部下或称重染血会阴垫，以精确评估出血量；如恶露有臭味、子宫压痛，提示有宫腔感染的可能，要配合做好血及组织培养标本的收集及抗生素应用；持续性深红色恶露往往提示宫缩乏力；子宫软、恶露多提示胎盘残留可能；子宫收缩好、恶露呈鲜红色且量多提示可能有会阴软组织裂伤。同时应注意生命体征的变化。

【会阴护理】

每日2~3次用0.05%聚维酮碘溶液或无菌用水冲洗或擦洗会阴。擦洗原则为由上到下，由内到外，会阴切口单独擦洗，擦过肛门的棉棒弃之。每次冲洗或擦洗前排净小便，大便后用水清洗会阴，冲洗或擦洗后垫好消毒会阴垫，保持会阴部清洁、干燥。

会阴部有缝线者，应每日观察伤口有无渗血、血肿、红肿、硬结及分泌物，嘱产妇健侧卧位。一般于产后3~5日拆线，拆线前应排大便一次，拆线后1周内避免下蹲，以防伤口裂开；可吸收的肠线缝合伤口可不拆线。水肿严重者局部使用红外线照射，或50%硫酸镁湿热敷，95%乙醇湿敷，消肿，以促进伤口愈合。如伤口疼痛剧烈或有肛门坠胀感，应通知医师检查，及时发现外阴及阴道壁深部血肿并处理。伤口感染者，应提前拆线引流，定时换药。伤口有硬结者，可用大黄、芒硝外敷，于分娩后7~10日可温水坐浴，但恶露量多且颜色鲜红者禁止坐浴。

【产后疼痛的护理】

产后疼痛造成产妇的不适感加剧，应教会产妇呼吸和放松的技巧，以减轻产后疼痛，必要时遵医嘱给予镇痛药。产后当日禁用热水袋外敷止痛，以免子宫肌肉松弛造成出血过多。

【产后尿潴留和便秘的预防及处理】

产后5日内尿量明显增多，护士应告知产妇充盈的膀胱会影响子宫收缩，讲明排尿的意义，鼓励产妇尽早自行排尿。产后 4～6 小时督促并协助排尿，若排尿困难，子宫底上升达脐以上，或在子宫底下方触及一囊性肿块，表明有尿潴留。除鼓励产妇起床排尿，解除排尿引起疼痛的思想顾虑外，可采取以下方法协助排尿，如用热水熏洗外阴，用温开水冲洗外阴、尿道外口周围或听流水声诱导排尿反射。热敷下腹部，按摩膀胱或针刺三阴交、关元、气海等穴位刺激膀胱收缩排尿。也可肌内注射甲硫酸新斯的明，兴奋膀胱逼尿肌促其排尿，但注射此药前应排除用药禁忌。上述方法无效时，应予留置导尿。

产后产妇因卧床时间长，运动量减少，肠蠕动减弱，腹肌、盆底肌张力降低等因素易发生便秘。产后应鼓励产妇多饮水，多食蔬菜及水果，尽早下床运动。若发生便秘，可口服轻泻药或使用开塞露通便，无效者可灌肠。

【产后盆底康复护理】

产褥期科学运动，坚持做产褥期健身操，可以增强盆底肌张力，恢复骨盆底支托生殖器官和泌尿器官的功能，避免引发脏器脱垂及腰背痛。产后运动还可促进血液循环，预防血栓形成。促进肠蠕动，增进食欲及预防便秘。根据产妇情况，运动量宜从小到大、由弱到强，循序渐进练习，一般从产后第 2 日即可开始。产后 42 日可进行盆底功能检查，若出现盆底功能障碍问题，要及时进行诊断和采取康复措施。产后妇女可进行盆底肌肉锻炼［凯格尔训练（Kegel exercise）］，也可遵医嘱通过生物反馈治疗和电刺激来协助盆底康复。

知识链接

盆底康复器（阴道哑铃）辅助训练

阴道哑铃作为一种用于盆底肌肉康复的训练器，利用重力作用和物理刺激促进盆底肌正常收缩，从而达到锻炼盆底肌肉的目的。阴道哑铃由带有金属内芯的医用材料塑料球囊组成，尾部有一根细线。阴道哑铃与运动器材哑铃形状相似，分为 5 个重量级。由轻到重逐渐练习。每日将阴道哑铃清洗干净后放入阴道，仰卧位，维持 15 分钟左右，每日 1～2 次，循序渐进逐渐增加重量，使用熟练后可进行走路、抬腿、咳嗽、轻跳等技巧性训练，一般 3 个月后评估康复效果。

王秋霞. 生物反馈电刺激疗法联合阴道哑铃盆底康复训练在产后盆底肌功能康复治疗中的应用效果［J］. 国际护理学杂志，2019，38（13）：1996-1999.

产褥期健身操一般从产后第 2 日即可开始，每 1～2 日增加 1 节，每节做 8～16 次。出院后继续做产褥期健身操直至产后 6 周，6 周后酌情选择新的锻炼方式。产褥期健身操见图 16-1 所示。

【产后乳房护理】

哺乳期选用适当的乳罩，对乳房起到支托和保护作用，避免过松或过紧，减轻不适感。每次哺乳前，产妇应洗净双手，用温湿毛巾擦净乳房，切忌用肥皂或乙醇擦洗，以免引起局部皮肤干燥、皲裂。哺乳时，护士应进行喂养方面知识和技能的指导，预防乳房肿胀或乳头皲裂。产妇因病或其他原因不能哺乳者，应及时回乳。

【出院指导】

产妇在出院前，护士应认真评估其身体状况、护理婴儿的知识及技能、自我护理的能力，必要时给予指导。告知产妇居室应清洁、通风，保证空气新鲜。产妇要保持合理的营养，适当活动和休息，合理安排家务及婴儿护理。注意个人卫生和会阴部清洁。出院后可以根据自身情

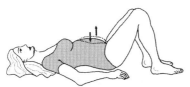

腹式呼吸：屈膝仰卧位。通过鼻腔深吸气，保持胸腔不动，使腹部向上扩张。腹部肌肉收缩时慢慢匀速呼气，保持 3～5 秒。放松。

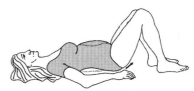

腹式呼吸和骨盆摇摆结合：屈膝仰卧位。当深吸气时，放平后背使骨盆向后推动。缓慢匀速呼气，同时收紧腹部肌肉和臀部。呼气时保持 3～5 秒。放松。

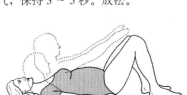

触及膝部运动：屈膝仰卧位。吸气时，下颌尽量触及胸部。呼气时，慢慢抬起头和肩部，双手伸直触及膝盖。背部自然弯曲，腰部不要离开床面，然后慢慢回到起始姿势。放松。

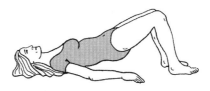

抬臀运动：仰卧，双臂放两侧，屈膝，双足平放。慢慢抬起臀部弓背。然后慢慢恢复到开始的姿势。

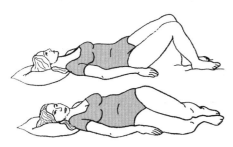

双膝摇摆运动：屈膝仰卧位。保持双肩平放、双足不动，慢慢摆动双膝向左接触地面或床面，然后慢慢将双膝向右侧摆动接触到地面或床面。然后回到起始姿势。放松。

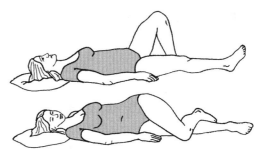

单膝摇摆运动：平躺，右腿伸直，左腿屈膝。保持双肩平放，缓慢平稳地摆动左膝向右，触及地板或床面，然后回到起始姿势。换腿，右膝向左触及地板或床面，然后回到起始姿势。放松。

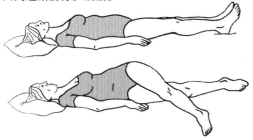

腿部摇摆运动：双腿伸直平躺，保持双肩平放和双腿伸直，慢慢抬起左腿并向右侧旋转，接触到地面或床面，然后回到起始动作。右腿重复，向左侧旋转。放松。

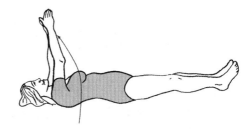

举臂运动：平躺，两臂上举与身体呈 90°，双手接触，然后慢慢放低。

图 16-1　产褥期健身操

况进行沐浴，以淋浴为好。保持良好的心境，适应新的家庭生活方式。告知产妇随访的时间，确保母婴在产后 42 日到医院随访。

【产后避孕】

产后产妇在生殖器尚未完全恢复的情况下，不宜过早开始性生活，否则容易造成损伤和增加感染的机会。一般产后 42 日经复查后确定是否可以开始性生活，并注意落实避孕措施。哺乳者应以工具避孕为宜，不宜口服避孕药，因后者可以影响乳汁分泌。不哺乳者口服避孕药或工具避孕均可。一般阴道分娩者产后 3 个月，行剖宫产术者产后 6 个月可放置宫内节育器，但应与医师讨论具体的放置时间。

【产后检查】

产后检查包括产后访视和产后健康检查：①产妇出院后至产后 42 日由社区保健人员提供至少 3 次产后访视，一般在出院后 3 日，产后 14 日及 28 日进行访视。主要了解产妇及新生儿的健康状况，内容包括：了解产妇饮食、大小便、恶露及哺乳等情况，检查两侧乳房、会阴伤口等，了解其恢复情况，若发现异常，应及时给予指导；同时进行新生儿访视，了解新生儿睡眠、哺乳、大小便、体重及脐带、疫苗接种等情况并予以指导。②产妇应于产后 42 日到医院进行一次全面的产后健康检查，内容包括全身健康状态、盆腔器官的恢复、婴儿的生长发育以及哺乳情况。

> **科研小提示**
>
> 文献显示，健康婴儿早期皮肤接触（skin-to-skin contact，SSC）对母婴近期结局并无害处，但到底会产生什么样的远期影响、在开展过程中使用何种标准仍不能确定，还需要大量高质量的研究对此进行验证。
>
> 庞艳，林芳初，李媛，等. 新生儿乳房爬行运动的研究进展［J］. 护理研究，2020，34（13）：2347-2350.

第三节　母乳喂养

一、母乳喂养相关知识及技巧指导

【母乳喂养相关知识】

世界卫生组织已将帮助母亲在产后 1 小时内开始哺乳，实施 24 小时母婴同室，坚持纯母乳喂养 6 个月，提倡母乳喂养 2 年以上等纳入促进母乳喂养成功的措施之中。

1. 母乳喂养对母婴的益处　母乳喂养对母婴健康均有益。对婴儿，可以提供满足其发育所需的营养，提高免疫力，促进婴儿牙齿及颜面部的发育，增加母婴感情等。对母亲，可促进子宫复旧，推迟月经复潮及排卵的时间，降低母亲患乳腺癌、卵巢癌的风险等。

2. 判断乳汁分泌量是否充足　判断母乳充足的主要标准：①每日满意的母乳喂养 8 次左右；②婴儿每日排尿 5 ~ 6 次，排便 2 ~ 4 次；③婴儿体重增长及睡眠情况良好。

3. 母乳储存的条件　若无法直接哺乳，可将乳汁吸出，储存于储奶袋中，20 ~ 30 ℃保存不超过 4 小时，4 ℃保存不超过 48 小时，–15 ~ –5 ℃可保存至 6 个月。

4. 不宜或暂停母乳喂养的指征　主要包括母亲患传染病急性期、严重器官功能障碍性疾病、严重的产后心理障碍和精神疾病、婴儿患有乳糖不耐受症等不宜进行母乳喂养的疾病。另外，母亲酗酒、暴怒、服用对婴儿有影响的特殊药物等不宜哺乳。

【母乳喂养的技巧指导】

哺乳是一种自然行为。目前主张母乳喂养，顺应哺乳，不严格限制哺乳的持续时间及频率。根据哺乳的环境，可采用摇篮式、环抱式、交叉式、侧卧式和半躺式等姿势进行，以母婴舒适的体位进行哺乳。

哺乳前，母亲洗净双手并用温开水清洁乳房及乳头；哺乳时，取舒适体位，全身放松，一手抱起婴儿贴近自己，另一手呈"C"形托起乳房，示指在乳房的下面，拇指轻压在乳房上部，以改善乳房形态，让婴儿容易含接，注意托乳房的手不要过于靠近乳头处，示指支撑乳房基底部，防止乳房堵塞新生儿鼻影响呼吸；婴儿的头与其躯干呈一直线，面对乳房；产妇用乳头轻触婴儿的嘴唇，待其张大嘴时，快速将乳头及大部分乳晕放入婴儿口中，使婴儿嘴含住大部分乳晕，婴儿嘴下方露出的乳晕比上方少，舌头向前伸，在其下牙床的上面及乳晕下面呈勺状环绕由乳头乳晕形成的"长奶嘴"，使婴儿能正确、有效地吸吮；哺乳时应让婴儿吸空一侧乳房后再吸吮另一侧乳房。哺乳后应佩戴合适的棉质乳罩。每次哺乳后，应将新生儿抱起，轻拍背部 1～2 分钟排出胃内空气，以防吐奶。

二、母乳喂养常见问题的指导

1. 乳汁不足 为保证足够量的母乳，产后应做到早期母婴皮肤接触、早吸吮和早开奶，指导产妇掌握正确的哺乳方法，做到顺应哺乳，保证夜间哺乳，同时提供足够的营养和水分，并保持心情愉快，树立信心。

2. 乳头皲裂 常由于婴儿含接姿势不良造成，母亲常感到乳头疼痛。轻者可继续哺乳，可先喂健侧乳房，再喂患侧。哺乳结束时，母亲用示指轻轻向下按压婴儿下颌取出乳头，避免在口腔负压情况下拉出乳头而引起乳头皲裂。哺乳后，挤出数滴乳汁涂于乳头、乳晕上，短暂暴露于空气中，使乳头干燥，有利于伤口愈合。若皲裂严重，疼痛剧烈，可将乳汁排出，用杯子或小勺喂哺婴儿或使用乳头罩间接哺乳，直至皲裂好转。

3. 乳房胀痛 因乳房过度充盈及乳腺管堵塞所致。预防缓解的方法主要是产后尽早开奶，掌握正确的含接姿势，充分、有效吸吮，鼓励顺应哺乳。哺乳前按摩乳房，哺乳时先哺乳患侧，如乳房过度肿胀，应先将乳汁挤出少许，待乳晕变软后，再哺乳婴儿。挤奶前，可热敷乳房 1～2 分钟，哺乳后可以冷敷乳房，减轻母亲乳房肿胀和疼痛感。哺乳结束，可手工挤奶，排空乳汁。

手工挤奶方法：产妇取坐位或站位，身体前倾，洗净双手，将已消毒的挤奶容器靠近乳房。拇指及示指放在乳晕上，在距乳头根部 2 横指（2～3 cm）处，两指相对，其他手指托着乳房。用拇指及示指向胸壁方向轻轻下压，下压后，手指向乳头方向推动，然后手指放松，反复挤压、放松。一侧乳房至少挤压 3～5 分钟，转换不同位置，待乳汁减少再挤另一乳房，如此反复数次，持续 20～30 分钟。除手工挤奶外，也可选择手动式吸奶器或电动吸奶器吸出乳汁。

4. 平坦或凹陷乳头 平坦或凹陷乳头导致婴儿吸吮困难。妊娠 37 周后指导孕妇进行乳头伸展和乳头牵拉练习，加上产后婴儿的吸吮，可得到一定程度的改善。产后应使母亲树立信心，告知母亲婴儿吸的是乳晕而不是乳头，以减少母亲的焦虑。指导产妇改变哺乳体位和使用乳头保护罩以利于婴儿含接。也可用手刺激乳头、手动吸奶器或用空针筒抽吸乳头将乳头竖立，有利于于婴儿含接。在婴儿饥饿时，可先吸吮平坦一侧，因此时婴儿吸吮力强，容易吸住乳头和大部分乳晕。

5. 患病母亲的新生儿母乳喂养问题

（1）心脏病母亲：根据母亲的心功能选择新生儿喂养方式。心功能Ⅰ～Ⅱ级者，鼓励并指导其正确实行母乳喂养；心功能Ⅲ～Ⅳ级者，指导并协助人工喂养。

（2）糖尿病母亲：所有妊娠合并糖尿病产妇分娩的新生儿均按照高危儿处理，出生后密切监测血糖，及早开奶，必要时及早喂糖水。鼓励糖尿病产妇母乳喂养。

（3）乙型肝炎表面抗原（hepatitis B surface antigen，HBsAg）阳性母亲：目前主张 HBsAg 阳性母亲分娩的新生儿经主动、被动联合免疫后，接受母乳喂养。存在不宜母乳喂养指征者，应暂停母乳喂养。

知识链接

乳房爬行

乳房爬行（breast crawl，BC）被认为是新生儿的一种本能反应，是产妇自然泌乳与新生儿本能寻乳的一体化进程。强调在无医学指征的前提下，将分娩后的新生儿不受干扰地置于母亲的躯干上进行皮肤接触，使其自主向母亲乳房移动，以便在第一次喂养时进行定位和自我依附，该过程可锻炼新生儿的嗅觉能力、产后适应能力、抓握能力。

庞艳，林芳初，李嫒，等. 新生儿乳房爬行运动的研究进展［J］. 护理研究，2020，34（13）：2347-2350.

随堂测 16-3

三、出院后喂养指导

（1）强调母乳喂养的重要性，评估产妇母乳喂养的知识和技能，对知识缺乏的产妇，及时进行宣传教育。

（2）保证合理的睡眠和休息，保持精神愉快并注意乳房卫生。特别是哺乳母亲上班期间，应注意摄取足够的水分和营养。

（3）上班的母亲可于上班前挤出乳汁存放于冰箱内，婴儿需要时由他人哺喂，下班后及节假日坚持自己喂养。

（4）告知产妇及家属如遇到喂养问题，可进行咨询。咨询方式为医院的热线电话，或向保健人员、社区支持组织咨询。

小 结

产妇全身各器官除乳腺外从胎盘娩出至恢复或接近正常未孕状态所需的时期称为产褥期，一般为6周。产褥期是产妇生理恢复、心理调适以及新生儿适应宫外环境的关键时期。产褥期产妇全身各系统发生较大的变化，生殖系统变化最大。临床表现为生命体征的变化、子宫复旧与恶露、产后宫缩痛、褥汗。产褥期护理包括一般护理、子宫复旧、恶露的观察护理、会阴护理、产褥期常见问题护理（产后疼痛护理、产后尿潴留和便秘护理）、产后盆底康复护理；乳房护理、出院指导、产后避孕、产后访视、产后检查指导。母乳喂养护理包括母乳喂养相关知识及技巧指导、喂养常见问题指导和出院后喂养指导。

思考题

1. 请简述产褥期的定义。

2. 请阐述产褥期妇女的临床表现。

3. 某女士，26岁，G2P1，妊娠39周，自然分娩后6小时。护士巡视病房，发现该产妇耻骨联合上方有囊性包块。经询问，该产妇产后一直未自行排尿。

请回答：

（1）该产妇可能出现的问题是什么？

（2）应如何预防和处理该问题？

（唐中兰）

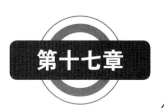

第十七章 产后保健

导学目标

通过本章内容的学习，学生应能够：

◆ **基本目标**

1. 识记产后保健的主要内容。
2. 理解产后健康教育的原则及出现产后健康问题的原因。
3. 综合运用所学知识进行产后盆底功能的评估并指导产妇进行康复训练。

◆ **发展目标**

1. 结合实际情况，前瞻性预测产后母婴可能出现的健康问题。
2. 运用所学知识和技能对产后妇女及婴儿提供持续性整体护理照护。

◆ **思政目标**

1. 树立预防为主及健康全过程的理念。
2. 秉持求真、创新的科学精神。

　　孕产期保健包含妊娠前保健、妊娠期保健、分娩期和产后保健，是人类健康的基石，是妇幼保健的重要组成部分。产后妇女的全身各系统和心理都发生了较大的变化。不仅如此，伴随着新生儿的出生，产妇及其家庭成员经历着心理和社会的角色改变及调适过程。产后康复是一个连续的过程，生殖器官延迟恢复、妊娠并发症和合并症将会在产后继续影响妇女的健康，因此，产褥期保健已不能满足产妇的健康需求，应将产后保健延长至产后 3 ~ 6 个月，以促进母亲健康和儿童早期发展。助产士为产妇及家属提供相应的身心指导和帮助非常重要。

案例 17-1

　　某女士，30 岁，自然分娩后 42 日，在丈夫陪同下前来产后复查。门诊检查和护患沟通提示：产后状态较好，恶露已结束 15 日，月经尚未复潮。产后至今食欲良好，进食肉类、蔬菜、汤类较多，营养适中。目前是纯母乳喂养，无乳房肿胀、乳头皲裂等问题。新生儿发育正常。此次复查，该女士在产后避孕方面有些困惑，需要得到此方面知识的指导。

　　请回答：

1. 该产妇何时可以恢复性生活？
2. 该夫妻是否需要采取避孕措施？为什么？

第一节　生活方式指导

产后妇女的身体各系统和心理状态，与未孕妇或妊娠期妇女相比均有较大差异。此期个体化的生活方式指导对产后妇女恢复到未孕状态非常必要。本节将从会阴护理、饮食与运动、产后避孕三个方面进行介绍。

一、会阴护理

【评估】

1. 会阴局部组织情况　产妇出院前，护理人员应查看产妇住院期间的护理记录，了解该产妇的会阴状况。若分娩时有撕裂伤或行会阴切开术，应了解组织修复情况。分娩时由于会阴部组织受压产生的充血、水肿或不同程度的裂伤，一般于产后数日内消失或愈合。如有会阴裂伤修复或切开缝合者，应注意查看切口愈合情况及有无缝线残留。对产妇的任何不适主诉，护理人员均应进行重新评估。

2. 会阴部疼痛　大多数经阴道分娩的女性会出现不同程度的产后会阴部疼痛，行剖宫产术者也会有不同程度的会阴部疼痛。可采用数字评分法、口头评分法、视觉模拟评分法或文字描述评分法等对疼痛的程度进行评估。护理人员应关注疼痛出现的时间、性质以及缓解方式等，有利于判断疼痛的原因。

3. 排泄情况　女性在围产期可能会出现各种泌尿系统症状，刚经历分娩不久的产妇因会阴部疼痛、腹肌及盆底肌松弛、活动量减少，肠蠕动减弱，加之饮食结构改变，容易发生便秘、排尿及排便习惯改变，进而增加会阴部的张力，影响伤口愈合。因此在产妇出院前，护理人员应评估其饮食和液体的摄入量、排尿及排便情况。

【健康教育】

1. 会阴局部组织护理

（1）会阴水肿的处理：分娩后会阴轻度水肿，在正常情况下，于产后 2～3 日自行消退，无须特殊处理。若出院时会阴水肿依然严重，应指导产妇局部湿热敷，可使用 50% 硫酸镁湿敷，每日 2 次，每次 20 分钟；或建议产妇到医院进行超短波或红外线照射治疗。

（2）会阴伤口的护理：在卫生条件良好和产妇一般健康良好的状况下，分娩时阴道和会阴部的擦伤、裂伤或行会阴切开缝合术后，会阴伤口会迅速愈合。护理人员应对每个产妇进行个性化指导，包括嘱产妇注意卫生，健侧卧位，1 周内应避免盆浴，以促进伤口愈合，预防感染。若出现局部硬结、伤口裂开、缝线脱落等情况，建议产妇及时到医院进行检查和处理。

2. 会阴疼痛管理　应结合产妇局部和全身疼痛的情况进行会阴部疼痛管理。如果疼痛影响休息和生活，产妇可遵医嘱适量应用镇痛药。常用的镇痛药有对乙酰氨基酚和非甾体抗炎药，护理人员应了解这些药物的禁忌证。如果疼痛剧烈或肛门处有坠胀感，建议产妇到医院处理，以排除阴道壁或会阴部血肿。

3. 排泄问题管理　在排除尿道及肛门的功能性问题后，鼓励产妇适当运动，以促进腹壁及盆底肌肉康复。建议每日液体摄入量在 2～2.5 L，同时保证足够的膳食纤维摄入量，以促进尿道及肠道功能恢复。若饮食调整无效，则应考虑有无产后痔、严重的会阴创伤等。若发生便秘或大小便失禁，建议及时到医院处理。

4. 注意事项　应告知有严重会阴损伤史（如Ⅲ度及以上会阴裂伤）的产妇若有再次妊娠需求，应向专业人员咨询再次妊娠的合理时机。再次妊娠分娩前，应知晓肛门括约肌损伤复发的危险因素，并根据需要进行分娩方式咨询。

二、饮食与运动

【评估】

1. 饮食评估 产后合理饮食对于产妇的康复（包括肠道、肌肉、韧带、骨骼等）、母乳喂养和新生儿的体格发育都有重要影响。分娩后妇女因卧床时间长、缺乏运动、腹肌及盆底肌肉松弛、肠蠕动减弱等，容易发生便秘和肠胀气，此后由于孕酮水平下降，胃动力素水平上升，消化功能逐渐恢复，一般需 1 ~ 2 周恢复正常。因此，在产妇出院时，应进行饮食情况评估。主要内容如下：

（1）全面评估产妇的生命体征和身体状态。

（2）了解产妇是否合并基础疾病，了解并遵循健康膳食的原则。

（3）询问产妇的饮食习惯、偏好、食材选择、加工烹调方式和食用方法等。

2. 运动评估 产后是建立健康行为生活方式的良好时机。产后恢复妊娠前的锻炼活动或融入一些新的锻炼习惯对形成终身的健康习惯非常重要，且产妇产后参加运动项目的减少，是引起产妇超重和肥胖的常见原因之一。产后妇女在进行活动或体育锻炼前，应由医务人员进行全面的临床评估，包括活动习惯及方式，以及出院时身体恢复情况，是否合并不适宜运动的内科、外科疾病或产科并发症，有无深静脉血栓形成的高危因素及前驱症状。

【健康教育】

1. 合理饮食 产后合理饮食对于分娩后妇女和婴儿都非常重要。在尊重产妇个人饮食习惯的基础上，应注意科学、合理的膳食调理。

（1）指导产妇认识传统产后饮食中明显的不科学的饮食禁忌，产后饮食应是由多样化食物构成的均衡膳食，可摄入多样化的蔬菜、水果及富含纤维素的食物。

（2）产后第 1 周饮食宜清淡、少油腻，易消化、吸收，可进食流质或半流质饮食，少食多餐。产后第 2 周之后可逐步恢复平衡膳食并增加能量摄入。

（3）应摄入适当的肉、禽、鱼、蛋、奶等动物性食品，以补充蛋白质的营养需求。

（4）产后哺乳期妇女能量摄入与妊娠晚期接近，推荐摄入量为 2300 kcal/d，可根据体重不同增减 10% ~ 15%。产后未哺乳妇女能量摄入参考同龄女性推荐量（1800 kcal/d）。

（5）应适当多饮水，补充维生素和铁剂。

（6）产后妇女忌烟、酒，避免饮浓茶和咖啡。

2. 产后运动 经医学评估产妇产后从事活动是安全的，则应循序渐进恢复妊娠前的锻炼习惯。

（1）产后活动：健康产妇应每周至少进行 150 分钟的中等强度的有氧运动，会阴部伤口拆线后不感疼痛时可做产后健身操；妊娠前规律锻炼，正常妊娠且无并发症的产妇，可以在医护人员的指导和监督下恢复或者逐步开始进行慢跑、有氧运动等锻炼；妊娠前平时久坐的产妇，应按照循序渐进的原则逐步增加运动量；难产或行剖宫产术后的女性，需在产后 6 周进行产后检查，然后在医护人员指导下恢复妊娠前体力活动。

（2）产后活动方式：产后 2 周后可从事少量家务活动。同时，应结合自身的身体状况、运动习惯和居住环境等，选择适合的运动方式。可选择的安全运动项目包括走路、慢跑、中低强度有氧运动、产后瑜伽、产后平板运动、力量训练及健身操等。鼓励产妇在产后进行有氧和力量调节运动，但不应在分娩后很快恢复高强度运动。习惯于剧烈有氧运动者（如跑步）或高度活跃者，产后也可继续体育活动，但需要与专业人员讨论如何进行运动项目的调整及调整时机。

（3）凯格尔训练（Kegel exercise）：是指患者有意识地对以耻骨 - 尾骨肌和耻骨 - 直肠肌为主的盆底肌肉群进行自主性收缩锻炼，不受时间、地点的限制。产妇可进行阴道、肛门和尿

随堂测 17-1

道的自主收缩训练，每次收紧持续 5 秒，放松 5 秒，每次训练 15 分钟，每日 3 次。当再次妊娠时，可从备孕开始就进行盆底肌肉锻炼。

3. 注意事项

（1）合理饮食：基于产妇的自身恢复及母乳喂养的需求，分娩后妇女需要大量的营养物质，但不可大量进食高蛋白、高脂肪、高糖及刺激性强的食物，以免使血液黏稠度增加，下肢血流缓慢。若产妇合并有代谢性疾病，如糖尿病、肾病、营养不良，应严格遵循营养方案，必要时请营养科会诊。

（2）产后运动

1）由于产后妇女盆底肌肉松弛，应避免重体力劳动或蹲位活动，减少上举或提举超过婴儿重量的物品，以防子宫脱垂。

2）产后活动或运动的强度应以不引起自我疲劳为原则，避免高强度运动，降低运动中过度消耗的风险。

3）哺乳期产妇为避免运动时乳房肿胀而引起的不适，应在锻炼前哺乳，并在开始锻炼前保证充足的水分摄入。

4）当出现深静脉血栓的症状时，如一侧或者双侧下肢突发肿胀、疼痛或发热等，应及时就医。

三、产后避孕

【评估】

1. 风险评估　产后避孕是指产妇在胎盘娩出后的一段时间内，为防止意外妊娠的发生而采取的避孕措施。产后 1 年内人工流产率高于育龄妇女的平均水平，产后近期意外妊娠和人工流产都会增加产妇的健康风险。

2. 避孕时机　产褥期恢复排卵的时间、月经复潮时间与产妇是否哺乳及哺乳时间长短有关。不哺乳产妇一般于产后 6 ～ 8 周恢复月经，平均在产后 10 周恢复排卵。哺乳期妇女因催乳素的分泌会抑制排卵，导致月经复潮延迟，有些女性在哺乳期间月经一直不来潮，平均在产后 4 ～ 6 个月恢复排卵。产后较晚恢复月经者，首次月经来潮前常有排卵，因此哺乳期妇女在月经复潮前也有受孕的可能。因此，应结合妇女预期恢复性生活的时间、生理状况、心理状况及哺乳情况综合评估，选择合适的避孕方法。

【健康教育】

1. 产后避孕的重要性　生育间隔过短会增加母亲的不良结局风险，如子宫损伤、穿孔、出血、破裂、感染。产后恢复性生活后不采取任何避孕措施导致的意外妊娠，会增加产后妇女药物流产、人工流产甚至引产的概率，从而导致出血、感染；同时，宫腔粘连、脏器损伤等并发症的风险明显增大，甚至发生继发性不孕。也会增加胎盘粘连、前置胎盘、胎盘植入等相关远期并发症发生的概率。剖宫产术后，尤其是因严重的并发症而实施剖宫产术终止妊娠的产妇，若不采取任何避孕措施，再次妊娠时可能发生异位妊娠、妊娠期子宫破裂等严重并发症，甚至危及产妇生命。

2. 产后恢复性生活的时机　产妇产后 42 日内、恶露干净前禁止性生活。产后 42 日经医务人员检查确认生殖器官恢复良好的情况下方可恢复性生活。

3. 产后避孕方式的选择　排卵可发生在产后妇女月经复潮前，故应采取避孕措施，可选用工具法，包括男性工具法，如男用避孕套；女性工具法，如女用避孕套（图 17-1）、宫内节育器（intrauterine device，IUD）（图 17-2）、口服避孕药。哺乳期女性不宜口服含有雌激素的避孕药，应选用工具法避孕或在医师指导下使用其他避孕方法。

产后可立即使用长效可逆避孕方式（long-acting reversible contraception，LARC），方便、

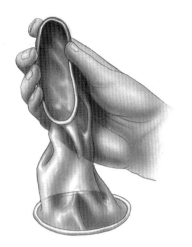

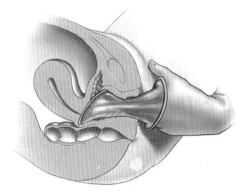

图 17-1 女用避孕套

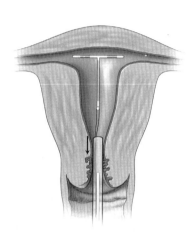

图 17-2 宫内节育器（IUD）

有效，可减少意外妊娠发生率和延长妊娠间隔，主要包括避孕针、左炔诺孕酮宫内缓释节育系统、宫内节育器、皮下埋植四类避孕方法。

4. 注意事项 应让产妇知晓各种避孕方法的优点、禁忌证，宫内节育器的概念、优点、使用方法、时机及排出的风险，在充分了解的情况下做出选择。

知识链接

产后保健服务与需求

产后对于产妇、新生儿及家庭都是一个十分重要的时期。健康教育作为母婴保健的重要部分，已成为国内外医务人员的共识。目前我国已将妊娠期产前检查服务和产后访视保健纳入国家基本公共卫生服务，对孕产妇和新生儿身心健康起到了积极的促进作用。

但是，相对于妊娠期保健，产后保健内容和服务质量及产后42日母婴体检项目均存在较大的差异。一方面，虽然42日产妇因妊娠而引起的生理变化基本恢复，但随着高龄孕产妇和经产妇增多，妊娠合并症或并发症、盆底功能损伤、心理障碍和体重滞留等问题逐渐增加。另一方面，孕产妇产后的康复是一个连续的过程，很多生殖器官延迟恢复、妊娠并发症和合并症将会在产后继续影响妇女的健康，既往止于产后42日的产褥期保健已不能满足产妇的健康需求，应考虑将产后保健服务延长至3～6个月。

随着医学观念的转变，全生命周期健康的理念发展，应提出适应新时期更优质的产后保健服务指南，进一步探索更有利于产妇健康的适宜的产后保健服务时期，在内容上除产后住院期间、出院后产后访视、产后42日母婴体检的常规保健外，还要特别重视健康教育、产后心理保健、妊娠并发症的随访和管理、盆底功能康复及婴儿定期保健等，以促进母亲健康和儿童早期发展。

[1] 中华预防医学会妇女保健分会. 产后保健服务指南 [J]. 中国妇幼健康研究，2021，32（6）：767-781.

[2] 徐鑫芬，熊永芳，翟巾帼. 产后出院健康教育临床实践指南 [R]. 中国妇幼保健协会助产士分会，2021.4.

第二节　盆底功能康复

一、盆底功能评估

1. 盆底肌力、耐力评估　肌力（muscle strength）是指肌肉收缩产生的最大力量。耐力（endurance）是指肌肉持续性维持一定强度的等张收缩或做多次一定强度的等张收缩的能力。

盆底肌纤维分为Ⅰ类肌纤维和Ⅱ类肌纤维。Ⅰ类肌纤维又称为慢肌纤维，在静息状态下产生张力，维持盆底器官处于正常解剖位置，对维持盆底的支撑功能起重要作用，收缩时间长，不易疲劳。盆底深层肌大多为此类肌纤维。Ⅱ类肌纤维又称为快肌纤维，在运动状态下抵抗腹腔向盆底组织传导的压力，参与控便、排尿、性功能等盆底动态活动，收缩时间短，易疲劳。盆底浅层肌含此类肌纤维较多。

随堂测 17-2

徒手肌力评定（manual muscle test，MMT）是通过观察肌肉在不同阻力条件下的运动情况和克服阻力的能力，来确定肌力的大小，同样适用于分布在身体其他部位的骨骼肌肌力测试。用于盆底肌力评估的方法有简易4级评分法、分类型盆底肌力测试和Laycock改良牛津评分法。分类型盆底肌力测试是国内外用于盆底肌力评估比较通用的方法之一，根据盆底肌肉收缩强度及持续时间来测定盆底肌力，能收缩并持续4～5秒为正常。此方法既可以了解盆底肌收缩的质量，也可以了解盆底肌Ⅰ类肌纤维的持久收缩能力和Ⅱ类肌纤维在一定时间内的快速重复收缩能力。分级如下。

0级：感受不到肌肉收缩。

1级：感受到肌肉轻微收缩（颤动），收缩1次，持续1秒。

2级：不完全收缩，收缩2次，持续2秒。

3级：完全收缩，没有抵抗，收缩3次，持续3秒。

4级：完全收缩，有轻微抵抗，收缩4次，持续4秒。

5级：完全收缩，持续抵抗，收缩5次，持续5秒。

知识链接

盆底肌力评估的方法

简易4级评分法：由于盆底肌的特殊位置和特殊的生理功能，用于女性盆底肌的MMT或称数字化的肌力测试（digital muscle testing，DMT）的改良方法很多，但目前被国际尿控学会（International Continence Society，ICS）认可的是采取简单的4级评分方法：缺失（absent）、减弱（weak）、正常（normal）、增强（strong）。

Laycock改良牛津评分法（modified oxford scale，MOS）：这种方法分为6级。0=没有收缩（no contraction）；1=收缩感（licker）；2=微弱收缩（weak）；3=中等度收缩伴有盆底肌上提（moderate with lift）；4=良好收缩伴有盆底肌上提（good with lift）；5=强有力的收缩伴有盆底肌上提（strong with lift）。

为避免手法测量中人为因素的影响，也可使用各种专用器械或仪器进行压力和肌电测量，以显示具体化数值，便于比较和分析。

各类评分方法均有不同的优点和缺点，国内外学者们尚在进一步研究，以探讨统一的盆底肌肌力评定标准。

刘娟，葛环，李环，等．产后盆底康复流程第二部分：康复评估—病史收集、盆底组织损伤及盆底功能评估［J］．中国实用妇科与产科杂志，2015，31（5）：426-432．

2. 盆底肌张力评估 肌张力（muscle tone）是指人体在安静休息的情况下，肌肉保持一定紧张状态的能力。

肌张力异常可分为3种情况。①肌张力减低（迟缓）：肌张力低于正常静息水平；②肌张力增高（痉挛）：肌张力高于正常静息水平；③肌张力障碍：肌张力损害或障碍，如齿轮样强直和铅管样强直。可使用阴道内张力器，通过牵拉盆底肌所感受到的阻力评估盆底肌张力情况。

3. 盆底肌电生理评估 使用腔内（阴道或直肠）表面电极采集肌肉活动产生的盆底动态肌电图，可以观察肌肉兴奋时所产生的电生理变化，较好地评定肌张力，间接评定肌力以及客观评定肌肉的疲劳程度。经相关指标分析，了解盆底肌整体功能以及各类肌纤维状况。这类量化方法与生物力学评定方法一样，是临床常用的肌力评定方法。常用的分析指标包括：最大募集肌电位（最大收缩肌电位）、Ⅰ类肌纤维耐力及疲劳度、Ⅱ类肌纤维耐力及疲劳度、盆底肌张力、盆底肌与腹肌收缩协调性。

盆底肌早期功能障碍会出现肌电位异常，盆底肌最大肌电位正常不低于20 μV，肌电位过低表明参与盆底收缩运动的肌纤维不足，盆底收缩做功能力不足。

4. 盆底张力功能评估 盆底张力功能评估指标包括静态张力、动态张力、盆底肌收缩力、Ⅱ类肌纤维反射。在静息状态下，盆底肌、筋膜和结缔组织本身存在的张力维持盆腔器官处于正常位置，称为静态张力，正常值为221～259 g/cm²；在运动或腹压增加时，盆底受到的压力增加，此时盆底肌、筋膜和结缔组织弹性张力增加来对抗压力，称为动态张力，正常值为卵泡期450 g/cm²、排卵期600 g/cm²。盆底肌收缩力是指有意识地收缩盆底肌所产生的力量，正常值为：①5°时盆底肌收缩力（平均值）200 g/cm²；②10°时盆底肌收缩力（平均值）200 g/cm²。Ⅱ类肌纤维反射是指骨骼肌在受到外力牵拉时引起受牵拉的同一肌肉收缩的反射活动，正常值为5°。

盆底张力测试方法：患者取膀胱截石位，将合拢的张力器蘸取液状石蜡沿阴道后壁缓缓放入阴道，张力器的钳嘴要紧贴阴道后壁，匀速张开钳嘴（一般为15°），若患者感到疼痛或不适，立即停止操作并记录。测量结束后合拢钳嘴，待患者充分放松后进行第2次测量。

5．盆腹动力学评估　盆腹腔由主动支持系统（盆底肌）、被动支持系统（筋膜结缔组织）和混合支持系统（骨骼和韧带）构成，使机体在静息和活动状态下协调一致，维持正常功能。人体盆底和腹部在力学上属于一个整体，两者相互协调，在评估盆底肌功能时，也要对腹部力学进行评估，包括腹肌肌力及疲劳度、腰肌肌力及疲劳度、腹壁脂肪厚度、腹肌分离值、站立位脊柱前后凸比例等。正常值：腹肌肌力5级，腹肌疲劳度0%；腰肌肌力5级，腰肌疲劳度0%；腹肌分离小于1 cm，腹肌收缩时，分离距离不小于0.5 cm；腹壁脂肪厚度为12～20 mm。

二、盆底康复训练

1．盆底肌肉锻炼　凯格尔训练（Kegel exercise）是最经典的盆底肌肉锻炼方法，对盆底肌肉康复起基础性作用。通过产妇有意识地主动收缩以肛提肌为主的肌群，达到锻炼盆底肌的目的，对产后和老年女性尿失禁、子宫脱垂、性功能障碍有一定的疗效。产妇取仰卧位、屈膝，在专业人员的指导下做收缩肛门的动作，配合呼吸收缩和放松，每次收缩持续时间不少于3秒，连续做15～30分钟，每日重复2～3次，6～8周为一个疗程。盆底肌肉锻炼不受时间、地点的限制，但个体依从性较差，个体化训练效果明显，常需配合生物反馈治疗、电刺激疗法和辅助训练仪进行。

2．盆底电刺激疗法　通过使用不同频率的电流刺激盆底肌肉和神经，提高盆底肌的兴奋性，被动引起肌肉收缩，以增强盆底肌的强度和功能。电刺激疗法可以唤醒本体感受器，使肌肉得到锻炼，还能促进局部血液循环，对无法正确、有效地进行盆底功能锻炼的女性，能够提供帮助。盆底电刺激疗法是治疗产后尿失禁、盆腔脏器脱垂等盆底功能障碍性疾病的主要方法。

3．生物反馈法　通过模拟的声音信号或者视觉信息来反馈正常和异常的盆底肌肉活动情况，来帮助专业人员判断盆底肌肉活动是否正确，从而达到有效锻炼盆底肌的作用。生物反馈法包括肌肉生物反馈、A3反射、膀胱生物反馈、场景生物反馈等。目前应用的生物反馈仪有直接测量压力和测量肌电图两种，使用阴道或直肠探头可以直接测量阴道或肛门收缩的压力，以判断盆底肌肉活动是否正确。肌电图仪有多种型号，包括两通道和多通道，通过连接会阴部、腹部等肌肉传出肌电信号，判断有无收缩。

4．辅助训练仪　向阴道内放入重物，目前临床常用的阴道康复器即阴道哑铃，主要由两个椭圆形小球构成，质量从20 g到100 g不等。使用阴道哑铃时，患者应先取仰卧位，涂抹专用润滑液后将阴道哑铃置于阴道内一指节（约2 cm）的深度，从最小质量的阴道哑铃开始训练，使阴道哑铃保持在阴道内而不滑出的最大质量就是适合患者本人的训练质量。此锻炼应循序渐进，逐渐增加重量和时间，从而达到锻炼盆底肌的作用。辅助训练仪可以有效地改善盆底功能，有利于盆底组织的恢复。与单纯盆底肌肉锻炼相比，辅助训练仪有更好的依从性。

5．膀胱训练　是通过改变排尿习惯来调节膀胱功能，产妇有意识地抑制膀胱收缩，适当延长排尿时间，从而锻炼膀胱功能。指导患者记排尿日记，包括每日饮水和排尿情况，制订排尿计划，逐渐延长排尿间隔，直到2～3小时排尿一次。

6．手法按摩　适合唤醒产妇肌肉的本体感觉，教会产妇盆底肌肉的自主收缩，缓解盆底肌肉的痉挛和疼痛。注意，在按摩过程中，应找到盆底肌肉的痛点，力度适中，由轻至重，由浅至深，以产妇感觉舒适、有热胀感为宜。

操作流程：①产妇取膀胱截石位或平卧位，两膝弯曲、外展。②手涂润滑油，以大拇指指腹的力量按摩会阴中心腱外侧，示指与中指置于阴道内进行按摩，以同样的方法来回按摩两侧大小阴唇，将大拇指指腹置于阴道内肛提肌，或示指和中指指腹置于阴道内肛提肌，沿骶骨至肛门处来回按摩。③每次 30 分钟，每个疗程 10～15 次。④在手法按摩过程中，指导产妇进行盆底肌收缩训练，帮助产妇学会盆底肌收缩训练方法。

知识链接

电刺激联合生物反馈治疗

电刺激联合生物反馈治疗总的原则为：先给予电刺激治疗，促进肌肉的被动收缩、本体感受的恢复和学会收缩会阴动作，锻炼Ⅰ类和Ⅱ类肌肉肌力，然后巩固Ⅰ类、Ⅱ类肌肉肌力，接着进行盆底整体训练，再进行生物反馈治疗，加强肌肉的自主收缩，提高盆底肌肉的肌力和张力。

李环，龙腾飞，李丹彦，等. 产后盆底康复流程第三部分—产后盆底康复措施及实施方案 [J]. 中国实用妇科与产科杂志，2015，31（6）：522-529.

小 结

产后保健是妇女保健的一个重要部分。需要了解产妇的康复情况、母乳喂养情况、婴儿发育情况等相关信息。产后产妇的各个系统和心理状况都会发生相应的变化，产妇及家属都需要一定的适应过程，护理人员提供的保健服务非常重要。

妇女产后保健工作包括会阴护理、饮食与运动、避孕、盆底功能康复等多项内容，需要客观地评价产后妇女的健康状况，早期识别产后妇女及婴儿的异常情况，发现其现存和潜在的健康问题，进一步结合实际情况制订个性化的照护计划，以促进产后康复。

思考题

1. 请简述产后妇女可能的健康问题。
2. 在产后生活方式指导中，产后妇女对新角色的行为和态度的适应要经过哪几个时期？

（翟巾帼）

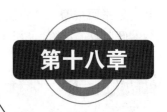

产褥期疾病

导学目标

通过本章内容的学习，学生应能够：

◆ **基本目标**

1. 识记产褥感染、产褥病率、产后抑郁及晚期产后出血的定义。
2. 理解产褥感染、急性乳腺炎、产后抑郁及晚期产后出血的病因及临床表现。
3. 运用所学知识对产褥期疾病妇女提供护理。

◆ **发展目标**

综合应用所学知识预测产褥期妇女潜在的风险。

◆ **思政目标**

具有大爱无疆的职业精神。

第一节 产褥感染

案例 18-1

某女士，30 岁，G₂P₁，妊娠 40 周，因"发热、下腹痛、恶露有臭味"入院。6 日前该女士因胎膜早破 10 小时，自然分娩一男婴，阴道出血约 200 ml，产后 2 日出院。产后第 5 日出现体温升高，伴有下腹痛，恶露有臭味。体格检查：T 39 ℃，P 116 次/分，R 24 次/分，BP 120/76 mmHg。咽部无红肿，双肺呼吸音清，腹软，宫底脐下三横指，轻压痛。阴道窥器检查见红色分泌物，恶臭味。双合诊：子宫体压痛、双附件区未扪及包块。辅助检查：血常规 WBC 14.2×10^9/L，N 86%，C 反应蛋白 8 mg/L。

请回答：

1. 该产妇出现了什么问题？
2. 其处理原则是什么？
3. 如何对该产妇进行护理？

产褥感染（puerperal infection）是指分娩时及产褥期生殖道受病原体侵袭，引起局部或全身感染，是导致产妇死亡的重要原因之一。产褥感染的发生率为 2%～8%。产褥病率（puerperal morbidity）指分娩 24 小时以后的 10 日内，用标准方法测量体温，每日至少测量 4 次，每次间隔 4 小时，其中有 2 次体温 ≥ 38 ℃。产褥病率以产褥感染为主，少数由生殖道以外的其他感染与发热引起，如急性乳腺炎、泌尿系统感染、上呼吸道感染、血栓性静脉炎。

【病因】

1．感染诱因　当分娩过程中生殖道的自然防御功能受到破坏、产妇的抵抗力下降或大量致病微生物入侵时，易导致产褥感染的发生。产褥感染常见于产妇贫血、营养不良、妊娠晚期性生活、胎膜早破、羊膜腔感染、慢性疾病、产程延长、产前产后出血过多及产科手术操作等情况。

2．感染来源

（1）内源性感染：正常女性生殖道内及身体其他部位有大量病原体寄生，多为条件致病菌，只有当机体的抵抗力下降或有感染诱因存在病原体大量繁殖时才可致病。此外，寄生在身体其他部位的细菌异位到生殖道也可致病。

（2）外源性感染：即由外界的病原体引起的感染，常与无菌观念不强有关。病原体可通过医务人员消毒不严或被污染的衣服、用具、各种手术器械侵入机体。另外，临近分娩期性交或产后不注意卫生，也可使外界的病原体侵入生殖道引起感染。

3．病原体　正常女性生殖道内存在大量细菌，分为致病菌和非致病菌两大类。有些非致病菌在一定的条件下可以致病，称为条件致病菌。常见的病原体有：需氧菌，如链球菌、大肠埃希菌、金黄色葡萄球菌，其中以 β 溶血性链球菌致病性最强，多为外源性产褥感染；厌氧菌，以消化球菌和消化链球菌为最常见，常与需氧菌混合感染，多为内源性感染。此外，还有真菌、衣原体及支原体等。产褥感染可为单一的病原体感染，也可为多种病原体的混合感染。

近年来的研究表明，内源性感染更重要，因孕妇生殖道病原体不仅可导致产褥感染，而且能通过胎盘、胎膜、羊水间接感染胎儿，导致流产、早产、胎儿生长受限、胎膜早破及死胎等。

【临床表现】

发热、腹痛和恶露异常是产褥感染的三大主要症状。由于病原体种类及数量不同，感染部位及扩散范围不同，其临床表现也不同。

1．急性外阴、阴道、宫颈炎　会阴裂伤或会阴伤口是会阴感染的常见部位。表现为会阴部疼痛，局部伤口红、肿、热，有触痛或有波动感。初起伤口边缘较硬，之后缝线陷入肿胀的组织内，针孔流脓，严重者伤口裂开。产妇活动受限。阴道、宫颈感染表现为黏膜充血、水肿甚至溃疡、分泌物增多并呈脓性，宫颈裂伤感染症状不明显，若未及时缝合，病原体可直接上行或向深部蔓延引起急性盆腔结缔组织炎，产妇出现全身感染症状。

2．子宫感染　包括急性子宫内膜炎、子宫肌炎。病原体经胎盘剥离面侵入，累及子宫蜕膜层称为子宫内膜炎。表现为子宫内膜充血、坏死，阴道内有大量脓性分泌物且有臭味。侵及子宫肌层则称为子宫肌炎，两者常伴发。若为子宫肌炎，出现腹痛，恶露增多呈脓性，子宫压痛明显，子宫复旧不良，同时伴有头痛、高热、寒战、心率快、白细胞计数增多等感染症状。

3．急性盆腔结缔组织炎和急性输卵管炎　病原体沿宫旁淋巴和血行到达子宫周围组织，引起急性炎性反应而形成炎性包块，同时波及输卵管，形成急性输卵管炎。产妇表现为寒战、高热、腹痛、肛门坠胀及里急后重感等，检查发现下腹部压痛、反跳痛、肌紧张，宫旁组织增厚或触及包块，严重者侵及整个盆腔形成冰冻骨盆。

4．急性盆腔腹膜炎及弥漫性腹膜炎　炎症继续发展，扩散至子宫浆膜，形成盆腔腹膜炎。继而发展成弥漫性腹膜炎，临床表现为全身中毒症状，如寒战、高热、全腹剧痛，伴呕吐、腹胀；腹部压痛、反跳痛明显，伴腹肌紧张。若脓肿波及肠管、膀胱，可出现腹泻、里急后重、排尿困难。急性弥漫性腹膜炎是产褥感染导致死亡的主要原因。

5. 血栓性静脉炎 胎盘剥离面的感染性病原体在多种因素的作用下形成感染血栓，引起盆腔内血栓性静脉炎。常侵及子宫静脉、卵巢静脉、髂内静脉、髂总静脉及阴道静脉。厌氧菌为常见病原体。病变单侧居多，产后 1～2 周多见，表现为寒战、高热，症状可持续数周或反复发作。下肢血栓性静脉炎常继发于盆腔静脉炎，病变多在股静脉、腘静脉及大隐静脉，表现为弛张热，下肢持续性疼痛，局部静脉压痛或触及硬索状，使血液回流受阻，引起下肢水肿，皮肤发白，称股白肿。浅表性血栓性静脉炎和深部静脉血栓的症状和体征，见表18-1。

表18-1　浅表性血栓性静脉炎和深部静脉血栓的症状和体征

	浅表性血栓性静脉炎	深部静脉血栓
症状	局部有炎症	突然发作的下肢疼痛，活动或站立时加重
	下肢疼痛	踝部、大腿部、小腿广泛性水肿
体征	局部发热	轻度心动过速
	可触及到条索状变硬的血管或结节，有压痛	可能有轻度体温升高
		小腿压痛
		沿发病血管走行的压痛，可能触及条索状变硬的血管

知识链接

产后肺栓塞

血栓性静脉炎最大的风险是发生肺栓塞。肺栓塞主要见于有深部静脉栓塞（DVT）的产妇，而不是浅表性血栓性静脉炎的产妇。呼吸急促、呼吸困难和突发胸部剧烈疼痛是肺栓塞最常见的症状。突然出现的上述症状提示需要进行紧急评估。也可能会出现一些其他非特异性症状，包括心肺听诊音改变和伴随产妇血氧水平下降的恐惧感、忧虑感。当怀疑有血栓性静脉炎时，切勿按摩患侧肢体。

TEKOA L K，MARY C B，KATHRYN O，等. 瓦尔尼助产学 [M]. 6 版. 陆虹，庞汝彦，主译. 北京：人民卫生出版社，2020.

6. 脓毒血症及败血症 感染血栓脱落进入血液循环可引起脓毒血症，随后可并发感染性休克和迁徙性脓肿（肺脓肿、左肾脓肿）。若病原体大量进入血液循环，繁殖并释放毒素，可形成败血症。脓毒血症和败血症导致的感染性休克可严重危及产妇的生命。

【诊断要点】

1. 病史 详细询问病史及孕产史，了解妊娠期、分娩期及产后引起感染的原因和诱因。

2. 全身与腹部检查 体温升高，腹部压痛、反跳痛、肌紧张。

3. 辅助检查

（1）血液检查：白细胞计数升高及分类核左移，红细胞沉降率加快，血清 C 反应蛋白＞8 mg/L 有助于早期感染的诊断。

（2）确定病原体：取会阴、阴道、宫颈分泌物，脓肿穿刺液、阴道后穹窿穿刺液进行细菌培养和药物敏感试验，确定病原体及敏感的抗生素。

（3）影像学检查：B 型超声、彩色多普勒超声、CT 及磁共振成像等，检查子宫及盆腔组织，了解感染部位及病变情况。对感染形成的炎性包块、脓肿及静脉血栓做出定位和定性诊断。

【处理原则】

1. 支持疗法 加强营养，增加蛋白质摄入，增强机体抵抗力，纠正贫血及电解质代谢紊乱。取半卧位，有利于恶露引流或使炎症局限。

2. 清除宫腔残留物 在有效抗感染的同时，清除宫腔残留物。

3. 药物应用 首选广谱、高效的抗生素并进行综合治疗，使用前做药物敏感试验。有血栓性静脉炎时，在应用大量抗生素的同时，可加用肝素、双香豆素、阿司匹林等抗凝血药。若为中毒性休克、肾衰竭等，应积极抢救。

4. 手术治疗 若会阴切口或腹部切口感染，行切开引流。盆腔脓肿经腹部或阴道后穹隆穿刺或切开引流。

随堂测 18-1

【护理措施】

1. 一般护理 保持病房安静、清洁、舒适，保证产妇充足的休息和睡眠。产妇取半坐卧位，使感染局限，同时便于恶露排出。鼓励产妇多饮水，保证足够的液体摄入量。给予高蛋白、富含维生素、高热量、易消化的食物，增强机体的抗病能力。保持排便通畅，减轻盆腔充血，以利于子宫复旧。指导产妇注意下肢活动，避免下肢静脉血栓形成。

2. 治疗配合 根据医嘱应用敏感、足量、广谱、高效的抗生素及子宫收缩药。认真观察药物疗效。血栓性静脉炎应用肝素治疗要注意监测凝血功能。如需手术，配合医师做好伤口清创术、清宫术、脓肿引流术及经阴道后穹隆穿刺术等相应的术前准备和术后护理。

3. 病情观察 观察产妇的全身情况，有无寒战、发热、全身乏力等症状，每 4 小时测 1 次体温；观察伤口愈合及子宫复旧情况，了解子宫底的高度、硬度及有无压痛；观察产妇恶露的量、颜色、性状、气味等，并做好记录。

4. 局部护理 保持外阴清洁，用 0.05% 聚维酮碘擦洗外阴，每日 2 次，大小便后及时擦洗。外阴伤口可用红外线照射，每次 15 ～ 20 分钟，每日 2 次。若水肿明显，可用 50% 硫酸镁湿热敷。脓肿已形成者应提前拆线引流及伤口换药。

5. 心理护理 做好心理疏导，解除产妇及家属的疑虑，提供母婴接触机会，减轻产妇因母婴分离而产生的不安、焦虑情绪。

6. 健康教育 要养成良好的个人卫生习惯，保持会阴部清洁，及时更换会阴垫。产褥期禁止性生活，不宜盆浴。做好会阴护理。告知产妇产后 42 日进行复查。若有不适症状，如会阴伤口疼痛、腹痛、畏寒、发热及恶露异常等，随时就诊。

第二节 产后抑郁

案例 18-2

某女士，36 岁，G₁P₀，妊娠 40⁺² 周。入院后，产程进展不顺利，转行剖宫产术分娩一女婴。产后第 3 日，产妇情绪低落，食欲差，常独自哭泣，拒绝母乳喂养。自诉剖宫产术切口疼痛，孩子哭闹使她晚上无法入睡，头痛。产妇平时性格内向，与丈夫单独居住。婚后婆媳关系紧张，丈夫家三代单传。因丈夫经常出差，临近预产期才雇一个保姆，此次产妇准备接受剖宫产术时丈夫才匆忙赶回其身边。EPDS 评分 18 分。

请回答：

1. 根据上述表现，你认为该女士最可能的问题是什么？

2. 应如何护理？

产后抑郁（postpartum depression，PPD）是指产后 4 周内出现的抑郁症状，临床上常见于产后 2 周内，表现为易激惹、失眠、焦虑、沮丧、悲观和对自身及婴儿健康过度担忧，重者失去生活自理及照顾婴儿的能力。产后抑郁是产褥期精神综合征中最常见的一种类型，产褥期精神综合征还包括产后情绪不稳定和产后精神病。

产后抑郁起病比较隐匿，容易被忽视，当症状明显加重并寻求帮助的行为受到劝阻或淡化时，常使抑郁症状加重，严重危及产妇、婴儿甚至整个家庭，应引起重视。

【病因】

产后抑郁病因未明。大量研究表明，产后抑郁是多因素相互作用的结果，与以下因素有关。

1．内分泌及递质因素　产后抑郁与体内内分泌改变有关。妊娠后期体内雌激素、孕激素水平显著增高，皮质类固醇、甲状腺素不同程度增加，分娩后上述激素迅速撤退，引起一些神经递质系统功能紊乱，脑内和内分泌组织的儿茶酚胺减少，从而影响高级脑活动。产妇经过妊娠分娩，机体疲惫、精神紧张，神经系统功能状态不佳，进一步加重了内分泌功能状态的不稳定。有研究表明，雌、孕激素具有稳定精神神经的作用，某些女性对激素水平的变化特别敏感，在生育期表现为心理脆弱，对环境和生理压力缺乏调节能力，导致产妇出现一些抑郁情绪和行为改变。研究还发现，5- 羟色胺、去甲肾上腺素、多巴胺、P 物质和脑啡肽等神经递质在产后的变化也与产后抑郁的发病有关。

2．心理社会因素　产妇性格内向、年龄 < 18 岁或 > 35 岁易发生产后抑郁。产妇对婴儿的期待，对承担母亲角色缺乏认同或适应不良，对照料婴儿的一切事物不知所措，这些都对产妇造成心理压力，导致过度紧张及情绪紊乱；存在重男轻女思想的产妇，生了女婴后感到失望，担心受到丈夫及家人的歧视；有的产妇因婴儿有生理缺陷或意外死亡心情沮丧，觉得对不起家人，有强烈的自卑感。此外，睡眠不足、身体疲惫以及对自己现状不满，缺少他人关怀和支持等问题也是导致产后抑郁的重要原因。

3．家族遗传因素　通过对家族遗传史及双胎的追踪性研究发现，直系亲属中有情绪异常相关疾病的女性发生产后抑郁的概率比普通人群的发生率明显增高。这类产妇对某些心理障碍疾病具有易感性，以自我为中心、敏感、好强和固执的性格特征会加重产后心理的不稳定状况。

此外，有学者研究发现，产后抑郁还可能与以下因素有关：与分娩有关的身体创伤及心理创伤史，产前及产时焦虑，新生儿窒息或有异常情况人工喂养，个人和家庭精神病史、平素人际关系紧张、负性生活事件、社会和亲属支持缺乏、婴儿的健康状况不佳等。

【临床表现】

1．情绪改变　表现为心情压抑、沮丧、情绪淡漠，甚至焦虑、恐惧、易怒，夜间加重，有时表现为孤独、不愿见人或伤心、流泪。

2．自我评价降低　自暴自弃、自罪感，对身边的人充满敌意，与家人、丈夫关系不协调。

3．创造性思维受损　主动性降低，表现为做事常走神，反应迟钝，处理事物的能力下降，失去生活自理能力及照料婴儿的能力。

4．对生活缺乏信心　觉得生活无意义，出现厌食、睡眠障碍、易疲倦、性欲减退。严重者甚至产生绝望情绪，有自杀或杀婴倾向，有时陷于错乱或昏睡状态。

【诊断要点】

1．诊断标准　产后抑郁至今尚无统一的诊断标准。目前应用较广泛的是美国精神病学会于 2013 年在《精神疾病诊断与统计手册》（DSM- Ⅴ）一书中制定的标准。该标准认为，在过去的 2 周内，出现下列 5 条及以上的症状（其中①②是必备条件），即可诊断为产后抑郁：①情绪抑郁；②对全部或多数活动明显缺乏兴趣或愉悦；③体重显著下降或增加；④失眠或睡眠过度；⑤精神运动性兴奋或阻滞；⑥疲劳或乏力；⑦遇事皆感毫无意义或自罪感；⑧思维力

随堂测 18-2

减退或注意力不集中；⑨反复出现死亡或自杀的想法。

2. 筛查量表

（1）爱丁堡产后抑郁量表（Edinghurgh potnatal depession scale，EPDS）：是应用广泛的自评量表，包括 10 项内容。根据症状的严重程度，每项内容分 4 级评分（0 分、1 分、2 分、3 分），最佳筛查时间为产后 2 ～ 6 周。强调：选择一个最能反映你过去 7 日感受的答案。A 计 0 分，B 计 1 分，C 计 2 分，D 计 3 分。总分 12 ～ 13 分可能患有不同程度的抑郁性疾病，需进一步确诊（表 18-2）。

表18-2　爱丁堡产后抑郁量表

1	我能看到事物有趣的一面，并笑得开心	2	我欣然期待未来的一切
	A．同以前一样		A．同以前一样
	B．没有以前那么多		B．没有以前那么多
	C．肯定比以前少		C．肯定比以前少
	D．完全不能		D．完全不能
3	当做事出错时，我不必要地责备自己	4	我无缘无故地感到焦虑和担心
	A．没有这样		A．一点也没有
	B．不经常这样		B．极少这样
	C．有时候这样		C．有时候这样
	D．大部分时间会这样		D．经常这样
5	我无缘无故地感到恐惧和惊慌	6	很多事情冲着我来，使我透不过气
	A．一点也没有		A．我一直像平时那样应付得好
	B．不经常这样		B．大部分时间我都能像平时那样应付得好
	C．有时候这样		C．有时候我不能像平时那样应付得好
	D．相当多时间这样		D．大部分时间我都不能应付
7	我很不开心，以致失眠	8	我感到难过和悲伤
	A．一点也没有		A．一点也没有
	B．不经常这样		B．不经常这样
	C．有时候这样		C．相当多时间这样
	D．大部分时间这样		D．大部分时间这样
9	我不开心到哭	10	我想过要伤害自己
	A．一点也没有		A．没有这样
	B．不经常这样		B．很少这样
	C．有时候这样		C．有时候这样
	D．大部分时间这样		D．相当多时间这样

（2）产后抑郁筛查量表（postpartum depression screening scale，PDSS）：包括睡眠 / 饮食失调、焦虑 / 担心、情绪不稳定、精神错乱、丢失自我、内疚 / 羞耻及自杀想法 7 个因素，共 35 个条目，分 5 级评分，总分 35 ～ 175 分。一般以总分 ≥ 60 分作为筛查产后抑郁患者的临界值，以总分 ≥ 80 分作为筛查严重产后抑郁患者的临界值。具体内容详见附 2：产后抑郁筛查量表（PDSS）。

此外，还有抑郁自评量表（SDS）、抑郁情绪量表（HAD）、汉密尔顿抑郁量表（HAMD）等筛查量表，通过上述量表，可以评估产妇心理障碍的严重程度。

科研小提示

　　心理解剖是指通过访谈死者的知情人或信息代理人，收集死者生前和死后的相关信息，重新构建死者的社会—生理—心理状况，以推定其自杀的危险因素。心理解剖作为研究自杀死亡者死因的金标准，已逐渐被证明在分析和重建原本被低估的自杀心理动机方面具有重要作用。心理解剖是否可应用到产后抑郁患者自杀行为的研究还有待进一步确认。

　　吴明，胡德英，丁小萍，等．心理解剖研究进展及其对住院病人自杀研究的启示［J］．护理研究，2021，35（10）：3270-3274.

【对母儿的影响】

1.对母体的影响　产后产妇情绪抑郁、低落，使大脑皮质处于抑制状态，神经垂体分泌的缩宫素减少，使子宫收缩乏力，引起产后出血。若过度抑郁，还可导致去甲肾上腺素分泌减少，使宫缩进一步减弱，从而使产后出血率增加。抑郁产妇因睡眠障碍、性欲减退，难以与丈夫及家人进行有效沟通，严重影响产妇的日常生活与夫妻感情。抑郁症状严重的产妇甚至出现自残行为。

2.对婴幼儿的影响

（1）影响体格发育：产妇不良精神因素通过大脑皮质直接影响下丘脑 - 垂体的功能，减少催乳素的分泌。使得抑郁产妇泌乳时间延迟，乳汁分泌量少，加之产妇情绪低落、不愿意或者拒绝哺乳，以致影响母乳喂养的实施，导致婴儿的生长与发育受影响。

（2）影响认知发展：婴儿认知能力和技能的发展依赖于母亲所提供的支持和帮助，也需要在发展过程中得到练习的机会。由于产后抑郁的母亲对子女需求反应的敏感性较低，不良的亲子关系使得婴儿缺少正常认知发展所需的经验来源，导致其认知发展水平比同龄人迟滞，甚至造成认知能力缺陷。抑郁母亲的子女的智力水平低于同龄人，多动症的发病率显著高于正常儿童。

（3）影响情感发展：产后抑郁母亲的孩子长大后出现抑郁症状的比例增高，而且出现年龄早，持续时间长，所造成的功能障碍重且复发率高。受到母亲产后抑郁影响的孩子表现出更多的负面情感，例如社交恐惧、分离焦虑以及其他焦虑障碍。儿童表现出更多攻击性和高度情绪化，而青少年则表现为烦躁不安，很少有快乐体验。

【处理原则】

评估病情，识别病因，缓解压力，对症处理。

1.心理治疗　是重要的治疗手段。主要方法有心理支持与咨询、认知治疗、行为治疗、人际心理治疗、音乐治疗、家庭治疗、社会干预及同伴治疗等。通过心理治疗，可以解除致病的心理因素；家庭治疗，对产妇多加关心和无微不至的照顾，尽量调整好家庭关系；音乐治疗有助于产妇养成良好的睡眠习惯。

2.药物治疗　对于严重的病例，应在医师指导下给予药物治疗。选用的药物以不经过乳汁分泌为宜。常用的有：①选择性 5- 羟色胺再摄取抑制药，通过 5- 羟色胺的再吸收而增加和延长 5- 羟色胺的作用，从而产生抗抑郁作用，如帕罗西汀、舍曲林；②三环类抗抑郁药，如阿米替林。

【护理措施】

1.一般护理　提供舒适、温馨、安静的环境，必要时可播放一些舒缓的轻音乐，有助于产妇的睡眠。合理安排饮食，保证营养摄入，有利于乳汁分泌。

2.心理护理　是治疗产后抑郁的重要手段，使产妇感到被爱护、被尊重、被理解，增强产妇自信心和自我控制能力。加强与产妇的沟通，了解产妇在妊娠前及妊娠时有无情绪低落的情况，耐心倾听产妇的诉说，正确评估产妇的心理状况。尽可能地让产妇说出心中的焦虑，进行情感宣泄。

3．帮助产妇适应母亲角色　实施母婴同室，及时进行母乳喂养指导，给产妇讲解新生儿正常的生理发育过程，尽量减轻她们照顾孩子的压力。鼓励产妇与婴儿多接触、多交流，多参与婴儿的照顾与护理，树立照护婴儿的自信心。

4．预防暴力事件发生　随时注意观察产妇的行为，注意安全保护，必要时安排陪伴者。严重的睡眠障碍易引发暴力行为，应高度警惕。

5．治疗配合　药物治疗期间应严格遵医嘱给予抗抑郁药，并注意观察药物的疗效、不良反应。重症患者应在精神科医师或心理医师指导下用药。

6．健康教育

（1）用药指导：教会产妇及家属正确使用抗抑郁药的方法并观察副作用，例如不可随意增减药物剂量，严格按医嘱服药，不能骤然停药。如出现咽喉痛、头痛、持续恶心及呕吐、心搏加快等症状，应及时就医。保持口腔卫生，预防直立性低血压。未经医师同意严禁使用其他任何抗抑郁药。

（2）心理疏导：积极向产妇及家属宣传和普及产褥期的心理卫生知识。出院后，指导家属注意观察产妇的心理变化和饮食、睡眠等状况，以便及时发现问题，适时开导产妇。丈夫要多陪伴产妇，并以亲切、温和的态度与语言和妻子交流，以调节产妇的情绪，使产妇在分娩后处于最佳的心理状态。

> **知识链接**
>
> ### 产后精神病的研究进展
>
> 产后精神病（postpartum psychosis，PP）是与产褥期有关的重度精神和行为障碍。其临床特点是精神紊乱、急性幻觉、妄想、严重忧郁和狂躁交叉的多形性病程，具有严重的自杀和杀婴倾向。现阶段对产后精神病的研究多在基础实验或治疗方面，鲜有对该疾病进行的影像学报道。近年来，随着磁共振成像及计算机技术的飞速发展，静息态功能磁共振成像（rs-fMRI）为神经、精神疾病的脑功能研究开辟了新的道路，为产后妇女心理精神疾病的研究提供了新的思路。
>
> 张书芬，柴丽萍，李勃，等．产后精神病患者大脑分数低频振幅的静息态 fMRI 研究 [J]．中华消化病与影像杂志（电子版），2022，12（3）：142-145．

第三节　急性乳腺炎

产褥期急性乳腺炎（acute mastitis）是指产妇分娩后，在产褥期内发生的乳房急性炎症。其发病率为 10% ~ 33%，以初产妇多见，常发生于产后 3 ~ 4 周，多数以一侧乳房发病。临床表现为患侧乳房红、肿、热、痛；产妇寒战、高热、心率加快，约 10% 的急性乳腺炎产妇在短期内形成脓肿。金黄色葡萄球菌是主要的致病菌，也可由副流感嗜血杆菌、流感嗜血杆菌、大肠埃希菌、链球菌沿淋巴管入侵所致。

【病因与发病机制】

1．乳汁淤积（milk stasis）　是急性乳腺炎发病的重要原因。导致乳汁淤积的因素有：乳头发育不良（过小或内陷）影响正常哺乳；乳汁过多或婴儿吸乳过少，导致乳汁不能完全排空；乳腺管不通畅，妨碍乳汁排出。淤积后的乳汁成为细菌良好的培养基，有利于入侵细菌的生长、繁殖。

2．细菌入侵 经破损或皲裂的乳头入侵是细菌沿淋巴管感染的主要途径。婴儿吮吸时，初产妇乳头常有不同程度的皲裂、糜烂或细小溃疡，细菌可经此入口沿淋巴管扩散到乳腺实质，形成感染病灶。此外，当婴儿患口腔炎或含着乳头睡眠时，细菌可通过输乳管开口直接侵入乳管，上行到乳腺小叶，再扩散到乳房间质导致感染。

3．产后产妇抵抗力下降 产褥期产妇全身及局部抵抗力下降，为病原体入侵机体创造了条件。乳头局部潮湿与温度升高，更易造成细菌感染。当机体抵抗力良好时，病变停留在轻度炎症或蜂窝织炎期；当机体抵抗力较差时，易致感染扩散，形成脓肿，甚至引起脓毒血症。

【临床表现】

1．急性单纯性乳腺炎 起初常有乳头皲裂，哺乳时感乳头刺痛，伴有乳汁淤积或硬块，有时可有一两条乳腺管阻塞不通。继而出现乳房局部肿胀、疼痛，可伴有结块，并有压痛，皮肤颜色微红，局部皮肤可有微热。全身症状不明显，可伴有寒战、发热、胸闷、头痛、烦躁易怒及食欲差。

2．急性化脓性乳腺炎 患侧乳房局部红、肿、热、痛，出现较明显的硬结，腋下淋巴结肿大、触痛明显。全身症状表现为寒战、高热、头痛、白细胞计数升高，严重时合并菌血症或脓毒血症。

3．脓肿形成 可出现患侧乳房跳痛，局部皮肤红肿、透亮，肿块中央变软、有波动感。若为乳房深部脓肿，可出现全乳房肿胀、疼痛、发热，但局部皮肤红肿及波动不明显，有时一个乳房内可同时或先后存在数个脓腔。浅表脓肿常可向外破溃或破入乳管自乳头流出。深部脓肿可穿入乳房和胸大肌间的疏松组织，形成乳房后脓肿，严重者可发生脓毒血症。

【诊断要点】

1．病史 了解产妇的一般状态、孕育情况和分娩过程；详细询问母乳喂养情况，有无乳胀及疼痛；了解婴儿吸乳过程，是否一侧乳汁排空后再吸吮另一侧乳汁。

2．全身与局部检查 体温升高，或有寒战；乳头破损、皲裂，乳房局部红、肿、热、痛，有硬结；腋下淋巴结肿大，触痛明显。当脓肿形成时，局部皮肤红肿、透亮，肿块中央变软、有波动感。

3．辅助检查

（1）血常规：白细胞计数增多及中性粒细胞比例增加。并发脓毒血症时，白细胞计数常＞$15×10^9$/L，中性粒细胞＞$8×10^9$/L。

（2）细菌学检查：①脓液涂片，抽取脓液行细菌涂片检查，一般可见革兰氏染色阳性球菌，也可行抗酸染色查抗酸杆菌，以确定致病菌种类。②脓液培养及药敏试验：为临床选用抗生素提供依据。③血液细菌培养：急性乳腺炎并发脓肿时，一般每隔一日抽血做细菌培养1次，直到阴性为止。

（3）局部穿刺抽脓：在乳房肿块压痛最明显的区域或在超声定位下穿刺，若抽出脓液，可确定脓肿形成。

（4）影像学检查：如乳腺X射线摄影、B型超声检查等。根据检查项目的影像特点，有助于判断乳腺炎的严重程度。

【处理原则】

控制感染，排空乳汁。脓肿形成之前，以局部处理和抗生素治疗为主。脓肿形成之后，及时行脓肿切开引流。

【护理措施】

1．一般护理 提供安静、舒适的环境，保证休息。监测生命体征，高热患者予以物理降

随堂测 18-3

温，必要时遵医嘱使用解热镇痛药，并记录体温的变化。

2．排空乳汁　①鼓励产妇继续用双侧乳房哺乳。若婴儿无法顺利吸出乳汁或医师建议暂停哺乳，则用手挤出或用吸奶器吸出乳汁。②在哺乳前热敷乳房，软化硬结。③在婴儿吸吮间期，用手指从阻塞部位腺管上方向乳头方向轻柔按摩，以帮助解除阻塞。④若疼痛感抑制了喷乳反射，可先从健侧乳房哺乳，然后再行患侧乳房哺乳。⑤变换不同的哺乳姿势或托起一侧乳房哺乳，以促进乳汁排出。

3．局部护理　①热敷、药物外敷或理疗，用金黄散或鱼石脂软膏热敷患侧乳房，以促进炎症消散。②利用红外线热力穿透性强的特点进行红外线照射。红外线照射可达乳房组织深部，效果优于湿热敷方法。③局部皮肤水肿明显者可用 25% 硫酸镁湿热敷。④患侧乳房暂停哺乳并及时排空乳汁。

4．药物治疗　遵医嘱使用足量药物，并注意观察药物的疗效和副作用。首选青霉素类，或根据脓液的细菌培养和药敏试验结果选用。避免使用对婴儿有不良影响的抗生素，如需应用，则暂停哺乳。

5．缓解疼痛　①局部托起：用宽松胸罩托起患侧乳房，以减轻疼痛和肿胀。②热敷或理疗：以促进局部血液循环和炎症消散。

6．终止乳汁分泌　感染严重、脓肿引流后或并发乳瘘者应终止乳汁分泌。常用方法：①生麦芽 60 ~ 90 g，水煎服用，每日 1 剂，连服 2 ~ 3 日。②芒硝 250 g 分装于两个纱布袋内，敷于两侧乳房并包扎好，变硬后更换。③口服维生素 B_6 200 mg，每日 3 次，连服 3 日。④肌内注射苯甲酸雌二醇 4 mg，每日 1 次，至乳汁分泌停止。

7．手术护理　脓肿形成后，及时在超声引导下穿刺抽脓，必要时切开引流，并保持引流通畅。密切观察引流液的颜色、性状、量及气味的变化，定时更换切口敷料。

8．健康教育

（1）哺乳指导：指导产妇正确的哺乳姿势，防止乳头皲裂。避免婴儿含着乳头睡觉。双侧乳房轮流哺乳，一侧乳汁吸尽再换另一侧哺乳，防止乳汁淤积。哺乳后挤出少许乳汁涂抹于乳头以保护乳头皮肤，哺乳前无须擦掉，可以让婴儿直接吸吮。保持婴儿口腔卫生，若有口腔炎症，应及时治疗。

（2）养成良好的哺乳习惯：产后尽早开始哺乳，按需哺乳。哺乳时，避免用手指压住腺管，以免影响乳汁排出，每次哺乳时将乳汁吸净。每日用温水擦洗乳房 1 ~ 2 次即可，避免用肥皂清洗。

（3）乳头破损的处理：适当缩短每次哺乳的时间，增加哺乳频率。乳头、乳晕破损或皲裂者，暂停哺乳，改用吸乳器吸出乳汁哺育婴儿；局部用温水清洗后涂抗生素软膏，待愈合后再哺乳；症状严重时应及时诊治。

▌▌知识链接

手法挤乳汁的优势

手法挤乳汁的优势：不需要成本；随时随处可用；能更有效地刺激喷乳反射；挤压乳房可有效地移出乳汁。

手法挤乳汁适用于以下情况：早产、早期足月和任何最初 24 小时内无有效含接的婴儿；有低血糖风险的新生儿，哺乳后补充喂养初乳；不能直接母乳喂养的婴儿（如早产儿或患病婴儿）；母婴分离不可避免；母亲有泌乳 Ⅱ 期延迟的风险（泌乳 Ⅱ 期延迟通常被定义为产后至少 72 小时感觉母乳很少或没有乳房饱满感或乳汁滴漏）。

徐鑫芬，熊永芳，余桂珍. 助产临床指南荟萃 [M]．北京：科学出版社，2021.

附1：晚期产后出血

分娩24小时后，在产褥期内发生的子宫大量出血称为晚期产后出血（late postpartum hemorrhage）。以产后1~2周发病最常见，也有迟至产后6周者。阴道出血可为少量或中等量，持续或间断；也可表现为急骤大量流血，同时有凝血块排出。产妇多伴有寒战、低热，且常因失血过多导致严重贫血或失血性休克。

【病因】

1．胎盘、胎膜残留 是引起阴道分娩后晚期产后出血最常见的原因，多发生于产后10日左右，残留在宫腔内的胎盘组织发生变性、坏死、机化，坏死组织脱落引起大量出血。

2．蜕膜残留 蜕膜因剥离不全而长时间残留，影响子宫复旧，继发子宫内膜炎症，引起晚期产后出血。

3．子宫胎盘附着面感染或复旧不全 子宫胎盘附着面的血管在胎盘娩出后形成血栓，若胎盘附着面感染、复旧不全，可引起血栓脱落，血窦重新开放，导致子宫出血。

4．剖宫产术后子宫切口裂开 多见于子宫下段剖宫产术横切口两侧端。常见原因有：止血不彻底、切口选择过低或过高、缝合技术不当致组织对位不齐以及切口感染等。这些因素均可因缝线溶解脱落，血窦重新开放，出现大量阴道出血。

5．其他原因 产后子宫滋养细胞肿瘤、子宫黏膜下肌瘤、子宫颈癌等均可引起晚期产后出血。

【临床表现】

1．阴道出血 胎盘、胎膜、蜕膜残留引起的阴道出血多在产后10日发生。胎盘附着部位复旧不良常发生在产后2周左右，可以为反复多次阴道出血，也可为突然大量阴道出血。剖宫产术子宫切口裂开或愈合不良所致的阴道出血多在术后2~3周发生，常为子宫突然大量出血，可导致失血性休克。

2．腹痛和发热 常合并感染，伴恶露增加且有恶臭味。

3．全身症状 继发性贫血，严重者因失血性休克危及生命。

4．妇科检查 子宫复旧不佳，可扪及子宫增大、变软、宫口松弛，有时可触及残留的组织和血块。伴有感染者子宫明显压痛。

【诊断要点】

1．病史 了解分娩方式，若为阴道分娩，应注意产程进展情况及产后恶露变化，有无反复或突然阴道出血病史；若为剖宫产术，着重了解手术指征、手术方式及术后恢复情况。

2．症状与体征 产后10日反复多次阴道出血，或突然大量阴道出血伴休克。检查子宫复旧不良，子宫增大、变软、宫口松弛，甚至可触及残留组织和血块。

3．辅助检查

（1）血常规：检查血红蛋白浓度、白细胞计数及分类，了解贫血和感染情况。

（2）B型超声检查：了解子宫大小、宫腔内有无残留物及子宫切口愈合情况。

（3）病原体和药物敏感试验：取宫腔分泌物作细菌培养，发热时进行血培养和药敏试验，选择有效的广谱抗生素。

（4）血hCG检查：有助于排除胎盘残留及绒毛膜癌。

（5）病理检查：宫腔刮出物或切除的子宫标本应送病理检查。

【处理原则】

1．少量或中等量阴道出血 给予子宫收缩药及支持疗法，同时应用抗生素。

2．疑有胎盘、胎膜、蜕膜残留或胎盘附着部位复旧不全 应在静脉输液，做好输血准备的前提下行刮宫术。刮宫时，操作宜轻柔，以防子宫穿孔，刮出物应送病理检查，以明确诊断。术后继续应用抗生素及子宫收缩药。

3．可疑剖宫产术子宫切口裂开　尽管只有少量阴道出血，也应住院治疗，给予广谱抗生素及支持疗法，密切观察病情变化。若阴道出血量多，可行剖腹探查或腹腔镜检查。若切口周围组织坏死范围小，炎症反应轻微，可行清创缝合及髂内动脉、子宫动脉结扎止血或行髂内动脉栓塞术。若切口周围组织坏死范围大，酌情行次全子宫切除术或全子宫切除术。

4．肿瘤引起的阴道出血　按肿瘤性质、部位做相应的处理。

【护理措施】

1．一般护理　保持病房安静、舒适，保证产妇充足的休息和睡眠；给予高蛋白、富含维生素、高热量、易消化的食物，增强机体抵抗力。

2．病情观察　密切观察产妇的生命体征、子宫复旧、阴道出血情况，若阴道出血量多或出现出血性休克的早期征兆（皮肤、黏膜发白，四肢厥冷，尿量减少等），应及时通知医师，并做好抢救休克的准备。

3．治疗配合　配合医师查明出血的原因，采取止血措施。①应用子宫收缩药；②如发现大块胎盘、胎膜残留，在输液、输血的情况下配合医师完成清宫术，刮出物送病理检查；③若子宫切口裂开，保守治疗无效，需做好剖腹探查术准备。一旦出现休克，应积极配合医师采取有效的急救措施，尽快建立静脉通道，加快输液、输血速度，以维持足够的循环血量等。

4．预防感染　保持环境清洁，定期消毒。保持床单位清洁、干燥，经常更换卫生垫，每日用 0.5% 聚维酮碘棉球擦洗外阴以保持会阴清洁，并遵医嘱给予有效抗生素。

5．心理护理　产妇因阴道出血时间长、出血量多，非常紧张，应主动安慰产妇，使产妇保持安静。向产妇及家属做好解释工作，解除产妇及家属不安、焦虑等不良情绪。允许家属陪伴，给予产妇关爱及关心，增加安全感。

6．健康教育　指导产妇加强营养，多进食高蛋白、富含铁的食物，注意休息，避免过度劳累。教会产妇做好产褥期保健，指导会阴护理，保持会阴清洁，避免产褥感染，督促产妇早期下床活动，以促进子宫复旧。

附 2：产后抑郁筛查量表（PDSS）

指导语：下面的问题是想了解您在过去 2 周内的心身状况，请仔细阅读每个条目，然后选出最符合您实际情况的选项。每个条目只能选一个答案，请在您认为的最佳答案内画"✓"。

	在过去的 2 周里	非常不同意 1	不同意 2	既不同意，也不反对 3	同意 4	非常同意 5
1	即使孩子睡着了，我也很难入睡					
2	只要与我的小孩有关，即使再小的事情，我也很担心					
3	我觉得我的情绪起伏不定					
4	我觉得我精神错乱了					
5	我担心我再也不是原来的我了					
6	我觉得我没有成为我理想中的母亲					
7	我曾经想过死亡或许是逃离目前这种噩梦般生活的唯一出路					
8	我没有食欲					
9	我真的觉得压力很大					
10	我害怕我以后都不会再开心了					

续表

在过去的2周里		非常不同意 1	不同意 2	既不同意，也不反对 3	同意 4	非常同意 5
11	我对任何事情都不能集中精力					
12	我觉得我好像已经变成了一个连自己都不认识的陌生人					
13	我觉得很多母亲都比我优秀					
14	我开始觉得自己死了会更好					
15	我会在半夜自然醒来，然后很难再入睡					
16	我觉得自己坐立不安					
17	我经常无缘无故地哭泣					
18	我觉得我快要疯掉了					
19	我不再认识自己了					
20	我觉得很愧疚，因为我感觉不到我很爱我的孩子					
21	我想伤害自己					
22	夜间我辗转反侧难以入睡					
23	我感到很孤独					
24	我很易怒					
25	即使做一个很简单的决定，我都感觉很困难					
26	我觉得自己不正常					
27	我觉得我不得不隐藏我对孩子的想法或感觉					
28	我觉得孩子没有我会更好					
29	我知道我应该吃些东西，但我吃不下					
30	我觉得我必须不停地走动或踱步					
31	我觉得我满腔的怒火就要爆发了					
32	我很难集中精力做一件事情					
33	我感觉不真实					
34	我觉得自己作为一个母亲很失败					
35	我只想离开这个世界					

产后抑郁筛查量表（PDSS）评分结果参考标准：

总分 35 ～ 175 分。一般以总分 > 60 分作为筛查产后抑郁患者的临界值，以总分 > 80 分作为筛查严重产后抑郁患者的临界值。

小 结

产褥感染、产后抑郁和急性乳腺炎是产褥期常见疾病，影响产妇的康复。产褥感染的病原体以厌氧菌为主，临床表现以发热、疼痛、异常恶露为三大主要症状。根据感染部位分为急性外阴炎、阴道炎、宫颈炎，子宫感染，急性盆腔结缔组织炎和急性输卵管炎，急性盆腔腹膜炎及弥漫性腹膜炎，血栓性静脉炎，脓毒血症及败血症。具体表现因感染部位、程度、扩散范围而不同。产后抑郁是产褥期最常见的一种精神综合征，常发生在产后2周内，情绪低落是其主要表现，严重者失去照顾新生儿的能力，心理疏导与照护是缓解产后抑郁的关键。乳汁淤积是急性乳腺炎发病的重要原因，经破损或皲裂的乳头入侵是细菌感染的主要途径，排空乳汁是预防急性乳腺炎的关键。晚期产后出血常见于胎盘、胎膜残留与子宫复旧不良。

思考题

1. 简述产褥感染的护理措施。

2. 简述产后抑郁的概念。

3. 简述急性乳腺炎的局部护理措施。

4. 简述引起晚期产后出血的原因。

5. 某女士，33岁，G₃P₁，自然分娩产后2周，因"阴道出血量突然增多1日，多于月经量"急诊入院。产妇有2次人工流产史，2周前在外院足月自然分娩一女婴，胎盘在胎儿娩出20分钟后娩出，检查胎盘、胎膜尚完整，产时出血量400 ml，胎儿娩出后给予缩宫素滴注，在产房观察2小时，子宫收缩好，阴道出血量50 ml，送回产科病房，产后3日出院。产妇出院回家后血性恶露持续，产后2周突然出现阴道出血量增多，并有血块，立即急诊入院。体格检查：T 37 ℃，P 88次/分，R 20次/分，BP 110/70 mmHg。心脏及肺未见异常，子宫前位、稍大、质软，宫底耻骨联合上二横指、下腹压痛（+），无反跳痛和肌紧张。阴道检查：见暗红色血，量约50 ml，宫颈口闭合，双附件区未见明显异常。辅助检查：Hb 100 g/L，WBC 11.73×10⁹/L，N 0.84，PLT 217×10⁹/L。B型超声：子宫后壁下段肌层强回声不均，范围3.2 cm×4.4 cm×2.8 cm，其内未见明显血流信号。

请回答：

（1）根据产妇的临床表现，最可能的疾病诊断是什么？

（2）针对以上问题，应如何处理？

（3）该产妇的主要护理措施是什么？

（魏碧蓉）

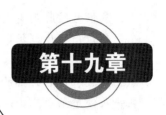

新生儿

第十九章数字资源

导学目标

通过本章内容的学习，学生应能够：

◆ **基本目标**

1. 识记新生儿的外观特点和生理特点；正常新生儿的护理要点。

2. 理解新生儿常见疾病的临床表现及护理。

3. 运用所学知识为新生儿提供护理。

◆ **发展目标**

综合运用所学知识对新生儿进行护理，及时发现异常并上报，协助医师进行处理。

◆ **思政目标**

具有爱护和保护新生儿的职业精神。

新生儿（neonate，newborn）是指胎儿出生后自切断脐带与母亲分离起到生后 28 日内（＜ 28 日）的婴儿。新生儿是胎儿的延续，与产科密切相关，属于围产医学的范畴。根据不同的分类标准，新生儿的分类不同，列于表 19-1。围产期（perinatal period）是指产前、产时和产后的一个特定时期。目前各国对于围产期的定义不同，我国围产期定义为自妊娠 28 周（此时胎儿体重约为 1000 g）至生后 7 日。围产期的婴儿称为围产儿。2018 年，世界卫生组织统计全球 250 万新生儿死亡，占 5 岁以下儿童死亡的 47%。我国新生儿死亡率为 4.5‰，新生儿死亡例数也约占 5 岁以下儿童死亡的 50%。新生儿阶段的保健和护理十分重要。

表19-1　新生儿的分类

分类标准	分类	含义
根据新生儿出生时胎龄分类	足月儿	出生时胎龄满 37 周和小于 42 周（259 ~ 293 日）的新生儿
	早产儿	出生时胎龄小于 37 周（＜ 259 日）的新生儿，其中胎龄小于 28 周者称为极早早产儿或超未成熟儿
	过期产儿	出生时胎龄大于等于 42 周（≥ 294 日）
根据出生体重分类	正常出生体重儿	体重 ≥ 2500 g、＜ 4000 g 的新生儿
	低出生体重儿	体重 ＜ 2500 g 的新生儿
	极低出生体重儿	体重 ＜ 1500 g 的新生儿
	超低出生体重儿	体重 ＜ 1000 g 的新生儿
	巨大儿	体重 ≥ 4000 g 的新生儿

续表

分类标准	分类	含义
根据出生体重与胎龄关系分类	适于胎龄儿	出生体重在同胎龄平均体重的第 10 ~ 90 百分位者
	小于胎龄儿	出生体重在同胎龄平均体重的第 10 百分位以下者
	足月小样儿	胎龄已足月，出生体重 < 2500 g 者
	大于胎龄儿	出生体重在同胎龄平均体重的第 90 百分位以上者
根据出生后周龄分类	早期新生儿	出生 1 周以内的新生儿
	晚期新生儿	出生第 2 ~ 4 周的新生儿

案例 19-1

某女士，31 岁，G_1P_0，妊娠 39^{+1} 周，GDM，于 2021 年 9 月 20 日因不规律宫缩 3 小时入院。检查提示：胎先露已衔接，胎膜未破，胎心率 150 次 / 分，胎方位 LOA，宫口近开全，宫缩持续 40 秒，间歇 1 ~ 2 分钟。产程顺利，30 分钟后娩出一男活婴。

请回答：

1. 该新生儿出生后应进行哪些评估和检查？
2. 如何指导该产妇进行新生儿护理？

第一节　正常新生儿的特点

一、外观特点

正常新生儿体重在 2500 g 以上（约 3000 g），身长 47 ~ 52 cm，哭声响亮，肌肉有一定张力，四肢屈曲；皮肤红润、皮下脂肪多、毳毛少；颅骨软，头发分条清楚，骨缝未闭；耳壳软骨发育好、耳舟成形并直挺；指（趾）甲达到或超过指（趾）端，足纹遍及整个足底；乳头突起，乳房可扪及结节；男婴睾丸已降至阴囊，阴囊皱纹多，女婴大阴唇遮盖小阴唇。

二、生理特点

1. 呼吸系统　胎儿肺内充满液体，分娩时经产道挤压，约 1/3 肺液由口鼻腔排出，其余部分在建立呼吸后由肺间质毛细血管和淋巴管吸收。新生儿在第 1 次吸气后紧接着啼哭，肺泡张开。新生儿呼吸频率较快，为 40 ~ 60 次 / 分，以腹式呼吸为主。

2. 循环系统　胎儿出生后血液循环发生巨大变化，完成胎儿循环向成人循环的转变。新生儿心率波动范围较大，通常在 90 ~ 160 次 / 分。新生儿心脏每分钟搏出量为 180 ~ 240 ml/kg，比成人多 2 ~ 3 倍，这与新生儿新陈代谢旺盛、耗氧量高相适应。新生儿血压为 50 ~ 80/30 ~ 50 mmHg。

3. 消化系统　新生儿由于食管下部括约肌松弛，胃呈水平位，贲门括约肌发育较差，幽门括约肌发育较好，易发生溢乳和呕吐，甚至发生胃食管反流。新生儿唾液分泌量少，口腔黏膜干燥，容易损伤和感染，尤以鹅口疮多见。新生儿消化道能够分泌足够的消化酶，但淀粉酶要到出生后 4 个月才能达到成人水平，因此不宜过早喂淀粉类食物。胎粪是由胎儿期的肠道分泌物、胆汁及咽下的羊水等形成的，呈稠糊状，墨绿色。一般出生后 12 小时内即开始排出胎粪，2 ~ 3 日排完，若 24 小时不见胎粪排出，应检查有无消化道畸形，如肛门闭锁。新生儿肝内尿苷二磷酸葡萄糖醛酸基转移酶的量和活力不足，是出现生理性黄疸及对某些药物解毒能力低下的原因之一。

4. 血液系统 足月儿出生时血容量平均为 85 ml/kg，外周血血红蛋白浓度为 180 ~ 195 g/L，最高可达 220 g/L。红细胞计数为（5 ~ 6）×10^{12}/L，平均值为 5.5×10^{12}/L。生后第 1 日白细胞计数为 18×10^9/L，第 3 日开始明显下降，第 5 日接近婴儿值 [静脉血（4.8 ~ 14.6）×10^9/L，末梢血（5.0 ~ 14.2）×10^9/L]。血小板出生时已达成人水平，血小板计数（150 ~ 400）×10^9/L，血小板寿命为 7 ~ 10 日。由于胎儿肝内维生素 K 储存量少，凝血因子活性低，有出血倾向，故出生后应常规肌内注射维生素 K_1。

5. 泌尿系统 足月儿出生时肾结构已发育完成，但功能仍不成熟。新生儿一般在出生后第 24 小时内排尿，少数在 48 小时内排尿，尿量一般为 1 ~ 3 ml/（kg·h），尿量＜1.0 ml/（kg·h）为少尿；若出生后 48 小时无尿，应进行相关检查以明确原因。新生儿尿液有时会出现橘红色粉末状物，吸附在尿布上或遗留在尿道口包皮上，这种粉末是因尿中含有较多的尿酸盐所致。

6. 神经系统 新生儿脑相对较大，重 300 ~ 400 g，其重量占出生体重的 10% ~ 12%。大脑皮质兴奋性低，睡眠时间长，新生儿一昼夜睡 18 ~ 22 小时。随着月龄的增长，睡眠时间相对减少。新生儿出生时已具备觅食反射、吸吮反射、握持反射和拥抱反射等几种原始反射，这些暂时性的原始反射在出生后数月内自然消失。新生儿巴宾斯基征、克尼格征阳性属正常现象。

7. 免疫系统 新生儿非特异性免疫和特异性免疫功能均不成熟。皮肤及黏膜薄嫩、易擦破；脐部有创面，易发生细菌感染。呼吸道纤毛运动差，胃酸、胆酸少，杀菌能力不足。血脑屏障发育不完善，细菌易通过血脑屏障。由于 IgG 可从母体通过胎盘进入胎儿血液，新生儿一般不易感染一些传染病（如麻疹）。由于呼吸道、消化道缺乏分泌型 IgA，新生儿易患呼吸道、消化道感染。

8. 体温调节 足月新生儿体温调节中枢功能尚不完善，皮下脂肪较薄，体表面积相对较大，容易散热。若室温过低，未及时保暖，可发生低体温、低氧、低血糖和代谢性酸中毒等。若室温过高，足月儿能通过皮肤蒸发和出汗散热，但若体内水分不足，散热减少，可使体温增高，发生"脱水热"。

9. 能量、水和电解质需要量 新生儿基础热量消耗为 50 kcal/（kg·d），加上活动、食物特殊动力作用、大便丢失和生长所需等，总的热量需要为 100 ~ 120 kcal/（kg·d）。新生儿每日液体需要量第 1 日为 60 ~ 80 ml/kg，第 2 日为 80 ~ 100 ml/kg，第 3 日以上为 100 ~ 140 ml/kg。

10. 常见的几种特殊生理状态

（1）生理性体重下降：新生儿出生后 2 ~ 4 日由于摄入量少，不显性失水及胎粪排出等原因，体重可下降 6% ~ 9%，一般不超过 10%，10 日内可恢复至出生时的体重。

（2）生理性黄疸（physiologic jaundice）：足月儿出生后 2 ~ 3 日出现黄疸，黄疸程度较轻，先见于面颈部；出生后 4 ~ 5 日黄疸最明显，可延及躯干及四肢；出生后 7 ~ 10 日黄疸逐渐消退，最迟不超过 2 周，一般情况良好。

（3）"马牙"和"螳螂嘴"：位于上腭中线和齿龈部位的黄白色小颗粒，俗称"马牙"，由上皮细胞堆积或黏液腺分泌物积留所致，数周内可自然消退。新生儿两侧颊部各有一隆起的脂肪垫，俗称"螳螂嘴"，有利于乳汁吸吮。"马牙"和"螳螂嘴"均为新生儿正常的生理现象，不可擦拭或挑破，以免发生感染。

（4）乳腺肿大：新生儿出生后 4 ~ 7 日可出现乳腺增大，如蚕豆或核桃大小，2 ~ 3 周自然消退，考虑为来自母体的雌激素中断所致，切勿挤压，以免发生感染。

（5）假月经：由于来自母体的雌激素中断所致，部分女婴在出生后 5 ～ 7 日阴道流出少许血性分泌物，俗称"假月经"，可持续 1 周左右。

（6）新生儿红斑及粟粒疹：出生后 1 ～ 2 日，新生儿头部、躯干及四肢的皮肤可出现大小不等的多形红斑，俗称"新生儿红斑"；也可在皮肤上出现小米粒大小的黄白色皮疹，由皮脂腺堆积形成，称为"新生儿粟粒疹"。

随堂测 19-1

科研小提示

文献显示，不同时机实施分娩镇痛对初产妇产程和分娩方式及新生儿结局的影响不同，但还有待进一步研究。

宋佳，王冬雪，王冰冰，等. 不同时机实施分娩镇痛对初产妇产程和分娩方式及新生儿结局的影响［J］. 中华妇产科学，2020，55（7）：476-479.

附：早产儿特点

一、外观特点

早产儿体重大多在 2500 g 以下，身长不到 47 cm，哭声轻，颈肌软弱，四肢肌张力低下，皮肤红嫩，胎毛多，耳壳软，指（趾）甲未达指（趾）端，乳晕不清，足底纹少，男婴睾丸未降或未完全下降，女婴大阴唇不能盖住小阴唇。

二、生理特点

1. 呼吸系统　早产儿呼吸中枢发育不成熟，呼吸浅表而不规则，常出现呼吸暂停现象。若呼吸停止时间达 15 ～ 20 秒，或虽不到 15 秒，但伴有心率减慢（< 100 次 / 分）并出现发绀及四肢肌张力下降，称为呼吸暂停（apnea）。早产儿的肺发育不成熟，表面活性物质缺乏，易发生肺透明膜病。有胎儿窘迫史的早产儿易发生吸入性肺炎。

2. 循环系统　早产儿心率快，血压较足月儿低，部分可伴有动脉导管未闭。

3. 消化系统　早产儿吸吮能力差，吞咽反射弱，容易呛乳而发生乳汁吸入性肺炎。胃贲门括约肌松弛、容量小，易发生胃食管反流和溢乳。早产儿各种消化酶不足，尤其是胆酸的分泌较少，对脂肪的消化、吸收较差。在缺血、缺氧、喂养不当情况下易发生坏死性小肠炎。此外，由于早产儿的胎粪形成较少和肠蠕动乏力，易发生胎粪延迟排出。早产儿肝不成熟，葡萄糖醛酰转化酶不足，生理性黄疸较重，持续时间长，易引起核黄疸。早产儿肝内储存糖原少，且合成蛋白质的能力不足，易致低血糖和低蛋白血症。同时由于肝功能不完善，肝内维生素 K 依赖凝血因子合成少，易发生出血症。

4. 血液系统　早产儿血小板数量较足月儿略低，贫血常见。维生素 K、铁及维生素 D 储存较足月儿低，更易发生出血、贫血和佝偻病。

5. 泌尿系统　早产儿肾浓缩功能更差，肾小管对醛固酮反应低下，排钠分数高，易产生低钠血症。葡萄糖阈值低，易发生糖尿。碳酸氢根阈值低、肾小管排酸能力差，在用普通牛奶人工喂养时，因为酪蛋白含量较高，可发生晚期代谢性酸中毒。

6. 神经系统　早产儿易发生缺氧，导致缺血缺氧性脑病。此外，由于早产儿脑室管膜下存在发达的胚胎生发层组织，因而易导致颅内出血。

7．免疫系统　早产儿体液及细胞免疫功能均很不完善，IgG 和补体水平较足月儿更低，极易发生各种感染。

8．体温调节　早产儿体温调节功能更差，基础代谢低，产热量少，而体表面积相对大，皮下脂肪少，易散热，同时汗腺发育不成熟和缺乏寒战反应。因此，早产儿的体温易随环境温度变化而变化，且常因寒冷而导致硬肿症的发生，更要注意保暖。

第二节　正常新生儿的评估

一、出生时评估

1．新生儿状况的评估　阿普加评分（Apgar score）是 1953 年美国学者 Virginin Apgar 提出的对新生儿窒息进行的评估，一直是国际上公认的评估新生儿窒息最简捷、实用的方法。阿普加评分由 5 项体征组成，每一项体征赋予分值 0、1 或 2。然后将 5 项分值相加，即为阿普加评分。出生后 1 分钟、5 分钟各评 1 次，出生后 1 分钟评分反映窒息严重程度，出生后 5 分钟和 10 分钟评分除反映窒息严重程度外，还可以反映窒息复苏的效果并帮助判断预后。

2．新生儿出生时体检　主要包括以下几个方面：宫内发育状况，有无宫内缺氧、感染等异常；呼吸、循环系统的功能从宫内到宫外转变是否正常、稳定；有无先天发育异常；有无产伤、药物伤害等。具体检查项目如下，检查后应做好记录。

（1）测量体重、身长、头围。

（2）一般情况：观察外貌、面容、肤色、反应、精神状态、姿势、体位和自发动作等。

（3）皮肤及黏膜：观察皮肤的颜色、温度、弹性，有无皮疹、瘀斑、破损，皮下脂肪、毛发情况，黄疸范围等。

（4）头部：检查头颅的大小和形状，囟门的大小及张力，有无头皮水肿和头颅血肿。

（5）面部：是否对称。眼睑有无水肿、下垂；眼球活动情况；瞳孔大小、对光反射，巩膜有无黄染。耳郭有无畸形，耳前有无窦道和赘生物（附耳）。鼻外形，有无鼻翼扇动。口唇颜色、口腔黏膜是否光滑；有无唇腭裂、腭弓高尖。

（6）颈部：活动度，有无畸形。某些染色体畸变婴儿可见到颈蹼。

（7）肩部、锁骨及双上肢活动情况：新生儿锁骨骨折是较常见的产伤，一般预后良好，应仔细检查有无骨擦音。

（8）胸部：外形及对称性，呼吸活动度。

（9）心脏：心尖冲动的位置、强度，心前区有无震颤，心界大小，心率，心律，有无杂音及杂音性质、位置、响度、传导方向。

（10）腹部：外形，有无肠型、包块，肝脾大小，肠鸣音情况，脐部有无红肿、分泌物、脐疝。

（11）外生殖器和肛门：外生殖器发育情况、有无畸形，肛门是否闭锁，男婴有无隐睾、尿道下裂。

（12）四肢和脊柱：有无畸形、水肿，活动情况。

（13）神经系统：原始反射是否能正常引出。

知识链接

新生儿复苏方案

新生儿复苏采用国际公认的ABCDE复苏方案，由产科医师、儿科医师、助产士（师）及麻醉师共同协作进行。①A（airway）：清理呼吸道；②B（breathing）：建立呼吸；③C（circulation）：维持正常循环；④D（drugs）：药物治疗；⑤E（evaluation）：评估。前三项最重要，其中A是根本，B是关键，评估贯穿整个复苏过程中。呼吸、心率和血氧饱和度是窒息复苏评估的三大指标，并遵循评估—决策—措施，如此循环往复，指导完成复苏。在ABCDE复苏原则下，新生儿复苏可分为4个步骤：①快速评估（或有无活力评估）和初步复苏；②正压通气和脉搏血氧饱和度监测；③气管插管正压通气和胸外按压；④药物和（或）扩容。

中华医学会围产医学分会新生儿复苏学组. 新生儿窒息诊断的专家共识［J］. 中华围产医学杂志，2016，19（1）：3-6.

二、日常评估

若入室评估没有发现新生儿异常，则改为每8小时评估1次或每日评估1次。评估内容包括生命体征、皮肤颜色、肌张力及活动情况、喂养及大小便情况、体重变化情况、脐部情况以及啼哭和亲子互动情况。做好评估记录，若有异常，应增加评估频率。

第三节　新生儿照护

一、正常新生儿照护

1. 保温　新生儿出生后应立即擦干全身，用温暖的毛巾包裹，以减少辐射、对流及蒸发散热，并因地制宜采取不同的保暖措施，使新生儿处于中性温度。中性温度是指能维持正常体温及皮肤温度的最适宜的环境温度。此温度下，身体耗氧量最少，蒸发散热量最少，新陈代谢最低。出生体重越低、胎龄越小，所需中性温度越高。保暖方法有头部戴帽、与母亲持续皮肤接触、婴儿培养箱和远红外辐射台等。

2. 呼吸道管理　保持呼吸道通畅，保持舒适体位，如仰卧时避免颈部前屈或过度后仰，俯卧时头偏向一侧。若出现青紫或呼吸不畅等异常情况，应立即转诊或请儿科医师处理。

3. 母乳喂养　帮助新生儿出生后1小时内喂哺母乳，以促进母体乳汁分泌，并防止新生儿低血糖，提倡按需喂养。如果不具备母乳喂养条件，可给予配方奶喂养，每3小时1次，每日7~8次。哺乳后将婴儿竖立抱起，轻拍背部，以利于排出咽下的空气，防止溢奶。奶量以哺乳后安静、无呕吐及腹胀和理想的体重增长（15~30 g/d，平均约为20 g/d）为标准（生理性体重下降期除外）。

4. 预防感染　病室和医护人员应严格执行相关的感染防控措施和消毒隔离制度，接触新生儿前后应洗手，避免交叉感染。做好新生儿卫生管理，保持脐部清洁和干燥；保持皮肤清洁，新生儿出生24小时后可以洗澡，勤换尿布，每次排便后用温水清洗会阴及臀部，以防红臀和尿布疹。

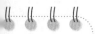

5. 其他 新生儿出生后应肌内注射维生素 K_1 1 次，剂量为 1 mg；若无卡介苗、乙肝疫苗接种禁忌，出生后 24 小时即应接种卡介苗，出生后 24 小时内、1 个月、6 个月时各注射乙肝疫苗 1 次。目前，已广泛开展新生儿先天性代谢缺陷病的筛查，包括先天性甲状腺功能减退症、苯丙酮尿症等。

二、新生儿黄疸

新生儿黄疸（neonatal jaundice）是新生儿期最常见的临床表现，是因胆红素在体内积聚而引起的皮肤或其他器官的黄染，分为生理性和病理性。通常新生儿血清胆红素超过 5 mg/dl（成人超过 2 mg/dl）即可出现肉眼可见的黄疸，若血清未结合胆红素过高，可透过血脑屏障引起胆红素脑病（即核黄疸）。

【分类】

1. 生理性黄疸 由新生儿胆红素代谢特点所致，其程度与种族、居住地海拔高度、遗传、喂养等许多因素有关。足月儿和早产儿生理性黄疸的上限值存在个体差异。生理性黄疸须排除病理性黄疸的各种原因后方可确定。

2. 病理性黄疸（pathologic jaundice） ①出现早：出生后 24 小时内出现；②血清胆红素高：足月儿 > 220.6 μmol/L（12.9 mg/dl）、早产儿 > 255 μmol/L（14.9 mg/dl），或每日上升超过 85 μmol/L（5 mg/dl）；③黄疸持续时间长：足月儿 > 2 周；早产儿 > 4 周；④黄疸退而复现；⑤血清直接胆红素 > 26 μmol/L（1.5 mg/dl）。具备其中任何一项者即可诊断。

【病因】

病理性黄疸根据其发病原因分为四类：胆红素生成过多、胆红素代谢障碍、胆汁排泄障碍和肠肝循环增加。新生儿黄疸由于病因繁多，发病机制复杂，故应仔细地询问病史，进行体格检查、全面的实验室检查，有时尚需进行必要的影像学检查，甚至肝活体组织病理检查。

【临床表现及并发症】

胆红素脑病为新生儿溶血病最严重的并发症，早产儿更易发生，多见于出生后 4 ～ 7 日，一般于重度黄疸高峰后 12 ～ 48 小时出现症状，临床将其分为以下 4 期。

1. 警告期 表现为嗜睡、反应低下、吸吮无力、原始反射减弱等，偶有尖叫。此期持续 12 ～ 24 小时。

2. 痉挛期 轻者仅有双眼凝视，重者出现呼吸暂停、肌张力增高、双手紧握，甚至角弓反张。此期持续 12 ～ 48 小时。

3. 恢复期 抽搐次数极少，角弓反张逐渐消失，肌张力逐渐恢复。此期约持续 2 周。

4. 后遗症期 胆红素脑病患儿可发生手足徐动、眼球运动障碍、听觉障碍及牙釉质发育不良等后遗症。此外，也可留有脑瘫、智力低下、抽搐等严重后遗症。

典型病例依据病史及临床表现不难确诊，但头部 MRI 检查和脑干听觉诱发电位测定更有助于该病的诊断及预后判断。

【诊断要点】

1. 胆红素浓度监测 包括血清总胆红素（total serum bilirubin，TSB）测定和经皮胆红素（transcutaneous bilirubin，TCB）测定，其中 TSB 是诊断高胆红素血症的金标准，TCB 是常规筛查的方法。

2. 其他实验室检查 红细胞计数、网织红细胞计数、血红蛋白浓度、血型、血清特异性抗体、红细胞脆性试验及高铁血红蛋白还原率等。

3. 影像学检查 超声、计算机体层摄影、磁共振胰胆管成像等有助于诊断。

【处理及护理要点】

及早识别异常症状，特别是对于出生后 24 小时出现皮肤黄染的新生儿，应报告医师，协助医师进行处理，将新生儿及时转诊至新生儿科。

1. 光照疗法（phototherapy） 简称光疗，是降低血清未结合胆红素简单而有效的方法，主要有光疗箱、光疗灯和光疗毯等。不同胎龄、不同日龄的新生儿有不同的光疗指征，同时需要考虑是否存在胆红素脑病的高危因素。光疗最易对视网膜黄斑造成伤害，且长时间强光疗可能增加男婴外生殖器鳞癌的风险，因此光疗时应用遮光眼罩遮住双眼，对于男婴，用尿布遮盖会阴部。

2. 药物治疗 包括以下 4 个方面。①免疫球蛋白：抑制吞噬细胞破坏致敏红细胞，用法为 1 g/kg，于 2～4 小时内静脉滴注，早期应用临床效果较好。②白蛋白：血清胆红素水平接近换血值，且白蛋白水平 < 25 g/L 的新生儿，可输注补充白蛋白 1 g/kg，以增加胆红素和白蛋白的联结，减少血液中的游离胆红素。③纠正代谢性酸中毒：应用碳酸氢钠提高血 pH，以利于未结合胆红素与白蛋白的联结。④肝酶诱导剂：能增加肝摄取未结合胆红素的能力。常用苯巴比妥 5～10 mg/（kg·d），分 2～3 次口服，共 4～5 日。

3. 换血疗法 该疗法主要作用：换出血中胆红素，防止胆红素脑病；换出血中部分游离抗体和致敏红细胞，减轻溶血；纠正贫血。

4. 其他治疗 防止低血糖、低体温，纠正缺氧、贫血、水肿和心力衰竭等。

三、新生儿低血糖

新生儿低血糖（neonatal hypoglycemia）指新生儿血糖水平低于 2.2 mmol/L（40 mg/dl）。新生儿由于脑组织相对较大，葡萄糖利用率较高，故对低血糖损害尤为敏感，反复或持续性低血糖可引起新生儿低血糖脑病的发生。

【病因及发病机制】

新生儿低血糖有暂时性或持续性之分。主要病因较复杂，有极少部分患儿找不出低血糖的病因，称为特发性低血糖。

1. 肝糖原储备不足 胎儿肝糖原的储备主要发生在妊娠 32～36 周以后，棕色脂肪的分化从胎龄 26～30 周开始。因此，早产儿、小于胎龄儿和双胎中体重轻者肝糖原及脂肪储备不足，出生后若延迟哺乳或摄入不足，易发生低血糖。

2. 葡萄糖消耗增加 应激反应及严重疾病，如窒息缺氧、寒冷损伤、创伤、感染及呼吸窘迫，可使新生儿糖代谢率增加，葡萄糖消耗增加，因而容易发生低血糖。合并红细胞增多症时，因血液内过多的红细胞消耗大量葡萄糖，可导致低血糖。

3. 胰岛素水平过高 糖尿病母亲因体内高血糖而导致胎儿胰岛细胞代偿性增生，出生后血液胰岛素水平较高，容易发生低血糖；胰岛细胞增生症、胰岛细胞腺瘤、贝-维（Beckwith-Wiedeman）综合征等可出现持续性高胰岛素血症，易导致低血糖；孕妇在妊娠期应用药物，如氯磺丙脲、噻嗪类利尿药、特布他林，可引起新生儿高胰岛素血症，易出现低血糖。

4. 遗传代谢性疾病 某些糖代谢、脂肪代谢、氨基酸代谢异常，如半乳糖血症、糖原贮积症、先天性果糖不耐受症、糖尿病，易发生低血糖。

5. 内分泌疾病 先天性垂体功能低下、先天性肾上腺皮质增生症、胰高血糖素缺乏、生长激素缺乏等，均可导致低血糖。

【临床表现】

1. 无症状性 多数患儿发生低血糖时并无临床症状，无症状性低血糖是症状性低血糖的 10～20 倍。

2. 症状性 新生儿低血糖的症状及体征常为非特异性，多出现在出生后数小时至 1 周，或伴发于其他疾病过程而被掩盖。主要表现为反应差、喂养困难、嗜睡、呼吸暂停或呼吸频率增快、低温甚至昏迷等，也可出现面色苍白、多汗、烦躁、激惹、哭闹等。

【辅助检查】

血糖测定是确诊和早期发现低血糖的主要手段。高危儿出生后 1 ～ 2 小时应常规监测血糖，直至血糖浓度稳定。常用的床旁血糖监测仪检测简便、快速，但可有 10% ～ 15% 的误差，并可因样本量不足等原因出现较低的血糖值，故建议作为筛查方法。确诊应采静脉血用葡萄糖氧化酶法测定血清葡萄糖含量。采血后应立即测定，以免血液在室温下放置过久葡萄糖分解而导致血糖测定值降低。有低血糖原发病者应送 NICU 监护。

【处理及护理要点】

母婴同室新生儿有发生低血糖的风险，应给予血糖监测。对糖尿病母亲婴儿，应在出生后 1 小时、2 小时、3 小时、6 小时、12 小时、24 小时、48 小时、72 小时监测血糖；对巨大儿，应每 6 ～ 8 小时监测血糖。对低血糖症高危儿，如早产儿、小于胎龄儿、窒息缺氧、寒冷损伤、创伤、严重感染等患儿，应常规监测血糖。低血糖症高危儿出生后能进食者应尽早喂养，先每小时给 10% 葡萄糖溶液 5 ～ 10 ml/kg，若无胃肠不耐受情况，3 ～ 4 次后可哺乳。

由于不能确定引起脑损伤的低血糖阈值，因此不管有无症状，低血糖患儿均应及时治疗。出生后血糖低于 2.6 mmol/L 时应开始干预。对无症状性低血糖，若没有喂养禁忌，可尽早给予母乳或配方奶喂养。若血糖不能纠正，转 NICU 治疗。

密切观察有高危因素的新生儿，如巨大儿，及时发现低血糖的早期临床表现，协助医师进行血糖监测，必要时转新生儿科。

四、新生儿产伤

新生儿产伤（neonatal birth injury）是指分娩过程中因机械性因素对胎儿或新生儿的组织、器官所造成的损伤。产伤可发生在身体的任何部位，与胎儿的大小、胎方位、骨盆的形状以及接生方式等有关。

（一）头颅血肿

【病因】

头颅血肿（cephalohematoma）是由于异常分娩（胎方位不正、头盆不称等）、产钳或负压吸引助产时，头颅受到过度挤压，导致骨膜下血管破裂，血液积聚于骨膜下而发生。血肿边缘清晰，不超过颅缝，有波动感。有时与颅骨骨折并存。

【临床表现】

头颅血肿常见于初产妇。血肿多位于顶部，偶见于枕部、额部，一侧多见。出生后数小时至数日头颅表面可见圆形肿胀，迅速增大，大小不一。由于血肿受到骨膜限制，不超越骨缝。血肿表面皮肤颜色可正常，负压吸引所致者呈紫红色。触诊时初期有肿胀感，吸收过程中变软而有波动感，边缘清楚。完全吸收需 2 ～ 4 个月。巨大血肿，因血肿内红细胞破坏过多，引起贫血和血胆红素增高。头颅血肿与产瘤可同时存在，也可隐于水肿之下，待水肿消失后显出血肿。

【鉴别诊断】

1. 产瘤（caput succedaneum） 又称先锋头，是由于头先露部位头皮血液及淋巴循环受压所致的软组织水肿。出生时即可见边界不清的梭状肿胀，常越过骨缝，局部皮肤颜色正常或稍红，为凹陷性水肿，触之无波动感，2 ～ 4 日后自行吸收。

2. 帽状腱膜下出血（subaponeurotic hemorrhage） 头颅帽状腱膜与骨膜间疏松组织内出血。典型病例为出生后 4 小时内出现，因无骨膜限制，出血量较大，易于扩散，常越过骨缝，波动感明显，黄疸较重，可致贫血，重症者出现失血性休克。

【处理及护理要点】

轻者一般无须治疗，血肿可自行吸收而不留痕迹，偶尔血肿钙化，在数月内呈骨性肿块。

保持患儿安静，局部皮肤清洁，不可穿刺抽吸血液，以免引起继发感染。

头皮血肿大时，患儿取头高位；避免剧烈哭闹和局部摩擦。若有表皮破损，应保持局部清洁、干燥，避免感染。除观察患儿的生命体征、意识、肌张力、皮肤颜色和原始反射情况外，还应注意头颅血肿范围是否扩大、有无吸收。及时清除呼吸道分泌物，若有呼吸困难或发绀，应及时给氧并报告医师。定时监测黄疸，遵医嘱给予镇痛药或输血浆，并及时扩容，纠正酸中毒及改善微循环。做好家长的沟通和解释工作，告知产伤发生的原因和治疗方案、患儿的预后和相关护理措施，使家长理解并配合治疗。

（二）面神经损伤

【病因】

面神经麻痹（facial nerve palsy）是难产时胎儿面部因受产钳或骨盆压迫引起面神经损伤所致，产钳助产和第二产程延长是高危因素，非产钳助产者，骶岬压迫为主要原因。通常枕左横位出现左侧面神经损伤，枕右横位出现右侧面神经损伤。受压部位以乳突 - 茎突孔出来的外周部面神经或面神经下颌支较为常见。通常神经周围组织肿胀，不是神经纤维破裂。

【临床表现】

本病常见临床表现为周围性面神经麻痹，多数患儿为单侧、轻度，面神经的下支最常受损。表现为安静时患侧眼裂持续张开、鼻唇沟变平；哭闹时，患侧鼻唇沟消失、眼裂不能完全闭合、前额皱纹消失、口角向健侧歪斜。创伤性面神经损伤需要与病毒感染或其他病因所致的发育障碍或综合征相鉴别。

【处理及护理要点】

轻者无须治疗，数周后可自行痊愈，也可采用理疗等促进其恢复。周围性面神经麻痹患儿眼睑不能闭合，可用眼罩或在睡眠时涂眼膏以保护患侧角膜。遵医嘱给予支持治疗。

（三）臂丛神经麻痹

【病因】

臂丛神经麻痹（brachial plexus palsy）是新生儿周围神经损伤中常见的一种。常因肩难产或者臀位产过度牵拉头部、上肢或躯干时造成臂丛神经受压或撕裂，引起完全或部分的上肢运动障碍。高危因素为巨大胎儿、产钳助产、初产妇及第二产程延长。

【临床表现】

臂丛神经麻痹可分为上臂型、前臂型和全臂型 3 类。

1. 上臂型　即迪谢内 - 埃尔布（Duchenne-Erb）麻痹。此型最常见，由于颈 5 ～ 7 神经根受损所致。出生后即表现为肩关节内收、内旋、下垂、不能外旋；前臂处于旋前的姿势，手腕及手指屈曲；受累侧拥抱反射不能引出。若膈神经受损，出现膈肌麻痹。

2. 前臂型　较少见，由颈 8、胸 1 神经根受损所致。主要为手的瘫痪，手内肌、手腕和手指屈肌无力。若胸 1 神经根的交感神经纤维同时受损，可出现患侧眼睑下垂、瞳孔缩小及半侧面部无汗（霍纳综合征）。

3. 全臂型　所有臂丛神经根均受损，临床表现为全上肢松弛，反射消失。可同时存在胸锁乳突肌血肿、锁骨或肱骨骨折。

【诊断要点】

根据病史中的肩难产或臀位产造成的上肢牵拉史，结合患儿出生后立即出现一侧上肢部分或完全软瘫的特殊体位，一般诊断不难，可行神经肌电图检查辅助诊断。上肢 X 线检查可除外骨折，若合并其他神经系统症状，需除外颅脑损伤。本病需与肱骨头脱臼、肱骨骨折、锁骨骨折或脑性瘫痪等相鉴别。X 线、肌电图及 MRI 检查可辅助诊断。

【处理及预后】

采用夹板将上肢固定于外展、外旋、前臂肘关节屈曲的位置，1 周内不能活动，7 ～ 10 日后可进行按摩、理疗。多数患儿预后较好，若 3 个月内出现肱二头肌抗重力运动和肩外展，预后良好。若 3 ~ 6 个月不能恢复，考虑手术探查，修补损伤的神经。但肌力差，尤其是肱三角肌肌力弱持续较久，部分患儿可留下不同程度的后遗症。

【护理要点】

（1）注意患肢保暖，可将患儿放置在远红外保暖床或暖箱内观察，禁忌使用热水袋保暖。

（2）注意臂丛神经损伤患儿保持患肢呈松弛状态，即患臂置于外展、外旋、肘部屈曲位。1 周后开始按摩及被动运动，以防肌肉萎缩。

（3）遵医嘱给予支持性治疗。

（4）耐心教会家长保护患儿的患肢以及被动运动的方法，鼓励其树立治疗的信心，积极配合诊疗，争取患儿康复。

（四）锁骨骨折

【病因】

锁骨骨折（fracture of clavicle）是产伤后骨折最常见的一种，多见于体重大的新生儿发生肩难产者。锁骨细长而弯曲，内侧 2/3 向前凸出而外侧 1/3 向后上方凸出，这两个弯曲交界点受挤压时易发生骨折。分娩过程中胎儿迅速下降时，前肩的肩胛部挤向产妇的骨盆耻骨联合处，肩部受压及牵拉致使锁骨发生骨折，多为单侧。5% 合并臂丛神经损伤。

【临床表现】

锁骨骨折分为不完全性（即青枝骨折）和完全性骨折。轻者常被忽略。多表现为局部肿胀，患侧上肢自主活动少，被动活动时哭闹，患侧拥抱反射减弱或消失。数日后局部软组织肿胀，1 ~ 2 周后检查锁骨中、外 1/3 交界处扪及肿块，触之有压痛。有骨折移位时，患侧肩部锁骨中部有肿胀，触之可有摩擦感。

【处理及护理要点】

不完全性骨折一般无须治疗。完全性骨折则需腋下放置一棉垫，并将患肢用绷带固定于胸壁，也有学者主张无须治疗，一般 2 周左右即可愈合。应避免压迫患儿伤处或牵动患肢，可将患侧上臂固定于躯干上，使患侧手部到达对侧锁骨水平。

随堂测 19-2

知识链接

新生儿脐部护理

1. 循证依据　给予正确和适宜的脐部护理是保持新生儿脐部健康的重要方法，也是新生儿护理的一项重要内容。目前我国大部分助产机构对于新生儿脐部护理仍多采用脐部断端及其周围消毒，并包扎脐带断端的方式。而 WHO 提倡在严格无菌操作的情况下无须对脐带断端及其周围进行消毒，不包扎脐带断端，保持脐带断端暴露、清洁和干燥，有利于脐带尽早脱落。我国学者对相关研究进行了 meta 分析，结果显示，不消毒和不包扎脐带断端，脐带脱落时间短于采用 75% 乙醇消毒脐带断端组（$MD = -0.80$ d，95%CI $-1.11 ~ -0.49$）；比较不消毒和不包扎脐带断端组与 75% 乙醇消毒脐带断端组新生儿脐炎的发生率，结果显示差异无统计学意义（$RR = 0.98$，95%CI $0.41 ~ 2.31$），因此提示不常规消毒和不包扎脐带断端可以缩短脐带脱落时间，同时并不会增加脐炎的风险。

2. 推荐建议　脐部护理前，应注意手卫生等感染防控措施。若无感染迹象，无须对脐带断端外用任何消毒剂及包扎脐带断端。应保持脐带断端清洁和干燥，以促进脐带断端脱落。

中华医学会围产医学分会，中华医学会妇产科学分会产科学组，中华护理学会产科护理专业委员会，等. 中国新生儿早期基本保健技术专家共识（2020）[J]. 中华围产医学杂志，2020，23（7）：433-440.

附：早产儿照护

1．维持体温稳定　根据早产儿的体重、成熟度及病情，给予不同的保暖措施，加强体温监测。暴露操作应在远红外辐射台保暖下进行。没有条件者，因地制宜，加强保暖，尽量缩短操作时间。维持室温在 24 ～ 26 ℃、相对湿度在 55% ～ 65%。

2．合理喂养　尽早开奶，以防止低血糖。提倡母乳喂养，哺乳量根据早产儿耐受力而定，以不发生胃潴留及呕吐为原则。同时需要结合患儿的临床生理特点、病理情况以及喂养耐受情况制定个体化加量方案。

3．维持有效呼吸　保持呼吸道通畅，早产儿仰卧时可在肩下放置小的软枕，避免颈部弯曲、呼吸道梗阻。出现发绀时应查明原因，同时给予吸氧，吸入氧浓度以维持动脉血氧分压。一旦症状改善，立即停用，预防氧疗并发症。

4．密切观察病情　早产儿病情变化快，常出现呼吸暂停等生命体征的改变，除应用监护仪监测体温、脉搏、呼吸等生命体征外，还应注意观察患儿的进食情况、精神反应、哭声、反射、面色、皮肤颜色、肢体末梢的温度等情况。在输液过程中，最好使用输液泵，严格控制补液速度，定时巡回记录，防止高血糖、低血糖的发生。

5．预防感染　严格执行消毒隔离制度，工作人员相对固定，严格控制入室人数，室内物品定期更换及消毒，防止交叉感染。强化洗手意识，严格控制医源性感染。

6．健康教育　早产儿往往需要较长的住院时间，在提供隔离措施的前提下，鼓励父母进入早产儿室，探视和参与照顾患儿的活动。指导父母冲调奶粉、沐浴、预防接种、门诊随访的相关事项等，以使他们得到良好的信息支持并树立照顾患儿的信心。

7．发展性照顾　是以患儿和家长为中心，由专业医师、护理人员、营养师、治疗师等共同参与的医护行为，旨在通过减少医疗环境因素对神经系统发育的不良影响，促进患儿疾病恢复、生长发育、自我协调能力，从而改善患儿的最终预后。具体内容包括控制病房光线、减少噪声刺激、为患儿提供舒适和正确的体位、减少疼痛刺激、合理安排操作和护理、鼓励父母参与照顾患儿及协助建立亲子关系等。

小　结

在胎儿娩出后，对新生儿进行评估和检查是助产士、产科护士的必备技能，应熟练掌握正常新生儿的外观特点、生理特点及护理要点，对产妇及家属进行健康指导。熟悉新生儿常见疾病的特点和发病原因，在护理过程中及时发现新生儿的异常情况，早期判断，及时上报并协助医师进行处理，减少并发症，降低不良妊娠结局的发生率，促进母婴健康。

思考题

1．请简述新生儿出生后即刻评估要点。

2．某女士，32 岁，G_1P_1，GDM，于 10 分钟前顺娩一女活婴（重 4050 g）。请简述该新生儿的护理要点。

（董胜雯）

生育调控与辅助生殖技术

导学目标

通过本章内容的学习，学生应能够：

◆ **基本目标**

1. 识记女性常用避孕方法、避孕失败补救措施的种类及护理、女性绝育方法的种类及护理、辅助生殖技术以及各种派生的新技术等。

2. 理解女性常用避孕方法的原理、适应证、禁忌证、副反应；避孕失败补救措施的适应证、禁忌证、并发症和防治；辅助生殖技术的医护配合等。

3. 根据妇女自身状况和需求，帮助其选择合适的避孕方法；运用所学知识指导育龄妇女计划生育。

◆ **发展目标**

1. 综合运用所学知识对优生优育妇女提供持续的助产照护。

2. 指导不孕症患者选择有效的辅助生殖技术。

◆ **思政目标**

1. 尊重患者，保护患者隐私。

2. 提升道德素养和法治素养。

3. 充分认识生育调控的重要性，增强责任感和使命感。

计划生育（family planning）是妇女生殖健康的重要内容之一，是通过采用科学的方法实施生育调节，提高人口素质，使人口增长与经济和社会发展计划等相适应，最大限度地发挥人口对经济社会发展的能动作用，是我国实行计划生育国策的根本。知情选择避孕方法是计划生育优质服务的主要内容。本章主要介绍避孕节育的常用方法、避孕失败的补救措施以及相关辅助生殖技术。

案例 20-1

某女士，28岁，剖宫产术后6个月，母乳喂养，来院咨询避孕方法。该女士剖宫产术后4个半月月经复潮，周期28～30日，经期3～5日，经量适中，无痛经。既往身体健康，无高血压、糖尿病史。体格检查未见异常。

请回答：

1. 该女士应选择何种避孕方法？为什么？

2. 该女士选择的避孕方法的护理要点有哪些？

第一节　避孕方法及护理

避孕（contraception）是通过采用科学的方法，在不妨碍正常性生活和身心健康的情况下，使妇女暂时不受孕。避孕原理主要包括：①抑制精子与卵子产生；②阻止精子与卵子结合；③使子宫内环境不利于精子获能、生存或不适宜受精卵着床和发育3个关键环节。常用的避孕方法应符合安全、有效、实用、简便、经济的原则。目前常用的女性避孕方法有工具避孕、药物避孕等。

案例 20-2

某女士，52岁，G_3P_1，因月经紊乱伴经量增多3个月就医。既往身体健康，采用IUD避孕15年。妇科检查：外阴发育正常，阴道通畅，分泌物无色、量少；宫颈光滑，质硬；宫体前倾前屈位，略小，活动良好；双附件未触及异常；血常规检查正常。

请回答：

1. 该女士出现上述情况的原因是什么？
2. 应建议做哪些辅助检查？
3. 下一步该如何处理？

一、工具避孕

工具避孕是利用工具阻止精子与卵子结合或改变宫腔内环境来达到避孕的目的。常用的工具包括宫内节育器和阴茎套等。

【宫内节育器】

采用宫内节育器（intrauterine device，IUD）避孕是一种安全、有效、简便、经济、可逆的避孕方法，为我国育龄妇女的主要避孕措施。

1. IUD 种类　常见的有含铜IUD和药物缓释IUD（图20-1）。

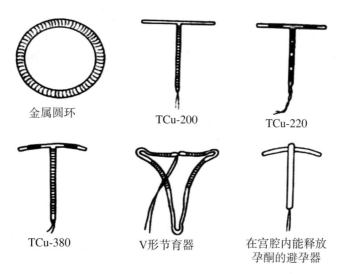

金属圆环　　TCu-200　　TCu-220

TCu-380　　V形节育器　　在宫腔内能释放孕酮的避孕器

图 20-1　常用的宫内节育器

（1）含铜 IUD：是目前我国应用最广泛的宫内节育器。通过在子宫内持续释放具有生物活性的铜离子达到避孕目的，其避孕效果随着铜的表面积增大而增强。含铜 IUD 从形态上分为 T 形、V 形、宫形等多种，例如 TCu-220、TCu-380A、VCu-200 等。①含铜 T 形宫内节育器（TCu-IUD）：是目前临床常用的宫内节育器，一般放置 5～7 年，含铜宫内节育器放置时间可达 10～15 年。②含铜 V 形宫内节育器（VCu-IUD）：呈 V 形，横臂及斜臂绕有铜丝，由不锈钢作为 V 形支架，两横臂中间相套为中心扣，外套硅橡胶管，有尾丝，放置年限 5～7 年。③母体乐（MLCu-375），可放置 5～8 年。④含铜宫内节育器：形态更接近宫腔形状，不锈钢丝呈螺旋状，内置铜丝，铜表面积 300 mm²，无尾丝，可放置 20 年左右。⑤含铜无支架宫内节育器：又称吉妮环。铜表面积 330 mm²，有尾丝，可放置 10 年。

（2）药物缓释 IUD：内含活性物质，可以提高避孕效果，减少副作用，主要有含孕激素 IUD 和含吲哚美辛 IUD。

2．IUD 避孕原理 其避孕原理主要是作为子宫腔内异物，可改变子宫腔内环境和导致子宫内膜表层的无菌性炎性反应，使受精卵着床受阻。

（1）对精子和胚胎的毒性作用：宫内节育器由于压迫局部发生炎症反应，炎症细胞对胚胎有毒性作用，同时产生大量巨噬细胞覆盖于子宫内膜，影响受精卵着床，并能吞噬精子及影响胚胎发育。

（2）干扰着床：长期异物刺激导致子宫内膜损伤及慢性炎症反应，产生前列腺素，改变输卵管蠕动，使受精卵运行速度与子宫内膜发育不同步，受精卵着床受阻。铜离子具有使精子头尾分离的毒性作用，使精子不能获能，干扰着床。

（3）含铜 IUD 的避孕作用：增加子宫内膜的异物反应及前列腺素的合成；具有细胞毒性作用。

（4）药物缓释 IUD 的避孕作用：目前我国临床主要应用含孕激素 IUD 和含吲哚美辛的含铜 IUD。①含孕激素 T 形 IUD：目前研制出左炔诺孕酮（levonorgestrel，LNG）IUD，中文商品名曼月乐（Mirena），放置时间为 5 年，具有脱落率低、带器妊娠率低、经量少的优点。②含吲哚美辛的含铜 IUD：其特点是年妊娠率、脱落率及出血率低，继续存放率高。

3．IUD 放置术

（1）适应证：凡育龄妇女无禁忌证、自愿要求放置 IUD 者及无相对禁忌证、要求紧急避孕或继续以 IUD 避孕者。

（2）禁忌证：①妊娠或可疑妊娠者；②生殖器官畸形、炎症患者；③生殖道急、慢性炎症未治愈者；④生殖器肿瘤患者；⑤手术流产术后子宫收缩不良，怀疑有妊娠组织残留或感染者；⑥宫颈内口过松、重度陈旧性宫颈裂伤或子宫脱垂者；⑦较严重的全身急、慢性疾病患者；⑧宫腔深度＜5.5 cm 或＞9 cm 者；⑨月经过多、频发或不规则阴道出血者；⑩有铜过敏史者。

（3）放置时间：①月经干净后 3～7 日内且无性生活者；②自然分娩后 42 日，剖宫产术后半年，生殖系统恢复正常者；③手术流产后立即放置；④自然流产月经复潮后放置，药物流产 2 次正常月经后放置；⑤含孕激素 IUD 在月经第 4～7 日放置；⑥哺乳期闭经可在排除早孕后放置。⑦紧急避孕应在性交后 5 天内放置。

（4）放置方法：受术者排尿后取膀胱截石位，常规消毒、铺巾，双合诊检查子宫大小、位置及附件情况。使用阴道窥器暴露宫颈后，消毒宫颈与宫颈管，以宫颈钳钳夹宫颈前唇，用子宫探针按子宫屈向探测宫腔深度。用放环器将节育器推送入宫腔底部，若放置带有尾丝的节育器，应在距宫颈外口 2 cm 处将尾丝剪断。观察无出血后，可取出宫颈钳和阴道窥器。

（5）注意事项：术前向受术者介绍 IUD 的避孕原理、放置目的和过程，使其理解并主动配合，告知受术者术前 3 日禁止性生活。

（6）术后健康指导：①术后休息 3 日，避免重体力劳动 1 周；②术后 2 周内禁止性生活及盆浴，保持外阴清洁；③术后3个月每次月经来潮或排便时注意有无IUD脱落；④IUD放置后1、3、6、12个月各复查1次，以后每年复查1次，直至取出停用；⑤术后若有严重腹痛、发热、阴道出血多，随时就诊；⑥放置期限满后，及时取出或更换；⑦随访宫内节育器在宫腔内情况，如发现问题，及时处理，以保证宫内节育器避孕的有效性。

4. IUD 取出术

（1）适应证：计划再生育或已无性生活不再需避孕者；放置期限已满需更换者；拟改用其他避孕措施或绝育者；因副反应严重经治疗无效或出现并发症者；带器妊娠者；绝经过渡期停经半年后或月经紊乱者。

（2）禁忌证：患生殖器官急、慢性炎症或严重全身性疾病，应待病情好转后再取出。

（3）取器时机：①取器时间以月经干净后3～7日内为宜；②带器早期宫内妊娠于手术流产同时取器；③带器异位妊娠术前行诊断性刮宫时，或在术后出院前取出IUD；④子宫不规则出血者，随时可取，取IUD同时需行诊断性刮宫，刮出组织送病理检查，排除子宫内膜病变。

（4）取出方法：取器前，应确定宫腔内有无IUD及其类型。常规消毒外阴、阴道及宫颈，有尾丝者用血管钳夹住后轻轻牵引取出；无尾丝者先用子宫探针探查清楚IUD的位置，再用取环钩或长钳牵引取出。若遇取器困难，可在B型超声、X线监视下或借助宫腔镜取器。

（5）注意事项：①取器前应做超声检查或X线检查，判断节育器是否在宫腔内，同时了解节育器的类型；②使用取环钩取节育器时应十分小心，不能盲目钩取，更应避免向宫壁钩取，以免损伤子宫壁；③取出节育器后，核对节育器是否完整，必要时行超声或X线检查，同时应落实其他避孕措施；④术后休息1日，术后2周内禁止性生活和盆浴，并保持外阴清洁。

5. IUD 的副作用及其护理

（1）不规则阴道出血：常发生于放置IUD最初3个月内。主要表现为经量过多、经期延长和点滴出血，一般无须处理，3～6个月后逐渐恢复。带器异位妊娠于术前诊断性刮宫时或术中、术后取器。

（2）腰酸、腹胀：主要与节育器和宫腔大小及形态不适应有关，轻者无须处理，重者应考虑更换合适的节育器。

6. IUD 的并发症及其护理

（1）IUD异位：多由于术前没有查清子宫位置和大小、术中操作不当而造成子宫穿孔，将IUD放于子宫外。此外，IUD本身（IUD过大、支架过硬）和子宫因素（子宫过软）是导致节育器异位的另一个原因。当发生IUD异位时，应经腹或经阴道将IUD取出。为防止节育器异位，放置术前应注意选择合适类型、大小的IUD；放置时操作应轻柔，尤其是哺乳期子宫，更应慎重；放置IUD后应定期随访，及时发现，及时处理。

（2）IUD嵌顿或断裂：由于放置IUD时损伤子宫壁、放置时间过长及绝经后取出IUD过晚，致部分器体嵌入子宫肌壁或发生断裂。一经确诊，需尽早取出。为防止IUD嵌顿或断裂，放置术前应注意选择合适类型、大小的IUD；放置时操作应轻柔；绝经后应及时取出IUD。

（3）感染：放置IUD时无菌操作不严格、节育器尾丝过长、生殖道本身存在感染灶、经期不注意卫生或性交等，均可导致上行感染，引起宫腔炎症。一旦明确宫腔感染，应及时取出IUD，同时使用广谱抗生素治疗。

（4）IUD脱落：主要是放置时操作不规范、未将节育器放至宫底部、IUD与宫腔大小及形态不符、宫颈内口松弛或经量过多等原因。IUD脱落常发生在放置IUD术后1年内，尤其是最初3个月的月经期，与经血一起排出，不易被察觉，应注意防治。

（5）带器妊娠：多见于IUD嵌顿、下移、脱落或异位者；一经确诊，行手术流产同时取出

IUD。为减少并发症的发生，应定期随访。一旦发生并发症，确定处理方案后，助产士应向患者及家属解释病情，告知处理方法，取得配合；同时严格遵医嘱用药，并做好手术前准备工作。

【屏障避孕】

1．阴茎套（condom） 又称避孕套或安全套，为男性避孕工具。我国的阴茎套按筒径的大小有 29 mm、31 mm、33 mm、35 mm 4 种，长度均为 19±1.1 cm，容量为 1.8 ml。阴茎套是由优质的乳胶薄膜制成的袋状男用避孕工具，性生活前将其套在阴茎上，射精时精液排到阴茎套内，阻断精液进入阴道，精子和卵子不能相遇，达到避孕目的。正确使用者避孕成功率达 95%～97%。阴茎套既能避孕，又具有防止性传播疾病的作用，故应用广泛。

2．女用避孕套（female condom） 也称阴道套（vaginal pouch），阻隔阴茎根部与女性外阴的直接接触，还有阴道隔膜、宫颈帽和阴道避孕囊等。

3．外用杀精剂 通过阴道给药使精子灭活起到避孕作用。目前广泛使用的是以壬苯醇醚为主要成分制成的避孕药膜，具有快速、高效的杀精作用。于性交前 10 分钟将药膜揉成团状放入阴道深处，待其溶解后即可性交。若正确使用，避孕有效率可达 95% 以上。

二、激素避孕

激素避孕（hormonal contraception）是指女性应用甾体激素达到避孕效果。目前国内常用的是人工合成的甾体激素避孕药，其制剂包括雌激素和孕激素。

【避孕原理】

1．抑制排卵 避孕药中雌激素、孕激素通过干扰下丘脑-垂体-卵巢轴的正常功能，抑制下丘脑释放 GnRH，使垂体分泌 FSH 和 LH 减少，并影响垂体对 GnRH 的反应，不出现排卵前 LH 高峰，排卵受到抑制。

2．改变宫颈黏液性状 孕激素使宫颈黏液量减少，高度黏稠，拉丝度减小，不利于精子穿透，阻碍受精。

3．改变子宫内膜形态与功能 子宫内膜在持续小剂量雌激素的作用下，内膜腺体停留在发育不完全阶段，同时，孕激素使子宫内膜腺体提早发生类似分泌期变化，但分泌不良，不适于受精卵着床。

4．改变输卵管功能 输卵管上皮持续在雌激素、孕激素的作用下，其蠕动频率和黏液的正常分泌发生改变，从而影响受精卵在输卵管内正常的运行速度，导致受精卵与子宫内膜二者发育不同步，降低胚胎着床的成功率。

【适应证与禁忌证】

1．适应证 有避孕要求的健康育龄妇女均可使用甾体激素避孕药。

2．禁忌证

（1）因孕激素通过影响血脂蛋白代谢，加速冠状动脉硬化；雌激素有促凝血功能，冠状动脉硬化者易并发心肌梗死，增加静脉栓塞的发生率；雌激素还通过增加血浆肾素活性，使血压升高，增加高血压患者脑出血的发病率。故严重心血管疾病、血栓性疾病，如冠心病、高血压、栓塞静脉炎及脑血管病史者禁用。

（2）急、慢性肝炎或肾炎患者。

（3）内分泌疾病，如糖尿病需用胰岛素控制、甲状腺功能亢进患者。

（4）部分恶性肿瘤、癌前病变、子宫或乳房肿块患者。

（5）哺乳期妇女、产后未满半年或月经未复潮者。

（6）年龄大于 35 岁的吸烟妇女，不宜长期服用避孕药。

（7）月经稀少、经常闭经或年龄大于 45 岁者。

（8）精神病生活不能自理者。

【避孕药种类】

甾体激素避孕药包括短效及长效口服避孕药、长效避孕针剂、速效避孕药及缓释避孕药。目前常用的甾体激素避孕药种类列于表 20-1。

1. 口服避孕药（oral contraceptive，OC）　包括复方短效口服避孕药、复方长效口服避孕药。

（1）复方短效口服避孕药：是以孕激素为主，辅以雌激素构成的复方口服避孕药。根据整个月经周期中雌激素、孕激素的剂量和比例变化而分为单相片、双相片和三相片 3 种。复方短效口服避孕药的主要作用为抑制排卵，正确使用避孕药的避孕有效率接近 100%。三相片突破性出血和闭经发生率显著低于单相片，恶心、呕吐等副作用也少。

用法及注意事项：①表 20-1 单相片中前 4 种国产避孕药自月经周期第 5 日起，每晚 1 片，连服 22 日不间断，停药 7 日后服用第二周期药物。若漏服，必须于次晨补服。一般于停药后 2～3 日出现撤药性出血，类似月经来潮，于下一次月经第 5 日开始下一个周期用药。②复方去氧孕烯片（妈富隆）自月经周期第 1 日开始，按箭头方向每晚服用 1 片，连服 21 日，停药 7 日会有月经来潮，停药 7 日后接着服用第二周期药物。③三相片自月经周期第 3 日开始服黄色药片 6 片，每晚 1 片，接着服白色药片 5 片，最后服棕色药片 10 片，连服 21 日不间断。停药 1～3 日月经来潮，停药 7 日后按上述顺序服用第二周期药物。三相片应用渐趋广泛。若连续 2 个周期月经未来潮，则应停药，考虑更换避孕药物种类或就医诊治。

随堂测 20-1

表20-1　常用的甾体激素避孕药种类

类别		名称	成分		剂型	给药途径
			雌激素含量（mg）	孕激素含量（mg）		
短效口服避孕药	单相片	复方炔诺酮片（避孕片 1 号）	炔雌醇 0.035	炔诺酮 0.6	22 片 / 板	口服
		复方甲地孕酮片（避孕片 2 号）	炔雌醇 0.035	甲地孕酮 1.0	22 片 / 板	口服
		复方避孕片（0 号）	炔雌醇 0.035	炔诺酮 0.3 甲地孕酮 0.5	22 片 / 板	口服
		复方左炔诺孕酮片	炔雌醇 0.03	左炔诺孕酮 0.15	22 片 / 板	口服
		复方去氧孕烯片（妈富隆）	炔雌醇 0.03	去氧孕烯 0.15	21 片 / 板	口服
	三相片	左炔诺孕酮三相片				
		第一相（1～6 片）	炔雌醇 0.03	左炔诺孕酮 0.05	21 片 / 板	口服
		第一相（7～11 片）	炔雌醇 0.04	左炔诺孕酮 0.075		
		第一相（12～21 片）	炔雌醇 0.03	左炔诺孕酮 0.0125		
长效避孕药	口服	复方左旋 18- 甲长效片	炔雌醚 3.0	左炔诺孕酮 6.0	片	口服
		复方炔诺孕酮二号片	炔雌醚 2.0	炔诺孕酮 10.0	片	口服
	针剂	醋酸甲羟孕酮注射液		醋酸甲羟孕酮 150.0	针	肌内注射
		庚炔诺酮注射液		庚炔诺酮 200.0	针	肌内注射
		复方庚酸炔诺酮（避孕 1 号针）	戊酸雌二醇 5.0	庚酸炔诺酮 50.0	针	肌内注射
探亲避孕药		甲地孕酮探亲避孕片 1 号		甲地孕酮 2.0	片	口服
		炔诺酮探亲避孕片		炔诺酮 5.0	片	口服
		53 号避孕药		双炔失碳酯 7.5	片	口服
		炔诺孕酮探亲避孕片		炔诺酮 3.0	片	口服

续表

类别		名称	成分		剂型	给药途径
			雌激素含量（mg）	孕激素含量（mg）		
缓释避孕药	皮下埋植	左炔诺孕酮硅胶棒Ⅰ型		左炔诺孕酮 36×6		皮下埋植
		左炔诺孕酮硅胶棒Ⅱ型		左炔诺孕酮 75×2		皮下埋植
	阴道避孕环	甲硅环		甲地孕酮 200 或 250		阴道放置
		左炔诺孕酮阴道避孕环		左炔诺孕酮 5.0		阴道放置
避孕贴		Ortho Evra	炔雌醇 0.75	17-去乙酰炔诺肟酯 6.0		皮肤外贴

（2）复方长效口服避孕药：分为孕激素制剂、雌孕激素复合制剂及非孕激素制剂，适用于夫妻分居两地短期探亲时避孕，是由长效雌激素炔雌醚和人工合成的孕激素配伍制成的复合片，服药1次可避孕1个月。长效雌激素口服后被胃肠道吸收，储存于脂肪组织内，缓慢释放起长效避孕作用；孕激素促使子宫内膜转化为分泌期引起撤退性出血，避孕有效率达96%～98%。复方长效口服避孕药激素含量大，副作用较多，如类早孕反应、月经失调，国内已较少应用，将被淘汰。

2. 长效避孕针剂（long acting injectable contraceptive）　是长效避孕方法之一。目前国内供应有单孕激素制剂和雌孕激素复合制剂两种，避孕有效率达98%以上。由于单孕激素制剂对乳汁的质量影响小，较适用于哺乳期妇女。

用法及注意事项：雌孕激素复合制剂每个月肌内注射1次，可避孕1个月。首次应于月经周期第5日和第12日各肌内注射1支，第2个月起于每次月经周期第10～12日肌内注射1支，一般于注射后12～16日月经来潮。单孕激素制剂、醋酸甲羟孕酮避孕针，每隔3个月注射1针，避孕效果好。而雌孕激素复合制剂有月经紊乱、点滴出血或闭经等副作用。月经频发或经量过多者不宜选用长效避孕针剂。须注意，用药前应将针剂摇匀，进行深部肌内注射。个别妇女可能出现过敏反应，须留观15分钟，无异常反应方可离去。

3. 探亲避孕药（vacation pill）　不受月经周期的限制，避孕有效率达98%以上，又称速效避孕药或事后避孕药。除C53号避孕药（含双炔失碳酯）外，多由孕激素类制成，适用于夫妻分居两地短期探亲时避孕。药物主要可改变子宫内膜形态与功能，并使宫颈黏液变黏稠，不利于精子穿透和受精卵着床。

用法及注意事项：孕激素制剂的服用方法是在探亲当日中午服用1片，当晚再服1片，以后每晚服1片，直到探亲结束后次日晨服最后1片。C53号避孕药的用法是在第一次性交后即刻服1片，次日早晨再服1片，以后每次性交后服1片。该药不良反应发生率高，一般不作为常规使用，多用于性生活的紧急补救用药。

4. 缓释避孕药　是将避孕药（主要是孕激素）与具备缓释性能的高分子化合物制成多种剂型，在体内持续、恒定地微量释放，维持恒定的血药浓度，达到长效避孕效果。

（1）皮下埋植避孕剂（subdermal implant）：是临床常用的缓释避孕药，有效率达99%以上。我国研制的皮下埋植避孕剂为左炔诺孕酮硅胶棒Ⅰ型和Ⅱ型。Ⅰ型制剂由6根硅胶棒组成，每根含左炔诺孕酮36 mg，总量216 mg，使用年限5～7年；国内Ⅱ型制剂由2根硅胶棒组成，每根含左炔诺孕酮70 mg，总量140 mg，使用年限3～5年。皮下埋植避孕剂不含雌激素，不影响乳汁质量，哺乳期妇女可用此避孕方法避孕。因使用方便，能随时取出，取出后即可恢复生育功能，已在全国各省市广泛应用。

用法及注意事项：于月经周期第 7 日，在局部麻醉下用特制 10 号套管针将硅胶棒在左上臂内侧呈扇形埋入皮下，埋植后 24 小时即可起避孕作用。用药期间禁用巴比妥、利福平等可使肝酶活性增加的药物，因其能加速药物代谢，降低血中避孕药水平，影响避孕效果。

（2）缓释阴道避孕环（contraceptive vaginal ring）：是以硅胶或柔韧塑料为载体，内含激素的阴道环，每日释放小剂量激素，通过阴道壁吸入血液循环而达到避孕目的。于月经干净后放入阴道后穹窿或套在宫颈上，一次放置避孕 1 年，经期无须取出，有效率达 97.3%。

（3）微球和微囊避孕针：是一种新型缓释避孕系统。采用具有生物降解作用的高分子化合物与甾体避孕药混合或包裹制成微球或微囊，将其注入皮下，每日释放恒定数量的避孕药发挥避孕作用。

（4）避孕贴剂：是一种外用缓释避孕药，通过皮肤吸收达到避孕目的。于月经周期第 1 日使用，黏附于皮肤，每周 1 片，连用 3 周，停用 1 周，每个月共用 3 片。

【药物的副作用及处理】

1. 类早孕反应　避孕药中含有雌激素，可刺激胃黏膜，服药初期可出现恶心、呕吐、头晕、乏力、食欲缺乏等类似早孕反应。较轻者一般无须处理，数日后症状可自行减轻或消失。症状严重者给予对症处理，按医嘱口服维生素 B_6、维生素 C 可缓解症状。

2. 不规则阴道出血　服药期间阴道出血又称为突破性出血，多见于漏服或服用减量制剂。服药前半周期出血可能与雌激素量不足有关，无须处理，随着服药时间延长，出血逐渐减少，直至停止。流血偏多者，每晚在服用避孕药的同时加服雌激素，直至停药流血似月经量或流血时间已近月经期，则停止服药，并将此次流血作为一次月经来潮，在流血第 5 日再开始下一周期用药，或更换避孕药。

3. 月经过少或停经　1%～2% 妇女发生闭经，因药物抑制下丘脑 - 垂体轴所致，应停止使用避孕药，改用雌激素调整月经。绝大多数停经者在停药后月经能恢复。若停药后月经仍不来潮，应在停药第 7 日开始服用下一周期避孕药，以免影响避孕效果。连续发生 2 个月停经，应考虑更换避孕药的种类。更换药物后仍无月经来潮或连续发生 3 个月停经者，应停止服用避孕药，观察一段时间，等待月经复潮，也可按医嘱肌内注射黄体酮或口服甲羟孕酮。通常在停药 2～7 日内出现撤药性出血，若仍无撤药性出血，应查找原因。

4. 色素沉着　极少数妇女颜面皮肤出现蝶形淡褐色色素沉着，停药后多数可自行消退或减轻。

5. 体重及皮肤变化　因避孕药中炔诺酮兼有弱雄激素活性所致。体重增加不会导致肥胖症，不影响健康，只需注意均衡饮食，合理调整生活方式，适当减少盐分摄入，并结合有氧运动。极少数妇女面部出现淡褐色色素沉着。近年来，随着口服避孕药的不断发展，雄激素活性降低，孕激素活性增强，用药量小，副作用也明显降低，而且能改善皮肤痤疮等。

6. 其他　个别妇女服药后出现头痛、复视、乳房胀痛等，可对症处理，必要时停药作进一步检查。

【护理要点】

（1）口服避孕药需妥善保管，存放于阴凉干燥处。

（2）强调按时服药的重要性。若漏服，应在次晨补服。

（3）须停用长效避孕药者，在停药后服用短效口服避孕药 3 个月，以免月经紊乱。

（4）注射长效避孕针剂时，须将药液吸尽注完，并行深部肌内注射。注射完毕后观察 15 分钟再离开，防过敏。

（5）要求生育者，停药 6 个月后再受孕为妥。哺乳期妇女不宜服用避孕药。

（6）做好登记随访工作。长期用药者每年随访 1 次，如遇有异常情况，随时就诊。

三、其他避孕方法

其他避孕方法包括自然避孕法、紧急避孕等。

【自然避孕法】

自然避孕法（natural family planning，NFP）是根据女性生殖系统生理知识推测排卵日期，判断周期中的易受孕期进行禁欲而达到避孕目的，又称安全期避孕，排卵通常发生在下次月经前 14 日左右。排卵受多种因素影响，目前判断是否排卵的方法并不十分可靠，有较高的失败率。

【紧急避孕】

紧急避孕（emergency contraception）是指在无保护性生活或避孕失败后的几日内，妇女为防止非意愿妊娠而采取的补救避孕方法，包括放置宫内节育器和口服紧急避孕药。

1．适应证

（1）避孕失败者（如阴茎套破裂或滑脱、漏服避孕药、错误计算安全期、IUD 脱落或移位等）。

（2）性生活未采取任何避孕措施者。

（3）遭受性暴力者。

2．方法

（1）宫内节育器（IUD）：含铜 IUD 可用于紧急避孕，在无保护性生活后 5 日内放入，避孕有效率达 95% 以上。适合愿意长期避孕，并无放置 IUD 禁忌证的妇女。

（2）紧急避孕药：主要有如下几种。①激素类：如左炔诺孕酮片，在无保护性交后 72 小时内服用首剂 1 片，12 小时后再服 1 片。②非激素类：如米非司酮（mifepristone），在无保护性生活后 120 小时内服用。紧急避孕药只能一次性起保护作用，因激素剂量大，副作用也大，不能作为常规避孕方法。护士应加强避孕知识的宣传和指导工作，促进和保护妇女的生殖健康。

（3）外用避孕药：通过阴道给药使精子灭活起到避孕作用。目前广泛使用以壬苯醇醚为主要成分制成的避孕药膜，具有快速、高效的杀精作用。于性交前 10 分钟将药膜揉成团状放入阴道深处，待其溶解后即可性交。若正确使用，避孕有效率可达 95% 以上。

（4）其他避孕法：免疫避孕法的抗生育疫苗和导向药物避孕、黄体生成激素释放激素类似物避孕等，尚处于研究阶段。

四、避孕节育措施的选择

避孕方法知情选择是计划生育优质服务的重要内容，指通过深入宣传、教育、培训和咨询，生育期妇女根据自身特点（包括家庭、身体婚姻状况等），选择安全有效的避孕方法。以下介绍生育年龄各期避孕方法的选择。

1．新婚期 新婚夫妻因尚未生育，需选择使用简便、短效的避孕方法。可采用男用避孕套，也可采用短效口服避孕药或外用避孕栓、薄膜等，一般不选用宫内节育器。

2．哺乳期 选择不影响乳汁质量和婴儿健康的避孕方法。宜选用男用避孕套、宫内节育器，不宜选用甾体激素避孕药。

3．生育后期 根据个人身体状况选择长效、可逆、安全、减少非意愿妊娠进行手术带来痛苦及并发症的避孕方法，如宫内节育器、皮下埋植避孕剂、复方口服避孕药、长效避孕针剂或缓释避孕药。

4. 绝经过渡期　仍有排卵的可能，应坚持避孕。首选男用避孕套。原来使用宫内节育器无不良反应者可继续使用，至绝经后半年取出。年龄超过 45 岁的妇女一般不使用口服避孕药或注射避孕针。

第二节　避孕失败的补救措施

案例 20-3

某女士，28 岁，已婚，因停经 50 日来院就诊。尿妊娠试验阳性，B 型超声检查于宫腔内探及妊娠囊。该女士平素月经规律，月经周期 28 ~ 30 日，经期 3 ~ 5 日，经量适中，无痛经。4 年前足月自然分娩 1 对双胞胎女婴，曾有 2 次手术流产史。既往身体健康，无生殖器官炎症，无血栓性疾病。平时采用安全期避孕，此次属于意外妊娠，要求行手术流产。体格检查：T 36.8 ℃，P 76 次 / 分，R 18 次 / 分，BP 110/65 mmHg。体格检查无异常发现。

请回答：

1. 该女士应采取何种方式终止妊娠？
2. 助产士应如何为其进行术后健康指导？

避孕失败且不愿生育者、患有遗传性疾病或其他严重疾病不宜继续妊娠者、检查发现胚胎异常者，需要终止妊娠。

一、早期妊娠终止方法

避孕失败后早期终止妊娠的方法包括手术流产和药物流产。

【手术流产】

手术流产（surgical abortion）指因意外妊娠、疾病等原因而采用人工方法终止 14 周以内的妊娠，是避孕失败的补救方法，对妇女的生殖健康有一定的影响。手术流产包括负压吸引术（vacuum aspiration）和钳刮术两种。

1. 适应证

（1）妊娠 14 周内自愿要求终止妊娠而无禁忌证者。

（2）因患有某种疾病不宜继续妊娠者。

2. 禁忌证

（1）生殖器官急性炎症者。

（2）各种疾病急性发作期者。

（3）严重的全身性疾病或全身状况不良而不能耐受手术者。

（4）术前两次体温相隔 4 小时均在 37.5 ℃以上者。

3. 手术步骤

（1）负压吸引术：适用于妊娠 10 周以内者。术前签署知情同意书和选择镇痛方法。

1）体位及消毒：受术者排空膀胱，取膀胱截石位，常规消毒外阴，铺无菌孔巾。双合诊复查子宫位置、大小及附件情况。用阴道窥器扩张阴道，暴露宫颈，并消毒阴道及宫颈。

2）探测宫腔及扩张宫颈：用宫颈钳钳夹宫颈前唇，用子宫探针探测宫腔方向及深度，使用宫颈扩张器依次扩张宫颈管至大于吸管半号或1号，扩张时注意用力均匀，以免发生宫颈内口损伤或子宫穿孔。

3）负压吸引：根据孕周、宫腔深度选择吸管及负压大小，一般负压控制在400～500 mmHg。吸引前，进行负压吸引试验，无误后，将吸管头部缓慢送入宫底，按顺时针方向吸引宫腔。感觉妊娠产物已被吸净，捏紧折叠橡皮管，阻断负压后缓慢取出吸管。再用小刮匙轻刮宫底及两侧宫角，检查宫腔是否吸净。若确认已吸净，取下宫颈钳，观察无异常后取出阴道窥器，结束手术。

4）检查吸出物：将吸出物过滤，仔细检查有无绒毛、胚胎组织，所吸出量是否与孕周相符，如肉眼未发现绒毛或吸出量过少，需将吸出物送病理检查。

（2）钳刮术：适用于妊娠11～14周要求终止妊娠的妇女。由于胎儿较大，为保证钳刮术顺利进行，术前必须充分扩张宫颈管。术前12小时将无菌16号或18号导尿管插入宫颈管内以扩张宫颈管，于手术前取出；也可术前口服、肌内注射或阴道放置扩张宫颈的药物。术时先用卵圆钳夹破胎膜，使羊水流尽。再钳夹胎盘与胎儿组织，必要时使用刮匙轻刮宫腔一周，观察有无出血，若有出血，加用缩宫素。

4. 护理要点

（1）术前准备：应详细询问停经时间、生育史及既往病史，明确早期宫内妊娠的诊断，协助医师严格核对手术适应证和禁忌证，签署知情同意书。准备好手术器械和敷料，行钳刮术者需做好宫颈准备。

（2）术中护理：陪伴受术者，提供心理支持，指导其运用深呼吸减轻不适。严密观察受术者的一般情况，如出现异常，及时报告医师，并配合处理。配合手术者认真检查吸出物情况，必要时送病理检查。

（3）术后护理：受术者应在观察室卧床休息1～2小时，注意观察腹痛及阴道出血情况。向受术者告知注意事项，积极实施流产后关爱服务，向女性和家属宣传避孕相关知识，帮助流产后女性及时落实科学的避孕方法，避免重复流产。

5. 健康教育

（1）嘱受术者保持外阴清洁，1个月内禁止性生活及盆浴，预防感染。

（2）负压吸引术后休息3日，钳刮术后休息1～2周。

（3）告知受术者术后1周左右会有少量阴道出血，若有腹痛或阴道出血增多，应随时就诊。

6. 并发症及处理

（1）术中出血：多发生在妊娠月份较大、吸管过小时，因妊娠产物不能迅速排出而影响子宫收缩所致。可在扩张宫颈管后注射缩宫素，并尽快钳取或吸出妊娠产物。

（2）子宫穿孔：多见于哺乳期子宫、瘢痕子宫、子宫过度倾屈或畸形者，术者未查清子宫位置或技术不熟练，手术器械可造成子宫穿孔。若手术器械进入宫腔探不到宫底或进入宫腔深度明显超过检查时宫腔深度，提示子宫穿孔，应立即停止手术。穿孔小，无脏器损伤或内出血，手术已完成，可注射子宫收缩药保守治疗，并给予抗生素预防感染，同时密切观察生命体征等。若确认胚胎组织尚未吸净，应由有经验的医师避开穿孔部位，也可在B型超声引导下或在腹腔镜监护下完成手术；尚未进行吸宫操作，可以等待观察1周后再清除妊娠产物；穿孔大、有内出血或怀疑脏器损伤者，应立即剖腹探查，修补损伤的脏器。

（3）手术流产综合反应：是指由于术时疼痛或子宫受到机械刺激，部分受术者在术中或手术即将结束时突然出现头晕、恶心、面色苍白、大汗淋漓、心动过缓、心律不齐、血压下降，甚至出现昏厥、抽搐等迷走神经兴奋症状，多数人在手术停止后逐渐恢复。术前应做好受术者的心理护理，帮助其缓解紧张、焦虑的情绪；扩张宫颈时操作要轻柔，从小号宫颈扩张器开始逐渐加大号数，切忌用力过猛；吸宫时注意掌握适当的负压，出入宫颈时关闭负压，吸净宫腔后不应反复吸刮宫壁；一旦出现心率减慢，立即静脉注射阿托品，可迅速缓解症状。

（4）吸宫不全：指手术流产后宫腔内有部分妊娠产物残留。与术者技术操作不熟练或子宫位置异常有关，是手术流产常见的并发症。术后阴道不规则流血超过 10 日，应考虑为吸宫不全，B 型超声检查有助于诊断。如无明显感染征象，应尽快行刮宫术，刮出物送病理检查，并用抗生素预防感染。若伴有感染，先将大块组织夹出，控制感染后再行刮宫术，术后继续抗感染治疗。

（5）漏吸：施行手术流产时，未能将胚胎或胎盘绒毛吸出或刮出称为漏吸，多见于子宫畸形、子宫过度倾屈、术者技术不熟练或孕周过小等。如果手术流产后发现吸出物过少，尤其未见胚囊时，应复查子宫位置、大小及形状，重新探查宫腔，再次做流产手术。若仍未见绒毛或胚胎组织，应将吸出组织送病理检查，排除异位妊娠的可能性。

（6）术后感染：指手术流产前无生殖器炎症，术后 1～2 周内发生的生殖器官炎症，常见为急性子宫内膜炎扩散至子宫肌层、附件及盆腔腹膜，严重时可导致败血症、感染性休克。主要表现为下腹痛、体温升高、阴道有脓性分泌物和不规则阴道出血。妇科检查时子宫或附件区有压痛、反跳痛。多因吸宫不全、术后过早性交或手术器械多次出入宫腔增加了感染机会所致。处理为应用广谱抗生素，半卧位休息，加强营养等全身支持疗法。宫腔内有妊娠产物残留者，应在抗感染的同时择期清理宫腔，以去除感染病灶。

（7）羊水栓塞：较少见，偶发于钳刮术。由于宫颈损伤和胎盘剥离使血窦开放，为羊水进入母体血液循环创造条件，若此时应用缩宫素，更可促进其发生。因妊娠早、中期的羊水中有形成分较少，即使并发羊水栓塞，其症状和严重性也不如晚期妊娠发病凶猛。治疗措施详见第十五章第二节。

（8）远期并发症：手术流产后子宫内膜异位症发生率较高，据报道达 30%。术后也可并发宫颈管或宫腔粘连、月经失调、继发性不孕等。

【药物流产】

药物流产（medical induction）也称药物抗早孕，是指应用药物而非手术终止早孕的一种方法。目前临床应用的药物为米非司酮（mifepristone）配伍米索前列醇（misoprostol），终止早孕完全流产率达 90% 以上。米非司酮是一种类固醇抗孕激素制剂，具有抗孕激素及抗糖皮质激素的作用。米索前列醇是前列腺素衍生物，具有子宫兴奋和宫颈软化作用。两者协同作用，既可以提高流产成功率，又可以减少用药剂量。

1．适应证

（1）停经 49 日以内经 B 型超声证实为宫内妊娠，血或尿 hCG 阳性，且胎囊最大直径≤2.5 cm；本人自愿要求使用药物终止妊娠的健康妇女。

（2）手术流产高危因素者，如瘢痕子宫、哺乳期、宫颈发育不良或严重骨盆畸形者。

（3）多次手术流产史，对手术流产有恐惧和顾虑者。

2．禁忌证

（1）有使用米非司酮、前列腺素类药物的禁忌证者。

（2）其他，如过敏体质、带器妊娠、异位妊娠、滋养细胞疾病、妊娠剧吐，长期服用抗结核药、抗癫痫药、抗抑郁药及抗前列腺素药者。

3．用药方法

（1）顿服法：用药第 1 日顿服米非司酮 200 mg，第 3 日早上口服米索前列醇 0.6 mg。

（2）分次服法：米非司酮 25 mg，每日 2 次口服，连用 3 日，第 4 日上午配伍米索前列醇 0.6 mg，一次顿服。每次服药前后应禁食 1 小时。

4．副反应及处理

（1）胃肠道反应：是由于米非司酮和米索前列醇抑制胃酸分泌和胃肠道平滑肌收缩所致。

随堂测 20-2

症状轻者给予心理安慰。症状较重者，可按医嘱口服维生素 B_6 或甲氧氯普胺，必要时给予补液治疗，可缓解症状。

（2）阴道出血：出血时间长、出血量多是药物流产的主要副作用。用药后应严密随访，若出血时间长、出血量较多、疑为不全流产，应及时行刮宫术，应用抗生素预防感染。

（3）子宫收缩痛：系排出妊娠产物所致。严重者可用药物止痛。

5．护理要点

（1）关注受术者的心理变化，向其介绍药物流产的相关知识，陪伴受术者，减轻思想顾虑。指导护理对象妥善保管药物。

（2）向受术者说明服药后排出胎囊的可能时间，大多数受术者在服药 6 小时内会出现阴道少量出血，胎囊随之排出。个别需要更长的时间，应密切观察，耐心等待，告知受术者可能会出现阴道出血、小腹下坠感、腹痛等症状。

（3）协助受术者如厕，指导其使用专用便器或一次性杯收集妊娠排出物。协助医师根据排出物鉴定妊娠囊大小、是否完整。

（4）密切观察阴道出血、腹痛等情况，若流产不全或流产失败，协助医师做好清宫准备。

（5）嘱受术者药物流产后注意休息，保持外阴清洁，1 个月内禁止性生活及盆浴，预防感染。

（6）药物流产后需落实避孕措施，可立即服用复方短效口服避孕药。

（7）积极提供系统、规范的流产后关爱服务项目，帮助流产后女性选择合适的避孕方法，避免重复流产。

二、中期妊娠终止方法

妊娠中期的妇女患有严重疾病不宜继续妊娠或防止先天性畸形儿出生，用引产终止妊娠的方法，称中期妊娠引产术。常用的方法有依沙吖啶（利凡诺）引产和水囊引产。

1．适应证　妊娠 14 ~ 27 周，患有严重疾病或胎儿异常不宜继续妊娠者。

2．禁忌证

（1）严重全身性疾病患者。

（2）各种急性感染性疾病、慢性疾病急性发作期、生殖器官急性炎症或穿刺局部皮肤感染者。

（3）瘢痕子宫、宫颈有陈旧性裂伤者慎用。

（4）术前 24 小时内体温 2 次超过 37.5 ℃者。

（5）前置胎盘或腹部皮肤感染者。

3．操作方法

（1）依沙吖啶引产：依沙吖啶是一种强力杀菌药，将其注入羊膜腔内或羊膜外宫腔内，可使胎盘组织变性、坏死，增加前列腺素的合成，促进宫颈软化、扩张，引起子宫收缩。依沙吖啶损害胎儿主要生命器官，使胎儿中毒死亡。临床引产成功率达 98% 以上，是一种安全、有效、操作简便、感染率低的引产方法。

1）羊膜腔内注入法：孕妇排空膀胱后取仰卧位，超声下标记羊水暗区及胎盘位置，常规消毒皮肤，铺无菌巾，局部麻醉后用腰椎穿刺针向羊水量相对较多的暗区垂直刺入，避开胎盘。腰椎穿刺针进入羊膜腔内后，拔出针芯，见羊水溢出，接上注射器抽出少量羊水，注入依沙吖啶 10 ml。拔出穿刺针，穿刺部位用消毒纱布压迫数分钟后，使用胶布固定（有条件的医院可在 B 型超声引导下操作）。

2）宫腔内羊膜腔外注入法：孕妇排尿后取膀胱截石位，常规消毒外阴、阴道，铺无菌巾。使用阴道窥器暴露宫颈及阴道，再次消毒，用宫颈钳钳夹宫颈前唇，用敷料镊将无菌导尿管送入子宫壁与胎囊间，将 0.2% 依沙吖啶 25 ～ 50 ml 由导尿管注入宫腔。折叠并结扎外露的导尿管，放入阴道穹窿，填塞纱布。24 小时后取出纱布及导尿管。

（2）水囊引产：是将密闭无菌的水囊置于子宫壁与胎膜之间，囊内注入一定量的生理盐水，以增加宫腔压力和机械性刺激宫颈管，诱发子宫收缩，使胎儿及附属物排出。

操作方法：孕妇排空膀胱后取膀胱截石位，常规消毒、铺巾。使用阴道窥器扩张阴道，暴露宫颈，消毒阴道和宫颈管，用宫颈钳钳夹宫颈前唇并轻轻向外牵引，扩张宫颈，再用敷料镊将准备好的水囊缓慢送入子宫腔内，将其置于子宫壁和胎膜之间。经导尿管缓慢向水囊内注入无菌 0.9% 氯化钠溶液 300 ～ 500 ml，加入数滴亚甲蓝以利于识别羊水或注入液。注液完毕后，折叠导尿管，扎紧后置于阴道穹窿。

4．注意事项

（1）依沙吖啶引产

1）依沙吖啶通常应用剂量为 50 ～ 100 mg，不超过 100 mg。

2）羊膜腔外注药时，避免导尿管接触阴道壁，防止感染。

3）依沙吖啶遇生理盐水会产生沉淀，需用注射用水稀释。

（2）水囊引产

1）放置水囊时，严格掌握适应证和禁忌证，注意无菌操作和定时测量体温，特别注意观察有无寒战、发热等感染征象。

2）放置水囊后，出现规律宫缩时应取出水囊。若出现宫缩乏力，或取出水囊无宫缩，或有较多阴道出血，应静脉滴注缩宫素。

3）放置水囊不得超过 2 次。再次放置时，应在前次取出水囊 72 小时之后且无感染征象。

4）放置水囊时间不应超过 48 小时。若宫缩过强、出血量较多或体温超过 38 ℃，应提前取出水囊。

5）水囊注水量不超过 500 ml。

5．防治术后并发症

（1）全身反应：偶见体温升高，一般不超过 38 ℃，多发生在应用依沙吖啶后 24 ～ 48 小时，胎儿排出后体温很快下降。

（2）阴道出血：80% 受术者出现阴道出血，量少于 100 ml。

（3）产道裂伤：少数受术者可有不同程度的软产道裂伤。

（4）胎盘、胎膜残留：发生率低，为避免妊娠组织残留，多主张胎盘排出后立即行刮宫术。

（5）感染：发生率较低，但严重感染可致死亡。

6．护理要点

（1）心理护理：向受术者简单介绍手术过程及可能出现的情况，缓解其焦虑、恐惧等心理。

（2）术前护理：助产士要认真做好孕妇身心状况评估，协助医师严格掌握适应证与禁忌证。告知受术者手术过程及可能出现的情况，取得其积极配合，签署知情同意书。指导受术者术前 3 日禁止性生活，每日清洁会阴，并做好局部皮肤准备。

（3）术中护理：注意观察受术者的生命体征、血氧饱和度，及时识别有无呼吸困难、发绀等羊水栓塞症状。依沙吖啶给药剂量应遵医嘱。水囊注水量不超过 500 ml。

（4）术后护理：卧床休息，保持外阴清洁。严密监测生命体征，每 4 小时测量体温 1 次。严密观察宫缩及产程进展。注药后 12 ～ 24 小时开始宫缩，胎儿和胎盘约在注药后 48 小时娩出。胎儿排出时按正常分娩接生。引产后仔细检查有无产道损伤及胎盘、胎膜的完整性，注意观察宫缩、阴道出血及排尿功能的恢复情况。

（5）健康指导：产后随访 1 个月，指导产妇休息、饮食。为其提供表达情感的机会，了解其心理活动并给予同情、宽慰、鼓励和帮助，减轻其无助感。嘱其术后禁止性生活及盆浴

6 周，提供避孕指导。告知产妇若出现发热、腹痛及阴道出血量多等异常情况，及时就诊。

第三节　计划生育相关的输卵管手术及护理

案例 20-4

　　某女士，40 岁，G₅P₃，因宫内节育器避孕再次失败，需手术流产终止妊娠加绝育术入院。自诉育有两儿一女，高血压病史 3 年，血压平稳，B 型超声检查子宫附件无异常。体格检查：T 36.8 ℃，P 84 次 / 分，R 20 次 / 分，BP 125/80 mmHg，其他各项检查无异常。

请回答：

1. 该患者如何选择合适的绝育术？

2. 计划生育相关手术有哪些并发症及护理要点？

　　女性通过手术或药物达到永远不生育的目的，称为女性绝育（sterilization）。计划生育相关的手术包括输卵管绝育术和输卵管吻合术。

一、输卵管绝育术

　　输卵管绝育术（tubal sterilization operation）是指通过手术将输卵管结扎或使用药物使输卵管管腔粘连、堵塞，阻断精子与卵子相遇而达到绝育目的，是一种安全、永久性节育措施，不影响受术者机体的生理功能。目前常用的方法为经腹输卵管结扎术或腹腔镜下输卵管绝育术。

【经腹输卵管结扎术】

　　经腹输卵管结扎术（abdominal tubal ligation）是国内应用最早也是最广泛的绝育方法，具有切口小、对组织损伤小、操作简便、安全、方便等优点。

1. 适应证

（1）夫妻双方自愿接受女性绝育手术且无禁忌证者。

（2）患有严重疾病如心脏病、肝病或遗传性疾病不宜生育者。

2. 禁忌证

（1）急性生殖道和盆腔感染、腹壁皮肤感染等。

（2）24 小时内两次间隔 4 小时测量体温 ≥ 37.5 ℃。

（3）全身状况不佳不能耐受手术者，如产后失血性休克、心力衰竭、肝肾功能不全。

（4）较严重的神经官能症。

（5）各种疾病的急性期。

3. 手术时间

（1）非妊娠妇女月经干净后 3 ～ 4 日内。

（2）手术流产、IUD 取出术或分娩后 48 小时内。

（3）病理性流产者，以月经复潮干净后 3 ～ 7 日为宜。

（4）哺乳期或闭经者应排除妊娠后再手术。

4. 操作方法

（1）受术者排空膀胱，取臀高头低仰卧位，留置导尿，常规消毒手术野，铺无菌巾。

（2）切口：在下腹正中耻骨联合上两横指（3 ～ 4 cm）处做长 2 cm 的纵切口，产后则在宫底下 2 cm 处行纵切口。依次切开皮肤、皮下脂肪、腹直肌前鞘和腹膜，打开腹腔。

（3）提取、辨认输卵管：术者先用左手示指经切口伸入腹腔，沿宫底后方宫角处滑向一侧，到达卵巢或输卵管后，右手持弯头无齿卵圆钳或指板或输卵管钩提取输卵管。用鼠齿钳夹持输卵管系膜，再交替使用两把短无齿镊依次夹取输卵管，直至暴露其伞端，确认输卵管无误，同时检查卵巢有无异常。

（4）结扎输卵管：主要有抽心近端包埋法和压挫结扎切断法两种方法。压挫结扎切断法多用于剖宫产术或足月妊娠分娩后。

（5）检查无出血，清点纱布、器械无误后，按层缝合腹壁，关腹，结束手术，送受术者回病房休息。

5. 防治术后并发症

（1）出血或血肿：多因手术时动作粗暴，过度牵拉、钳夹而损伤输卵管或其系膜所致，或因创面血管结扎不紧或漏扎而引起。手术时操作要轻柔、仔细，避免损伤血管，止血要彻底，关闭腹腔前仔细检查有无出血。一旦发生出血或血肿，要根据具体情况采取相应的措施。

（2）感染：包括腹壁切口感染、盆腔与腹腔感染，甚至全身感染，多因体内原有感染尚未控制、手术操作无菌观念不强或手术器械及敷料消毒不严所致。术前要严格掌握手术指征，术中严格执行无菌操作规程，术后预防性应用抗生素。

（3）脏器损伤：多见膀胱及肠管损伤，因解剖关系辨认不清或操作不熟练、粗暴所致。术中应严格执行操作规程，一旦发现脏器损伤，应立即修补，并注意术后观察。

（4）绝育失败：绝育术后再孕的情况偶有发生。主要是因为绝育方法本身缺陷、手术时技术误差引起。绝育失败多发生宫内妊娠，也应警惕输卵管妊娠的可能。

6. 护理要点

（1）术前准备：①协助医师安排手术时间，做好受术者的术前咨询，耐心回答受术者提出的各种疑问，夫妻双方知情，解除其顾虑与恐惧。②详细询问病史，通过全身体格检查，包括妇科检查，血、尿常规，出、凝血时间，肝、肾功能以及 X 线检查等，全面评估受术者，以排除禁忌证。③术前排空膀胱，除行硬膜外麻醉外，受术者无须禁食，按腹部手术要求做好皮肤准备。

（2）术中护理：①陪伴受术者，提供心理支持。②配合术者完成手术过程。③加强巡视，及时发现或避免发生并发症。

（3）术后护理：①术后密切观察受术者的生命体征、腹痛情况、内出血或脏器损伤征象等。②局部浸润麻醉者静卧数小时后可下床活动，鼓励受术者及早排尿。

（4）减轻疼痛、预防感染：助产士要注意减轻受术者的疼痛，根据手术需要和受术者自身身体状况，可嘱其卧床休息 2 ~ 24 小时。密切观察受术者阴道出血、腹部切口及腹痛等情况。按医嘱给予镇静药、抗生素等药物。

7. 健康教育　告知受术者术后休息 3 ~ 4 周。术后 1 个月内禁止性生活及盆浴，保持外阴清洁，预防感染。术后 1 个月复查，若有发热、腹痛，应及时就医。指导夫妻双方采用安全、可靠的避孕措施。

【腹腔镜下输卵管绝育术】

1. 适应证　同经腹输卵管结扎术。

2. 禁忌证　患有腹腔粘连、心肺功能不全、膈疝及不能耐受麻醉及气腹等，其余同经腹输卵管结扎术。

3. 操作方法　术前准备同经腹输卵管结扎术，受术者取头低臀高仰卧位。采用局部麻醉、硬膜外麻醉或全身麻醉。常规消毒腹部皮肤，于脐窝下缘做长 1 ~ 1.5 cm 的横弧形小切口，从切口插入气腹针，向腹腔充 CO_2 气体 2 ~ 3 L，然后换置腹腔镜。在腹腔镜直视下用弹簧夹钳夹或硅胶环套于输卵管峡部，阻断输卵管通道。也可采用单极或双极电凝烧灼输卵管峡部 1～2 cm。有学者统计并比较上述 3 种方法的绝育失败率，电凝术最低（1.9‰），硅胶环为 3.3‰，弹簧夹高达 27.1‰，但机械性绝育与电凝术相比，具有损毁组织少的优点，一旦受术者需要生育，输卵管再通术的成功率较高。

4．术后护理　严密观察受术者有无发热、腹痛、内出血或脏器损伤等征象。术后静卧数小时后可下床活动。

二、输卵管吻合术

输卵管吻合术（anastomosis of tube）又称输卵管复通术，指输卵管绝育术后，由于各种原因要求恢复生育功能而行的输卵管手术。手术将结扎或堵塞部位的输卵管切除，再将两断端修整后重新接通，适用于输卵管结扎术后要求再生育的妇女。为了提高手术的精确度和成功率，减少损伤形成的粘连，输卵管复通术可在放大镜和手术显微镜下进行。近年来，随着腹腔镜微创手术技术的不断成熟，腹腔镜下输卵管吻合术逐年增加，替代了显微镜下输卵管吻合术。

第四节　辅助生殖技术

辅助生殖技术（assisted reproductive technology，ART）也称医学助孕，指在体外对配子和胚胎采用显微操作技术，帮助不孕不育夫妻受孕的一组方法。

一、常见辅助生殖技术

辅助生殖技术包括人工授精、体外受精 - 胚胎移植以及在这些技术基础上派生的新技术。

【人工授精】

人工授精（artificial insemination，AI）是采用器械将精子通过非性交方式注入女性生殖道内使其妊娠的方法，是一种简单、经济而非手术性的治疗方式。根据精液来源不同，可分为夫精人工授精（artificial insemination with husband，AIH）和供精人工授精（artificial insemination by donor，AID）。按照国家法规，精子来源由卫健委认定的人类精子库提供和管理。

1．适应证

（1）AIH 适应证：①男方性功能障碍，但精液正常或轻度异常者；②女方阴道或宫颈因素导致不孕者。

（2）AID 适应证：精液异常或男方患有不宜生育的遗传性疾病者。

2．主要步骤

（1）促进排卵和预测自然排卵的规律。

（2）用干净无毒取精杯经手淫法收集及处理精液。

（3）选择人工授精的时间：受孕的最佳时间是排卵前、后 3～4 日。一般通过宫颈黏液、B 型超声、基础体温测定等方法综合判断排卵时间，于排卵前、后各注射 1 次精液。

（4）授精方法：人工授精的妇女取膀胱截石位，臀部略抬高，行妇科检查确定子宫位置，用阴道窥器暴露子宫颈，用无菌棉球拭净子宫外口周围黏液，然后吸取 0.3～0.5 ml 精子悬浮液，注入宫腔内授精。术后抬高臀部休息 30 分钟。

【体外受精 - 胚胎移植】

体外受精 - 胚胎移植（in vitro fertilization-embryo transfer，IVF-ET），即试管婴儿。体外受精指从妇女体内取出卵子，放入试管内与精子受精后培养一个阶段，发育成早期胚泡。胚胎移植指将胚泡移植到妇女宫腔内使其着床发育成胎儿的全过程。世界第一例试管婴儿 1978 年诞生于英国，我国第一例试管婴儿于 1988 年在北京诞生。

1. 适应证　主要适用于女性不可逆性输卵管病变所致的不孕。

2. 主要步骤　药物刺激卵巢诱发排卵、监测卵泡发育至成熟，经阴道超声介导下取卵，将卵母细胞放入培养液中培养，使卵子进一步成熟，将体外培养至 2～8 个细胞的早期胚胎送回母体子宫腔内。卧床 24 小时，限制活动 3～4 日，肌内注射黄体酮治疗，移植后第 14 日测定血 β-hCG，如明显增高，说明妊娠成功，按高危妊娠加强监测管理。

【配子移植技术】

配子移植技术是将男、女生殖细胞取出，经适当的体外处理后移植入女性体内的类助孕技术。配子移植技术包括经腹部和经阴道两种途经，将配子移入腹腔（腹腔内配子移植）、输卵管 [配子输卵管内移植（gamete intrafallopian transfer，GIFT）] 及子宫腔 [宫腔内配子移植术（gamete intrauterine transfer，GIUT）] 等部位，其中以经阴道 GIUT 应用较多。其特点是操作简便，主要适用于男性不育、免疫不孕、子宫内膜异位症、宫腔异常、宫颈不孕和不排卵患者以及原因不明的不孕症。辅助生殖技术因涉及伦理、道德和法规问题，需要严格管理。近年来，辅助生殖新技术发展日新月异，如胞质置换、核移植、治疗性克隆和胚胎干细胞体外分化等胚胎工程技术的建立，也必将面临伦理和法律问题。

【卵细胞质内单精子注射】

卵细胞质内单精子注射（intra cytoplasmic sperm injection，ICSI），即第二代试管婴儿，是在显微操作系统的帮助下，将精子直接注入卵母细胞质内使其受精。卵细胞质内单精子注射主要用于治疗男性不育，也适用于多次 IVF-ET 周期失败的不明原因不孕症。其主要步骤包括超促排卵、卵泡监测、取卵和卵结构处理、卵细胞质内单精子注射、胚胎体外培养、胚胎移植及黄体支持等。

【植入前遗传学诊断 / 筛查】

植入前遗传学诊断 / 筛查（PGD/PGS）首先进行细胞和分子遗传学检测，检出带有致病基因和异常核型的胚胎，将正常基因和核型的胚胎移植，得到健康后代。植入前遗传学诊断 / 筛查主要用于单基因相关遗传病、染色体病、性连锁遗传病及可能生育异常患儿的高风险人群等。可以使产前诊断提早到胚胎期，避免了妊娠中期产前诊断可能导致引产对母亲的伤害。随着细胞和分子生物学技术的发展，微阵列高通量的芯片检测技术、新一代测序技术应用于临床，目前已经有数百种单基因疾病和染色体核型异常均能在胚胎期得到诊断。

二、常见的并发症

1. 多胎妊娠　其发生与促排卵药的应用及多个胚胎移植有关，发生率高达 25% 以上。多胎妊娠可增加母婴并发症、流产和早产的发生率，增加围产儿患病率和死亡率。目前我国《人类辅助生殖技术规范》限制移植的胚胎数目在 2 个以内，可在妊娠早期或妊娠中期施行选择性减胎术。

2. 卵巢过度刺激综合征（ovarian hyperstimulation syndrome，OHSS）　是辅助生殖技术过程中由于控制性超促排卵引发的一种严重并发症，其总体发生率约占接受促排卵治疗患者的 20%。卵巢过度刺激综合征一般发生于注射后 3～10 日，月经来潮后缓解。若妊娠，则病情加重；若胚胎停止发育或流产，则病情逐渐减轻。严重者可出现急性肾衰竭、血栓形成及成人呼吸窘迫综合征等，有生命危险。

3. 异位妊娠　采用辅助生殖技术妊娠的妇女中异位妊娠的发生率为 3.2%～5%，可能与药物促排卵、器械操作、多个胚胎移植及患者子宫内膜缺陷有关。

4. 自然流产　采用辅助生殖技术妊娠者自然流产率为 18.4%～30%，明显高于自然妊娠者。其发生的相关因素有多胎妊娠、诱发促排卵后的内分泌激素环境改变、黄体功能不全、胚胎自身发育异常以及不孕症女性年龄偏大等。

三、护理要点

1．一般护理 了解不孕症产生的原因及以往的治疗经历，判断是否适合行辅助生殖技术，协助其选择合适的治疗方案，并指导其完善相关的检查项目。术前指导患者排空膀胱，并协助取膀胱截石位。术后嘱患者避免劳累，合理膳食，以免腹泻和便秘，禁同房和盆浴。

2．心理护理 助产士应为患者讲解所采取治疗方案的程序、注意事项、常见并发症、成功率、费用情况等，取得其理解及配合，解除其紧张、焦虑的情绪，树立治疗信心。

3．病情观察及诊疗配合 辅助生殖技术术后应注意观察有无腹痛、腹胀、阴道出血、全身水肿等，及早发现术后并发症。

（1）卵巢过度刺激综合征（OHSS）：患者卧床休息，每2～4小时监测生命体征，注意有无腹胀、腹痛、阴道出血、心悸、胸闷等不适，全身有无水肿，每日测量体重和腹围，记录液体出入量，监测血细胞比容、白细胞计数、血电解质、肾功能等，协助行B型超声检查了解胸腔积液、腹水及卵巢情况。注意识别继发于OHSS的严重并发症，如肾衰竭、血栓形成、电解质代谢紊乱。严格遵医嘱用药并观察其反应，必要时做好放腹水或终止妊娠的准备工作。妊娠成功者，按高危妊娠加强产前检查监护。

（2）异位妊娠：严密监测血压，观察腹痛及阴道出血情况，必要时遵医嘱做好术前准备。

（3）多胎妊娠：行减胎术后注意观察有无腹痛、阴道出血等自然流产征象。

（4）先兆流产：严密观察腹痛及阴道出血情况。

4．医护配合

（1）应配合医师指导不孕不育夫妻完善各项检查及用药指导。

（2）促排卵期间协助医师做好卵泡发育监测；取卵、精液处理过程中做好接收及传送标本工作；辅助生殖技术术前遵医嘱给予镇静药、镇痛药，并协助安置体位，准备手术用物。

（3）对于多胎妊娠者，协助医师进行选择性减胎术；对于异位妊娠者，协助医师做好术前准备或遵医嘱行保守治疗；对于有自然流产或早产征象者，遵医嘱给予保胎药治疗。

5．健康教育 行控制性超促排卵的患者注射hCG后，嘱患者及家属注意有无恶心、呕吐、腹胀等症状，一旦出现，应及时就诊；胚胎移植术后患者应卧床休息30分钟，限制活动3～5日；移植后10日测定血β-hCG水平，确定妊娠者尽早建立产前检查档案，按高危妊娠行产前检查；辅助生殖技术妊娠成功者，流产率及异位妊娠率较高，应向患者及家属交代，随时注意有无腹痛、阴道出血等，若出现异常，及时就诊。

小 结

计划生育是提高人口素质，使人口增长与经济、资源、环境和社会发展计划相适应，主要包括避孕、避孕失败补救措施、绝育及辅助生殖技术。

避孕的方法有工具避孕、药物避孕、紧急避孕、自然避孕法、外用避孕药和免疫避孕法等，其中最常用的方法为工具避孕和药物避孕。工具避孕主要有宫内节育器和阴茎套等。药物避孕主要为甾体类避孕药。

避孕失败的补救措施有手术流产、药物流产和中期妊娠引产。手术流产有负压吸引术（妊娠10周以内）和钳刮术（妊娠11～14周）两种。药物流产采用米非司酮和米索前列醇配伍，适用于宫内妊娠49日以内、本人自愿要求的健康妇女。中期妊娠引产常用的方法有依沙吖啶引产和水囊引产，适用于妊娠14～27周不宜继续妊娠或检查发现胎儿畸形者。

女性绝育是女性永久避孕的方法，有手术绝育和药物绝育两种。女性绝育方法可经腹、经腹腔镜或经阴道进行。

辅助生殖技术主要包括人工授精、体外受精-胚胎移植、卵细胞质内单精子注射以及各种派生的新技术。常见并发症有多胎妊娠、卵巢过度刺激综合征、异位妊娠和自然流产等，应配合医师加强对患者的观察和护理。辅助生殖技术因涉及伦理、法规和法律问题，需要严格管理和规范。

思考题

1. 请简述放置 IUD 的时间。
2. 请简述 IUD 避孕的副作用及护理要点。
3. 请简述药物流产的护理要点。
4. 请简述探亲避孕药的用法。
5. 请简述应用口服避孕药期间出现阴道出血的可能原因。
6. 试述手术流产的常见并发症。
7. 请简述经腹输卵管结扎术的术后并发症。
8. IVF-ET 的适应证有哪些？

（吴　斌）

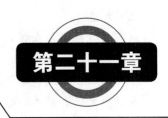

常用助产技术与诊疗配合

第二十一章

导学目标

通过本章内容的学习，学生应能够：

◆ **基本目标**

1. 识记常用助产技术的适应证及禁忌证；助产技术的操作前准备、操作步骤。

2. 理解常用助产技术的并发症、注意事项及护理要点。

3. 运用所学知识为分娩妇女提供综合评估与助产技术。

◆ **发展目标**

1. 综合运用所学知识对孕产妇提供高水平、高质量的助产服务。

2. 开展以人为本的整体护理。

◆ **思政目标**

1. 尊重、爱护妇女，保护妇女的隐私。

2. 提升团队合作意识和能力。

3. 增强法治意识。

第一节 会阴擦洗与会阴冲洗

会阴擦洗（perineal scrub）与会阴冲洗（perineal flushing）是利用消毒液对会阴部进行擦洗和冲洗的技术。会阴擦洗与会阴冲洗常用于局部清洁，是妇产科临床护理工作中常用的护理技术。

【目的】

保持患者会阴及肛周部位清洁，促进舒适和会阴伤口愈合；防止生殖系统、泌尿系统逆行感染。

【适应证】

（1）手术后留置导尿者。

（2）会阴部手术术后患者。

（3）产后会阴有伤口者。

（4）长期卧床，生活不能自理者。

（5）急性外阴炎者。

【操作前准备】

1．物品准备

（1）一次性垫巾1块，一次性手套1副。

（2）会阴擦洗盘1个，盘内放置消毒弯盘2个，无菌镊子或无菌止血钳2把，无菌棉球若干，0.02%～0.05%聚维酮碘溶液或1∶5000高锰酸钾溶液，无菌干纱布2块。若行会阴冲洗，还需要准备冲洗壶1个，水温计1支，便盆1个。

2．人员准备

（1）操作者准备：着装整洁，修剪指甲，戴口罩、帽子，规范洗手。操作者自我介绍，双向核对患者身份及医嘱。向患者讲解操作的目的。评估患者的病情、意识状态、生命体征、心理状况及合作程度。评估会阴清洁度、会阴局部皮肤情况。

（2）手术者准备：根据患者病情及舒适度选择适宜的体位，必要时嘱患者排空膀胱。

3．环境准备　关闭门窗，拉隔帘遮挡，调节室温和光线。

4．操作方法

（1）携用物至患者床旁，核对患者身份及医嘱。

（2）洗手、戴口罩。

（3）协助患者脱去一侧裤子盖在对侧腿上，另一侧大腿盖大毛巾，露出外阴。

（4）铺一次性垫巾，垫于患者臀下，患者取仰卧屈膝外展位。

（5）将无菌治疗巾置于垫巾上。使用无菌持物钳夹取无菌治疗碗于无菌治疗巾上，夹取适量棉球于治疗碗中。

（6）倒消毒液，注意防止消毒液外溅。

（7）置弯盘于会阴部前，方向正确，弯盘凹面朝向会阴部。

（8）擦洗：戴手套，用一把无菌镊子或者止血钳夹取干净的药液棉球，再用另一把镊子或者止血钳夹住棉球进行擦洗。一般擦洗3遍。第1遍由外向内，自上而下，先对侧后近侧，顺序依次为：阴阜→大腿内上1/3→大阴唇→小阴唇→会阴及肛门。第二遍擦洗的原则为由内向外，自上而下，先对侧后近侧，每擦洗一个部位换一个棉球。第三遍的顺序同第二遍。如有导尿管者或会阴伤口者，需要更换棉球，单独擦洗会阴伤口。最后用干纱布擦干。

若为会阴冲洗，应将便盆放于一次性垫巾上。护士一手持盛有消毒液的冲洗壶，另一手持镊子或者止血钳夹住消毒棉球，边冲边擦洗，顺序同会阴擦洗。冲洗完毕，撤去便盆。

（9）撤去一次性垫巾，整理用物。

（10）协助患者穿好裤子，整理床单位，协助患者取舒适体位。

（11）洗手，脱口罩。核对患者，签字，记录会阴擦洗时间，有无导尿管、会阴部伤口、阴道出血及流液。

（12）整理用物、垃圾分类放置。

【注意事项】

（1）严格遵守无菌技术操作原则。最后擦洗有伤口感染的患者，以免交叉感染。

（2）按擦洗顺序擦洗，必要时可根据患者外阴局部情况增加擦洗次数，直至洗净为止。

（3）洗时注意观察会阴部伤口、阴道出血及流液，如发现异常，及时记录，并向医师汇报。

（4）对有留置导尿者，应注意导尿管是否通畅，避免脱落或折叠、堵塞。

（5）注意保暖及保护患者隐私。

第二节 会阴切开与缝合术

　　会阴切开术（epsiotomy）是在分娩时，在第二产程末期胎头娩出时为了避免会阴及盆底组织严重裂伤，缩短第二产程，切开会阴组织以扩大产道为目的的技术操作，是产科常用技术之一。目前使用的手术方式包括会阴正中切开术和会阴后 - 侧切开术（图 21-1）。

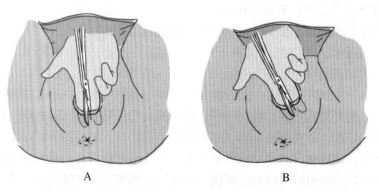

图 21-1　会阴正中切开术（A）和会阴后 - 侧切开术（B）

【目的】

扩大产道，缩短第二产程，避免严重的会阴及阴道裂伤。

【适应证】

　　（1）会阴组织弹性差、过紧（充分扩张仍不足以娩出胎头）、水肿或脆性增加、瘢痕等，估计分娩时会阴撕裂不可避免者。

　　（2）因母儿有病理情况急需结束分娩者。

　　（3）产钳或胎头负压吸引器助产者（视母胎情况和手术者经验决定）。

　　（4）早产胎头明显受压者。

【禁忌证】

（1）死胎分娩者。

（2）不能经阴道分娩者。

【操作前准备】

1．评估

（1）严格把握会阴切开术的指征：准确评估经阴道分娩的可行性，不主张常规应用会阴切开术，尽量避免行会阴切开术后经阴道分娩困难而又行剖宫产术终止妊娠。

（2）选择恰当的会阴切开方式：充分估计产妇会阴条件、胎儿大小、是否急需娩出、经阴道分娩的难易度。如果会阴体短、胎儿过大、胎方位异常、胎先露异常，宜行会阴后 - 侧切开术，且侧斜切口宜适当延长（一般 4 ～ 5 cm）；同时还应考虑助产人员的资历，若助产经验不足，则尽量不行会阴正中切开术。

（3）把握切开的时机：取决于子宫收缩力的强度、产道及盆底软组织的弹性和产程进展情况。会阴切开的时机，以胎头拨露后、着冠前，会阴高度扩张变薄时，于宫缩开始会阴部张力增加时切开，切开后 1 ～ 2 次宫缩即能娩出胎儿为宜。若切开过早，易导致创面出血多、切口暴露时间长，增加感染发生的可能；若切开过迟，可能会阴裂伤已经发生。

（4）确定切口的长度和深度：根据产妇会阴条件、胎儿大小及是否行器械助产等因素而定。

2．物品准备　侧切剪、阴道拉钩、卵圆钳、直钳、带尾纱布、持针器、2-0 可吸收线、3-0 可吸收线、4-0 可吸收线、线剪、20 ml 注射器、一次性阻滞针、外科手套、0.5% 利多卡因注射液 20 ml（或 0.5% ～ 1% 普鲁卡因注射液）、0.9% 氯化钠注射液 500 ml 及聚维酮碘溶液。

3．人员准备

（1）术者准备：戴口罩、帽子，外科洗手，穿手术衣，戴无菌手套。

（2）产妇准备：与产妇进行沟通，取得知情同意。排空膀胱，协助产妇取屈膝仰卧位或膀胱截石位，常规消毒外阴，铺巾。

4．环境准备　保护产妇隐私，减少人员走动。

【操作步骤】

1．麻醉　采用会阴神经阻滞和局部浸润麻醉。已实施硬膜外镇痛分娩的产妇，也可于会阴切开术前或会阴裂伤修复术前注入适量麻醉药，使会阴、阴道壁及盆底组织松弛，有效地缓解产妇的疼痛症状。第一步，助产士将一手示指及中指伸入阴道，触及切开侧（一般为左侧）的坐骨棘并作为指示点。另一手持套有阻滞针的 20 ml 注射器（操作前已用 0.5% 利多卡因注射液或 0.5% ～ 1% 普鲁卡因注射液排空空气），于宫缩间歇期从该侧坐骨结节与肛门连线中点处从皮肤刺入，然后在阴道内手指的指引下向坐骨棘尖端的内侧约 1 cm 处刺入。当针头穿过骶棘韧带进入其后方疏松组织时，会有落空感，是穿刺成功的标志。第二步，回抽无血，即可注射 0.5% 利多卡因注射液 5 ～ 10 ml 或 0.5% ～ 1% 普鲁卡因注射液 5 ml。穿刺过程中左手须一直放于阴道内，置于胎头与阴道壁中间，防止针头穿过阴道壁刺伤胎儿头皮。第三步，在针头退出的同时回抽无血，进行注射直至皮下，在同侧侧切方向的大、小阴唇会阴体皮下做扇形注射。若需要对侧阴部阻滞麻醉，也采用此方法。若正中切开，则在会阴体局部行浸润麻醉。但需注意注入的药液不可进入血管及直肠（图 21-2）。

2．会阴切开术　当实施会阴后 - 侧切开术时（以左侧为例），麻醉生效后，助产士于宫缩开始前将左手示、中指伸入阴道与胎头之间，撑起左侧阴道壁并推开胎儿先露部；右手持侧切剪，一叶置于阴道内，另一叶置于阴道外。在宫缩高峰时，自会阴后联合中线向左侧 45° 剪开（会阴高度膨胀时为 60° ～ 70°，否则会因角度过小而误伤直肠或造成缝合困难，若会阴体短，则以阴唇后连合左上方 0.5 cm 为切口入点）。剪刀应与皮肤垂直，一次全层切开，会阴皮肤与黏膜切口内外大小应一致。长度可根据产妇会阴弹性、胎儿大小、耻骨弓角度等情况调整，一般为 4 ～ 5 cm。切开后若有出血，应用纱布压迫或丝线结扎止血。若行会阴正中切开术，术者于宫缩时沿会阴后联合正中垂直剪开 2 ～ 3 cm。

3．娩出胎儿　宫缩时一手保护会阴，另一手控制胎头娩出速度，协助胎头以最小径线娩

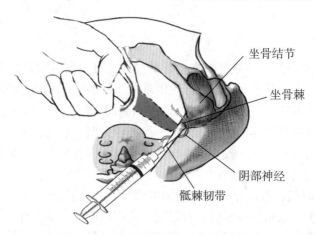

坐骨结节

坐骨棘

阴部神经

骶棘韧带

图 21-2　会阴神经阻滞麻醉

出。胎儿和胎盘娩出后，检查胎盘、胎膜是否完整，常规检查切口有无延伸、裂伤和直肠损伤，如有损伤，应按照解剖关系逐层缝合。

4．缝合

（1）子宫收缩良好，先用 0.9% 氯化钠注射液冲洗会阴伤口，暴露宫颈及阴道下段，仔细检查软产道有无裂伤、血肿以及肛门括约肌的完整性，必要时使用阴道拉钩暴露伤口。会阴切开后缝合应在常规检查、处理宫颈及会阴阴道裂伤后进行。随后用带尾纱布填塞阴道后穹窿及上段，并用止血钳将尾纱带固定在孔巾上。

（2）缝合阴道黏膜：用中、示指撑开阴道壁，暴露阴道黏膜切口顶端及切口，用 2-0 可吸收线自切口超出顶端上方 0.5 cm 处开始缝合，以 0.8 ～ 1.0 cm 的针距间断或连续缝合阴道黏膜及黏膜下组织，直至处女膜缘。最后，在两侧阴道黏膜切口缘处女膜外环处对齐缝合并打结。注意对合创缘，彻底止血，避免无效腔、血肿形成（图 21-3）。

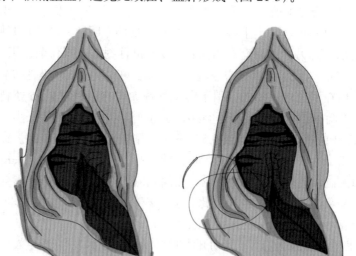

图 21-3　会阴后 - 侧切开术后缝合阴道黏膜

（3）缝合肌层：用 2-0 可吸收线从切口下顶端开始间断缝合，根据切口长度一般缝 3 ～ 4针，出入针距皮肤切缘约 0.5 cm，注意不留无效腔，针距 0.8 ～ 1.0 cm，恢复损伤组织的解剖关系。

（4）缝合皮下脂肪及皮肤：用 2-0 可吸收线间断缝合皮下脂肪层，对齐上下切口端，使切口宽约 1 cm，便于术者行皮内缝合。现多用 3-0 或 4-0 可吸收线间断缝合或连续皮内缝合，应避免缝合过紧以防术后水肿，术后无须拆线。若需用丝线缝合，则在术后 3 ~ 5 日拆线（图 21-4）。

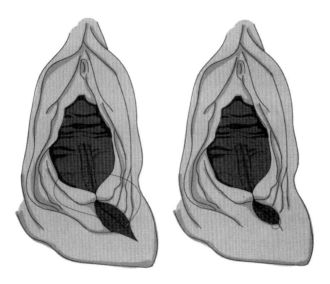

图 21-4 会阴后 - 侧切开术后缝合肌层及皮下脂肪层

（5）缝合后处理：取出阴道内带尾纱布，检查纱布有无残留、缺损。检查阴道黏膜缝合是否平展及有无漏洞，切口处有无出血或血肿形成，处女膜环口是否松紧适宜。行肛门检查，有无缝线穿透直肠黏膜，若有穿透，应立即拆除缝线，消毒，重新缝合。操作完毕清点纱布、器械，清点无误后整理用物。协助产妇取舒适体位。

5. 术后观察及处理

（1）术后常规会阴擦洗，每日 2 次，嘱产妇勤换护垫，排便后清洗外阴。

（2）指导产妇取切口对侧卧位或平卧位，尽量减少恶露对切口的污染。

（3）术后每日检查切口有无渗血、红肿、硬结及脓性分泌物等感染征象，如有感染征象，予以清创缝合，应用抗生素。

（4）会阴伤口护理：若会阴伤口水肿或疼痛严重，可用 50% 硫酸镁或 95% 乙醇湿敷，每日 2 次；有阴道壁血肿者根据血肿大小，采取局部冷敷、切开清除积血、缝合止血及填塞压迫等不同方法进行处理；有切口硬结者，行局部理疗、热敷、封闭治疗，每日 1 次。

【注意事项】

（1）严格执行无菌操作规程，预防感染。

（2）麻醉时穿刺应找准部位争取一次成功，避免反复穿刺引起局部血肿、感染等并发症。行阴部神经阻滞麻醉或局部浸润麻醉时，注药前应常规回抽注射器，确定无回血后方可注入麻醉药，以防麻醉药误入血管，导致毒性反应。普鲁卡因等局部麻醉药会导致过敏性休克，使用前应做皮试。切忌将麻醉药注入血管或胎儿头皮。

（3）严格把握会阴切开指征和时机，避免不必要的切开和因切开时间过久导致失血。一般行一侧阴部神经阻滞麻醉即可，也可加用局部浸润麻醉作为补充。双侧阴部神经阻滞麻醉可使盆底肌肉放松，适于产钳助产及巨大胎儿分娩。

（4）行会阴后 - 侧切开术时，切断的组织为会阴皮肤及皮下组织、球海绵体肌、会阴浅横肌、会阴深横肌、部分肛提肌及其筋膜、阴道黏膜，其缺点为该部位血供丰富，出血量多，术后组织肿胀及疼痛一般较正中切开严重。行会阴正中切开时，切断的组织依次为会阴体部皮肤及皮下组织、会阴中心腱、阴道黏膜。优点为切开组织少，出血量不多，术后组织肿胀及疼痛轻微，切口愈合快。缺点为切口有自然延长撕裂至肛门括约肌的危险，故仅适用于会阴体较长、胎儿不大的产妇，不适用于助产手术的辅助切开。

（5）常规会阴切开术并不能保护会阴体。会阴切开本身是会阴裂伤的高危因素，会阴正中切开可能会增加Ⅲ度、Ⅳ度裂伤的危险。

（6）软产道检查及缝合时，应充分暴露损伤部位，尽量在直视下操作。缝合完毕常规行肛门检查，避免缝线穿透直肠壁。

（7）术后根据实际情况遵医嘱使用抗生素。

第三节　肩难产助产术

肩难产（shoulder dystocia，SD）是胎头娩出后，胎儿前肩嵌顿于产妇的耻骨联合后上方，用常规助产方法不能娩出胎儿双肩引起的急性难产，是严重的产科急症之一。如肩难产处理不当或处理不及时，可导致产妇并发症，更严重的是导致新生儿并发症，如新生儿臂丛神经损伤、锁骨及肱骨骨折、新生儿窒息、缺血缺氧性脑病及围产期死亡。

肩难产发生率低（0.6%～1.4%），总的发病率根据胎儿的体重发生改变。胎儿体重＜4000 g时发病率为0.3%～1%，胎儿体重≥4000 g时发病率为5%～7%，但大部分的肩难产都是发生在正常体重的新生儿中，并难以预测。50%以上的肩难产病例都不存在肩难产病史和巨大胎儿情况，同时多数存在肩难产史或巨大胎儿的分娩也未出现肩难产。

【目的】

（1）以正确的方法协助娩出胎肩。

（2）避免母亲和新生儿损伤。

【适应证】

胎头娩出后，常规助产手法娩出胎肩困难者。

【操作前准备】

1．评估

（1）产前高危因素：母亲肥胖或体重过重、妊娠期体重管理不佳或增长速度过快者、妊娠期糖尿病或糖尿病合并妊娠、过期妊娠、骨盆结构异常、既往有肩难产史，前次分娩有体重超过4000 g的胎儿史，估计巨大胎儿可能，应引起警惕。

（2）产时高危因素：第一产程活跃期延长、第二产程延长伴"乌龟征"（胎头娩出后胎头由前冲状态转为回缩）、使用胎头吸引器或产钳助产。

（3）肩难产的早期判定

1）如胎头拨露比较缓慢，产瘤较大，宫缩间歇胎头缩回至阴道内较高位置。胎头娩出胎儿面部较肥大，青紫，颏部紧贴在会阴，出现"乌龟征"，若排除胸部和颈部畸形，可以确定为肩难产。

2）若胎头娩出后至少等待一次自然宫缩（时间＞60秒），胎肩仍未自然娩出或未发生旋转，应怀疑有肩难产的可能。

2．物品准备　处于功能状态的辐射台、无菌生理盐水、新生儿吸痰用物、婴儿秤、测量尺、听诊器、新生儿及产妇抢救用物及药品。

3．人员准备

（1）产妇准备：第一产程末或第二产程初，应嘱产妇排空膀胱。若膀胱充盈产妇不能自行排尿，应为其行导尿术。在预计分娩前10～30分钟做好外阴清洁和消毒准备。

（2）接生者准备：助产士消毒双手后穿无菌手术衣，戴无菌手套，打开产包，铺好无菌巾。同时有经过新生儿窒息复苏培训的医护人员在场。

4．环境准备　符合无菌原则，将辐射台预热至 32 ～ 34 ℃。

【操作步骤】

如出现肩难产的征象，缩短胎头与胎体娩出的间隔时间，是新生儿存活的关键。助产团队应做好紧急准备，明确分工及职责。肩难产处理的口诀可以归纳为"HELPERR"，翻译成中文七字诀为"呼、切、屈、压、旋、牵、翻"。①呼：呼救。②切：会阴切开术。③屈：屈大腿。④压：在耻骨联合上施压以松动前肩嵌顿。⑤旋：手入阴道将胎儿双肩径转到骨盆斜径上。⑥牵：手入阴道牵出胎儿后臂（后肩娩出法）。⑦翻：翻身转为手膝位。

随堂测 21-2

1．请求援助（help）　分娩前应组建抢救团队，由经验丰富的产科医师、助产士、麻醉科医师和新生儿科医师等相关人员组成。一旦诊断肩难产，立即启动肩难产应急预案，抢救团队迅速到位。

2．会阴切开术（episiotomy）　行会阴切开或加大切口，以增加阴道内操作空间。必要时排空产妇膀胱。

3．屈大腿法（leg）　McRoberts 法，助手协助产妇将双腿极度屈曲贴近腹部，双手抱膝，以抬高耻骨联合，减小骨盆倾斜度，使腰骶部前凹变直，骶骨位置稍靠后移，使嵌顿在耻骨联合上方的前肩松解，解除嵌顿。助产士适度用力向下牵引胎头，协助娩出前肩。但若疑似巨大胎儿，不推荐使用此法预防肩难产，严重肩难产时反复尝试会增加臂丛神经损伤的风险，操作过程中要警惕产妇大腿屈曲过度，避免大腿在腹部过度外展。

4．耻骨上加压法（pressure）　助手在耻骨联合上方触到胎儿前肩部位，在其后方施加适度压力，使胎儿双肩径缩小。同时助产士可在阴道内旋转胎肩至与骨盆斜径一致，协助娩出胎儿。助产士与产妇要相互配合（图 21-5）。

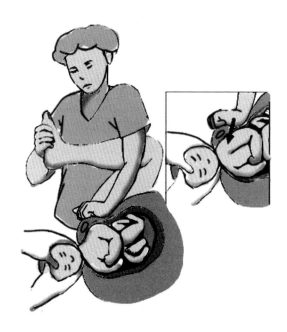

图 21-5　McRoberts 法联合压前肩法

5．旋肩法（enter）

（1）Rubin 法：助产士一手（通常为右手）沿骶凹伸入阴道内，在胎儿前肩背侧向胎儿前胸方向推动肩胛骨使胎肩内收，以缩小双肩径，并旋转胎肩至骨盆斜径上（图 21-6）。

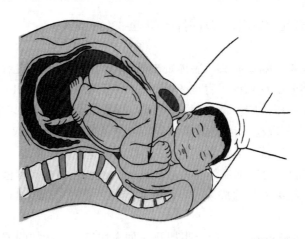

图 21-6　Rubin 法

（2）Woods 法：助产士以示指、中指伸入阴道，紧贴胎儿后肩前方加压，将后肩向侧上旋转，同时助手协助将胎头向同一方向旋转，当后肩逐渐旋转至前肩位置时，使胎儿双肩径旋转至骨盆斜径上娩出。Woods 法常和 Rubin 手法配合使用，更容易成功（图 21-7）。

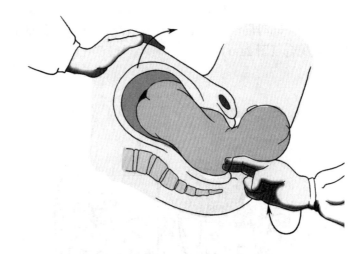

图 21-7　Woods 法

（3）反向 Woods 法：由后肩胛的后方向前推动胎儿后肩，使胎肩旋转至骨盆斜径上。

若仍未解除嵌顿，可尝试联合使用两种以上的方法。助产士一手在胎儿前肩背侧向胸侧压前肩，另一手从胎儿前方进入胎儿后肩前侧，向前压后肩。两手协同用力，使胎肩在耻骨联合下转动旋转，从而解除嵌顿，也不宜牵拉胎头，以免造成胎儿损伤，特别是臂丛神经损伤。

6. 后肩娩出法（remove） 助产士一手上托胎头使之紧贴耻骨联合，另一手掌心向上从胎儿面部进入阴道，握住胎儿后上肢，压肘部使其肘关节屈曲于胸前，牵胎儿后臂掠过胎儿胸部，以洗脸式娩出后臂，后肩随即娩出。此时胎肩径已旋转至骨盆斜径上，牵引胎头使前肩入盆后即可娩出。娩出顺序是胎儿手部、后臂、肩。切记不要抓胎儿的上臂，以免引起肱骨骨折（图 21-8）。

7. 四肢着床法（roll） 协助产妇翻转至双手和双膝着床，这种方法会增加骨盆径线，在重力作用下，可能会解除胎肩嵌顿，胎肩多可自行娩出。如果不能自然娩出胎肩，可借助重力作用轻压后肩，再娩出前肩。若仍不能娩出肩，则重新评估和处理，可按照前面的经阴道内操

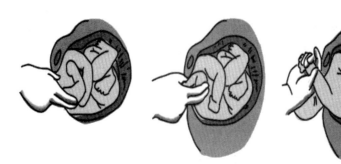

图 21-8　后肩娩出法

作，尝试解除肩难产（图 21-9）。

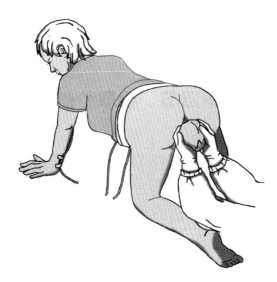

图 21-9　四肢着床法

8. 经腹子宫切开术　若发生严重肩难产，可全身麻醉后行子宫切开术。术者经腹部在子宫切口下以 Woods 旋转手法转动胎肩，助手经阴道牵拉娩出胎儿。

9. 检查与记录　准确并详细地记录操作的步骤、胎心率情况、胎头与胎体娩出时间，检查软产道及新生儿情况，及时与家属沟通产妇及新生儿情况等。

【并发症】

1. 母体并发症

（1）严重会阴裂伤：肩难产发生后大多数需要多种阴道助产手法，虽然行会阴后 - 侧切开术，但阴道操作空间有限，容易引起会阴裂伤。需要注意保持伤口清洁、干燥，加强随访。

（2）泌尿生殖道损伤和肠道损伤：如产程时间过长，容易导致尿瘘和粪瘘，必要时可以留置导尿。若有损伤，应联系相关科室会诊，尽早处理。

（3）子宫破裂：胎肩嵌顿在耻骨联合上可导致胎儿下降受阻，发生梗阻性难产。宫缩强时，子宫下段过度牵拉、变薄，形成病理性缩复环。在阴道助产操作的作用下，更易发生子宫破裂。

2. 新生儿并发症

（1）新生儿窒息：如胎头与胎体娩出间隔时间超过 10 分钟，容易发生新生儿缺血缺氧性脑病，严重时可导致新生儿颅内出血，甚至死亡，需要积极做好抢救准备。

（2）新生儿骨折：肩难产最容易导致新生儿锁骨骨折，其次是肱骨骨折。

（3）新生儿臂丛神经损伤：在分娩过程中，胎儿一侧或者双侧臂丛神经受到头肩分离牵拉作用而发生牵拉性损伤，其中上臂麻痹最常见。新生儿娩出后需要由儿科医师进行体检，必要时积极治疗，恢复神经功能。

【注意事项】

（1）胎头娩出至胎肩娩出有一个胎头复位、肩部下降旋转的生理过程。胎头娩出后，应至少等待一次自然宫缩的时间，可有效地减少肩难产的误诊。

（2）上述方法为肩难产处理的基本方法，排序为方便记忆，不是必须逐一完成的固定程序。各种处理方法的效果并无明确的优劣之分，操作者可按照本人最熟悉的操作进行，同时应加强演练，提升应急处理能力，预防并发症的发生。

（3）首先协助产妇取手膝位，然后尝试其他操作。有可能通过改变产妇体位，增大骨盆径线，使胎肩松解旋转娩出。

（4）助产过程中禁止按压子宫底，以免加重胎肩嵌顿和引起胎儿产伤。

（5）抢救团队及时到位，快速判断及处理。

第四节　手取胎盘术

案例 21-2

某女士，27 岁，G_3P_1，妊娠 39^{+2} 周，妊娠期及入院相关辅助检查无异常，于 2021 年 10 月 10 日 2：00 临产，14：50 宫口开全，16：00 经阴道分娩，16：35 胎盘仍未娩出，阴道出血量少，宫底质软。

请回答：

1. 该产妇的产程进展正常吗？

2. 针对该产妇的情况，应采取哪种处理方法？该方法的适应证及禁忌证是什么？

手取胎盘术（manual removal of palcenta）是指用手剥离胎盘并将滞留于子宫腔内的胎盘组织取出的手术。

【目的】

协助娩出胎盘，避免产后出血过多。

【适应证】

（1）胎儿娩出后 30 分钟内，部分剥离的胎盘引起子宫出血并且出血量 > 200 ml，经过按摩子宫及应用子宫收缩药等一般处理，胎盘仍未完全娩出者。

（2）阴道分娩者，胎儿娩出超过 30 分钟；剖宫产术者，胎儿娩出超过 5 ～ 10 分钟，胎盘仍未娩出者。

（3）某些难产手术，如既往有胎盘粘连史、肩难产，可在胎儿娩出后即行手取胎盘术。

【禁忌证】

胎盘植入者。

【操作前准备】

1. 物品准备 无菌导尿包、无菌产包、无菌手套、注射器、无菌纱布、缩宫素、哌替啶及阿托品。

2. 人员准备

（1）产妇准备：取得知情同意。消毒外阴，排空膀胱。向产妇讲解胎盘滞留的原因及危害、手取胎盘术的目的和意义，以缓解产妇紧张的情绪。配血备用，建立静脉通道。

（2）术者准备：戴口罩、帽子，洗手，穿手术衣，戴无菌手套。

3. 环境准备 环境舒适，温度及湿度适宜，私密性好。

【手术步骤】

（1）指导产妇取膀胱截石位，予以导尿，排空膀胱。

（2）重新消毒外阴，术者更换手术衣及无菌手套。

（3）术者一手放置于产妇腹壁上，向下推压子宫，另一手五指并拢呈圆锥形，沿脐带方向由阴道进入子宫腔内（图 21-10）。若进入过程中发现子宫颈内口过紧或关闭，可遵医嘱给予哌替啶 50 ~ 100 mg 及阿托品 0.5 mg 肌内注射，必要时可给予全身麻醉。

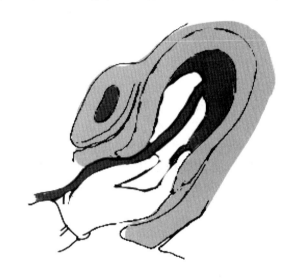

图 21-10 五指并拢呈圆锥形，进入宫腔内

（4）伸入子宫腔内的一手沿脐带方向找到胎盘边缘，打开手掌，四指并拢，手背紧贴子宫壁，以手掌的尺侧缘缓慢地将胎盘从子宫壁上分离（图 21-11）。

（5）待胎盘全部剥离完毕后，一手握住全部胎盘，于宫缩时取出。

（6）胎盘娩出后，检查胎盘、胎膜是否完整，若有缺损，需伸手再次进入子宫腔内寻找残留部分并取出，或使用卵圆钳或大刮匙轻轻钳出或刮除。

【术后并发症】

1. 出血 不可在胎儿刚娩出且子宫处于松弛状态时进行操作。若发现胎盘与子宫壁之间界限不清，找不到疏松剥离面，应考虑为胎盘植入，立即停止操作，切不可强行剥离胎盘。

2. 子宫穿孔 在操作时，应给予缩宫素促进子宫收缩，同时手法要正确，动作轻柔。

3. 子宫内翻 不可用力向阴道方向按压子宫底或牵拉脐带。

4. 感染 严格无菌操作，尽可能一次完成，避免反复进入子宫腔。

【术后护理】

（1）胎盘娩出后 2 小时，持续心电监护，严密监测产妇的生命体征、子宫收缩、阴道出血等情况。

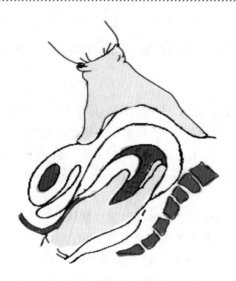

图 21-11　以手掌的尺侧缘分离胎盘

（2）遵医嘱给予缩宫素促宫缩治疗，同时予以抗生素预防感染。

（3）指导产妇勤换产褥垫，保持会阴部清洁。

（4）指导产妇早期下床活动及进行缩肛运动，促进恶露排出及产后恢复。

【注意事项】

（1）术前需做好大出血的应急准备，建立静脉通道和配血。

（2）术前使用镇静药，确保手术顺利进行。术中注意观察产妇的生命体征。

（3）切忌强行暴力剥离或用手指抓挖子宫壁，防止子宫破裂。如发现胎盘与子宫壁之间无明显界限，可能为植入性胎盘，不可强行剥离。

随堂测 21-4

第五节　胎头吸引术

胎头吸引术（vacuum extraction）是将胎头吸引器放置于胎头上，形成一定负压后吸住胎头，按胎头娩出机制，通过牵引协助胎头娩出的助产手术。

胎头吸引器由胎头端、牵引柄、吸引管三部分组成，吸杯的材质包括金属、塑料、橡胶、硅胶等。常用的胎头吸引器有锥形金属直形、牛角形空筒和金属扁圆形胎头吸引器（图 21-12）。

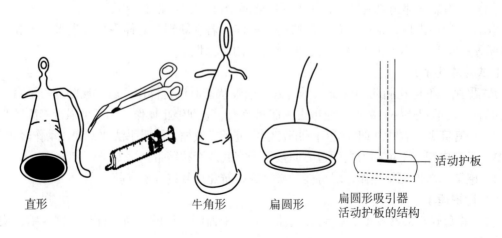

直形　　　　　　牛角形　　　扁圆形　　扁圆形吸引器
　　　　　　　　　　　　　　　　　　　活动护板的结构　　活动护板

图 21-12　常用的胎头吸引器

知识链接

Kiwi Omni 胎头吸引器

　　Kiwi Omni 胎头吸引器是最新研制的一次性使用胎头吸引器，由吸杯及主干两部分组成。其中主干部分包括牵引装置、手动真空泵手柄及牵引力指示器，吸杯由软硅胶材料制成，其背面有一凹槽，与主干部分相连接（图 21-13）。与传统胎头吸引器相比，Kiwi Omni 胎头吸引器具有更容易操作的主干部分，主干与杯体在同一水平面连接，接生者单人就可完成操作。Kiwi Omni 胎头吸引器近年来在国外应用比较广泛。

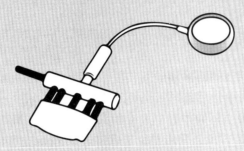

图 21-13　Kiwi Omni 胎头吸引器

　　刘兴会，贺晶，漆洪波. 助产 [M]. 北京：人民卫生出版社，2018.

【目的】

应用胎头吸引器协助胎儿娩出。

【适应证】

（1）因持续性枕横位或枕后位、宫缩乏力导致第二产程延长者。

（2）产妇患有某些疾病，如心脏病、妊娠期高血压疾病、哮喘或瘢痕子宫，需要避免屏气用力，缩短第二产程者。

（3）胎儿窘迫，需要紧急结束分娩者。

【禁忌证】

（1）胎儿不能或不宜从产道分娩者，如严重的头盆不称、产道梗阻或畸形、子宫颈癌、子宫脱垂手术后、尿瘘修补术后。

（2）胎方位异常者，如面先露、横位、臀位。

（3）胎头未衔接或胎膜未破者。

（4）早产，疑胎儿凝血功能异常，刚进行过胎儿头皮采血者。

【操作前准备】

1．评估

（1）产妇及胎儿：产妇现病史、精神状态、宫缩及胎心率情况。

（2）阴道检查：判断宫口扩张情况、胎方位、胎头下降程度、会阴及阴道情况。

2．物品准备　灭菌产包、无菌手套、胎头吸引器、润滑剂、50 ml 注射器、会阴浸润及阴部阻滞麻醉用物、会阴切开术用物及新生儿复苏抢救用物。

3．人员准备

（1）产妇准备：术前产妇和家属知情同意及签字后方能实施，做好产妇的心理护理，取得配合。

（2）术者准备：戴口罩、帽子，外科洗手，戴无菌手套。

4．环境准备 环境舒适，温度及湿度适宜。

【操作步骤】

1．体位 产妇取膀胱截石位。

2．消毒及铺巾 常规消毒外阴，铺消毒巾，导尿以排空膀胱。

3．阴道检查 再次进行阴道检查，确定宫口情况，触摸囟门位置和产瘤大小、胎方位及胎先露下降平面，若胎膜未破，予以破膜，再次排除禁忌证。

4．人员及用物准备 确认抢救新生儿的人员、复苏药品、用物到位。

5．检查器械 检查吸引器有无损坏、漏气，橡皮套是否松动，接橡皮接管至吸引器空心管柄上。

6．麻醉 开放静脉通道，行双侧阴部神经阻滞麻醉，必要时行会阴切开术。

7．放置吸引器

（1）操作者先将吸引器外侧面涂润滑剂，左手分开小阴唇后撑开阴道后壁，右手将吸引杯下缘沿阴道后壁送入胎头顶骨后部，吸引杯随之滑入，且与胎头顶部紧贴（图 21-14）。吸引杯直径多为 5 ～ 6 cm，吸引器的中心应放在胎头俯屈点（图 21-15），在该点牵引胎头将以最短的枕下前囟径（9.5 cm）娩出。俯屈点位于后囟前方 3 cm 左右，与前囟距离估计为 6 cm。吸引杯位于矢状缝中间，并避开前囟、后囟。

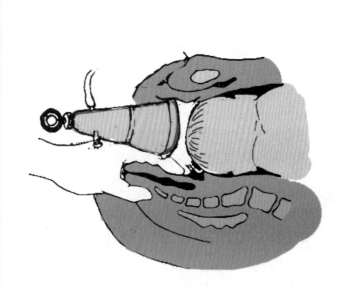

图 21-14 放置胎头吸引器

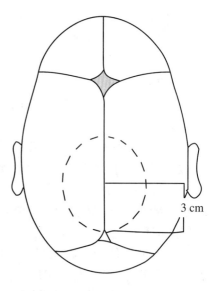

3 cm

图 21-15 胎头俯屈点

（2）操作者一手紧持吸引器，另一手示指、中指伸入阴道，在吸引杯与胎头衔接处检查一圈，确定没有阴道组织、宫颈或脐带等处于吸盘内。调节吸引横柄方向与矢状缝方向一致，作为旋转胎头的标记。

8．抽吸负压 术者将胎头吸引器顶住胎头，助手用 50 ml 或 100 ml 注射器分次从橡皮管抽出空气。金属杯吸引器抽气 150 ～ 200 ml，硅胶喇叭形吸引器仅 60 ～ 80 ml 即可形成足够的负压。如果用电动吸引器抽气法，所需负压为 40 ～ 66.7 kPa（300 ～ 500 mmHg）。负压形成后，术者用血管钳将橡皮管夹紧，使吸引杯内产生负压，牢固附于胎头上。

9．牵引 若为枕前位，待宫缩时，嘱产妇向下屏气，术者手持牵引柄顺着骨盆轴方向，按正常分娩机制进行牵引，使胎头俯屈、仰伸、娩出，同时注意保护会阴，宫缩间歇期暂停牵引（图21-16）。若胎头为枕横位或枕后位，可先用手旋转至枕前位后再实施吸引术。

10．娩出胎体　当胎头双顶径牵出阴道口时，即可松开止血钳，解除吸引器负压，取下吸引器，相继娩出胎体。

11．检查及缝合　胎儿、胎盘娩出后，依次检查子宫颈、阴道有无裂伤及会阴切口，然后逐层缝合。

【注意事项】

（1）术前应进行严格的评估，严格掌握操作条件、适应证、禁忌证等。

（2）吸引器必须放置正确，应避开囟门。

（3）牵引时用力要均匀，按正常胎头分娩机制辅助牵引。切忌左右摇晃及用力过大。

（4）牵引时若有漏气或脱落，应查找原因。牵引困难或牵引时滑脱次数超过2次者，应进行细致的临床评估，确定阴道分娩是否安全，是否改用产钳助产术或行紧急剖宫产术。

【术后护理】

（1）术后检查新生儿有无产伤，如新生儿头皮损伤、头皮血肿、颅内出血和颅骨骨折，注意观察新生儿的面色、反应、肌张力，常规给予新生儿维生素 K_1 肌内注射。若有异常，及时配合医师处理。

（2）术后仔细检查产妇软产道，若有裂伤，应及时缝合。注意观察产妇的宫缩情况，预防产后出血。观察会阴伤口愈合情况，每日清洁、消毒会阴。

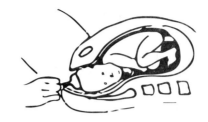
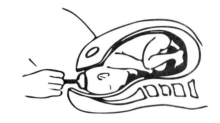
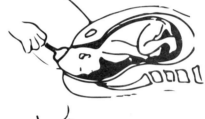
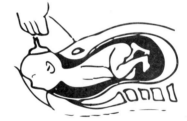

图 21-16　胎头吸引器牵引

随堂测 21-5

第六节　产钳术

案例 21-3

某女士，28 岁，G_1P_0，妊娠 35^{+4} 周，于 2019 年 5 月 6 日 10 时因阴道流液伴不规律腹痛 2 小时入院。入院后给予地塞米松肌内注射促进胎肺成熟。阴道检查：胎方位 LOA，胎先露已衔接，羊水清亮，宫口未开。胎心率 130 次/分，估计胎儿体重 2300 g。于 5 月 6 日 22 时宫口已开全 2 小时，产妇精神差，用力欠佳，胎先露 S^{+3}，羊水Ⅲ度污染，胎心监护提示 CST Ⅱ类图形。

请回答：

1．针对该产妇的情况，目前适合胎头吸引术还是产钳术？

2．术后的护理要点有哪些？

产钳术（obstetric forceps delivery）是利用产钳固定胎头并牵引，协助胎头下降及胎儿娩出的产科手术。根据放置产钳时胎头位置的高低分为出口产钳、低位产钳、中位产钳和高位产钳。

1. 出口产钳　双顶径达骨盆底，胎先露在阴道口，并且胎头旋转不超过 45°。

2. 低位产钳　双顶径达坐骨棘水平以下，胎先露达盆底。

3. 中位产钳　胎头双顶径已过骨盆入口，骨质部分最低点在 S=0 ~ +2。目前很少使用，一般以剖宫产术替代。

4. 高位产钳　胎儿双顶径在骨盆入口之上，胎头骨质部分在坐骨棘水平以上。因对母儿损伤较大，目前不再应用，已被剖宫产术替代。

产钳由相互交叉的两部分（即左、右叶）组成，每叶产钳由钳叶、钳胫、钳锁、钳柄四部分组成。钳叶具有头弯与骨盆弯两个弯曲，以适应产道与骨盆的弯度。两叶产钳交合部为钳锁，钳叶与钳锁之间是钳胫，钳锁下方为钳柄，为术者握持牵拉的部分（图 21-17）。

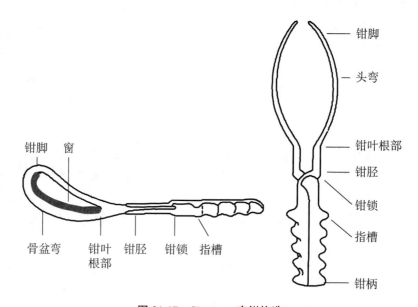

图 21-17　Simpson 产钳构造

【目的】

缩短第二产程，帮助产妇顺利完成分娩。

【适应证】

（1）因头盆不称或宫缩乏力，导致第二产程延长。

（2）各种妊娠合并症及并发症，需要避免屏气用力，缩短第二产程。

（3）胎儿窘迫。

（4）剖宫产术胎头娩出困难者，臀位后出头困难。

（5）胎头吸引助产失败后确认无明显头盆不称。

（6）早产第二产程需要助产时。

【禁忌证】

（1）骨盆狭窄或头盆不称。

（2）胎方位异常，如面先露、横位、高直位。

（3）严重胎儿窘迫，估计短时间内不能经阴道结束分娩。

（4）宫口未开全。

【操作前准备】

1．**评估**　同胎头吸引术。

2．**物品准备**　同胎头吸引术。另外，备好产钳包。

3．**人员准备**　同胎头吸引术。

4．**环境准备**　同胎头吸引术。

【操作步骤】

1．**体位**　产妇取膀胱截石位。

2．**消毒及铺巾**　常规消毒外阴，铺消毒巾，导尿排空膀胱。

3．**阴道检查**　再次进行阴道检查，确定宫口情况，触摸囟门位置和产瘤大小、胎先露下降平面及胎方位。触摸胎儿的耳郭，耳郭边缘所指的方向即为枕骨。胎头位置低时，通过检查矢状缝和前囟判断胎方位；胎头位置较高时，则通过耳郭位置确定胎方位。胎膜未破者予以破膜，再次排除禁忌证。

4．**人员及用物准备**　确认抢救新生儿的人员、抢救药品、用物到位。

5．**检查和润滑产钳**　润滑产钳两叶，扣合两叶并检查产钳对合情况。

6．**放置产钳**　术者以右手掌面四指伸入阴道左侧壁和胎头之间，左手持左叶钳柄，使钳叶下垂，钳骨盆弯朝前，将左钳叶沿右手掌与胎头之间缓缓插入（图 21-18），使钳叶置于胎头左侧，由助手将钳叶固定。继而放置右叶，术者右手持右叶钳柄，左手四指伸入阴道右侧壁与胎头之间，引导产钳右叶至胎头右侧（图 21-19），到达产钳左叶对应位置。

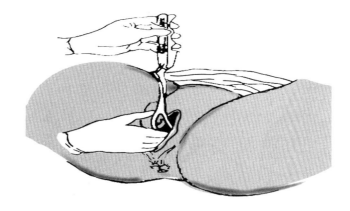

图 21-18　放置左叶产钳

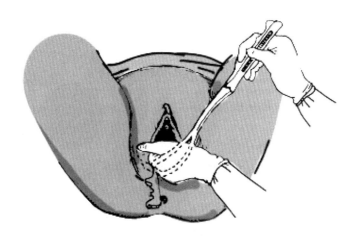

图 21-19　放置右叶产钳

7. 合拢产钳 将两钳叶柄平行交叉，扣合锁扣，钳柄对合（图 21-20）。

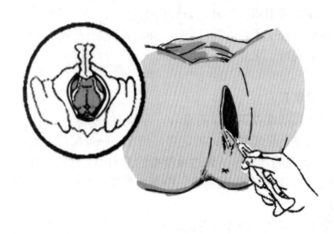

图 21-20 扣合产钳

8. 检查钳叶位置 将手伸入阴道内，检查钳叶与胎头之间有无软组织或脐带，两钳叶是否分别放置于胎儿面颊部，胎头矢状缝是否在两钳叶正中。

9. 牵引 试牵产钳无滑脱，在宫缩来临时指导产妇屏气，术者握住钳柄沿产轴方向向下、向外缓慢牵引。助手在牵引的同时注意保护会阴，当胎先露着冠时，逐渐将钳柄上提，胎头仰伸娩出（图 21-21）。宫缩间歇期时暂停牵引，以减少对胎头的压迫，并注意监测胎心率。

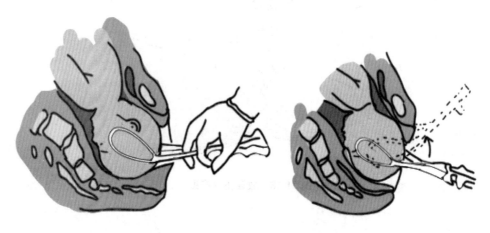

图 21-21 产钳牵引

10. 取下产钳 当胎头双顶径露出会阴口时，应取出产钳。按照放置产钳的相反方向先取出右叶产钳，再取出左叶产钳，随后娩出胎体。

【**注意事项**】

（1）术前必须查清胎方位，才能正确放置产钳。

（2）放置钳叶后发现钳柄难于合拢或易滑脱时，应取出产钳，行内诊复查，重新放置试行牵引，若再次失败，应及时改行剖宫产术。

（3）产钳正式牵引前要试牵，牵引时用力要均匀，速度不宜过快，产钳不能左右摇晃。

（4）注意保护会阴，当胎头仰伸、额部外露时，立即停止用力，以免造成严重会阴裂伤。

【术后护理】

1．术后检查新生儿有无产伤　注意检查新生儿有无面部软组织损伤、眼球压伤、颅内出血等，若有异常，及时配合医师处理。

2．预防产后出血　术后仔细检查产妇的软产道，尤其是宫颈、阴道壁、直肠有无裂伤，阴道侧切口有无延长，如有损伤，及时缝合。

3．预防产后尿潴留　实施产钳术的产妇，若有产程延长，膀胱黏膜受压水肿，产后容易发生尿潴留，应尽早处理，必要时导尿，特别注意观察有无血尿发生。

4．抗感染　产后酌情使用抗生素预防感染。

第七节　臀位阴道助产术

臀先露（breech presentation）是最常见的异常胎方位，发生率占足月妊娠分娩总数的 3% ~ 4%，初产妇较多见。臀先露分为单臀先露或腿直臀先露、完全臀先露或混合臀先露、不完全臀先露。臀位分娩方式分为 3 种：①臀位自然分娩（指胎儿以臀产式自然娩出，极少见）；②臀位助产（指当胎儿自然娩出至脐部后，胎肩及后出胎头由助产人员协助完成）；③臀位牵引（指胎儿娩出过程完全由助产人员辅助）。

一、臀位助产

【目的】

以适宜的方法协助臀位分娩，避免母婴损伤。

【适应证】

（1）单臀或完全臀位。

（2）估计胎儿体重 2000 ~ 3500 g，孕周 ≥ 34 周。

（3）胎头俯屈良好，胎头无仰伸，超声排除明显先天异常。

（4）骨产道及软产道无异常。

（5）胎儿及母体状态良好，无其他剖宫产术指征。

【禁忌证】

（1）足先露。

（2）估计胎儿体重 ≥ 3500 g 或体重过低（小于第 10 百分位数）。

（3）超声提示存在胎头仰伸。

（4）骨盆狭窄或软产道异常，有难产史。

（5）脐带先露或隐性脐带脱垂，产前存在胎儿宫内状态不良证据。

（6）因子痫前期、产前阴道出血等并发症需终止妊娠的臀先露孕妇。

（7）双胎妊娠中，胎方位是先臀后头且存在双胎交锁。

【操作前准备】

1．物品准备

（1）阴道分娩接生敷料包和器械包、后出头产钳、中转剖宫产术敷料包和器械包。

（2）消毒用物：1% 聚维酮碘、5% 聚维酮碘、大棉签、无菌手套。

（3）药物：0.5% 利多卡因注射液、缩宫素、麦角新碱注射液、维生素 K_1 注射液、0.9% 生理盐水注射液。

（4）新生儿复苏用物、辐射台。

（5）其他：血气空针，1 ml、5 ml 注射器，氧气装置。

随堂测 21-7

2. 人员准备

（1）产妇准备

1）取得产妇配合，了解操作风险并签署知情同意书。

2）监测生命体征及动态胎心监护。

3）建立静脉通道及备血。

4）自行排尿，必要时导尿。

（2）操作者准备

1）完成臀位助产术前评估。

2）高年资助产士接生，高年资医师、新生儿科医师到场。

3）戴口罩及帽子，外科手消毒，穿手术衣及戴手套，铺巾，消毒。

4）会阴阻滞麻醉。

【操作步骤】

1. 压迫法 适用于完全或不完全臀位分娩，其要点在于"堵"，即适度用力将胎儿下肢阻挡于阴道内，使其不过早娩出，使宫缩反射性增强，迫使胎臀下降至盆底，下肢盘曲于阴道，下肢与胎臀共同压迫盆底，有助于软产道充分扩张。

（1）堵臀：阴道口见胎儿下肢时开始堵，宫缩时手掌垫无菌巾稍用力沿骨盆轴方向持续堵挡于外阴部，防止足部脱出。待软产道充分扩张，宫口已开全，感受到产妇屏气用力强烈，宫缩时有较大的冲击力时，准备助产（图21-22）。

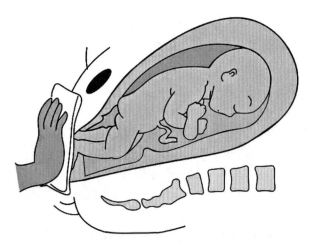

图 21-22 堵臀

（2）会阴切开：根据胎儿大小及会阴情况评估是否需要会阴切开。若需会阴切开，当会阴膨隆、胎儿粗隆间径已达坐骨棘以下时，于宫缩间歇行会阴切开术。

（3）娩出下肢及胎臀：产妇配合宫缩，适当用力，胎儿臀部及下肢随着宫缩娩出。

（4）娩出上肢及胎肩：下肢及胎臀娩出后，用无菌巾裹住胎儿下肢及臀部，避免胎儿受冷空气刺激而吸入羊水与黏液。双手拇指放在骶骨两侧，其余各指握持胎儿双侧髋部，注意避免挤压胎儿腹部，以免造成胎儿腹部脏器和软组织损伤。握持胎儿臀部轻轻转动，协助胎背转向上方，以利于双肩径进入骨盆入口。再轻轻转动臀部，骶左前向左侧、骶右前向右侧转动45°，使双肩径落于中骨盆前后径上，边旋转边向下牵引，直至胎儿脐部露出于阴道口外。将脐带轻轻向外牵引数厘米，以免脐带过度牵拉影响胎儿血液循环（图21-23）。继续旋转胎体，向下、向外牵拉，使胎儿前肩部分暴露在耻骨联合下，示指与中指沿胎肩滑至胎儿肘关节，钩住肘关节使上肢紧贴胎儿前胸部，协助前臂及肘关节沿胸前以洗脸式娩出胎儿手臂，避免长骨骨折和（或）手臂过伸越过头部举肢而导致臂丛神经损伤（图 21-24）。然后一手握持胎儿双足，上提胎体，使后肩暴露于会阴，同样方法娩出后肩（图 21-25）。助产士根据具体情况，也可先娩出后肩：一手握持胎儿双足，上提胎体，使后肩暴露于会阴，示、中指进入阴道，由后肩沿上臂至肘关节处，协助后臂及肘关节沿胸前滑出阴道，然后将胎体放低，前肩自然由耻骨弓下娩出。后臂因无骨质部分阻挡，较前臂容易娩出，故主张先取后臂再取前臂的做法也是可取的。

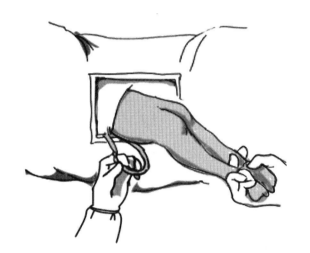

图 21-23 轻柔牵出脐带

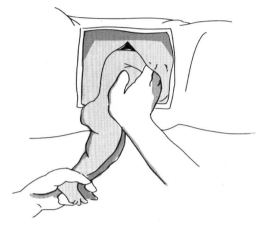

图 21-24 娩出前肩及前臂

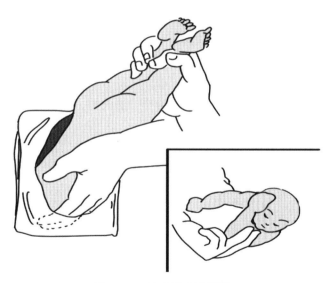

图 21-25 娩出后肩及后臂

（5）胎头娩出：两上肢娩出后随即放低胎体，将胎背转至前方，使胎头矢状缝与骨盆出口前后径一致，助手在母体耻骨联合上方加压，胎头俯屈入盆。胎头枕骨达耻骨联合下时，将胎体向母亲耻骨联合方向上举，胎头即可娩出。

若胎头娩出困难，应用后出头法（Mauriceau 手法）娩出：可将一手伸入阴道，胎体骑跨在接生者前臂上，术者将中指伸入胎儿口腔抵于下颌部，示指和环指分别抵于胎儿上颌部，术者另一手中指按压胎儿枕骨，使胎头俯屈，示指和环指分别置于胎儿两侧肩部，向下牵拉。同时可用与头先露肩难产分娩相似的方式处理，让产妇的髋部尽量向腹部屈曲靠拢，外展腿部，助手在耻骨弓上施加压力，迫使胎头保持俯屈。待枕骨抵达耻骨弓下时，将胎体及四肢向上提举，以枕部为支点，使胎儿的颏、口、鼻、眼、额相继娩出（图21-26）。

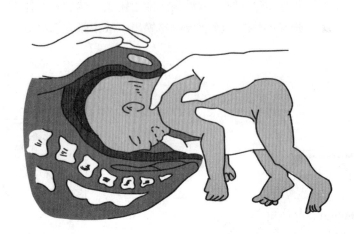

图21-26 后出头法

2．扶持法 适用于单臀，要点在于"拔"。保持胎儿的小腿伸直紧贴于胎体，压住交叉在胸前的双臂使之不致上举，压住胎儿颏部使胎头不致仰伸。当胎臀及双侧大腿显露后，接生者可使胎背朝上略斜向一侧旋转，让臀部的最大径（股骨粗隆间径）在骨盆出口面的斜径（图21-27）。接生者用手握持胎臀两侧，拇指放在胎儿腿部，其余四指置于胎儿骶部紧握。每次宫缩时将胎儿向上抽拔，宫缩间歇时接生者的拇指及其他四指顺着胎腿及胎体下滑至阴道口，使双腿紧贴胎体不致脱出阴道口外（图21-28）。提拔肢体与双腿时，将上肢同时拔出。由于双肩保持于骨盆出口斜径上，故出肩一般无困难。出肩后，双腿仍保持原位压住胎儿颏部，胎头不致仰伸，再继续将胎体及双腿向耻骨联合、母体腹部方向提举，胎头即可保持俯屈位顺利娩出。若在提举胎体过程中下肢或上肢脱出，则为扶持法失败，改用压迫法娩出胎体、胎肩及胎头以完成分娩。

【注意事项】

（1）压迫法的关键在"堵"，即让宫口及软产道充分扩张。宫缩间歇时适当放松，避免长时间压迫致会阴水肿。即使宫缩时在阴道口可以见到胎先露，也不应以此推断宫口开全，当宫

随堂测 21-8

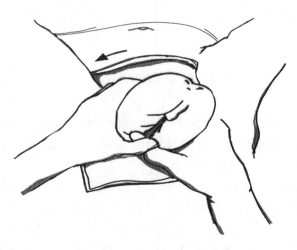

图21-27 胎背朝上略斜向一侧旋转

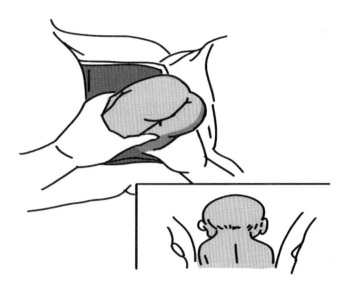

图 21-28　宫缩时将胎儿向上抽拔

缩时感到冲力，全部臀部到达阴道口时，确认宫口开全，方可放开。

（2）扶持法关键在"拔"，即确保胎腿伸直紧贴胎体，以限制胎儿上臂上举及胎头仰伸。

（3）脐部娩出后，一般在 2 ～ 3 分钟内娩出胎头，最长不宜超过 8 分钟。

【并发症】

1．母体并发症

（1）产道损伤：子宫颈、阴道、会阴损伤，会阴血肿，子宫破裂。

（2）产后出血。

（3）耻骨联合分离。

2．胎儿及新生儿并发症

（1）脐带脱垂。

（2）胎儿窘迫、新生儿窒息。

（3）产伤：新生儿臂丛神经损伤、颅内出血、外生殖器水肿或损伤、骨折、关节脱位甚至死亡。

二、臀位牵引

【目的】

以适宜方法协助臀位胎儿分娩，改善围产结局。

【适应证】

（1）宫内死胎。

（2）双胎妊娠的第二胎儿。

（3）臀位分娩出现脐带脱垂。

（4）第二产程停滞且有剖宫产术禁忌证。

（5）胎儿窘迫或脐带脱垂需立即终止妊娠且无剖宫产术条件。

（6）横位内倒转术后。

【禁忌证】

（1）骨产道及软产道异常。

（2）宫口未开全。

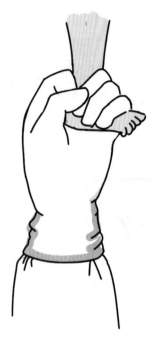

图 21-29　牵拉胎足

【操作前准备】

同臀位助产术。

【操作步骤】

1．牵引下肢

（1）混合臀先露时，以右手伸入阴道内，握持胎足，示指置于两踝之间，其余各指握持足背，示指握持跟腱部，向下牵引出阴道。当胎足显露于外阴后，即用无菌巾包裹以免牵引时滑脱，并改用双手握持小腿牵引。牵引方向应先向产妇后下方，随胎儿下肢的下降握持点逐渐上移至大腿或髋关节（图 21-29）。

（2）单臀先露时，胎儿部分胎臀和外阴露于阴道外口时，接生者一手示指钩住胎儿前腹股沟，按照产轴方向向下牵引，另一手钩住对侧腹股沟（图 21-30），双手同时牵引，使双下肢伴随臀部一起下降娩出（图 21-31）。

2．娩出胎臀　当胎臀在阴道口显露时，则稍向上牵拉，使臀部娩出。

3．娩出上肢、胎肩、胎头　胎臀娩出后同臀助产法娩出肩部、上肢以及牵出胎头。

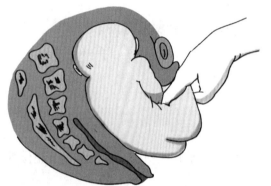

图 21-30　牵引一侧（前）腹股沟

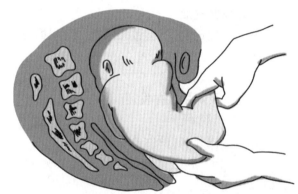

图 21-31　同时牵引双侧（前、后）腹股沟

【注意事项】

（1）在宫口开全之前不要让产妇用力，不可过早人为牵拉。

（2）臀牵引较臀助产更容易发生新生儿窒息、脑瘫、新生儿损伤等，较臀助产有更高的围产儿死亡率。对母亲来说更容易发生软产道损伤、产后出血及产褥感染等。

【并发症】

同臀助产术。胎臀牵引后新生儿的并发症、死亡率均高于剖宫产术和臀位助产术，故目前已经较少使用。

第八节　剖宫产术

案例 21-4

　　某女士，36 岁，G_1P_0，妊娠 40 周，B 型超声提示胎头双顶径 9.7 cm，已临产 16 小时，宫口已开全 3 小时，头先露，胎头双顶径达坐骨棘水平下 1 cm，胎心率 90 次/分，持续 4 分钟，会阴较紧。

　　请回答：

　　1. 对于该产妇，应如何处理？

　　2. 给予上述处理的适应证是什么？

　　3. 进行上述处理前，护士应提前做好哪些准备？

　　剖宫产术（cesarean section）是指妊娠 ≥ 28 周，经切开腹壁及子宫壁取出胎儿及其附属物的手术。20 世纪 70 年代以来，剖宫产术已被广泛应用于临床。由于剖宫产术手术技术的不断提高，对母婴相对较安全，故剖宫产率有逐年增高趋势。但若盲目放宽剖宫产术指征，可增加各种严重并发症的发生率，如出血、羊水栓塞、感染、盆腔脏器损伤、器官粘连、子宫瘢痕，对产妇的健康和安全造成威胁。因此，产科工作者应严格掌握手术适应证，提高手术质量，严格执行无菌操作，做好围术期的各项工作。

【目的】

（1）解决产妇因自身情况不能自行阴道分娩。

（2）抢救胎儿。

【适应证】

1. 母体方面

（1）产道异常：如骨盆狭窄、软产道异常，有瘢痕组织或盆腔肿瘤阻碍胎先露下降者。

（2）产力异常：如子宫收缩乏力经处理无效者。

（3）胎方位异常：如持续性枕后位、枕横位不能经阴道分娩者；初产妇臀先露，胎儿较大，产力不佳者，应适当放宽指征。

（4）产前出血：如前置胎盘、胎盘早剥者。

（5）有剖宫产术史或子宫有瘢痕者：如子宫肌瘤切除术、子宫切开取环者。

（6）有先兆子宫破裂征象者。

（7）产妇合并全身性疾病未能控制，如心脏病、糖尿病、妊娠期高血压疾病者。

（8）引产或阴道助产失败，需短期内结束分娩者。

（9）高龄初产妇、多年不孕或有异常分娩史无子女者。

2. 胎儿方面

（1）胎儿窘迫或胎盘功能明显减退者，羊水过少短时间内不能经阴道分娩者。

（2）脐带脱垂，胎心音良好，估计短时间内不能经阴道分娩者。

（3）胎儿珍贵（如试管婴儿）、双胎妊娠可适当放宽指征。

【禁忌证】

死胎及胎儿畸形，不应行剖宫产术终止妊娠。

【物品准备】

剖宫产术手术包1个。内有：直径25 cm不锈钢盆1个，弯盘1个，卵圆钳6把，1、7号刀柄各1把，解剖镊2把，小无齿镊2把，大无齿镊1把，18 cm弯血管钳6把，10 cm、12 cm、14 cm直血管钳各4把，组织钳4把，持针器3把，吸引器头1个，阑尾拉钩2个，腹腔双头拉钩2个，刀片2个，双层剖腹单1块，手术衣6件，治疗巾10块，纱布垫4块，纱布20块，手套6副，1号、4号丝线各1根，不同型号的可吸收缝线若干包。

【体位】

一般取仰卧位，为防止仰卧位低血压综合征的发生，也可取左侧倾斜10°～15°卧位。

【麻醉方式】

首选硬膜外麻醉，也可用局部麻醉加强化麻醉，必要时可用全身麻醉。

【术式选择】

1. 子宫下段剖宫产术 切口在子宫下段，在膀胱腹膜反折下面，此处宫壁薄，出血量少，切口容易愈合，感染、粘连及再次妊娠子宫破裂机会相对较少，目前已广泛应用于临床。

2. 新式剖宫产术 是以色列Stark医师改进的子宫下段剖宫产术。其特点是子宫肌全层缝合及不缝合腹膜、膀胱反折腹膜。关腹方法为连续缝合筋膜，全层缝合皮肤及皮下脂肪。

3. 子宫体部剖宫产术 切口在子宫体部。其特点是操作简单，但切口处宫壁厚、出血量多，术后与腹腔脏器易粘连、感染，切口愈合不如子宫下段术式，再次妊娠瘢痕裂开可能性大，故已极少采用。仅用于前置胎盘等为抢救产妇和胎儿需紧急剖宫产术者。

4. 腹膜外剖宫产术 剖宫产术各步骤未进入腹腔，均在腹膜外进行，需分离、推开膀胱暴露子宫下段，手术较复杂。因可避免手术对腹腔内脏器功能的干扰及感染扩散，且具有术后恢复快等优点，故对于胎膜早破、严重宫腔感染者尤为适用。但未进入产程者，或为紧急抢救产妇及胎儿者不宜采用。

【手术步骤】

1. 子宫下段剖宫产术

（1）准备：常规消毒腹部皮肤，铺巾。

（2）切开腹壁：取下腹正中纵切口或耻骨联合上横切口，长约12 cm，逐层切开腹壁，进入腹腔。

（3）探查：探查子宫体有无右旋、子宫下段伸展情况及有无胎盘附着，胎头位置、高低、大小。扶正子宫位置，塞入生理盐水纱布，保护肠管。

（4）剪开膀胱腹膜反折：在膀胱腹膜反折外下2 cm处横行剪开一小口，继而向两侧呈弧形剪开膀胱子宫反折腹膜，延长至约12 cm（图21-32）。注意弧形凹面向上，距圆韧带约2 cm，以防损伤宫旁及韧带内的血管丛。用鼠齿钳提起切口下缘，用手指下推膀胱，将膀胱与子宫下段钝性分离，暴露子宫下段（图21-33）。

（5）切开子宫：在已暴露的子宫下段正中做一小横切口，长约3 cm（图21-34），直达宫腔，尽可能勿刺破胎囊。然后用两手示指向左、右两侧将切口钝性撕开长10～12 cm（图21-35）。

（6）娩出胎儿：破膜吸出羊水后，一手伸入子宫腔，绕过胎头最低点，托起胎头，另一手于子宫底部加压，协助娩出胎头。胎头娩出后立即清除口、鼻腔黏液，胎体相继娩出。若为臀先露，则牵出胎足，按臀位牵引法协助娩出（图21-36），胎儿娩出后再清除口、鼻腔黏液与羊水。断脐后，新生儿交助手处理。在子宫体或静脉注入10 U缩宫素或麦角新碱0.2 mg（妊娠期高血压疾病及妊娠合并心脏病者不用）。

（7）娩出胎盘：胎儿娩出后，用卵圆钳或组织钳钳夹子宫切口边缘及左、右角，稍等胎盘自然剥离。若出血量多或不能自然剥离，徒手剥离胎盘并娩出。继用卵圆钳夹持干纱布，擦拭子宫腔2遍，擦净宫腔内残留的胎盘、胎膜组织。

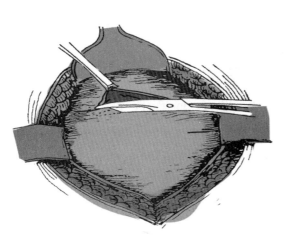

图 21-32　呈弧形剪开膀胱子宫反折腹膜

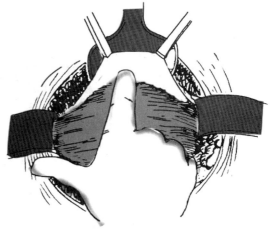

图 21-33　下推膀胱

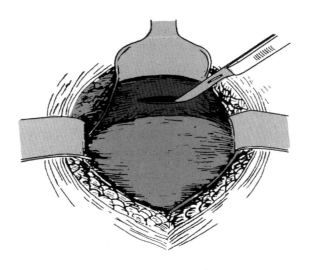

图 21-34　切开子宫

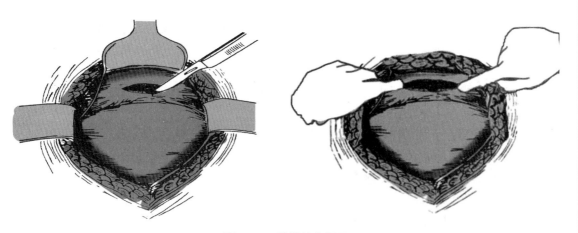

图 21-35　钝性扩大切口

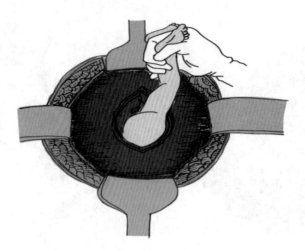

图 21-36 臀位牵引娩出胎儿

（8）缝合子宫壁切口：用 0 号可吸收缝线缝合，第一层做全层连续或间断缝合，勿穿透子宫内膜。第二层做连续褥式包埋缝合子宫下段浅肌层。

（9）缝合膀胱子宫反折腹膜：检查子宫缝合口，特别应注意两角有无出血，然后用 0 号可吸收缝线连续缝合膀胱子宫反折腹膜。

（10）缝合腹壁：再次检查子宫缝合处无渗血，两侧输卵管、卵巢无异常，彻底清理腹水，清点器械和纱布无误后，逐层缝合腹壁。

2. 新式剖宫产术

（1）选择切口：切口位于双侧髂前上棘连线下 3 cm，呈直线形，长约 15 cm（图 21-37）。

（2）切开皮肤：在消毒前设计切口的位置、长度，可用血管钳钳夹做标记，只切开皮肤。

（3）切开皮下脂肪、筋膜进入腹膜外腔：于切口中间向下切开脂肪层 2 ~ 3 cm 达筋膜层，再将筋膜切开 2 ~ 3 cm，用直剪刀向两侧剪开筋膜层，暴露腹直肌。术者与助手配合，向两侧钝性撕开皮下脂肪和腹直肌，暴露腹膜外腔。

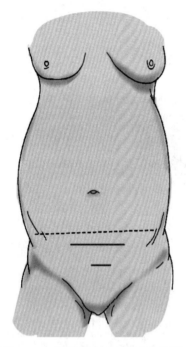

图 21-37 新式剖宫产术切口的选择

（4）切开及撕开腹膜：用止血钳夹起腹膜，确认无误后将腹膜剪一小口，然后横向撕开，暴露子宫下段。

（5）切开子宫：子宫切口选择在距膀胱上缘约 3 cm 处，于子宫下段肌层中央切开长 2 ~ 3 cm 横口，勿切破胎囊。术者两手配合向两侧撕开子宫肌层，扩大切口达 10 ~ 12 cm。

（6）手取胎儿、胎盘：刺破胎膜，吸净羊水，按分娩机制娩出胎儿，胎儿娩出后立即手取胎盘，用干纱布擦拭宫腔。

（7）缝合子宫切口：将子宫暴露于切口外，按摩子宫，必要时用缩宫素，用鼠齿钳钳夹子宫切口下缘中间部位。对尚未临产的产妇，用卵圆钳扩张宫颈，以免术后宫腔积血。用 0 号肠线自子宫切口一侧全层锁边缝合切口。若有出血，再单独缝合止血。

（8）缝合腹壁切口：探查子宫及双侧附件无异常，清除凝血块，用 0 号可吸收缝线连续缝合筋膜层，对合脂肪和皮肤，用普通丝线将脂肪和皮肤一起缝合，一般垂直褥式缝合，仅缝合3针。

3．子宫体部剖宫产术　操作步骤与子宫下段剖宫产术不同之处如下。

（1）切口与切开腹壁：取正中或旁正中切口，为便于暴露子宫体，应较子宫下段剖宫产术切口略高。根据皮肤弹性，可于耻骨联合上方4～5 cm至脐旁上2～3 cm切开。

（2）切开子宫：在子宫前壁正中做纵切口，长4～5 cm，然后用剪刀延长切口至10～12 cm（图21-38）。

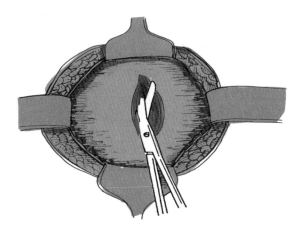

图21-38　子宫体部纵切口

（3）娩出胎儿：破膜后，吸净羊水，一手伸入宫腔，握住胎足以臀位娩出。

（4）缝合子宫切口：因子宫体部肌层较厚，故需用0号可吸收缝线缝合3层。第一层间断缝合近子宫内膜侧1/2肌层，勿穿透内膜。第二层间断缝合近浆膜层的1/2肌层。第三层连续包埋缝合浆肌层。

4．腹膜外剖宫产术　麻醉、术前准备、体位及腹部切口均同子宫下段剖宫产术，只是不打开腹膜，分离膀胱腹膜与膀胱，暴露子宫下段不入腹腔。多采用顶入法和侧入法相结合，较容易分离反折腹膜。

（1）切开膀胱前筋膜：在距膀胱顶缘2～3 cm处中点用止血钳分离膀胱前筋膜，并用剪刀向两侧剪开，左侧达膀胱左侧壁，按上法逐层分离膀胱前筋膜，直达膀胱肌层。

（2）分离左侧膀胱三角区：用腹壁拉钩将腹直肌向左侧拉开，暴露膀胱左侧缘，勿损伤腹壁下动、静脉。以刀柄沿膀胱顶左侧稍分离，即能暴露左侧膀胱三角区，该区以堆积的黄色脂肪为界，上界为膀胱反折腹膜，下界是膀胱侧缘，外侧为部分脐圆韧带。

（3）部分游离膀胱宫颈间隙：在近膀胱角处将膀胱壁向中线部位剥离，暴露左侧宫颈前筋膜，并在其上做一小横切口，将手指伸入切口内行钝性剥离宫颈前筋膜。

（4）分离膀胱反折腹膜：宫颈前筋膜被分离后，即可清楚地见到左侧脐圆韧带附着腹膜处和左侧膀胱的起始处。在直视下将反折腹膜及膀胱向右侧钝性剥离，附着较紧处可行锐性分离。这样较多地推下膀胱，暴露子宫下段。

（5）切开子宫：取出胎儿、胎盘，缝合子宫同子宫下段剖宫产术。

（6）复位膀胱：以0号可吸收缝线缝合膀胱筋膜。检查膀胱左侧三角区有无出血。

（7）逐层缝合腹壁。

【注意事项】

1．子宫切口的选择　切口足够大、部位适宜是预防术中出血及顺利娩出胎头的关键。子宫下段横切口应选择胎头最大周径的部位，胎头位置较高或较低，切口可适当调整，但不宜超出子宫下段。若切口下有胎盘附着，应改为跨子宫上下段的纵切口或子宫体部切口。切口的大小应根据胎头的大小而决定。钝性撕开切口时，要注意子宫右旋的特点，避免切口偏向一侧损伤子宫动脉，造成大出血。向左、右两侧延伸切口，勿使用暴力，如遇到阻力大，即停止。切口不够大时，可向上呈弧形剪开。

2．胎头娩出困难的处理 胎头娩出困难时，应及时分析原因。常见的原因为腹壁或子宫切口过小、胎头位置过低或高浮、枕后位等，应针对原因进行相应的处理。延长腹壁切口应注意皮肤与筋膜的阻力，子宫切口过小时，可于切口上缘中点向上做 T 形切口。胎头嵌入骨盆过深时，术者可用手伸入宫腔握住胎足以臀位娩出，或用单叶产钳娩出，或由助手经阴道上推胎头娩出。如胎头位置不正，应矫正后娩出。

3．对齐解剖层次 子宫切口缝合必须解剖层次清楚，对合整齐，不留无效腔，缝线松紧适度，以防切口愈合不良。

4．清理宫腔 术中仔细清理宫腔，防止胎膜、胎盘残留，有感染可能者用 0.5% 甲硝唑溶液冲洗宫腔，以防止术后宫腔感染。

5．关腹前探查 关腹前清除腹腔的羊水及积血，以防术后感染与粘连。

6．术毕 常规行阴道检查，若宫颈口未扩张，用卵圆钳扩张器扩张宫颈，同时另一手按压宫底，以排出宫腔与阴道内的积血。

【护理措施】

1．术前准备

（1）心理准备：向产妇解释并给予安慰，使其解除恐惧。

（2）清洁皮肤：凡行择期剖宫产术，清洁腹部手术野，尤其应注意清洁脐孔，必要时剃除手术野体毛。术前嘱产妇沐浴、洗发、剪指（趾）甲。腹部和外阴部按一般妇科手术备皮范围准备。

（3）重新测量产妇的生命体征：复核各项辅助检查结果，若有异常，及时报告医师。

（4）遵医嘱做好药物过敏试验：如普鲁卡因、青霉素等药物过敏试验。

（5）核实交叉配血情况，并做好输血准备。

（6）择期剖宫产术者，手术前日晚上进流食，手术当日早晨禁饮、禁食，急诊剖宫产术需立即禁饮、禁食。

（7）术前 4 小时禁用呼吸抑制药，如吗啡，以防发生新生儿窒息。

（8）留置导尿。

（9）送手术室前更换手术衣、裤，嘱产妇若有首饰、义齿，应取下交家属保管。再次核对床号、姓名，查看手术部位，听胎心音，记录送手术室的时间和胎心率。

（10）在腹部消毒前，再次常规复查胎心率并记录。

（11）做好新生儿保暖和抢救准备，如新生儿急救器械、药品、氧气。

2．术后护理

（1）产妇回病室后，全身麻醉患者应有专人护理，去枕平卧，头转向一侧，及时清除呕吐物及呼吸道分泌物，避免吸入性肺炎；硬膜外麻醉患者应平卧 6 小时，术后 12 ~ 24 小时改半卧位，以利于恶露排出；术后 6 小时协助翻身，术后 24 小时内应每 2 ~ 4 小时翻身 1 次，观察全身皮肤情况；鼓励产妇早期下床活动，避免肠粘连。

（2）严密观察并定时监测血压、脉搏、呼吸、体温、输液管、导尿管及腹部切口等情况，并记录。术后 24 小时拔除导尿管。

（3）指导产妇在翻身、咳嗽时轻按腹部两侧以减轻疼痛，必要时遵医嘱给予镇痛药，如哌替啶。

（4）术后 24 小时内注意观察阴道出血及子宫收缩情况，出血量多者及时按摩子宫，并遵医嘱给予子宫收缩药。

（5）术后母儿如无特殊情况，在麻醉清醒后可抱新生儿接触、吸吮乳头。指导产妇的哺乳姿势，做好乳房护理。

（6）术后 6 ~ 12 小时进流质饮食，以后根据胃肠功能恢复情况，改半流质饮食及普通饮食。不能进食或进食不足者，应静脉补充液体及电解质。

（7）预防感染：遵医嘱使用抗生素，擦洗外阴，每日 2 次，避免上行感染。每日观察腹部切口有无渗血、血肿、红肿、硬结等。观察恶露的性状及气味，子宫复旧情况，若发现异常，及时报告医师并配合处理。

（8）健康指导

1）指导产妇保持外阴清洁。

2）术后每日应给予高热量、高蛋白、富含纤维素的食物。

3）嘱产妇出院后坚持做产后保健操，积极参加适宜的体育锻炼，以利于体力恢复。

4）告知产妇于产后 42 日到门诊复查，了解各器官（特别是生殖器官）的恢复情况、乳房及泌乳情况。

5）避孕：指导产妇产后 6 周内禁止性生活，产后落实避孕措施，术后应至少避孕 2 年方可再孕，以免再次妊娠发生子宫破裂。

随堂测 21-10

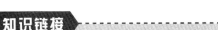

知识链接

剖宫产术后饮食管理

剖宫产术对胃肠道功能影响小，术后尽早恢复进食、饮水及早期口服辅助营养，可促进肠道运动功能恢复，有助于维护肠黏膜功能，防止菌群失调和移位，促进肠道功能恢复，减少围术期并发症。排气、排便不是恢复进食的必然前提，术后 12 ~ 24 小时或更早小肠功能已恢复，故肠功能恢复的生理指标是患者能耐受经口饮食而不伴腹痛、腹胀、呕吐等症状。术后早期进食可帮助产妇恢复体力，有助于乳汁分泌，提高母乳喂养率。大多数文献支持早期进食的定义是剖宫产术后 30 分钟至 8 小时。一项针对早期进食的研究表明，术后 2 小时内的早期进食较常规进食产妇的口渴和饥饿感减轻，活动耐力增加，满意度增加，不影响肠道功能恢复，进而可缩短住院时间。建议术后尽早恢复进食，早期口服营养辅助药物。术后 2 小时开始少量多次进食流质饮食，术后 6 ~ 24 小时进食半流质饮食，肛门排气后恢复普食。

刘国成，蔺莉. 产科快速康复临床路径专家共识 [J]. 现代妇产科进展，2020，29 (8)：561-567.

小　结

孕产妇和围产儿死亡率是世界卫生组织衡量一个国家围产医学水平的重要指标。助产技术能有效地提高母婴的生存率，是母婴保健技术的重要部分，在安全分娩中起到重要作用。助产士应熟练掌握助产技术的适应证和禁忌证，做好助产全程评估，提供高质量的助产技术，给予人性化的助产护理服务，减少并发症的发生，促进母婴安全。

思考题

1. 请简述会阴切开术术后观察及处理要点。
2. 请简述发生肩难产的急救处理方法。
3. 请简述手取胎盘术的适应证及禁忌证。
4. 请简述产钳术的适应证。
5. 请简述臀位助产后出头困难时的处理方法。
6. 某女士，G_2P_0，妊娠 39 周，于 2021 年 6 月 3 日入院。入院后测骨盆，骨盆评分 5 分，于 6 月 3 日 0：00 临产，9：15 宫口开大 2 cm 送入产房待产，宫缩强度中等，胎心监护 CST Ⅰ类。20：00 宫口开全，胎先露 S^{+1}，胎膜自行破裂，羊水清亮，胎方位 ROA，胎头有 3 cm×3 cm×1.5 cm 大小的先锋头（产瘤），胎心监护提示 CST Ⅱ类。21：25 胎先露 S^{+1}，见血性羊水，胎心监护 CST Ⅱ类。

请回答：

（1）根据该女士目前的情况，应采取何种处理措施？

（2）进行相应处理后，助产士应该如何护理？

（李仁兰）

参考文献

[1] 安力彬，陆虹．妇产科护理学［M］．7 版．北京：人民卫生出版社，2022．

[2] 中国营养学会．中国居民膳食指南（2022）［M］．北京：人民卫生出版社，2022．

[3] 崔焱，张玉侠．儿科护理学［M］．7 版．北京：人民卫生出版社，2021．

[4] TEKOA L K，MARY C B，KATHRYN O，等．瓦尔尼助产学［M］．6 版．陆虹，庞汝彦，主译．北京：人民卫生出版社，2020．

[5] 徐鑫芬，熊永芳，余桂珍．助产临床指南荟萃［M］．北京：科学出版社，2021．

[6] 廖秦平，乔杰．妇产科学［M］．4 版．北京：北京大学医学出版社，2019．

[7] 谢幸，孔北华，段涛．妇产科学［M］．9 版．北京：人民卫生出版社，2018．

[8] 杨慧霞，狄文．妇产科学［M］．北京：人民卫生出版社，2019．

[9] 丁焱，李笑天．实用助产学［M］．北京：人民卫生出版社，2018．

[10] 刘兴会，贺晶，漆洪波．助产［M］．北京：人民卫生出版社，2018．

[11] 王卫平，孙琨，常立文．儿科学［M］．9 版．北京：人民卫生出版社，2018．

[12] 陆虹，柳韦华．妇产科护理学［M］．2 版．北京：北京大学医学出版社，2016．

[13] 余艳红，陈叙．助产学［M］．北京：人民卫生出版社，2017．

[14] 姜梅，庞汝彦．助产士规范化培训教材［M］．北京：人民卫生出版社，2017．

[15] CUNNINGHAM F G，LEVENO K J，BLOOM S L，et al．威廉姆斯产科学［M］．24 版．北京：北京大学医学出版社，2014．

中英文专业词汇索引

彩 图

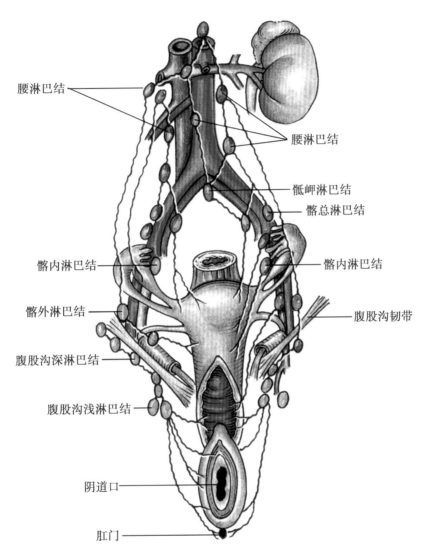

腰淋巴结

腰淋巴结

骶岬淋巴结

髂总淋巴结

髂内淋巴结

髂内淋巴结

髂外淋巴结

腹股沟韧带

腹股沟深淋巴结

腹股沟浅淋巴结

阴道口

肛门

彩图 1（图 2-14） 女性盆腔淋巴引流